W0039561

Handbuch Stress und Kultur

Tobias Ringeisen • Petia Genkova •
Frederick T. L. Leong
Hrsg.

Handbuch Stress und Kultur

Interkulturelle und kulturvergleichende
Perspektiven

Band 1

2., vollständig überarbeitete und erweiterte
Auflage

mit 26 Abbildungen und 21 Tabellen

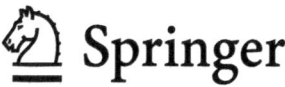 Springer

Hrsg.
Tobias Ringeisen
Berlin School of Economics and Law
Berlin, Deutschland

Petia Genkova
Wirtschaftspsychologie
Hochschule Osnabrück
Osnabrück, Deutschland

Frederick T. L. Leong
Department of Psychology
Michigan State University
East Lansing, USA

ISBN 978-3-658-27788-8   ISBN 978-3-658-27789-5 (eBook)
ISBN 978-3-658-29233-1 (print and electronic bundle)
https://doi.org/10.1007/978-3-658-27789-5

Die Deutsche Nationalbibliothek verzeichnet diese Publikation in der Deutschen Nationalbibliografie; detaillierte bibliografische Daten sind im Internet über http://dnb.d-nb.de abrufbar.

Springer
© Springer Fachmedien Wiesbaden GmbH, ein Teil von Springer Nature 2013, 2021

Lektorat: Eva Brechtel-Wahl
Springer ist ein Imprint der eingetragenen Gesellschaft Springer Fachmedien Wiesbaden GmbH und ist ein Teil von Springer Nature.
Die Anschrift der Gesellschaft ist: Abraham-Lincoln-Str. 46, 65189 Wiesbaden, Germany

Vorwort

Das vorliegende Handbuch erscheint in zweiter, vollständig überarbeiteter Auflage und inhaltlich deutlich erweitert und aktualisiert. Es liefert einen Überblick der Zusammenhangsmuster zwischen Kultur, Stress und Gesundheit. Dabei werden sowohl die interkulturelle, als auch die kulturvergleichende Perspektive berücksichtigt, ihre wechselseitige Verbundenheit betont und zugehörige Betrachtungsebenen, Untersuchungsmethoden und Forschungsergebnisse knapp, aber umfassend dargestellt. Die kulturvergleichende Perspektive analysiert, welche Ursachen, Manifestationsformen und Konsequenzen das Stresserleben charakterisieren und ob diese Facetten kulturspezifische oder universelle Gültigkeit aufweisen. Interkulturelle Ansätze hingegen betrachten, wodurch Belastungen in interkulturellen Interaktionen entstehen und wie diese bewältigt werden können.

Das Handbuch verfolgt einen disziplinübergreifenden Ansatz und vereint Beiträge aus der Psychologie, der Pädagogik, den Erziehungswissenschaften, der Soziologie und der Medizin. Insgesamt 45 Kapitel greifen aktuelle Fragestellungen aus Theorie und Praxis auf, die wiederum in sechs thematische Blöcke gegliedert sind.

Der erste Themenbereich stellt ausgewählte Theorien und Konzepte vor, die die Wechselwirkung von (inter-)kulturellen Faktoren und dem Denken, Fühlen und Handeln im Kontext von Stress und Gesundheit beleuchten. Dabei finden Ansätze aus der kulturvergleichenden Psychologie, der Entwicklungspsychologie, der Sozialpsychologie, der Gesundheitspsychologie und der Organisationspsychologie Anwendung. Als Einstieg in den ersten Themenblock stellt Petia Genkova zunächst Gegenstand, Konzepte und Perspektiven der kulturvergleichenden Psychologie vor. Astrid Utler definiert das Konstrukt Kultur, führt die am häufigsten genutzten Kulturdimensionen ein und stellt das relativistische Konzept der Kulturstandards vor. Rolf Oerter erläutert, wie sich die kulturelle Identität eines Menschen aufbaut (Enkulturation), wie kulturelle Informationen über Generationen weitergegeben werden und wie ein Individuum das Hineinwachsen in eine neue kulturelle Umgebung vollzieht (Akkulturation). Carl-Walter Kohlmann und Heike Eschenbeck bieten einen Überblick über inhaltlich-methodische Ansätze und Fragstellungen bei der Erforschung von Stress und Gesundheit aus kulturvergleichender Perspektive. Petra Buchwald und Stevan E. Hobfoll stellen anhand ausgewählter Befunde dar, inwieweit die Theorie der Ressourcenerhaltung den Zusammenhang zwischen Stresserleben, Stressbewältigung und Kultur aufdecken, beschreiben und erklären kann. Riley

N. Sims und Melanie Killen betrachten Prädiktoren und Konsequenzen von Intergruppen-Einstellungen aus einer kulturvergleichenden Perspektive. Bettina Lamm widmet sich der Frage, wie sich die Kompetenz zur Emotionsregulation im kulturellen Kontext aufbaut und differenziert.

Die beiden folgenden Kapitel untersuchen aus sozialpsychologischer Perspektive, inwieweit das Selbst unter Beachtung situativer Faktoren das Erleben von und den Umgang mit Stressoren beeinflusst. Ulrich Kühnen und Susanne Haberstroh beziehen sich dabei auf das Konzept der Selbstkonstruktion, während Sebastian C. Schuh, Rolf van Dick, Jürgen Wegge und S. Alexander Haslam die Bedeutung von Bewertungsprozessen im transaktionalen Stressmodell anhand von Ansätzen der sozialen Identität für soziale Situationen differenzieren.

Der zweite Themenbereich fokussiert auf methodische Besonderheiten in der kulturvergleichenden und interkulturellen Stressforschung. Fons J. R. van de Vijver und Ype H. Poortinga stellen in ihrem Kapitel vor, in welcher Form sich kulturelle Verzerrungen manifestieren, durch Adaptation von Instrumenten reduziert und die erhobenen Messwerte auf Äquivalenz geprüft werden können. Michael Eid und Tanja Lischetzke präsentieren verschiedene statistische Verfahren, um kulturvergleichende Fragestellungen auf Basis genesteter Datensätze auszuwerten. Frederick T. L. Leong, Zornitsa Kalibatseva und Ajay Somaraju differenzieren verschiedene Formen von Messäquivalenz in der kulturvergleichenden Stressforschung und stellen zugehörige Ansätze zur Überprüfbarkeit vor. Otto B. Walter stellt Item-Response-Modelle zur Analyse von Daten aus kulturvergleichenden Studien vor.

Die vier darauffolgenden Kapitel des zweiten Themenbereichs beziehen sich auf methodische Aspekte der Messung von Stress und verwandten Konstrukten in verschiedenen kulturellen Kontexten. Débora B. Maehler, Dorothée Behr und Silke L. Schneider legen grundlegende Aspekte von kultursensitiver Befragung und Diagnostik dar. Dabei konzentrieren sie sich auf Ansätze in interkulturellen Settings. Johanna Braig, Pia Schmees und Heike Eschenbeck geben einen Einblick in das Stressgeschehen im Kontext von Migration und Akkulturation und fokussieren dabei auf relevante Stressoren, die vor, während und nach dem Migrationsgeschehen auftreten können. Tobias Ringeisen und Saskia Schubert diskutieren Methoden zur Diagnostik von Stressbewältigung im Selbstbericht in unterschiedlichen Kulturkreisen. Der zweite Themenblock schließt damit, dass Tobias Ringeisen, Christian Heckel und Caterina Messerschmidt-Grandi die Validierung einer italienischen Version des Prüfungsangstfragebogens vorstellen, um Prüfungsängstlichkeit bei italienischsprachigen Erwachsenen zu erfassen. In Verbindung mit der deutschen, englischen und spanischen Fassung liegen somit vier Sprachversionen des Prüfungsangstfragebogens für kulturvergleichende Studien vor.

Der dritte Themenbereich präsentiert kulturvergleichende Studienergebnisse für ausgewählte Konzepte aus dem Bereich der Stress- und Gesundheitsforschung. Wolfgang Friedlmeier bietet aus entwicklungspsychologischer Sicht einen Überblick, wie sich Emotionen und Emotionsregulation über kulturelle Gemeinsamkeiten und Unterschiede in ihrer Ausdrucksform differenzieren. Petia Genkova untersucht, welche kulturellen Muster sich für die Determinanten, Korrelate und Konsequenzen des subjektiven Wohlbefindens zeigen Ana N. Tibubos, Lina Krakau, Sonja Rohr-

mann, und Tobias Ringeisen präsentieren Forschungsergebnisse zur Prüfungsängstlichkeit, dem am besten untersuchten Emotionskonzept in der Stressforschung.
Saskia Schubert und Tobias Ringeisen diskutieren anhand verschiedener Forschungsperspektiven und ausgewählter theoretischer Ansätze, wie sich Stressbewältigung im Kulturvergleich konzeptualisieren und messen lässt. Zur Veranschauli-
chung stellen sie ausgewählte Befunde auf der Gruppen- und Länderebene vor.
Jenna A. Van Fossen und Chu-Hsiang (Daisy) Chang präsentieren, wie und wodurch
verschiedene Stressoren am Arbeitsplatz das Belastungserleben beeinflussen und
welche Auswirkungen diese nach sich ziehen können. Stefan Diestel und Klaus-
Helmut Schmidt stellen dar, welche Bedeutung das Konzept der Selbstkontrolle für
das Auftreten und den Umgang mit Belastungen in (interkulturellen) Settings hat.
Stefan Immerfall widmet sich dem Zeitdruck als kulturübergreifendem Stressor,
dessen Bewältigung sowohl im Arbeits-, als auch im Privatleben mit Implikationen
für die Gesundheit gekoppelt ist.

Der vierte Themenbereich widmet sich der Phänomenologie von Stress und
Gesundheit in interkulturellen Situationen. Dabei werden zwischenmenschliche
Aspekte in der Arbeitswelt, im familiären Kontext, sowie im Gesundheitswesen
beleuchtet und Fördermaßnahmen interkultureller Kompetenzen unter die Lupe
genommen. Sarah E. Martiny, Thomas Götz und Melanie Keller widmen sich der
Frage, welche Wirkung negative Stereotype auf Leistung und Motivation haben
können, welche Faktoren diese Wirkung beeinflussen und anhand welcher Strategien die begleitenden negativen Emotionen reguliert werden können. Die folgenden
drei Kapitel beschäftigen sich vornehmlich mit Stress in interkulturellen Arbeitswelten. Annekatrin Hoppe, Eva Bamberg und Franziska J. Kößler widmen sich der
Entstehung, der Bewältigung und den Konsequenzen von Stress in interkulturellen
Arbeitsumgebungen. Ergänzend stellen die Autor*innen Ansätze zur interkulturellen Gesundheitsförderung im organisationalen Kontext vor. Jule Flachenecker und
Daniela Gröschke betrachten Stressoren, die mit internationalen Auslandsentsendungen im beruflichen Kontext einhergehen können. Die Autorinnen identifizieren
u. a. Unterstützungspotenziale für Expatriates auf Basis von Literaturanalysen und
einer qualitativen, empirischen Befragung. Susanne Veit präsentiert aktuelle Forschungsergebnisse zu ethnischer Diskriminierung auf dem Arbeitsmarkt. Sie fokussiert dabei auf sozialpsychologische und sozialwissenschaftliche Erklärungsansätze.
Mit zwischenmenschlichen Beziehungen in anderweitigen Kontexten beschäftigen
sich die nächsten beiden Kapitel. Hans-Werner Bierhoff und Elke Rohmann untersuchen, durch welche Bedingungen Belastungen in Partnerschaften entstehen können, welche Konsequenzen dies für die Zufriedenheit der Partner hat und welche
Besonderheiten sich bei gemischtkulturellen Paaren zeigen. Rolf Verres beschäftigt
sich aus medizinisch-psychologischer Sicht mit der Frage, wie Menschen unterschiedlicher kultureller Prägung mit lebensbedrohlichen Krankheiten umgehen. Die
letzten beiden Kapitel beschäftigten sich mit Förderansätzen, um die individuelle
Kompetenz im Umgang mit Stress in interkulturellen Settings zu erhöhen. Daniela
Gröschke erläutert, durch welche Prozesse Stress in (inter)kulturellen Settings entsteht und wie dieser anhand von interkultureller Kompetenz als personale Ressource
bewältigt werden kann. Petia Genkova diskutiert Interventionsmethoden, die unter

den Begriff interkulturelle Trainings zusammengefasst werden. Basierend auf den Erkenntnissen der interkulturellen Psychologie und vor dem Hintergrund von Auslandsentsendungen wird die Wirksamkeit der vorgestellten Maßnahmen evaluiert.

Der fünfte Themenbereich konzentriert sich auf Determinanten, Korrelate und Auswirkungen von Stress und Gesundheit in interkulturellen Bildungssettings. Es werden zugrunde liegende Sozialisationsprozesse beleuchtet und der Umgang mit interkulturellem Stress in verschiedenen Bildungseinrichtungen diskutiert. Der Fokus liegt dabei auf dem deutschen Kontext. Jeanine Grütter und Ariana Garrote geben als Einstieg einen theoretischen Überblick zu den Sozialisationsprozessen von Schüler*innen in interkulturellen Bildungssettings. Dabei diskutieren die Autorinnen mögliche Vor- und Nachteile der betrachteten Settings und sprechen Empfehlungen aus, um die positiven Konsequenzen zu fördern. Leonie Herwartz-Emden und Josef Strasser reflektieren, welche Faktoren die Sozialisation von Kindern und Jugendlichen in gemischtkulturellen Settings beeinflussen und welche Besonderheiten sich in unterschiedlichen Sozialisationsinstanzen ergeben. Kerstin Göbel und Bernd Frankemöller arbeiten relevante Faktoren heraus, die das Wohlbefinden in interkulturellen Schulkontexten hindern, sowie fördern können. Dabei betonen sie, dass vor allem eine offene, multikulturelle Haltung von Lehrpersonen eine positive Auswirkung auf die schulische Entwicklung von kulturell, heterogenen Schülerschaften hat. Einen anderen Blickwinkel nimmt Josef Strasser ein, der das Belastungspotenzial von interkulturellen Schulkontexten auf Lehrkräfte diskutiert. Er arbeitet mögliche Belastungsquellen heraus und stellt Ansatzpunkte für eine gezielte Schulentwicklung sowie Weiterbildungen von Lehrkräften vor, um dem subjektiven, kulturbezogenen Stresserleben entgegenzuwirken. Im abschließenden Kapitel beleuchtet Carolin Hagelskamp umfassend die Themen Interkulturalität und Diversitätsklima an deutschen Hochschulen und spricht anhand eines psychologischen Modells Gestaltungsansätze für unterschiedliche Akteure und Ebenen in Hochschulen aus.

Der sechste Themenbereich widmet sich schließlich der Entstehung und Bewältigung von stress- und gesundheitsbezogenen Phänomenen in Settings, die Migration und Flucht einschließen. Der Schwerpunkt liegt auf der aktuellen Situation in deutschsprachigen Ländern, doch werden auch Forschungsergebnisse aus anderen Kulturkreisen integriert und exemplarisch vertieft. Als Einstieg in den sechsten Themenbereich stellt Petia Genkova einen theoretischen Überblick zu relevanten Modellen, Prozessen und Faktoren von Migration und dem damit einhergehenden Kulturschock vor. Donald E. Eggerth und Michael A. Flynn beleuchten, welche gesundheitlichen Auswirkungen eine (un)freiwillige Verlagerung des Lebensmittelpunktes in ein anderes Land nach sich ziehen kann. Neben dem Ereignis des Grenzübertritts betrachten sie dabei vor allem die Bedeutung kultureller, physischer, psychischer und sozial-familiärer Stressoren. Yaira Hamama-Raz, Menachem Ben-Ezra, Michal Mahat-Shamir und Tobias Ringeisen diskutieren ausgewählte Prädiktoren, welche die Feindseligkeit gegenüber Geflüchteten beeinflussen. Daran anknüpfend stellen die Autor*innen mögliche Handlungsansätze vor, um der Feindseligkeit entgegenzuwirken.

Emily Frankenberg und Stephan Bongard legen den Fokus auf Kinder und Jugendliche und untersuchen, inwiefern sich für Erwachsene gut erforschte Stressoren und Ressourcen im Kontext von Akkulturation auf junge Migrant*innen übertragen lassen. Halil Uslucan thematisiert, welche Belastungen Migrant*innen im Rahmen des Akkulturationsprozesses erleben und anhand welcher Unterstützungspotenziale sie diesen begegnen. Sonja Mehl, Amalia Gilodi und Isabelle Albert stellen heraus, weshalb sich psychische Beeinträchtigungen im Zuge von Migration nur bei manchen Migrierenden zeigen. Unter Berücksichtigung des Konstruktes Resilienz liefern sie Erklärungsansätze für interindividuelle Unterschiede und schlagen im Umgang mit Migrierenden eine stärkere systemische Sichtweise vor. Hannes Reinke und Tobias Kärner thematisieren ebenfalls förderliche Faktoren von Resilienz, fokussieren dabei allerdings junge Geflüchtete im Rahmen der beruflichen Eingliederung. Abschließend liefern Hatice Altintug und Tobias Ringeisen einen Überblick zu den Bedürfnis- und Belastungskonstellationen von geflüchteten Jugendlichen. Zusätzlich analysieren sie, inwiefern Angebote der Jugendhilfe diese Bedürfnisse von geflüchteten Jugendlichen adressieren und sprechen Handlungsempfehlungen aus.

Wir hoffen, den Leser*innen mit diesem Handbuch einen Überblick zu wichtigen Fragestellungen, den Zusammenhangsmustern zentraler Konzepte und offenen Forschungsfragen im Spannungsfeld von Kultur, Stress und Gesundheit zu geben. Die Auswahl der Studien zielt darauf ab, die Bandbreite der verfügbaren Strömungen und Erkenntnisse abzudecken, doch erhebt das vorliegende Handbuch keinen Anspruch auf Vollständigkeit. Zum einen kann aus Platzgründen trotz sorgfältiger Recherche nur ein Teil der verfügbaren Forschungsarbeiten berücksichtigt werden. Die einzelnen Kapitel beschränken sich daher auf eine zusammenfassende Darstellung des Forschungsstandes. Zum anderen spiegelt die Auswahl der Kapitelinhalte die Expertise und somit fachliche Einschätzung der jeweiligen Autor*innen wider. Sofern Sie Anregungen zu Inhalten, Darstellungsform und Format des vorliegenden Buches haben, so freuen wir uns über eine Rückmeldung.

Berlin   Tobias Ringeisen
Osnabrück   Petia Genkova
East Lansing   Frederick T. L. Leong
im Frühling 2021

Inhaltsverzeichnis

Band 2

Autorenverzeichnis

Isabelle Albert Institut für Lebensspannenentwicklung, Familie und Kultur, Universität Luxemburg, Esch-sur-Alzette, Luxemburg

Hatice Altintug Department of General Administration, Berlin School of Economics and Law, Berlin, Deutschland

Eva Bamberg Institut für Psychologie, Universität Hamburg, Hamburg, Deutschland

Dorothée Behr GESIS – Leibniz-Institut für Sozialwissenschaften, Mannheim, Deutschland

Menachem Ben-Ezra School of Social Work, Ariel University, Ariel, Israel

Hans-Werner Bierhoff Arbeitseinheit Sozialpsychologie, Ruhr-Universität Bochum, Bochum, Deutschland

Stephan Bongard Institut für Psychologie, Goethe-Universität Frankfurt, Frankfurt am Main, Deutschland

Johanna Braig Abteilung für Pädagogische Psychologie und Gesundheitspsychologie, Pädagogische Hochschule Schwäbisch Gmünd, Schwäbisch Gmünd, Deutschland

Petra Buchwald Bildungs- und Sozialwissenschaften, Bergische Universität Wuppertal, Wuppertal, Deutschland

Chu-Hsiang (Daisy) Chang Department of Psychology, Michigan State University, East Lansing, MI, USA

Rolf van Dick Institut für Psychologie, Goethe Universität Frankfurt, Frankfurt am Main, Deutschland

Stefan Diestel Bergische Universität Wuppertal, Wuppertal, Deutschland

Donald E. Eggerth National Institute for Occupational Safety and Health, Centers for Disease Control and Prevention, Cincinnati, USA

Michael Eid Freie Universität Berlin, Berlin, Deutschland

Heike Eschenbeck Abteilung für Pädagogische Psychologie und Gesundheitspsychologie, Pädagogische Hochschule Schwäbisch Gmünd, Schwäbisch Gmünd, Deutschland

Jule Flachenecker Interkulturelle Wirtschaftskommunikation (IWK), Friedrich-Schiller Universität Jena, Jena, Deutschland

Michael A. Flynn National Institute for Occupational Safety and Health, Centers for Disease Control and Prevention, Cincinnati, USA

Bernd Frankemölle Fakultät für Bildungswissenschaften, Universität Duisburg-Essen, Essen, Deutschland

Emily Frankenberg Klinik für Kinder- und Jugendmedizin, Schwerpunkt Neuropädiatrie, Kinderpsychologischer Dienst, Universitätsklinikum Frankfurt, Frankfurt am Main, Deutschland

Wolfgang Friedlmeier Department of Psychology, Grand Valley State University, Allendale, USA

Ariana Garrote Zentrum Lernen und Sozialisation, Fachhochschule Nordwestschweiz, Brugg, Schweiz

Petia Genkova Wirtschaftspsychologie, University of Applied Sciences Osnabrück, Osnabrück, Deutschland

Amalia Gilodi Universität Luxemburg, Esch-sur-Alzette, Luxemburg

Kerstin Göbel Fakultät für Bildungswissenschaften, Universität Duisburg-Essen, Essen, Deutschland

Thomas Götz Fakultät für Psychologie, Universität Wien, Wien, Österreich

Daniela Gröschke Interkulturelle Wirtschaftskommunikation (IWK), Friedrich-Schiller-Universität Jena, Jena, Deutschland

Jeanine Grütter Insitut für Schule und Heterogenität, Pädagogische Hochschule Luzern und Jacobs Center for Productive Youth Development, Universität Zürich, Zürich, Schweiz

Susanne Haberstroh Stabsstelle Studium und Lehre, Carl von Ossietzky-Universität Oldenburg, Oldenburg, Deutschland

Carolin Hagelskamp Department of Public Administration, Berlin School of Economics and Law, Berlin, Deutschland

Yaira Hamama-Raz School of Social Work, Ariel University, Ariel, Israel

S. Alexander Haslam School of Psychology, The University of Queensland, Brisbane, Australien

Christian Heckel Merseburg University of Applied Sciences, Merseburg, Deutschland

Leonie Herwartz-Emden Zentrum für LehrerInnenbildung und interdisziplinäre Bildungsforschung (ZLbiB), Universität Augsburg, Augsburg, Deutschland

Stevan E. Hobfoll Department of Behavorial Sciences, Rush Medical College, Chicago, USA

Annekatrin Hoppe Institut für Psychologie, Humboldt-Universität zu Berlin, Berlin, Deutschland

Stefan Immerfall Soziologie, PH Schwäbisch Gmünd, Schwäbisch Gmünd, Deutschland

Zornitsa Kalibatseva Stockton University, Galloway, NJ, USA

Tobias Kärner Universität Konstanz, Konstanz, Deutschland

Melanie Keller IPN – Leibniz-Institut für die Pädagogik der Naturwissenschaften und Mathematik, Kiel, Deutschland

Melanie Killen Department of Human Development and Quantitative Methodology, University of Maryland, College Park, USA

Franziska J. Kößler Institut für Psychologie, Humboldt-Universität zu Berlin, Berlin, Deutschland

Carl-Walter Kohlmann Abteilung für Pädagogische Psychologie und Gesundheitspsychologie, Pädagogische Hochschule Schwäbisch Gmünd, Schwäbisch Gmünd, Deutschland

Lina Krakau Klinik und Poliklinik für Psychosomatische Medizin und Psychotherapie, Universitätsmedizin der Johannes Gutenberg-Universität Mainz, Mainz, Deutschland

Ulrich Kühnen Jacobs University Bremen, Bremen, Deutschland

Bettina Lamm Niedersächsisches Institut für frühkindliche Bildung und Entwicklung, Osnabrück, Deutschland

Frederick T. L. Leong Department of Psychology, Michigan State University, East Lansing, MI, USA

Tanja Lischetzke Universität Koblenz-Landau, Landau, Deutschland

Débora B. Maehler GESIS – Leibniz-Institut für Sozialwissenschaften, Mannheim, Deutschland

Michal Mahat-Shamir School of Social Work, Ariel University, Ariel, Israel

Sarah E. Martiny Department of Psychology, Research Group Social Psychology, UiT The Arctic University of Norway, Tromsø, Norwegen

Sonja Mehl Zentrum für Psychotherapie Bodensee (APB Konstanz), Konstanz, Deutschland

Caterina Messerschmidt-Grandi Claudiana College of Healthcare Professions, Bozen, Italien

Rolf Oerter Department Psychologie, Ludwig-Maximilians-Universität München, München, Deutschland

Ype H. Poortinga Tilburg School of Social and Behavioral Sciences, Universiteit van Tilburg, Tilburg, Niederlande

Hannes Reinke Universität Bamberg, Bamberg, Deutschland

Tobias Ringeisen Department of General Administration, Berlin School of Economics and Law, Berlin, Deutschland

Elke Rohmann Arbeitseinheit Sozialpsychologie, Fakultät für Psychologie, Ruhr-Universität Bochum, Bochum, Deutschland

Sonja Rohrmann Institut für Psychologie, Goethe-Universität Frankfurt, Frankfurt am Main, Deutschland

Pia Schmees Abteilung für Pädagogische Psychologie und Gesundheitspsychologie, Pädagogische Hochschule Schwäbisch Gmünd, Schwäbisch Gmünd, Deutschland

Klaus-Helmut Schmidt Bochum, Deutschland

Silke L. Schneider GESIS – Leibniz-Institut für Sozialwissenschaften, Mannheim, Deutschland

Saskia Schubert Department of General Administration, Berlin School of Economics and Law, Berlin, Deutschland

Sebastian C. Schuh China Europe International Business School (CEIBS), Shanghai, China

Riley N. Sims Department of Human Development and Quantitative Methodology, University of Maryland, College Park, USA

Ajay Somaraju Michigan State University, East Lansing, MI, USA

Josef Strasser Institut für Erziehungswissenschaft, Universität Koblenz-Landau, Campus Landau, Landau, Deutschland

Ana Nanette Tibubos Institut für Pflegewissenschaft, Universität Trier, Trier, Deutschland

Haci-Halil Uslucan Fakultät für Geisteswissenschaften, Universität Duisburg-Essen, Essen, Deutschland

Astrid Utler Universität Bayreuth, Bayreuth, Deutschland

Jenna A. Van Fossen Department of Psychology, Michigan State University, East Lansing, MI, USA

Susanne Veit Deutsches Zentrum für Integrations- und Migrationsforschung DeZIM e.V., Berlin, Deutschland

Rolf Verres Institut für Medizinische Psychologie der Universität Heidelberg, Heidelberg, Deutschland

Fons J. R. van de Vijver Higher School of Economics, Moscow, Russland

Tilburg University, Tilburg, Niederlande

Otto B. Walter Charité Universitätsmedizin Berlin, Medizinische Klinik mit Schwerpunkt Psychosomatik, Berlin, Deutschland

Jürgen Wegge Dresden, Deutschland

Teil I

Stress und Gesundheit im kulturellen Kontext: Theorien und Konzepte

Kulturvergleichende Psychologie: Gegenstand, theoretische Konzepte und Perspektiven

Petia Genkova

Inhalt

Zusammenfassung

Im Zuge der Globalisierung nehmen kulturvergleichende und interkulturelle Forschung stark zu. Für ein Verständnis der Methoden und Schlussfolgerungen dieser Studien ist ein Grundlegendes Verständnis der Paradigmen interkultureller Psychologie notwendig. Das folgende Kapitel beschreibt daher den Gegenstand, theoretische Konzepte und Perspektiven der Kulturvergleichenden Psychologie. Zu einen werden Kulturvergleichende und Kulturpsychologie als Perspektiven voneinander abgegrenzt. Des Weiteren wird diskutiert, inwiefern Kultur überhaupt als ein operationalisierbares Konstrukt betrachtet werden kann und die Ziele, sowie der generelle konzeptuelle Rahmen der kulturvergleichenden Psychologie erörtert. Daraus ergeben sich die zugrunde liegenden Paradigmen der kulturvergleichenden Psychologie. Das folgende Kapitel möchte damit eine Grundlage für das Verständnis interkultureller psychologischer Forschung schaffen.

Schlüsselwörter

Kulturvergleichende Psychologie · Paradigmen · Interkulturelle Psychologie · Kultur · Kulturvergleich

P. Genkova (✉)
Wirtschaftspsychologie, University of Applied Sciences Osnabrück, Osnabrück, Deutschland
E-Mail: petia@genkova.de

© Springer Fachmedien Wiesbaden GmbH, ein Teil von Springer Nature 2021
T. Ringeisen et al. (Hrsg.), *Handbuch Stress und Kultur*,
https://doi.org/10.1007/978-3-658-27789-5_1

„Cross-cultural psychology has grown into a thriving intellectual enterprise circa 2000.
This leads us to (. . .) begin this introductory text with a paradox: cross-cultural psychology
will be shown to have succeeded when it disappears." (Segall et al. 1999)

1   Einleitung

Ziel dieses Kapitels ist es, die Kulturvergleichende Psychologie als eine Teildisziplin
der Psychologie darzustellen. Da die Kulturvergleichende Psychologie nicht zum
Mainstream der Psychologie gehört, handelt sich dabei nicht um Konstrukte, die
schon fest etabliert und weltbekannt sind. Es ist jedoch nur anhand dieser Konzepte
möglich die methodischen Schwierigkeiten und die Komplexität einer solchen
kulturvergleichenden, psychologischen Fragestellung zu erkennen. Genauso erschließen sich nur auf diese Weise die Problemstellungen bei Durchführung und
Auswertung einer kulturvergleichenden Untersuchung. Dieses Kapitel soll somit
einen zusammenfassenden Überblick über die Vielfalt der vorherrschenden Konzepte geben.

Auf der Suche nach Antworten auf die Frage, warum man sich mit Kulturvergleichender Psychologie (*cross-cultural psychology*) beschäftigt, treffen wir auf das
persönliche Bedürfnis von Menschen, die anderen Kulturen gegenüber einfühlsamer
sind, oder durch am eigenen Leib erlebte Akkulturation dazu gekommen sind, den
Einfluss von Kultur auf das alltägliche Leben und Verhalten zu erforschen. Die
kulturvergleichende Psychologie wird überwiegend als Randbereich betrachtet, was
dazu führt, dass die kulturvergleichende Forschung in der Psychologie teilweise
nicht ernst genommen wird. Dem Vorurteil entspricht, so wie Frauen Genderfor-
scherinnen sind, so sind auch Personen, die einen Akkulturationsprozess selbst
erlebt haben, kulturvergleichende Forscher. Die kulturvergleichende Forschung
und die interkulturelle Kommunikation werden immer wieder als moderne und
aktuelle Forschungstrends bezeichnet, aber dennoch nicht zum *Mainstream* gezählt.
Trotzdem lässt sich feststellen, dass die Zahl an interkulturellen Trainings durch die
Globalisierung und damit einhergehende Integrationsprozesse zugenommen hat und
dass die Aufmerksamkeit der Öffentlichkeit durch die Massenmedien häufiger auf
kulturelle Unterschiede gelenkt wird, obwohl es sich um eine Forschungsnische
handelt. Durch den starken Anstieg öffentlichen Interesses im Zuge der hohen
Zahlen Geflüchteter in den letzten Jahren hat sich dies noch verstärkt. Soziale und
wirtschaftliche Veränderungen (Demographischer Wandel, Migration) führen dazu,
dass der Bedarf an spezifischen Theorien, Prognosen und Konzepten, die *culture fair*
oder *culture free* sind, zugenommen hat. Der Grund für das Entstehen dieser
spezifischen Theorien liegt darin, dass Fragestellungen, die kulturelle Einflüsse
betreffen, oft unzureichend durch Mainstream-Konstrukte und Forschung erklärt
werden können. Etablierte Modelle erklären zu wenig Varianz oder können keine
zuverlässigen Vorhersagen machen.

Da die Kulturvergleichende Psychologie auf keine lange Tradition zurückblicken
kann, spricht man oft von ihrem heterogenen Charakter. Im Unterschied zu z. B. der
Sozial- oder Entwicklungspsychologie gibt es keine festen Paradigmen und Inhalte

eines Lehrbuches über Kulturvergleichende Psychologie. Die Versuche, dies zu verändern, scheitern meist an den Kap. „Gegenstand", Kap. „Methodische Probleme" und Kap. „Konzeptueller Rahmen". Die übrigen Stichpunkte hängen vom Bereich des einzelnen Forscher*in ab. So suchen beispielsweise die Entwicklungspsycholog*innen den Zugang zur Kulturvergleichenden Psychologie aus dem Blickwinkel der Entwicklungspsychologie und die Sozialpsycholog*innen aus dem der Sozialpsychologie.

Die methodischen Probleme bei der Durchführung von Untersuchungen und die Forschung mit *patchwork*-Charakter stellen weitere Probleme dar, die diese Teildisziplin der Psychologie als eine noch neue – oder besser *postmoderne* – Disziplin hat. Nichtsdestotrotz erhalten aufgrund von Prozessen der Integration und der Globalisierung das bessere Verständnis für andere Kulturen und der Umgang mit ihnen enorme Bedeutung. Da die „klassischen" Kulturwissenschaften ihre Erkenntnisse überwiegend aus der Anthropologie und Soziologie schöpfen und häufig in Zusammenhang mit der Literaturwissenschaft gebracht werden, stellt eine derartige, empirisch vergleichende Forschung eine echte Herausforderung dar. Oft wird die Kulturvergleichende Psychologie als ein peripherer Bereich der Psychologie angesehen. Dementsprechend ist sie noch kein fester Bestandteil der Lehrpläne, um ein Diplom in Psychologie zu erlangen (Ho und Wu 2001; Tedeshi 1988; Malpass 1999; Wheeler und Reis 1988; Messick 1988; Triandis 1988; Kukla 1988; Thomas 2003; Berry et al. 2012). Warum ist das so: Die Psychologie hat schon längst ihren empirischen Anspruch als eine universelle Wissenschaft erlangt, wobei die meisten psychologischen Ansätze bestrebt sind, die objektiven, universellen psychologischen Prinzipien zu beschreiben, zu erklären und vorauszusagen (Segall et al. 1999; Berry et al. 1992; Ward et al. 2001; Wilson et al. 2013). Ein Kulturvergleich würde die Allgemeingültigkeit der Erkenntnisse einschränken und wird eher vermieden.

Viele psychologische Theorien und Untersuchungen greifen auf Stichproben aus den USA oder im Allgemeinen aus dem Westen zu. Aus diesem Grund ist der Anspruch der Psychologie, eine universelle Wissenschaft zu sein auch problembehaftet. Diese Untersuchungen werden für allgemeine Aussagen herangezogen, die als repräsentativ für die ganze Welt gelten sollen. Eine Untersuchung mit 100 Personen über aggressives Verhalten (dabei oft Psychologiestudenten, die über psychologische Vorkenntnisse verfügen) wird manchmal als allgemeingültig für das Phänomen Aggression betrachtet. Anderseits werden Untersuchungen außerhalb der USA immer mit „*the case of . . . e.g. the Netherlands*" bezeichnet und/oder sind auf diese Weise zu bezeichnen.

Somit kommen wir zur Rolle und der Bedeutung als auch dem Bereich (*Domain*) der Kulturvergleichenden Psychologie im gegenwärtigen öffentlichen und wissenschaftlichen Raum. Wenn sich die Kulturvergleichende Psychologie als Disziplin durchsetzt, wird sie die Aufgabe der Psychologie selbst erfüllen, eine universelle Wissenschaft zu sein. Das Zitat am Anfang dieses Kapitels stellt ebenfalls eine Art Antwort auf die Frage nach der Bedeutung der Kulturvergleichenden Psychologie dar. Auf der Suche nach weiteren Antworten sollte nie das Leitprinzip vergessen werden: Keines der Kulturmodelle ist positiv oder negativ zu bewerten, sondern lediglich als gleichgestellt oder unterschiedlich zu betrachten.

Die Bedeutung der Kulturvergleichenden und Interkulturellen Fragestellung hat in den letzten Jahren enorm zugenommen, auch wenn die Teildisziplin stark von den multikulturalistischen Paradigmen der US-amerikanischen Forschung beeinflusst wurde und somit in diesem Kulturraum stets präsent war.

Erst im Kontext der europäischen Integration und Globalisierung stieg in Europa und insbesondere in Deutschland die Aufmerksamkeit für Kulturvergleichende und Interkulturelle Forschung. Dafür spielten wie bereits erwähnt die demografischen Veränderungen und der Zuzug von Geflüchteten insofern eine große Rolle, als dass die Notwendigkeit des Themas kaum zu ignorieren war.

Damit geht einher, dass die Anzahl der Studien zu Interkulturellen und Kulturvergleichenden Fragestellungen seit geraumer Zeit weiter zunehmen, sowohl in absoluter Zahl als auch im relativen Beitrag zur Gesamtzahl der psychologischen Publikationen. Der Anstieg hängt zweifellos mit einem sich verbessernden allgemeinen Ansehen des Feldes in Fachkreisen zusammen. Kulturvergleichende Psychologie wird fortlaufend mehr zu einer etablierten Disziplin und Berichte über Interkulturelle Studien finden sich in den ranghöchsten psychologischen Fachzeitschriften. Ein weiterer Indikator für dieses Interesse ist die Regelmäßigkeit, mit der interkulturelle Theorien und Modelle in einführenden Lehrbüchern der Mainstream-Psychologie erwähnt werden. Entwickler von Lehrplänen in Psychologie, Soziologie, Internationaler Betriebswirtschaftslehre und anderen Disziplinen, in denen interkulturelle psychologische Unterschiede eine Rolle spielen, sind mehr denn je geneigt, Kulturvergleichende Psychologie in ihr Angebot aufzunehmen. Schließlich gibt es eine wachsende Zahl von Kulturvergleichenden Psychologie-Lehrbüchern auf einem fortgeschrittenen Niveau. Die Anzahl der Titel, die jetzt verfügbar sind, ist im Vergleich zu der vor zwanzig Jahren verfügbaren Sammlung erstaunlich groß (Van de Vijver et al. 2011).

Einige Unternehmen beschäftigen sich schon seit mehreren Jahren mit dem Thema Diversity. Wegen der medialen Präsenz des Themas in den letzten Jahren, tun viele Unternehmen ihr Engagement für Diversity öffentlich kund. Professionelles Diversity Management wird dennoch von nur wenigen Unternehmen praktiziert, vor allem von großen Unternehmen (Bentner und Dylong 2015). Mitarbeiter*innen sind heutzutage die entscheidenden Erfolgsfaktoren für Unternehmen. Das Wissen und die Fähigkeiten von Mitarbeiter*innen effektiv zu koordinieren und zu kombinieren, bedeutet für die Unternehmen einen Wettbewerbsvorteil, da aufgrund des demografischen Wandels und des War for Talents der Zugang zu diesen Ressourcen wertvoll, rar und schwer zu ersetzen ist (Richard und Miller 2013). Das Organisationsgeschehen wird immer komplexer. Das Berufsleben unterliegt aufgrund des Trends zu Individualisierung, des demografischen Wandels sowie der wachsenden Dynamik des Wirtschaftslebens starken Veränderungen. Dies hat auch Auswirkungen auf das Privatleben (Collatz und Gudat 2011). Hinzu kommt der fortschreitende Wandel der Geschlechterrollen (Schneider 2007).

Insgesamt ist das Arbeitsumfeld vernetzter und komplexer geworden. Nicht nur die Arbeitstätigkeiten und Berufsbilder haben sich verändert, sondern auch die Ansprüche von Mitarbeiter*innen.

Dies bedingt, dass der professionelle Umgang mit Diversity für Organisationen und die Gesellschaft immer wichtiger wird.

2   Kulturvergleichende Psychologie und Kulturpsychologie: Gegenstand

„It is not possible to be „cross-cultural" without first being „cultural", but to be only
„cultural" (or to pretend that it is possible to be so) eliminates the attainment of
„general principles" to which all sciences aspire." (Berry 1999)

Die *mainstream* Psychologie wird immer wieder beschuldigt, *culture-bound* oder *culture-blind* (Jahoda und Krewer 1997) zu sein. Um die Unterschiede zwischen Kulturpsychologie (*cultural*) und Kulturvergleichender Psychologie (*cross-cultural psychology*) darzustellen, werden hier verschiedene Definitionen des Gegenstandes der Kulturvergleichenden Psychologie aufgelistet, um die Vielfalt und die zahlreichen Tendenzen dieser Forschungsbereiche zu zeigen.

Oft zitierte Definitionen sind nachfolgend dargestellt:

Eckensberger (1972, nach Boesch 1980) versteht darunter: *„Cross-cultural research in psychology is the explicit, systematic comparison of psychological variables under different cultural conditions in order to specify the antecedents and processes that mediate the emergence of behaviour differences."* Diese Definition legt den Akzent auf die Verhaltensdifferenzen in unterschiedlichen Kulturkontexten.

Triandis et al. (1971, nach Boesch 1980) betonen: *„Cross-cultural psychology includes studies of subjects from two or more cultures, using equivalent methods of measurement, to determine the limits within which general psychological theories do hold, and the kinds of modifications of these theories that are needed to make them universal."* Diese Definition betont die methodischen Probleme und die Ansprüche stärker als allgemeingültige universelle Angaben.

Brislin et al. (1973) führen eine methodenbezogene Definition an: *„Cross-cultural psychology is the empirical study of members of various culture groups who have had different experiences that lead to predictable and significant differences in behaviour. In the majority of such studies, the groups under study speak different languages and are governed by different political units."*

Weiterhin betont Triandis (1980): *„Cross-cultural psychology is concerned with the systematic study of behaviour and experience as it occurs in different cultures, is influenced by culture, or results in changes in existing cultures."*

Berry et al. (1992, nach Berry et al. 2002): *„Cross-cultural psychology is the study of similarities and differences in individual psychological functioning in various cultural and ethnic groups, of the relationships between psychological variables and sociocultural, ecological, and biological variables, and of current changes in these variables."*

Cole und Scribner. (1974): *„Cultural psychology (is) the study of the culture's role in the mental life of human beings."*

Shiraev und Levy (2000): *„Cultural psychology is the critical and comparative study of cultural effects on human psychology. Too different is the cultural psychology in the study that seeks to discover systematic relationships between culture and psychological variables."*

Ho und Wu (2001): „*Cross-cultural psychology is the scientific study of human behaviour and mental processes, including both their variability and invariance, under diverse cultural conditions. Its primary aims, are to investigate (a) systematic relations between behavioural variables and ethnic-cultural variables, and (b) generalizations of psychological principles.*" Diese Definition unterstreicht – wie die Autor*innen selbst betonen – einige Aspekte: Erstens ist die Kulturvergleichende Psychologie eine Wissenschaft, die über die üblichen methodischen Grundlagen der Psychologie hinausgeht. Zweitens beschäftigt sie sich im Gegensatz zur Kulturanthropologie nicht primär mit dem Vergleich von Kulturen, indem sie kulturelle Merkmale und Unterschiede einer Kultur im Gegensatz zu einer oder mehreren anderen Kulturen betont. Sie konzentriert sich auf das Individuum, das somit Gegenstand der Analyse in einem bestimmten kulturellen Kontext ist. Drittens bedient sich die Kulturvergleichende Psychologie – wie auch die Allgemeine Psychologie – aller Methoden zum Erforschen von Verhalten und mentalen Prozessen und das in unterschiedlichen Kulturkontexten. Viertens ist ein vergleichender Rahmen immer operativ, eine *cross*-ethnische oder *cross*-nationale vergleichende Analyse gilt nicht als kulturvergleichend, wenn keine relevanten kulturellen Variablen einbezogen werden.

Ein Vergleich ist ein Bestandteil jeder wissenschaftlichen Analyse, da die Signifikanz eines Phänomens nur im Vergleich zu Hintergrundmustern, Regeln und Gemeinsamkeiten festgestellt werden kann. Diesbezüglich geht die Kulturvergleichende Psychologie noch einen Schritt weiter und überprüft die Bedingungen, unter denen diese systematischen und legitimen Vergleiche gemacht werden können. Hierbei stellt sich u. a. die Frage nach der Kompatibilität von Stichproben, nach der Äquivalenz von Messungen und nach deren Vergleichbarkeit, da sie in verschiedenen Kulturkontexten durchgeführt werden.

Berry et al. (2012) fassen den Sachverhalt prägnant zusammen: „*Cross- cultural psychology is the study of similarities and differences in individual psychological functioning in various cultural and ethno-cultural groups; of the relationships between psychological variables and socio-cultural ecological and biological variables; and of ongoing changes in these variables.*" Diese Definition hebt den gesamten Rahmen der Interaktion zwischen Umwelt und individuellen Variablen hervor.

Was ist nun der Gegenstand der Kulturvergleichenden Psychologie? Kulturvergleichende Psychologie (*cross-cultural psychology*) ist nicht gleichzusetzen mit Kulturpsychologie (*cultural psychology*). Letztere hat den Einfluss der Kultur auf die Individuen zum Forschungsgegenstand. Die Kulturvergleichende Psychologie hat den Anspruch, dies in unterschiedlichen Kulturmodellen zu vergleichen. Die gegenwärtige Psychologie versteht sich zurecht eindeutig als eine empirische Wissenschaft. Die Kulturvergleichende Psychologie stellt diesbezüglich keine Ausnahme dar (Segall et al. 1999; Berry et al. 2012).

Dabei hat die Kulturvergleichende Psychologie trotzdem Probleme, das Verhalten und Erleben aus dieser Perspektive zu erforschen, da das Verständnis und die Definition von Verhalten und Erleben kulturell bedingt und dadurch auch unterschiedlich zu erforschen ist. Auf den ersten Blick erscheint alles einfach und logisch, da wir aufgrund unserer eigenen sozialen Vorstellungen und Auffassungen „befangen" sind. Natürlich unterscheiden sich die Anderen oder die *Fremden* von uns, schließlich sind sie *fremd* oder eben *anders*. Aber dies festzustellen ist nicht allein Aufgabe der Kulturvergleichenden Psychologie. Das eigentliche Problem dieser Befangenheit besteht darin, dass jeder Vergleich in denjenigen Kategorien vollzogen wird, die wir als Vergleichsmaßstab setzen und die unserem kulturellen Verständnis entsprechen. In diesem Sinne bleiben wir kulturell befangen und urteilen wertend über die Anderen. Da die Psychologie als eine wissenschaftliche Disziplin hauptsächlich ein Produkt westlicher anthropologischer Reflexionen und deren Institutionalisierung in unterschiedlichen Disziplinen ist, kann festgehalten werden, dass die Herkunft der kulturell bezogenen Psychologie mit einem ethnozentrischen Bestreben zusammenhängt, welches mit dem westlichen Streben nach Selbstverständnis in der Widerspiegelung der Anderen verbunden ist. Das gilt sowohl für die Antike, das Mittelalter, die Renaissance als auch für die Aufklärung (Jahoda und Krewer 1997). Das Interesse für die „Anderen", deren Moral und Verhalten, die sich von den unsrigen unterscheiden, begann noch in der Zeit der Antike. Jede Grenzüberschreitung stellt die Voraussetzung für dieses Interesse dar. Daher auch der Begriff „Barbaren", das waren für das antike Griechenland alle, die nicht Griechisch sprechen konnten und deshalb anders – nicht wie die „demokratischen Griechen" – dachten. Da die griechischen Städte auch eine Art gelebte Geistesgemeinschaft waren (Klineberg 1980), ist nachvollziehbar, dass sich im Zeitalter der Globalisierung dieses Interesse an Moral und Verhalten anderer Kulturen verstärkt.

Die Kulturvergleichende Psychologie hat sich zuerst nicht als eine Disziplin der Psychologie gesehen, sondern als Funktion einer partikular methodischen Strategie der *Mainstream*-Psychologie, die sogenannte Kulturvergleichende Perspektive (Brislin 1983, nach Jahoda und Krewer 1997). In diesem Sinne kann die Kulturvergleichende Psychologie durch ihre Methoden definiert werden (Jahoda und Krewer 1997; Helfrich 2013).

Bei der Lektüre von Literaturquellen ist zumeist festzustellen, dass viele Autor*innen auf gleiche oder ähnliche Erkenntnisse bezüglich des Zusammenhangs zwischen Psychologie und Kultur, sowie sozialem Verhalten und Kultur gekommen sind. Oftmals wird nicht auf andere Schwerpunkte eingegangen. Daraus ergibt sich die Frage nach der Ursache für diese Entwicklung. Obwohl die Kulturvergleichende Psychologie offiziell schon etwa drei Jahrzehnte (Berry et al. 2002) existiert, wird sie als ein peripherer Bereich der Psychologie angesehen. Wie später eingehend erklärt wird, beziehen sich die Zitate von kulturvergleichenden Theorien auf einen beschränkten, etablierten Kreis von Autor*innen, die zumeist – auch aus den Literaturquellen ersichtlich – zusammenarbeiten. Dazu gehören Berry, Triandis, Segall, Dasen, Poortinga, Adamopoulus, Cole sowie Shweder und im deutschsprachigen Raum Thomas, Trommsdorf, Boesch, Eckensberger und Großmann (Thomas 1993, 2003; Großmann 1993; Helfrich 1993; Trommsdorff 1993 u. a.).

In den aktuellen Darstellungen der Forschungsschwerpunkte der Kulturvergleichenden Psychologie kann festgestellt werden, dass diese auch die Forschungsschwerpunkte der Kulturpsychologie betrachten und den Zusammenhang zwischen Kultur und Psychologie beinhalten (und Berry 1999; Thomas 2003).

In den Anfängen der Kulturvergleichenden Psychologie war es noch sehr schwierig, die Grenzen ihres Forschungsbereichs abzustecken. Die Kulturvergleichende Psychologie hat den Anspruch, auch einzigartige Theorien und Methoden zu entwickeln, obwohl sie den theoretischen Rahmen der Psychologie nutzt, um Daten auszuwerten.

Es ist aber festzustellen, dass sich die Kulturvergleichende Psychologie trotzdem eher durch ihre Methoden als durch ihre Theorie definiert. Was zum jetzigen Zeitpunkt der Entwicklung der Kulturvergleichenden Psychologie als offensichtlich wahrgenommen wird, war so zu Beginn nicht deutlich. Heute ist klar, dass keine Methode in einem anderen Kulturkontext ohne drastische Modifikation benutzt werden kann (Triandis 1980), was früher ganz selbstverständlich gemacht wurde. Ein typisches Beispiel dafür ist sind Intelligenztests.

Dennoch weist die Kulturvergleichende Psychologie keine eigenen Theorien auf (Triandis 1980). Hier trifft man auf keine Theorie, wie die der kognitiven Dissonanz (Festinger 1957) oder die der sozialen Dominanz (Sidanius 1993). Viele sprechen lediglich von nur einigen theoretischen Perspektiven, wie z. B. Whiting (1961), McClelland (1961), Parson und Shils (1951) sowie Triandis et al. (1971). Dies schmälert jedoch nicht die Bedeutung der Kulturvergleichenden Psychologie, da auch andere neue Teildisziplinen wie Medienpsychologie eher Theorien aus Teildisziplinen der Psychologie oder aus anderen Wissenschaften wie Soziologie, Politologie oder Kommunikationswissenschaften heranziehen, um spezifische Medienphänomene zu erklären.

Die Wissenschaft benutzt unterschiedliche Arten von Systemen von Variablen, um ihre Forschung voranzutreiben:

1. Die Ökologie: Umwelt, Geografie, Ressourcen,
2. Das Subsistenzsystem: Methoden der Ökologie zur Erklärung von Überleben (Agrokultur, Angeln, Industrie),
3. Das soziokulturelle System: Institutionen, Normen, Rollen und Werte, die bei den Individuen existieren,
4. Das individuelle System: Wahrnehmung, Lernen, Motivation, subjektive Kultur (die Wahrnehmung der Elemente des Kultursystems) (Triandis 1980).

Damit wird der Begriff *Kultur* auf unterschiedliche Weisen aufgefasst und durch verschiedene Zugänge betrachtet. Dennoch wird die unterschiedliche Definition häufig ignoriert und somit ist es schwer, Präzision beim Operationalisieren von Phänomenen und bei den Untersuchungen zu erreichen.

Shiraev und Levy (2017) unterscheiden verschiedene Arten von Wissen in der kulturvergleichenden Psychologie. Wissen ist eine Information, die einen Zweck oder eine Verwendung hat. Ein*e Wahrsager*in würde erklären, dass ein Traum ein psychisches Schaufenster, eine Zukunft darstellt. Ein*e Wissenschaftler*in hingegen würde wahrscheinlich die biologischen Mechanismen eines Traumes erklären, was darauf hindeutet, dass man nicht alles zuverlässig vorhersagen kann. Mit der Verfolgung verschiedener Ziele, haben Menschen verschiedene Arten von psychologischem Wissen entwickelt. Mindestens vier Kategorien von Wissen sind in der

Psychologie anerkannt. Die erste Kategorie sind wissenschaftliche Erkenntnisse. Diese Art von wissen wird abgeleitet von systematischen Beobachtungen, Messungen und Auswertungen eines breiten Spektrums von psychologischen Phänomenen. Die zweite Kategorie des psychologischen Wissens wird als Volkstheorie bezeichnet, welche eine Sammlung von populären Annahmen und Überzeugungen umfasst. Populäre Überzeugungen können im Einklang mit wissenschaftlichen Theorien stehen oder auch nicht. Die dritte Kategorie liegt in den menschlichen Werten. Im Gegensatz zu volkstümlichen Überzeugungen stammt diese Art von Wissen aus dem Zusammenhalt und der Stabilität. Wertebasiertes Wissen unterschiedet sich von populären Überzeugungen, weil es auf einer Reihe von klar formulierten Normen basiert, die nicht unbedingt eine empirische Überprüfung erfordern. Die vierte Art von Wissen wird schließlich durch Rechtswissen repräsentiert. Dieses Wissen existiert in Form von Gesetzten und anderen Vorschriften, die von Behörden erlassen wurden.

Im Rahmen der Kulturvergleichenden Psychologie ist es für Psycholog*innen wichtig, alle Arten von Wissen mit Verständnis, Sensibilität und Respekt zu behandeln (Shiraev und Levy 2017).

3   Kultur – ein operationalisierbares Konstrukt?

Kann Kultur überhaupt operationalisiert werden? Dies ist nicht nur eines der strittigen Probleme auch anderer Geisteswissenschaften, wie Ethnologie, Philosophie und Anthropologie, sondern auch ein praktisches Problem der empirischen psychologischen Forschung. Wie wird eigentlich Kultur in der Psychologie definiert? Ist „*the Cultural Nature of Human Being: created or given*" (Herskovits 1955, nach Triandis 1994)? Jedes Lehrbuch – sei es aus den Bereichen der Sozial- und Kulturwissenschaften, Soziologie oder Psychologie – welches die Kultur zum Forschungsobjekt hat, beginnt mit den Worten, dass es sehr viele Definitionen von Kultur gebe, die überdies unterschiedliche Aspekte betonten. Darüber hinaus gibt es auch in der Philosophie und Anthropologie verschiedene Tendenzen und Auffassungen, wie beispielsweise die Fragestellungen „Soll man von einer globalen menschlichen Kultur oder von mehreren Kulturen sprechen?" oder „Was ist der Unterschied zwischen Kultur und Zivilisation?" behandelt werden sollen (Sprengler 1990; Husserl 1990; Benedict 1990; Malinowski 1990; Levi-Strauss 1990; Geertz 1990; Mauss 1990; Boas 1990; Mead 1990; Radkliff- Brown 1990; White 1990; Kroeber und Kluckhohn 1990; Ward et al. 2001). In den geisteswissenschaftlichen Abhandlungen werden oft auch die Thesen der Psychoanalyse diskutiert. Diese spielen keine Rolle in den gegenwärtigen psychologischen Untersuchungen, da sie nicht empirisch verifizierbar sind.

Dass sich die Philosophie schon länger mit der Frage der kulturellen Einflüsse beschäftigt, kann anhand einiger Definitionen in den psychologischen Quellen verdeutlicht werden, zum Beispiel: „Kultur ist das Schlüsselkonzept der Anthropologie, wie die Energie in der Physik oder die Gruppe in der Soziologie" (Segall et al. 1999). Was aber ist für das psychologische Wissen relevant, um die Kultur als ein verifizierbares Konstrukt in die empirische psychologische Forschung zu integrieren?

Die Vielfalt von Definitionen ist durch die Komplexität des Phänomens bedingt. In diesem Sinne und besonders im Falle einer Operationalisierung zum Zweck der kulturvergleichenden Psychologie ist es immer ratsam, von einer genauen Definition auszugehen, die die Vielfalt von Aspekten zwar etwas eingegrenzt und reduziert darstellt, dafür aber präziser ist (auch Triandis 1994; Berry et al. 2012).

Der erste Gebrauch des Begriffs *Kultur* in einer anthropologischen Arbeit ist bei Tylor (1871; Kroeber und Kluckhohn 1990) zu finden, der die Kultur als Komplex definiert, welcher Wissen, Glaube, Kunst, Gesetze, Gebräuche und alle anderen Ressourcen und Gewohnheiten *(habits)*, die einen Menschen als Mitglied der Gesellschaft charakterisieren, einbezieht.

Einige der Definitionen von Kultur bestehen lediglich aus langen Listen, was der Inhalt dieser oder jener Kultur sei. Wissler z. B. (1923, nach Berry et al. 2012) schlägt als Definition vor, folgende Kategorien zu berücksichtigen: Sprache, materielle Charakterzüge *(traits)*, Kunst, Wissenschaft, Religion, Gesellschaft, Infrastruktur, Regierung und Kriege. Diese Liste ähnelt den allgemeinen Kategorien, die bei *The Human Relations Area Files (HRAF)* genannt werden: Allgemeine Merkmale, Nahrung und Bekleidung, Technologie und Wohnen; Wirtschaft und Transport; individuelle und familiäre Tätigkeiten; Gemeinschaft und Verwaltungsstrukturen; Wohlstand, Religion, Wissenschaft, Sexualleben und Lebenszyklus.

Nach Herskovits (1955) ist Kultur der vom Menschen erschaffene Teil *(human-made)* der Umwelt. Diese Definition impliziert sowohl die objektiven Gegebenheiten als auch die subjektive Kultur (Kategorien, Normen, Rollen und Werte – nach Triandis 1994, 1996), die später eingehender betrachtet wird. Triandis (1994) meint: „Kultur ist ein Set von „*human-made*" objektiven und subjektiven Elementen, die in der Vergangenheit die Wahrscheinlichkeit des Überlebens erhöht haben, und in Zufriedenheit für die Mitglieder in einer ökologischen Nische resultieren. Diese wird durch die Gemeinsamkeiten unterstrichen, dass die Kommunikation zwischen den Mitgliedern durch die gemeinsame Sprache, Zeit und Ort bestimmt wird."

Somit stellt die Kultur einen objektiven und subjektiven Kontext dar. Dazu gehört die Auffassung von Geertz (1990), dass Kultur in „*the mind of the people*" ist, und ein historisch „*transmitted pattern of meanings embodied in symbols*" darstellt (Boesch 1980, nach Boesch 2002), eine Art „*conceptual structure or systems of ideas*". Diese Konzeption wird als Gegenstand der Kulturpsychologie aufgegriffen (z. B. Cole 1996; Shweder 1990, nach Berry et al. 2002). Weiterhin bezeichnet Rohner (1984, nach Triandis 1980) Kultur als „*an organized system of meanings which members of that culture attribute to the persons and objects which make up the culture, transmitted from one generation to the next.*"

Es gibt auch Definitionen, die sich primär auf das Verhalten beziehen, so z. B.: Skinner (1981): „Kultur ist ein Set von Verstärkungsregeln"; Hofstede (1991): „Die Kultur ist *Software of the Mind*" sowie Barnlund und Araki (1985, nach Segall et al. 1999): „*Cultures have no existence expect as they are manifest in the behaviour of the people who constitute them. A culture is only an abstraction based on the commonalities displayed in the behaviour of a given community of people.*" Boesch (1991, auch Boesch 2002) gibt eine Definition, die seiner symbolischen Handlungstheorie entspricht: „*Culture is a field of action, whose contents range from objects made and used by human beings to institutions, ideas and myths. Being an action field, culture offers possibilities of, but by the same token stipulates conditions for, action. As an action field, culture not only induces and controls action, but is also continuously transformed by it; therefore, culture is as much a process as a structure.*"

Kroeber und Kluckhohn (1952, nach Triandis 1994; auch Kroeber und Kluckhohn 1990; Anderson 2003) betonen, dass bei mehreren Definitionen der Kultur drei zentrale Aspekte (anhand einer Auswertung von 164 Definitionen in der Anthropologie zwischen 1871 und 1950) enthalten sind: (1) Die Kultur zeichnet sich in adaptiven Interaktionen ab. Als solche sind Sprache, Konzepte, Symbole, Religion, Verhaltensmuster und soziale Muster wie Heirat usw. zu bezeichnen. (2) Kultur besteht aus gemeinsamen Elementen – Sprache, Zeit und Ort. (3) Kultur wird über längere Zeitperioden und über Generationen hinweg übertragen. In diesem Sinne gilt die Kultur als *superorganisch*, da sie nicht direkt von den einzelnen Individuen abhängt, sondern über diesen steht und über sie hinweg weitergegeben wird.

Diese Auswertung beruht auf sechs Hauptkategorien von Definitionen der Kultur, die in der anthropologischen Literatur festzustellen sind. Die Hauptkategorien sind: (1) deskriptive Definitionen (eine Liste von Merkmalen); (2) historische Definitionen (diese akzentuieren die Akkumulation von Tradition über die Zeit und als Erbe); (3) normative Definitionen (die von allen Individuen geteilten Regeln, wobei hier der Fokus darauf gerichtet ist, die Logik dieser Regeln zu verstehen); (4) psychologische Definitionen. Diese stellen mehrere psychologische *Features* wie Adaptation, Problemlösen, Lernen und *Habits* in den Vordergrund, d. h. Kultur wird gelernt und das Resultat dieses Lernens ist das Festlegen von *Habits* in einer Gruppe. Dabei werden implizite Kategorien (wie Einstellungen) und explizite (wie *habits*) als kulturelle Phänomene betrachtet. Demnach handelt es sich dabei um Kultur als ein psychologisches Konstrukt. Eine Kultur kann anhand der Daten der Individuen erforscht werden (auch später Triandis, *cultural syndrom*); (5) strukturelle Definitionen, die die Muster oder die Organisation von Kultur betonen; (6) genetische Definitionen, die die Herkunft und Genesis betonen. Hier wird die Kultur mit ihrer adaptiven Funktion in Bezug auf die Gewohnheiten einer Gruppe im Zusammenhang mit der sozialen Interaktion und den kreativen Prozessen des Menschen betrachtet. Diese Kategorie korrespondiert auch mit dem ökologischen Rahmen der Betrachtung von Kultur.

Kroeber und Kluckhohn (1952, nach Berry et al. 2012) schlagen daher folgende oft zitierte Definition vor: „*Culture consists of patterns, explicit and implicit, of and for behaviour acquired and transmitted by symbols, constituting the distinctive achievements of human groups, including their embodiments in artefacts; the essential core of culture consists of traditional (i.e., historically derived and selected) ideas and especially their attached values; cultural systems may on the one hand be conditioning elements of further action.*"

Berry et al. (2012) schlagen eine kurze psychologische Definition im Lehrbuch für Kulturvergleichende Psychologie vor: „*Culture is a shared way of life of a group of people.*" Was für eine Person das Gedächtnis ist, bedeutet für eine Gesellschaft die Kultur (Kluckhohn 1954, nach Triandis 1994). Die psychologische Betrachtungsweise beruht im Unterschied zu den kulturwissenschaftlichen und philosophischen Interpretationen auf der Tatsache, dass die Menschen sich mehr ähneln als sie sich unterscheiden (Brown 1991, nach Triandis 1994). In diesem Zusammenhang werden universellen Merkmale des Verhaltens gesucht (Lonner 1980; Triandis 1978; Triandis 1994). Alle Menschen unterscheiden zwischen Liebe und Hass, Aggression und prosozialem Verhalten, sowie formellen und intimen Beziehungen (Triandis 1994). Wie Brown (1991, nach Triandis 1994) bestätigt, haben alle Menschen Sprache, Nahrungstraditionen, Kunst, Mythen, Religion, Familienstrukturen, wirtschaftliche Systeme, Regierungen, Kriege, hygienische Gewohnheiten und Inzest-Tabus. Aber diese Kategorien unterscheiden sind in ihrer Repräsentation. Demnach sind die Kategorien universell, aber ihr Modus – wie diese zum Ausdruck kommen – ist verschieden. Hier tritt aber ein anderes Problem auf, da im Prozess der Stereotypisierung oft auch Gemeinsamkeiten entweder überschätzt oder unterschätzt werden. Natürlich kann keine der beiden Betrachtungsweisen akzeptiert werden. Die Tendenz anzunehmen, Menschen seien ähnlich wie A, B, C, ..., N, und unterschiedlich im Vergleich zu X, Y und Z, ist letztlich auch ein universelles Merkmal menschlichen Verhaltens (Zipf 1949, nach Triandis 1994). Dabei ist zu berücksichtigen, dass Kultur im Zuge monokausaler Erklärungen zu sehr beansprucht wird, um Differenzen oder Gemeinsamkeiten zu erklären und das, was nicht direkt erklärbar oder erkennbar ist, zu bestätigen (Ho und Wu 2001). Dies entspricht dem Verhalten eines hilflosen bzw. einer hilflosen Ärztin, der keine kausale Erklärung finden kann und deshalb sagt, jede Beschwerde sei psychosomatisch. In ihrer unreifsten Form lautet dann eine Erklärung: „Personen in Kultur A unterscheiden sich von Personen in Kultur B, weil sich Kultur A von Kultur B unterscheidet." All dies passiert wiederum nur, weil ohne Beachtung der persönlichkeitsrelevanten Variablen (wegen der unterschiedlichen Sozialisation und dem diesbezüglich einbezogenen Kulturmodells) nur ein Phänomen mit seinen Merkmalen (Ho und Wu 2001) bei der Forschung berücksichtigt wird.

Die aktuellen Tendenzen der Forschung schärfen die Perspektive und Analyse der methodischen Probleme in der Psychologie. Durch eine Zunahme von Metastudien und die Diskussion seit Anfang des 21. Jahrhunderts zur Replizierbarkeit der Ergebnisse, sind die auf die Empirie bezogenen Probleme sichtbar geworden. Leong (2015) ging auf mögliche Ansatzpunkte der Kulturvergleichenden Psychologie ein. Er argumentiert, dass Psycholog*innen sich primär auf das Individuum und seine Verhaltensweisen konzentrieren sollten. Ziel sollte es dabei sein Antworten auf gesellschaftliche Herausforderungen auf der Ebene des Individuums zu finden. Allerdings sollten auch nicht die spezifischen Schwierigkeiten der Psychologie, wie ihre häufige westliche Kulturgebundenheit vernachlässigt werden. Die neu aufkommende Wissenschaft der Komplexität, die Systeme in ihren Details beschreibt, sollte daher auf die Ebene des Individuums angewandt werden, sodass seine Eigenschaften und ihre Interaktion untereinander verstanden werden können.

Leong et al. (2010) schlagen vor einen stärkeren Austausch zwischen Kulturvergleichender Psychologie und der Psychologie, die sich mit ethnischen Minderheiten beschäftigt, aufzubauen. Dafür stellen sie drei methodische Ansätze der Kulturvergleichenden Psychologie vor, die einen Nutzen für die Psychologie der ethnischen Minderheiten haben könnten: (1) Messäquivalenz ist Voraussetzung für die Vergleichbarkeit unterschiedlicher kultureller Stichproben; (2) sprachliche Äquivalenz und (3) metrische Äquivalenz. Überlegungen zu diesen Ansätzen sind wichtig, um zu verhindern, dass die eigene Forschung von Konstrukten aus der eigenen Kultur dominiert wird.

Dazu kommt die Forderung nach einem mixed-methods-Ansatz (Cauce 2011) oder Themen wie Akkulturation und Anpassungsprozesse bei interkulturellen Begegnungen (Ozer 2013).

Fryberg (2012) schlägt vor die Kulturpsychologie als Brücke zwischen Anthropologie und Kognitionswissenschaften zu verwenden. Die Kulturpsychologie betrachtet im Gegensatz zur Kognitionswissenschaft soziale Faktoren wie die Kultur und im Gegensatz zur Anthropologie verwendet sie sowohl quantitative als auch qualitative Forschungsmethoden. Insgesamt kann sie auch durch Erkenntnisse zu kulturellen Unterschieden in Kognition, Emotion und Motivation dazu beitragen, Ansatzpunkte zur Linderung sozialer Ungleichheiten zu identifizieren.

Eine interessante Entwicklung ergibt sich durch die Zunahme der Verbesserung der methodischen Lösungen anhand von komplexen Modellen. Allerdings geht das auch auf ein Hinterfragen der Operationalisierung zurück. Behr (2014) beschreibt die Chancen und Herausforderungen der kulturvergleichenden Fragebogenkonstruktion. Unter anderem berichtet er von offenen Untersuchungsfragen, die Äquivalenzprobleme aufdecken können, Methoden in der kulturvergleichenden Fragebogenkonstruktion und der Herangehensweise bei der Übersetzung.

Smith (2010) betont, dass die Kulturvergleichende Psychologie eine positive Entwicklung zu verzeichnen hat, da sie von einer rein beschreibenden Perspektive zu einer Perspektive mit konzeptionellen Rahmenbedingungen übergegangen ist, die versuchen zu erklären was gefunden wurde. Außerdem stellt auch er fest, dass die methodische Komplexität von Studien deutlich zugenommen hat, was im Einklang mit der psychologischen Forschung im Allgemeinen steht. Hinzu kommt, dass sich das Spektrum der Nationen, aus denen die Forschenden stammen erweitert hat. Einige versuchen eine lokale, indigene Psychologie zu etablieren, andere hingegen leisten einen Beitrag zu Kooperationsprojekten, die das Spektrum der untersuchten nationalen Kulturen erweitert. Darüber hinaus wächst das Bewusstsein, dass die Erkenntnisse der interkulturellen Psychologie konstruktiv zu den sozialen Problemen unserer Zeit beitragen können. In jedem Bereich können Perspektiven, die einst unvereinbar erschienen als kompatibel angesehen werden. Kulturen sind sowohl statisch als auch ständig neugestaltet. Der Einzelne ist sowohl das Produkt der kulturellen Sozialisation als auch der Schöpfer des kulturellen Wandels. Die derzeit zunehmende Vermischung von Kulturgruppen ist sowohl Risiko als auch Chance. Die erarbeiteten Konzepte und unterschiedliche Messverfahren können in vielen wichtigen aktuellen gesellschaftlichen Fragen zum Tragen kommen, indem sie Informationen über das Geschehen liefern, Rahmenbedingungen für das Verständnis des Gefundenen schaffen und Strategien für notwendige Veränderungen entwickeln. Triandis (1994) schlägt eine Qualifikation der betreffenden kulturellen Attribute vor (s. Tab. 1). Grundsätzlich ist immer zu berücksichtigen, dass jede Kultur einzigartig ist, genau wie jede Person, die Wissenschaft aber mit Generalisierungen und Allgemeinaussagen arbeitet und diese somit hervorhebt.

Dazu sind aber noch zwei weitere Aspekte hinzuzufügen:

Statt über *Kultur* bei Kulturvergleichen und psychologischen Fragestellungen zu sprechen, sollten wir besser über *Kulturmodelle* sprechen. Warum? Im Unterschied zu einer Kultur, die auch die geschichtliche Entwicklung impliziert, wird beim Ausdruck *Kulturmodell* eher an eine Querschnittsstudie gedacht. Bei dieser werden bestimmte Muster (*patterns*) angesprochen, die in dem Modell enthalten sind. In einer Kultur sind zwar auch diese *Patterns* in ihrer Entwicklung und Modifikation enthalten, können aber durch eine Untersuchung nicht erfasst werden. Anderseits führt dieser Ausdruck *Kulturmodell* auch zu begrifflicher Klarheit, da wir von einer Modellausprägung einer Kultur sprechen und auf diese Weise Antwort auf die Frage „Gibt es mehrere Kulturen oder nur eine?" gegeben werden kann. Gleichzeitig sprechen wir von kulturellen (also mit der Kultur verbundenen) Aspekten und von der Zugehörigkeit zu einer bestimmten Kultur.

Weiterhin sollte man bei den Kulturvergleichenden Studien von einem *aktuellen Kulturmodell* sprechen. Der Grund dafür besteht darin, dass die meisten interkulturellen Untersuchungen Querschnittsstudien sind. Wir können keine Verallgemeinerungen über eine Kultur aufgrund einer begrenzten Stichprobe zu einem bestimmten Zeitpunkt machen. Die kulturellen Muster verändern sich nicht nur modal und lokal, sondern auch temporal, und das sollte bei jeder Untersuchung zum Ausdruck gebracht werden. Was wäre bei einer Längsschnittstudie? Dann wäre der Ausdruck *aktuell* trotzdem angebracht, da wir zwar einen längeren Zeitabschnitt zwischen Zeitpunkt A und Zeitpunkt B betrachten würden, dieser Abschnitt repräsentiert aber wieder nur einen kleinen Teil der gesamten zeitlich bedingten (historischen) Entwicklung einer Kultur.

Die Kultur ist der Rahmen, der unsere Perspektive auf die Außenwelt bestimmt. Wir betrachten anderen Kulturen nicht *objektiv*, so wie sie sind, sondern durch die Brille unserer eigenen Kultur. Die Sozialpsychologie und die Kognitive Psychologie haben schon längst festgestellt, dass vergangene Ereignisse unsere aktuelle Wahrnehmung prägen. Diese Erkenntnis hilft uns auch interkulturelle Unterschiede zu verstehen (Triandis 1994). In diesem Sinne beeinflusst die Kultur die Art und Weise, in der Individuen Informationen nutzen, selektieren und interpretieren (Kluckhohn 1954, nach Triandis 1994; Ward et al. 2001). Das hängt auch mit der Ökologie zusammen, die hier als physische Umgebung zu verstehen ist. Die Ökologie bezieht sich auf die Objekte, Ressourcen und geografischen Gegebenheiten der Umgebung sowie auf die Art und Weise, in der wir mit diesen umgehen. Wenn es z. B. an einem Ort viel Fisch gibt, gibt es dort auch viele Fischer (Triandis 1994). Deshalb kann behauptet werden, dass die Ökologie die Kultur beeinflusst und diese wiederum das Verhalten (Berry 1999; Berry et al. 2012). Die Kultur ist außerdem das, was den Sinn der Kontrolle über die Umgebung ausmacht; dieser Sinn ist mit Mythen, Normen usw. verbunden (s. Abb. 1).

Tab. 1 Qualifikation der betreffenden kulturellen Attribute nach Triandis 1994 (gekürzt dargestellt)

Bei Kulturvergleichen wird sehr oft gesagt: „Die Menschen in Kultur X sind so und so." oder „Die Menschen in Kultur Y machen das und jenes." Deshalb ist es sehr wichtig, immer folgende Aspekte zu bedenken (gekürzt dargestellt, Triandis 1994):

1. Kulturen (Kulturmodelle) und Gesellschaften sind enorm heterogen. Das ist auch der Grund dafür, dass große nationale Einheiten als Ersatz für Kultur gehalten werden. Genau betrachtet sind aber Nationen und Kulturen sehr unterschiedliche Konzepte. Der Begriff „Nation" hat sich aber als Bezeichnung für eine Stichprobe, aus der die Daten stammen, durchgesetzt, ohne dass er zusätzliche Informationen bringt.
Innerhalb einer Kultur gibt es viele verschiedene Personen. Dies sollte besser bei jeder Aussage berücksichtigt werden. „Die Amerikaner essen Pizza" ist zwar eine grds. korrekte Aussage, aber es gibt auch Amerikaner, die keine Pizza essen, Diäten machen oder sogar allergisch gegen Pizza sind. Besser ist es daher zu behaupten: „Viele Amerikaner essen Pizza."

2. Keine Beschreibung einer Kultur fokussiert auf den Prototyp der Individuen in dieser einen Kultur. Wenn wir ein bestimmtes Wort benutzen, z. B. „gelb", arbeiten wir mit unterschiedlichen Stimuli, als seien diese identisch. Unser Auge unterscheidet zwischen 7,5 Millionen Farben, aber wir benutzen kaum mehr als 40 Farbbenennungen, weil wir die Farbstimuli in Kategorien gruppieren. Ähnlich gibt es viele Menschen, die Mitglieder der gleichen Kultur sind und doch individuell verschieden.

3. Kultur ist eine Bezeichnung, die oft verwechselt und vermischt wird, und zwar mit Sprache, geografischer Lage, Geschichte, Religion, sozialer Klasse, Rasse, dörflich-urbanem Wohnstatus, Nationalität und vielen anderen Kategorien. Wenn wir beurteilen wollen, worüber wir genau sprechen, müssen wir alle diese relevanten Kategorien spezifizieren, aber meist mangelt es uns an nötigen Informationen, um das zu tun. Wenn die Menschen sich durch ein bestimmtes Verhaltensmuster ausdrücken, zeigen sich ihre „Stichprobenelemente" aus einer Kultur entsprechend ihrer Zugehörigkeit zu bestimmten Gruppen, deren Religion, sozialer Schicht oder demografischen Kategorien. Das „Schöpfen" von „eigener Kultur" kann aber auch nicht mit der Nationalkultur korrespondieren. Demnach befinden sich Menschen auf einem unterschiedlichen Niveau von Akkulturation und haben unterschiedliche Umgangsweise beim Kontakt mit anderen Kulturen.
Das betrifft sowohl den Umgang mit den Massenmedien als auch die direkten Veränderungen der eigenen Kultur. Die Nationalkultur ist nur einer der Aspekte des Einflusses in Bezug auf Kulturmodelle.
Bemerkung: Hier sollte man auch berücksichtigen, dass es innerhalb einer Nation (Nationalstaat) mehrere kulturelle Gruppen gibt, bzw. mehrere Kulturen, die sich voneinander unterscheiden. Einige der ethnischen Gruppen unterscheiden sich auch dann noch, wenn sie schon länger Teil eines Staates sind, z. B. *Aboriginal, African* und *Spanish People* in Amerika (Berry et al. 2002). Smith und Bond (1998) berücksichtigen, dass die kulturellen Gruppen innerhalb einer Nation allerdings doch durch gemeinsame Medien, Religion, Ausbildung und Sprache verbunden sind. Trotzdem beinhalten diese Nationen auch viele Sub-Gruppen und bei einem Nationalvergleich werden diese miteinbezogen.

4. Jede Stichprobe aus Daten basiert auf einem bestimmten Zeitabschnitt. Ein Ethnograf führt z. B. eine Felduntersuchung zwei Jahre lang durch und publiziert sie aber erst ein paar Jahre später. Währenddessen hat sich die untersuchte Kultur schon wieder verändert. Die Kulturen bzw. die Kulturmodelle verändern sich permanent und sind auch stark von weltweiten Ereignissen wie z. B. Kriegen usw. geprägt.

5. Der wichtigste Gesichtspunkt dabei ist, zu verinnerlichen, dass eine Kultur nicht diese oder jene Charakteristiken hat. Eine Kultur ist vielmehr nur als eine Kultur zu bezeichnen, die vielleicht diese oder andere Charakteristiken hat.

(Fortsetzung)

Tab. 1 (Fortsetzung)

6. Andere Kulturen beeinflussen die Menschen durch Reisen, Kommerz, Massenmedien, Missionare und anderen Tauschressourcen. Die Massenmedien implizieren häufig einige amerikanische Kulturelemente, die nicht immer den globalen entsprechen. Einige Elemente von fremden Kulturen haben eine längere Geschichte, andere eine kürzere. Diese Elemente zu erkennen und als „nicht die eigenen" zu bezeichnen, ist sehr wichtig.

Ökologie ——————▶ Kultur ——————▶ Soziales Verhalten

Abb. 1 Zusammenhang zwischen Umwelt, Kultur und Verhalten (nach Berry et al. 2002)

Hier trifft der übliche Spruch aus der Psychotherapie zu, dass das globale Denken notwendig, das fallspezifische Handeln aber erforderlich ist. „Die Psychologie hat die Mühe, auf dem gedachten Kontinuum zwischen Allgemeinaussagen über den Menschen und speziellen Aussagen über Individuen einen festen Platz zu finden." (Großmann 1993). Das individuelle Verhalten wird durch sehr viele Prädiktoren vorausgesagt, seien dies die Ökologie, die sozialen Organisationen, Gemeinschaften, Familienverhältnisse und Persönlichkeitsdimensionen (Georgas 1989, nach Triandis 1994; Thomas 2004). Die Verhaltensmuster sollten dabei nicht außer Acht gelassen werden.

Herausgestellt werden sollte auch, dass es in der Anthropologie und Kulturvergleichenden Psychologie im Unterschied zum alltäglichen Gebrauch des Kulturbegriffes keine Assoziation mit *hoher Kultur* oder Kunst gibt, sondern mit allen Produkten der Menschen. Kultur ist auch nicht identisch mit Zivilisation: Alle menschlichen Gruppen besitzen Kultur, unabhängig von der von einigen Autor*innen getroffenen Unterscheidung in kultivierte und primitive Gruppen. Eine derartige Differenzierung ist in der Anthropologie und Kulturvergleichenden Psychologie nicht zulässig, da sie eine Wertung enthält. Kultur ist auch nicht eins mit Gesellschaft, obwohl beide Begriffe sehr eng miteinander verbunden sind. Der Unterschied besteht darin, dass die Gesellschaft eine organisierte Gruppe von Personen mit gleichen Zielen darstellt, während Kultur vielmehr die Art des Lebens in der Gemeinschaft bezeichnet (Berry et al. 2012; Kaune und Genkova 2014).

Die meisten Phänomene der Psychologie, insbesondere der Sozialpsychologie, werden von bestimmten Gesellschaften und Kulturmodellen beeinflusst. Deren Veränderungen bewirken auch Veränderungen von Phänomenen, die mit der Zeit immer größer werden können. Wenn dies passiert, sollte man diese Veränderungen in die theoretischen Hintergründe integrieren, so dass letztlich auch die Theorie verändert wird. Um die Zusammenhänge zwischen Kultur und Psychologie besser ersichtlich zu machen, ist es notwendig, nicht nur zu globalen Erklärungen überzugehen, sondern auch spezifische Eigenschaften (Charakterzüge) der Kultur zu erkennen und festzulegen, die die kulturelle Variation sowie die Konstanten erklären können (Segall 1986; MacNab und Worthley 2012). In diesem Sinne ist das Konzept der Internalisierung relevant (Ho und Wu 2001), da hier die Frage aufgeworfen wird, inwieweit die kulturellen Unterschiede auch in den Unterschieden zwischen den individuellen psychologischen Erfahrungen wiederzufinden sind, wodurch wiederum der Kausalzusammenhang zwischen individueller Erfahrung und dem Formieren der Persönlichkeit – ein klassisches psychologisches Problem – angesprochen wird. Natürlich ist diese Art der Theoretisierung komplexer und komplizierter als die üblicherweise in der Psychologie verwendete Art. Deshalb liegt die Frage nahe: Ist die aufwändige Auseinandersetzung mit der Kultur notwendig für gute psychologische Forschung (Triandis 1994), oder wird diese Forschung aus empirischer Perspektive nur erschwert, ohne ersichtlichen Zugewinn?

Shiraev und Levy (2017) beschreiben Kultur als ein Konstrukt, welches explizite als auch implizite Eigenschaften aufweist. Explizite Merkmale sind die Menge der beobachtbaren Handlungen, die regelmäßig in dieser Kultur vorkommen. Dies sind beispielsweise offene Bräuche, beobachtbare Praktiken und typische Verhaltensreaktionen. Implizite Merkmale beziehen sich auf die Organisationsprinzipien, die die Grundlage konsistenter Muster einer spezifischen Kultur bilden. Beispielsweise kann die Grammatik, die Sprache, versteckte Verhandlungsnormen oder bestimmte Verhaltenserwartungen eine bestimmte Situation steuern. Zudem wird betont, dass keine Gesellschaft kulturell homogen ist. Keine zwei Kulturen sind sich völlig ähnlich oder völlig unterschiedlich.

4　Ziele und konzeptueller Rahmen der Kulturvergleichenden Psychologie

Die Ziele der Kulturvergleichenden Psychologie werden durch ihre Definitionen vorgegeben. Erstes Ziel: Testen der Allgemeingültigkeit der existierenden psychologischen Thesen und Theorien (Whiting 1961; Segall et al. 1999; Brislin 1990; Adler und Gielen 2001; Berry et al. 2012; Chiu et al. 2013).

Zweites Ziel: Erklären von anderen Kulturen, damit kulturelle und psychologische Variationen festgestellt werden, die nicht in unserem aktuellen Kulturverständnis impliziert sind (Berry et al. 1997, 2012).

Drittes Ziel: Organisieren und Integrieren der Ergebnisse, die durch die ersten zwei Ziele erreicht wurden, in das psychologische Wissen und Generieren einer in diesem Sinne allgemeingültigen universellen Psychologie, die für mehrere Kulturen gelten soll. Dieses Ziel ist besonders wichtig, da, wenn man an die Grenzen des psychologischen Wissens stößt (erstes Ziel) und die Vielfalt der Ausprägungen eines psychologischen Phänomens feststellt (zweites Ziel), man diese in eine allgemeingültigere psychologische Theorie und in das entsprechende Wissen integrieren sollte (drittes Ziel, Berry et al. 2012). Weil auch andere Disziplinen solche universellen Ansprüche haben (z. B. Biologie, Linguistik, Soziologie und Anthropologie), setzt sich die Auffassung durch, dass die Psychologie dieses dritte Ziel erfolgreich erreichen wird (Berry 1999; ähnlich Thomas 1993, 2004).

So kann behauptet werden, dass die aktuelle Kulturvergleichende Psychologie auch die Ziele der Kulturpsychologie (s. u.) beinhaltet, da sie anstrebt, diese auf einer Metaebene zu vereinigen (s. o.).

Die Kulturvergleichende Psychologie beruht auf verschiedenen wissenschaftlichen Disziplinen, beispielsweise der Biologie (die Struktur und Funktionalität des menschlichen Organismus), der Allgemeinen Psychologie (akzentuiert auf das Individuum) und der Kulturanthropologie (sozialwissenschaftlicher Bezug), bei letzterem insbesondere auf ihrem an einem Populationsniveau ausgerichtetem und durch viele naturalistische Beobachtungsmethoden benutztem Teilbereich. In diesem Sinne ist die Kulturvergleichende Psychologie eine interdisziplinäre (Meta-)Wissenschaft, die mit einer breiten Palette von Methoden und Wissen anderer Disziplinen operiert. Der Fokus liegt auf dem Verständnis eines Populationseinflusses auf das Individuum, so dass ein nicht ethnozentrischer Standpunkt etabliert wird, um eine langfristige Orientierung hin zum Generieren von universellen, psychischen Gesetzmäßigkeiten zu fördern (Berry et al. 2012; Zimbardo 2004).

Berry et al. (1992) formulierten zwei Positionen. Zum einen: Der Kulturkontext und der Vergleich zwischen den Kulturen sind enorm wichtig, um die menschlichen psychischen Phänomene zu verstehen; dementsprechend gehören diese beiden Aspekte zur Kulturvergleichenden Psychologie. Zum anderen: Der Zusammenhang zwischen Individuum und Kultur ist reziprok. Das Individuum reproduziert Kultur und das Individuum wird von der Kultur beeinflusst. Das eine kann deswegen nicht ohne das andere analysiert oder gemessen werden. Keines von beiden kann getrennt voneinander konzeptualisiert, geschweige denn nur auf sich allein reduziert werden. Die Kulturvergleichende Psychologie überprüft ihre Hypothesen anhand empirischer Studien, worin das Problem bei der *„inherent ambiguity"* kultureller Gruppen liegt. In diesem Sinne ist diese kritische Betrachtung der Methoden der Sozialwissenschaften eine ihrer wichtigsten Funktionen (Berry et al. 2012; Zimbardo 2004).

Insgesamt ist die Etablierung der Kulturvergleichenden Psychologie mit der Suche nach deren eigener Identität verbunden (Berry et al. 1992) und in den letzten Jahren zunehmend von den Theorien und Ansätzen der Entwicklungs- und Sozialpsychologie geprägt.

Die Psychologie ist sowohl ein wissenschaftliches als auch angewandtes Fachgebiet. Über die theoretischen Ziele der kulturvergleichenden Psychologie ergeben sich daher auch diverse praktische Ziele. Sie bieten hilfreiche Informationen in Medizin, Psychotherapie, Bildung, Sozialdienste, Wirtschaft, Sport und vielen anderen Lebensbereichen. (Chung et al. 2007). Beispielsweise liefert die Kulturvergleichende Psychologie wertvolle Daten und Anregungen in internationalen Verhandlungen, im Marketing oder bei der Integration von Migrant*innen. Als übergeordnetes Ziel ist die kulturvergleichende Psychologie somit in der Lage bei der Lösung von lokalen und globalen Problemen zu unterstützen (Shiraev und Levy 2017).

Kashima (2016) plädiert mit ihrer metatheoretischen Analyse dafür die Rolle der Kulturverglei-chenden Psychologie auf die Lösung von gesellschaftlichen Problemen zu erweitern. Während Kultur früher als ein Anpassungsgerät betrachtet wurde, dass den Menschen dabei geholfen hat sich an den Wandel und den Wohlstand der Welt anzupassen, scheint Kultur heute eine Ursache für einige der größten menschlichen Probleme zu sein. Klimawandel durch menschliche Technologien und gruppenübergreifende Konflikte aufgrund von Religionen sind eine Ausdrucksform davon. Die gegenwärtigen Umstände scheinen diese Entwicklung weiter voranzutreiben. Durch die zunehmende Globalisierung ist Migration im großen Stil unvermeidlich. Dies bietet auf der einen Seite die Möglichkeit für den geübten Umgang mit anderen Kulturen. Auf der anderen Seite schafft es Potenzial für inter- und intragruppen Konflikte. Kashima (2016) wirft daher die Frage auf ob Kultur eher als Freundin oder Feindin betrachtet werden kann. Die Antwort lautet, dass Kultur weder Retterin noch Feindin ist, sondern ein Werkzeug darstellt. Wie jedes andere Werkzeug kann sie uns dabei helfen das zu erreichen, was wir erreichen wollen. Im Laufe der Evolution haben wir Menschen immer effektivere Werkzeuge entwickelt, die es ermöglicht haben, unsere Ziele, wie beispielsweise Überleben, Wohlstand und sinnvolle Existenz, effizienter zu verfolgen. Wie jedes andere Werkzeug kann Kultur auch unbeabsichtigte Folgen wie globale Erwärmung, Intergruppenkonflikte und Reduzierung der Biodiversität haben. Jedoch ist der Mensch fähig diese Nebenwirkungen selbst zu reduzieren, indem zum Beispiel bei einem Konflikt zwischen Gruppen eine neue Kultur gebildet wird. Psycholog*innen und damit die Kulturvergleichende Psychologie können eine wichtige Rolle spielen um ein besseres Verständnis für Personen und Kultur zu entwickeln.

5   Paradigmen und Perspektiven der Kulturgleichenden Psychologie

Um eine psychologisch kulturvergleichende Untersuchung methodisch und theoretisch fundiert durchzuführen, muss eine Auseinandersetzung mit den Paradigmen und Perspektiven der Kulturvergleichende Psychologie, die nicht zur *Mainstream* Psychologie gehören, erfolgen. Hierin ist auch der Grund für diese Darstellung zu sehen. Nur dann kann man die empirischen Ergebnisse gut analysieren und begründen.

Der Grund, warum man in der Kulturvergleichenden Psychologie von Perspektiven und nicht von Theorien spricht, ist, dass Perspektiven breiter gefasst sind als Theorien (Lambert 1980). Die Perspektiven schließen Theorien (zusammen mit Modellen, Rahmen und Paradigmen) ein, gehen also darüber hinaus. Diese gegenwärtige intellektuelle Flexibilität der Kulturvergleichenden Psychologie kann zwar nicht alle Standpunkte einbeziehen, erleichtert aber die Schwerpunktsetzung für zukünftige empirische Arbeiten. Nicht erfasst sind etwa die sogenannten „naiven Theorien" (auch als Laientheorien oder subjektive Theorien bezeichnet) und die „*cultural codes*" (Lambert 1980), was auch einen Teil der zentralen und innovativen Fragestellung dieser Arbeit in Bezug auf das subjektive kulturbezogene Wohlbefinden darstellt.

Wenn wir von der begrifflichen Bedeutung der Paradigmen ausgehen (Paradigma ist als Begriff von Kuhn (1952, nach Lambert 1980) eingeführt worden und wird als ein instruktives, anregendes bzw. stimulierendes Konstrukt aufgefasst), ist das Konzept der Paradigmen auch für die Kulturvergleichende Psychologie relevant. Mit den Veränderungen des Kulturverständnisses findet auch ein entsprechender

Paradigmenwechsel statt (Lambert 1980). Je nachdem ob sich eine Kultur verändert hat, hat sich auch ihr Verständnis von Kultur und die Vorstellung davon, wie man Kultur wahrnimmt, analysiert und erforscht, geändert (Lambert 1980). Welche Richtlinien werden für die Zukunft der Kulturvergleichenden Psychologie vorgeschlagen (Lambert 1980)? Da die Kulturvergleichende Psychologie für interdisziplinäre Forschung prädestiniert ist, schließt die Suche nach universellen Prinzipien alle Variablen der menschlichen Entwicklung, inklusive der individuellen Unterschiede, mit ein.

Beim Erforschen des menschlichen Verhaltens sollten wir zuerst von einem *kulturell bedingten* Verhalten sprechen, bevor wir uns mit *interkulturellen Unterschieden* beschäftigen (Berry 1999; auch Berry et al. 2002, 2012).

In diesem Zusammenhang (Berry 1969, 1999; House et al. 2004) werden folgende Forschungsansätze betrachtet: *imposed etic*; *emic* und *derived etic*. Diese Felder korrespondieren mit den drei Zielen des *Transfers* (meistens vom Westen zu anderen Kulturgruppen) und *Testens* von psychologischem Wissen, dem Erklären von psychischen Phänomenen in diesen anderen Kulturen (natürlich auch aus der einheimischen Betrachtungsweise) und schließlich dem Integrieren und Generieren der empirischen Befunde aus den ersten beiden Feldern zum Erreichen einer psychologischen Forschung, die den Anspruch hat, universell zu sein.

Tatsache ist, dass die Allgemeine Psychologie die Kultur als einen möglichen Einfluss auf das menschliche Verhalten ignoriert oder auf sehr beschränkte Daten, die aus anderen Kulturen wie z. B. den westlichen euro-amerikanischen stammen, zurückgreift. Welche Lösungen schlägt die Psychologie für diese Schwierigkeiten vor?

1. Konzeptualisierung und Erforschung der Kultur als wichtigen Kontext der menschlichen Entwicklung („*culture approach*") und
2. Anstreben von komparativen („*cross-cultural*") Studien, um den Einfluss der verschiedenen Kulturmodelle auf menschliche Entwicklung und Verhaltensmuster festzustellen (Segall et al. 1999; Thomas 2004).

In der früheren Forschung ist die *emic-etic* Unterscheidung sehr wichtig gewesen, die auch weiterhin betont wird. Diese Begriffe sind in Analogie mit der Sprache entstanden, so wie Phon*emics*. Hierbei handelt es sich um solche Laute, die nur in einer Sprache anzutreffen sind. Die Phon*etics* stellen hingegen Laute dar, die in allen Sprachen vertreten sind. Der Linguist Picke (1967, nach Triandis 1994) hat durch Ableitung von diesen Begriffen, die *Etic* als Bezeichnung für die universelle kulturelle Merkmale und *Emic* als Bezeichnung für die kulturspezifischen, unikalen Merkmale eingeführt.

Emic-**Perspektive** Diese Perspektive stellt das lokale Wissen und lokale Interpretationen vor.

Etic-**Perspektive** Diese Perspektive wird als wichtiger angesehen, da sie die relativen Variationen im Kulturkontext aus Variationen im Verhalten ableitet (Pike 1967, nach Segall et al. 1999).

Imposed etic beruht auf Vergleichen.

Derived etic Diese Perspektive akzentuiert darauf, dass ähnliche *Emic*-Ansätze in mehreren Kulturen anzutreffen sind, wobei die Ambition, psychologische Universalien (eben eine Universalpsychologie) zu schaffen, den Kern dieser Perspektive darstellt.

Darüber hinaus schlägt Naroll (1971, nach Triandis und Berry 1980; House et al. 2004) den Begriff ***theoretics*** vor. Dieser ist mit diesem Niveau der Analyse verbunden, wobei allgemeine Prinzipien der Analyse formuliert werden, damit man die systematische Variation, aber auch die Invarianz des menschlichen Verhaltens betrachten und erklären kann. Berry (1980) definiert *theoretics* als „*theoretical concepts employed by social scientists to interpret and account for emic variation and etic constancies*".

In Zusammenhang mit den drei Zielen der Kulturvergleichenden Psychologie werden auch die drei wichtigsten theoretischen Paradigmen (Orientierungen) in der Kulturvergleichenden Psychologie festgelegt: Absolutismus, Relativismus und Universalismus (Berry et al. 1992, 2012; Großmann 1993).

Absolutismus setzt voraus, dass die psychologischen Phänomene in allen Kulturen qualitativ gleich sind (z. B. Depression ist Depression, Liebe ist Liebe, Berry et al. 2002). Damit ist gemeint, dass Kultur nur eine kleine oder gar keine Rolle für die menschlichen Eigenschaften spielt. Deshalb erfolgt das Erforschen des menschlichen Verhaltens durch standardisierte Instrumente (somit ist lediglich eine sprachliche Übertragung bzw. Übersetzung erforderlich – *imposed etic*-Ansatz). Dies ist die ehemalige Perspektive der Psychologie, die später sehr kritisiert und auch verworfen wurde.

Im **Relativismus** wird das menschliche Verhalten als kulturell bedingt betrachtet. Es ist ein Streben nach dem Vermeiden von Ethnozentrismus und ein Versuch, die Menschen in ihren eigenen Begriffen zu verstehen. Die Erklärung der Vielfalt von Denk- und Verhaltensmustern beruht auf den kulturellen Mustern, in denen eine Person sich entwickelt hat. Vergleiche werden deshalb als problematisch bzw. ethnozentrisch angesehen und deshalb vermieden. Dieses Paradigma repräsentiert die *Emic*-Orientierung.

Das **Universalismus**-Paradigma fasst die beiden vorigen Perspektiven zusammen. Der Universalismus setzt voraus, dass die Grundmerkmale der menschlichen Natur für alle gleich sind (insbesondere Konstrukte psychologischer Gegebenheiten). Die Kultur beeinflusst die Entwicklung und die Repräsentation dieser Merkmale. In diesem Sinne bringt die Kultur die unterschiedlichen Variationen dieser Merkmale und Bereiche mit sich. Die Einschätzungen basieren auf vorausgesetzten Prozessen, aber die Messungen werden in kulturbedingten Versionen interpretiert. Die Schlussfolgerung ist, dass man mit Kulturvergleichen vorsichtig umgehen muss, obwohl viele methodologische Prinzipien die Gütekriterien verbessern. Die Interpretation von Gemeinsamkeiten und Differenzen ist jeweils kulturabhängig (Van de Vijver und Leung 1997). Diese Orientierung repräsentiert den *derived-etic*-Ansatz. Das ist auch das Grundmerkmal der meisten Kulturvergleichenden Studien in der Psychologie und somit die aktuelle Anforderung an die Kulturvergleichende Psychologie (z. B. Greenfield 1997; Poortinga und Van de Vijver 1987; Berry et al. 2012).

Obwohl noch andere Orientierungen feststellbar sind, kann man diese doch den drei Hauptperspektiven zuordnen (nach Berry 1999; Berry et al. 2002): *imposed etic* – Ethnopsychologie (Diaz-Guerrero 1992), *social psychology* (Berry 1983), *indigene psychology* (Enriquez 1990; Kim und Berry 1993; Sinha 1997), *cultural psychology* (Shweder und Sillivan 1993); *derived etic view-universal psychology* (Berry et al. 1992); eine Kombination von *emic* und *derived-etic* Positionen (z. B. Berry et al. 1992) sowie von Indigener Psychologie (Berry und Kim 1988) als wichtigen Schritt zur universalen Psychologie.

Zusammenfassend soll noch einmal betont werden, dass die Kulturvergleichende Psychologie beide Perspektiven, „*within*" und „*across*", verbindet. Darum wird von einem pluralistischen Ansatz der Kulturvergleichenden Psychologie gesprochen (Paranjpe 1989; Tyler 1989).

Durch die drei Paradigmen der Kulturvergleichenden Psychologie werden zwei zentrale Forschungskonzepte angesprochen und zwar der Ethnozentrismus und der Multikulturalismus.

Unter **Ethnozentrismus** versteht man eine Art Übertreibung beim Urteilen über andere ethnische, rationale und kulturelle Gruppen und Ereignisse aus der Perspektive der eigenen ethnischen, nationalen oder kulturellen Weltanschauung. In der Psychologie wurden, wie bereits zuvor erwähnt, viele Theorien unter den Bedingungen einer bestimmten Kultur entwickelt, ohne die kulturellen Unterschiede und deren Spezifik zu beachten. Ethnozentrismus verzerrt unsere Wahrnehmung von anderen Ländern und sozialen Gruppen. Er ist eine Verformung (Verzerrung) der Realität. In den meisten Fällen ist Ethnozentrismus eine meist negative Wertung aus der Position einer kulturellen Mehrheit heraus, deren Normen und Werte akzeptiert sind. Diese Mehrheit hat stärkeren Einfluss, da sie über Macht über die anderen Mitglieder verfügt (Shiraev und Levy 2000; Lieberman und Gamst 2015).

Dagegen steht **Multikulturalismus** oder **Kulturpluralismus** für das Streben nach Gleichheit bei der Behandlung von allen sozialen und kulturellen Gruppen. Im Laufe der sozialen Entwicklung und Forschungstendenzen ist bereits der *Standard* zum Leitprinzip in der vergleichenden Psychologie geworden (Fower und Richardson 1996; Sear 1996, nach Shiraev und Levy 2000). Folglich stellt der Multikulturalismus eine individuelle, psychologische und theoretische Perspektive dar, die nicht nur die Anerkennung von Gleichheit für alle kulturellen und nationalen Gruppen fördert, sondern auch die Idee proklamiert, dass verschiedene kulturelle Gruppen das Recht haben, ihre einzigartige Entwicklung und Aktivität sowie ihre Werte und Normen zu behaupten. Dies sollte besonders für die Gruppen, die als Minderheiten mit anderen nationalen, ethnischen und kulturellen Gruppen zusammenleben, gelten (Shiraev und Levy 2000; Lieberman und Gamst 2015).

In Deutschland ist der Begriff des Multikulturalismus eher negativ konnotiert. „Multikulti" wird nicht als Bereicherung im Sinne des wissenschaftlichen Begriffs verstanden, sondern als Bedrohung für die sogenannte *Leitkultur.* Zugehörigkeit oder Abgrenzung sind dadurch zu den dominanten Themen in der öffentlichen Diskussion im Rahmen der Geflüchtetenkrise geworden.

In der Psychologie wird auch der Begriff von Diversity herangezogen. Diversity als Prinzip im Management ist entstanden, als in den 50er-Jahren in den USA sehr häufig Klagen von Schwarzen wegen Diskriminierung angestrengt wurden. Diversity Management wurde so das *Schlagwort* für Behörden und Unternehmen, um kostspieligen Klagen auszuweichen.

Das Konstrukt Diversity kann sich auf unterschiedliche Aspekte beziehen wie beispielsweise Geschlecht, Alter, Nationalität und Religion (Krell 2008). Ob Diversity positive oder negative Effekte mit sich bringt, hängt vor allem damit zusammen, wie Diversity interpretiert wird. Das objektive Ausmaß der Diversity einer Gruppe kann anhand verschiedener Merkmale klassifiziert werden (offensichtlich vs. weniger offensichtlich; soziodemografisch vs. aufgabenbezogen) (Sackmann et al. 2002). Die Gruppenzugehörigkeit, die sich aus den verschiedenen Diversity-Dimensionen ergibt, wird in der Forschung vorrangig als unabhängige Variable einbezogen (Homan et al. 2010). Die Zugehörigkeit zu einer Gruppe wird so monokausal als Grundlage für die Annahmen über die Eigenschaften einer Person herangezogen (Homan et al. 2010). Dabei wird jedoch die Salienz dieser Merkmale nicht hinreichend berücksichtigt (Homan et al. 2010).

Homan et al. (2010) gehen davon aus, dass die Wahrnehmung von Diversity durch die Bewertung von Diversity, dem sogenannten Diversity Belief, entsteht. Diese Diversity Beliefs können definiert werden als Überzeugungen darüber, wie der Wert von Diversity für die Gruppenfunktionalität ausfällt (Ely und Thomas 2001). Sie moderieren auch den Effekt zwischen tatsächlich vorhandener und wahrgenommener Diversity (Homan et al. 2010). Studien zeigen, dass Diversity Beliefs im Arbeitszusammenhang einen positiven Effekt auf das Gruppenverhalten, die Zufriedenheit des Individuums und die Leistung haben (Stegmann 2011).

6   Fazit

Zusammenfassend kann betont werden, dass die Tradition der Kulturvergleichenden Psychologie mit folgenden Bereichen verbunden ist: Entwicklung, Intelligenz, Persönlichkeit, Kognition, Sprache, Emotionen, Wahrnehmung, soziales Verhalten, Motive, Einstellungen, Geschlechterrollen und speziell aggressives Verhalten. Weitere angewandte Bereiche sind psychische Störungen, Akkulturation und interkulturelle Beziehungen, Organisations- und Arbeitspsychologie im Kontext des Interkulturellen Managements, Kommunikation und Trainings von interkulturellen Kompetenzen sowie der Gesundheitspsychologie.

Somit stellt der konzeptuelle Rahmen der Kulturvergleichenden Psychologie eine Schnittstelle zwischen verschiedenen Bereichen der Psychologie dar: Allgemeine, Entwicklungs-, Sozial- und Persönlichkeitspsychologie. Das Gemeinsame zwischen diesen Bereichen ist die kulturvergleichende Betrachtungsperspektive, die den Anspruch der Psychologie auf Universalität zu erfüllen versucht. Ihr Charakter ist dennoch heterogen. Sie grenzt sich von den anderen psychologischen Teildisziplinen durch ihre Methoden und Ansätze ab und weniger durch eigene Theoriebildung. Das Heranziehen von Grundlagen anderer Disziplinen, die ebenfalls klassisch geisteswissenschaftlich sind, erschwert teilweise diese Theoriebildung, da es sich nicht um empirische Ansätze handelt. Die Komplexität des Konzeptes Kultur und das Operationalisieren davon werden als *belastend* – nicht prägnant genug – und das Messen von Kultur als nicht präzise empfunden. Ein Ignorieren des Konzeptes Kultur würde jedoch die Psychologie als eine empirische universelle Wissenschaft zurückwerfen, da sie erneut ihre Grundlagen und Methoden hinterfragen müsste. Der einzige Weg, diese Komplexität empirisch zu verifizieren, besteht darin, mit sehr genauen, konkreten, operationalisierbaren Konstrukten zu arbeiten. Dies gewährleistet auch Vergleichbarkeit und Universalität der Ergebnisse. Da Kultur als Forschungsgegenstand eher von anderen Disziplinen beansprucht wird, ist zu betonen, dass sich die Psychologie für die Denk- und Verhaltensmuster des Individuums im Kontext und unter dem Einfluss einer Kultur interessiert und diese empirisch erforscht. Diesen Forschungsgegenstand überhaupt zu definieren und zu messen, ist keine Reduktion, sondern prägnant im Sinne der Komplexität. Die Zukunft der Kulturvergleichenden Psychologie ist somit mit ihrer paradoxen Errungenschaft verbunden, den universellen Anspruch der Psychologie zu erfüllen.

Literatur

Adler, L. L., & Gielen, U. P. (Hrsg.). (2001). *Cross-cultural topics in psychology*. Westport: Praeger Publishers.

Anderson, E. N. (2003). Four-field anthropology. *Anthropology News, 44*(5), 3–3.

Behr, D. (2014). Translating answers to open-ended survey questions in cross-cultural research. *Field Methods, 27*(3), 284–299.

Benedict, R. (1990). Patterns of culture. In *Personality sociology* (S. 121–130). Sofia: Narodna prosveta (in bulgarisch).

Bentner, A., & Dylong, S. (2015). *Mehr Diversity im demografischen Wandel. Impulse für ein innovatives Personalmanagement*. Wiesbaden: Springer.

Berry, J. W. (1969). On cross-cultural comparability. *International Journal of Psychology, 4*, 199–128.

Berry, J. W. (1980). Introduction in methodology. In H. C. Triandis & J. W. Berry (Hrsg.), *Handbook of cross-cultural psychology. Methodology* (Bd. 2, S. 1–28). Boston: Allyn & Bacon.

Berry, J. W. (1983). The sociogenesis of social sciences: An analysis of the cultural relativity of social psychology. In *The sociogenesis of language and human conduct* (S. 449–458). Boston, MA: Springer.

Berry, J. W. (1999). On the Unity of the field of culture and psychology. In J. Adamopoulos & Y. Kashima (Hrsg.), *Social psychology and cultural context* (S. 7–15). Thousand Oaks: Sage Publications.

Berry, J. W., & Kim, U. (1988). Acculturation and mental health. In P. Dasen, J. W. Berry, & N. Sartorius (Hrsg.), *Health and cross-cultural psychology* (S. 207–236). London: Sage.

Berry, J. W., Poortinga, Y. H., Segall, M. H., & Dasen, P. R. (1992). *Cross-cultural psychology. Research and applications*. Cambridge: University Press.

Berry, J. W., Poortinga, Y. H., & Pandey, J. (Hrsg.). (1997). *Handbook of cross-cultural psychology (Vol. 1). Theory and method*. Boston: Allyn & Bacon.

Berry, J. W., Poortinga, Y. H., Segall, M. H., & Dasen, P. R. (2002). *Cross-cultural psychology. Research and applications* (2. Aufl.). Cambridge: University Press.

Berry, J. W., Poortinga, Y. H., Segall, M. H., & Dasen, P. R. (2012). *Cross-cultural psychology. Research and applications* (3. Aufl.). Cambridge: University Press.

Boas, F. (1990). Ansätze beim Erforschen der Kulturstrukturen. In D. Stefanov & D. Ginev (Hrsg.), *Ideen für die Kulturwissenschaft* (Bd. 1, S. 375–377). Sofia: Universitätsverlag St. Kliment Ohridsky (in bulgarisch).

Boesch, E. E. (1980). *Kultur und Handlung. Einführung in die Kulturpsychologie.* (Culture and action. Introduction to the psychology of culture). Bern: Huber.

Boesch, E. E. (1991). *Symbolic action theory and cultural psychology.* Berlin: Springer.

Boesch, E. (2002). Genese der subjektiven Kultur. In K. C. W. Hildebrand-Nilshon & D. Papadopoulos (Hrsg.), *Kultur (in) der Psychologie* (S. 67–97). Heidelberg/Kröning: Asanger Verlag.

Brislin, R., Lonner, W., & Thorndike, R. M. (1973). *Cross-cultural Research Methods.* New York: Wiley.

Brislin, R. W. (1990). Applied cross-cultural psychology: An introduction. In R. W. Brislin (Hrsg.), *Applied cross-cultural psychology* (S. 9–33). Newbury Park: Sage.

Cauce, A. (2011). Is multicultural psychology a scientific?: Diverse methods for diversity research. *Cultural Diversity And Ethnic Minority Psychology, 17*(3), 228–233.

Chiu, C.-Y., Lonner, W. J., Matsumoto, D., & Ward, C. (2013). Cross-cultural competence: Theory, research, and application. *Journal of Cross-Cultural Psychology, 44*(6), 843–848.

Chung, R. C.-Y., Bemak, F., & Talleyrand, R. (2007). Mentoring within the field of counseling: A preliminary study of multicultural perspectives. *International Journal for the Advancement of Counseling, 29,* 21–32.

Cole, M., & Scribner, S. (1974). *Culture and thought.* New York: Wiley.

Cole, M. (1996). *Cultural psychology.* Cambridge, MA: Harvard University Press.

Collatz, A., & Gudat, K. (2011*). Work-Life-Balance* (Praxis der Personalpsychologie, 25. Bd.). Göttingen: Hogrefe.

Diaz-Guerrero, R. (1992). Mexican ethnopsychology. *Revista Puertorriqueña de psicología, 8*(1), 21–35.

Ely, R. J., & Thomas, D. A. (2001). Cultural diversity at work: The effects of diversity perspectives on work group processes and outcomes. *Administrative Science Quarterly, 46*(2), 229–273.

Enriquez, V. G. (1990). *Indigenous psychology: A book of readings.* Michigan: Philippine Psychology Research and Training House.

Festinger, L. (1957). *A theory of cognitive dissonance.* Stanford: Stanford University Press.

Fower, B. J., & Richardson, F. C. (1996). Why is multiculturalism good? *American Psychologist, 51*(6), 609–621.

Fryberg, S. (2012). Cultural psychology as a bridge between anthropology and cognitive science. *Topics In Cognitive Science, 4*(3), 437–444.

Geertz, C. (1990). Interpretation der Kulturen. In D. Stefanov & D. Ginev (Hrsg.), *Ideen für die Kulturwissenschaft* (Bd. 1, S. 526–558). Sofia: Universitätsverlag St. Kliment Ohridsky (in bulgarisch).

Greenfield, P. M. (1997). Culture as process: Empirical methods for cultural psychology. In J. W. Berry, Y. H. Poortinga & J. Pandey (Hrsg.), *Handbook of cross-cultural psychology (Vol. 1), Theory and method* (S. 301–346). Boston: Allyn & Bacon.

Großmann, K. E. (1993). Geist und Kultur: Biologische Ansätze. In A. Thomas (Hrsg.), *Kulturvergleichende Psychologie. Eine Einführung* (S. 59–64). Göttingen: Hogrefe.

Helfrich, H. (1993). Die Ziele der kulturvergleichenden Psychologie. In A. Thomas (Hrsg.), *Kulturvergleichende Psychologie. Eine Einführung* (S. 81). Göttingen: Hogrefe.

Helfrich, H. (2013). *Kulturvergleichende Psychologie* (Lehrbuch). Wiesbaden: Springer VS.

Herskovits, M. J. (1955). *Cultural anthropology.* Oxford: Knopf.

Ho, D. Y.-F., & Wu, M. (2001). Introduction to cross-cultural psychology. In L. L. Adler & U. P. Gielen (Hrsg.), *Cross-cultural topics in psychology* (S. 3–14). Westport: Praeger Publishers.

Hofstede, G. (1991). *Cultures and organizations: Software in the mind.* London: McGraw-Hill.

Homan, A., Greer, L., Jehn, K., & Koning, L. (2010). Believing shapes seeing: The impact of diversity beliefs on the construal of group composition. *Group Processes & Intergroup Relations, 13*(4), 477.

House, R. J., Hanges, P. J., Javidan, M., Dorfman, P. W., & Gupta, V. (2004). *GLOBE, cultures, leadership, and organizations: Globe study of 62 societies.* Thousand Oaks: Sage.

Husserl, E. (1990). Über die Stufen der Intersubjektivität. In D. Stefanov & D. Ginev (Hrsg.), *Ideen für die Kulturwissenschaft* (Bd. 1, S. 142–160). Sofia: Universitätsverlag St. Kliment Ohridsky (in bulgarisch).

Jahoda, G., & Krewer, B. (1997). History of cross-cultural and cultural psychology. In J. W. Berry, Y. H. Poortinga & J. Pandey (Hrsg.), *Handbook of cross-cultural psychology (Vol. 1), Theory and method* (S. 1–42). Boston: Allyn & Bacon.

Kashima, Y. (2016). Culture and psychology in the 21st century. *Journal of Cross-Cultural Psychology, 47*(1), 4–20.

Kaune, K., & Genkova, P. (2014). Intercultural competence and its relation to experience abroad and tolerance for other cultures. *International Journal of Social Management, 12*(2), 102–120.

Kim, U., & Berry, J. W. (1993). *Indigenous psychologies.* Newbury Park: Sage.

Klineberg, O. (1980). Historical perspectives: Cross-cultural psychology before 1960. In H. C. Triandis & W. W. Lambert (Hrsg.), *Handbook of cross-cultural psychology – Perspectives* (Bd. 1). Boston: Allyn & Bacon.

Krell, G. (2008). *Chancengleichheit durch Personalpolitik. Gleichstellung von Frauen und Männern in Unternehmen und Verwaltungen; Rechtliche Regelungen – Problemanalysen – Lösungen* (5. Aufl.). Wiesbaden: Gabler.

Kroeber, A., & Kluckhohn, K. (1990). Geschichte und Herkunft des Kulturbegriffs. In D. Stefanov & D. Ginev (Hrsg.), *Ideen für die Kulturwissenschaft* (Bd. 1, S. 451–511). Sofia: Universitätsverlag St. Kliment Ohridsky (in bulgarisch).

Kukla, A. (1988). Cross-cultural psychology in a post-empiricist era. In M. H. Bond (Hrsg.), *The cross-cultural challenge to social psychology* (S. 141–152). Newbury Park: Sage.

Lambert, W. W. (1980). Introduction to perspectives. In H. C. Triandis & W. W. Lambert (Hrsg.), *Handbook of cross-cultural psychology – Perspectives* (Bd. 1). Boston: Allyn & Bacon.

Leong, F. (2015). Mapping cross-cultural psychology models and methods onto societal challenges. *Journal of Cross-Cultural Psychology, 47*(1), 28–32.

Leong, F., Leung, K., & Cheung, F. (2010). Integrating cross-cultural psychology research methods into ethnic minority psychology. *Cultural Diversity and Ethnic Minority Psychology, 16*(4), 590–597.

Levi-Strauss, C. (1990). Über M. Mauss und seine Werke. In D. Stefanov & D. Ginev (Hrsg.), *Ideen für die Kulturwissenschaft* (Bd. 1, S. 511–517). Sofia: Universitätsverlag St. Kliment Ohridsky (in bulgarisch).

Lieberman, D. A., & Gamst, G. (2015). Intercultural communication competence revisited: Linking the intercultural and multicultural fields. *International Journal of Intercultural Relations, 48*, 17–19.

Lonner, W. J. (1980). The search for psychological universals. In H. C. Triandis & W. W. Lambert (Hrsg.), *Handbook of cross-cultural psychology – Perspectives* (Bd. 1). Boston: Allyn & Bacon.

MacNab, B. R., & Worthley, R. (2012). Individual characteristics as predictors of cultural intelligence development: The relevance of self-efficacy. *International Journal of Intercultural Relations, 36*(1), 62–71.

Malinowski, B. (1990). Was ist eigentlich Kultur? In D. Stefanov & D. Ginev (Hrsg.), *Ideen für die Kulturwissenschaft* (Bd. 1, S. 392–404). Sofia: Universitätsverlag St. Kliment Ohridsky (in bulgarisch).

Malpass, R. S. (1999). Subjective culture and the law. In J. Adamopoulos & Y. Kashima (Hrsg.), *Social psychology and cultural context* (S. 151–160). Thousand Oaks: Sage.

Mauss, M. (1990). Elemente und Formen der Zivilisation. In D. Stefanov & D. Ginev (Hrsg.), *Ideen für die Kulturwissenschaft* (Bd. 1, S. 353–374). Sofia: Universitätsverlag St. Kliment Ohridsky (in bulgarisch).

McClelland, D. (1961). *The achieving society.* Princeton: Van Nostrand.

Mead, M. (1990). National Charakter. In D. Stefanov & D. Ginev (Hrsg.), *Ideen für die Kulturwissenschaft* (Bd. 1, S. 388–392). Sofia: Universitätsverlag St. Kliment Ohridsky (in bulgarisch).

Messick, D. M. (1988). On the limitations of cross-cultural research in social psychology. In M. H. Bond (Hrsg.), *The cross-cultural challenge to social psychology* (S. 41–47). Newbury Park: Sage.

Ozer, S. (2013). Theories and methodologies in acculturation psychology: The emergence of a scientific revolution? *Psychological Studies, 58*(3), 339–348.

Paranjpe, A. C. (1989). Toward a pluralist approach to psychology: A metatheoretical critique of the unity of science model. In D. M. Keats, D. Munro & L. Mann (Hrsg.), *Heterogeneity in crosscultural psychology* (S. 41–53). Amsterdam/Lisse: Swets & Zeitlinger B.V.

Parson, T., & Shils, E. A. (1951). *Toward a general theory of action.* Cambridge, MA: Harvard University Press.

Poortinga, Y. H., & Van de Vijver, F. J. R. (1987). Explaining cross-cultural differences: Bias analysis and beyond. *Journal of Cross-Cultural Psychology, 18,* 259–282.

Radkliff- Brown, A. (1990). Die soziale Struktur. In D. Stefanov & D. Ginev (Hrsg.), *Ideen für die Kulturwissenschaft* (Bd. 1, S. 404–422). Sofia: Universitätsverlag St. Kliment Ohridsky (in bulgarisch).

Richard, O. C., & Miller, C. D. (2013). Considering diversity as a source of competi- tive advantage in organizations. In Q. M. Roberson (Hrsg.), *The Oxford handbook of diversity and work* (S. 239–250). New York: Oxford University Press.

Sackmann, S., Bissels, S., & Bissels, T. (2002). Kulturelle Vielfalt in Organisationen: Ansätze zum Umgang mit einem vernachlässigten Thema der Organisationswissenschaften. *Die Betriebswirtschaft, 62*(1), 43–58.

Schneider, N. F. (2007). Work-Life-Balance – Neue Herausforderungen für eine zukunftsorientierte Personalpolitik aus soziologischer Perspektive. In A. Dilger, I. Gerlach & H. Schneider (Hrsg.), *Betriebliche Familienpolitik. Potenziale und Instrumente aus multidisziplinärer Sicht (Familienwissenschaftliche Studien* (S. 64–74). Wiesbaden: VS Verlag für Sozialwissenschaften.

Segall, M. H. (1986). Assessment of social behavior. In W. J. Lonner & J. W. Berry (Hrsg.), *Field methods in cross-cultural research* (S. 265–290). Beverly Hills: Sage.

Segall, M. H., Dasen, P. R., Berry, J. W., & Poortinga, Y. H. (1999). *Human behavior in global perspective: An introduction to cross-cultural psychology.* Boston: Allyn & Bacon.

Shiraev, E., & Levy, D. A. (2017). *Cross-cultural psychology. Critical thinking and contemporary applications* (6. Aufl.). New York/London: Routledge.

Shiraev, E. B., & Levy, D. A. (2000). *Introduction to cross-cultural psychology.* Boston: Pearson.

Shweder, R. A. (1990). Cultural psychology – What is it? In J. W. Stigler, R. A. Shweder & G. Herdt (Hrsg.), *Cultural psychology. Essays on comparative human development* (S. 1–43). Cambridge: Cambridge University Press.

Shweder, R. A., & Sullivan, M. A. (1993). Cultural psychology: Who needs it? *Annual Review of Psychology, 44*(1), 497–523.

Sidanius, J. (1993). The psychology of group conflict and the dynamics of oppression: A social dominance perspective. In S. Iyengar & W. McGuire (Hrsg.), *Explorations in political psychology.* Durham: Duke University Press.

Sinha, D. (1997). Indigenizing psychology. In J. W. Berry, Y. H. Poortinga & J. Pandey (Hrsg.), *Handbook of cross-cultural psychology. Theory and method* (Bd. 1, S. 129–170). Boston: Allyn & Bacon.

Skinner, B. F. (1981). Selection by consequences. *Science, 213*(4507), 501–504.

Smith, P. B. (2010). Cross-cultural psychology: Some accomplishments and challenges. *Psychological Studies, 55*(2), 89–95.

Smith, P. B., & Bond, M. H. (1998). *Social psychology across cultures* (2. Aufl.). Hemel Hempstead: Harvester/Wheatsheaf.

Sprengler, O. (1990). Einführung in den Untergang des Abendlandes. In D. Stefanov & D. Ginev (Hrsg.), *Ideen für die Kulturwissenschaft* (Bd. 1, S. 94–104). Sofia: Universitätsverlag St. Kliment Ohridsky (in bulgarisch).

Stegmann, S. (2011). *Engaging with diversity of social units – A social identity perspective on diversity in organizations.* Doctoral dissertation. Frankfurt a. M.: Goethe University. http://nbn-resolving.de/urn/resolver.pl?urn:nbn:de:hebis:30-111582. Zugegriffen am 06.02.2018.

Tedeshi, J. T. (1988). How does one descrive a platypus? An outsider's questions for cross-cultural psychology. In M. H. Bond (Hrsg.), *The cross-cultural challenge to social psychology* (S. 14–28). Newbury Park: Sage.

Thomas, A. (Hrsg.). (1993). *Kulturvergleichende Psychologie. Eine Einführung.* Göttingen: Hogrefe.

Thomas, A. (2003). *Kulturvergleichende Psychologie.* Göttingen: Hogrefe.

Thomas, A. (2004). Kulturverständnis aus Sicht der Interkulturellen Psychologie. Kultur als Orientierungssystem und Kulturstandards als Orientierungshilfen. In H.-J. Lüsebrink (Hrsg.), *Konzepte der interkulturellen Kommunikation: Theorieansätze und Praxisbezüge in interdisziplinärer Perspektive* (S. 145–156). St. Ingbert: Röhrig Universitätsverlag.

Triandis, H. C. (1978). Some universals of social behaviour. *Personality and Social Psychology Bulletin, 4*, 1–16.

Triandis, H. C. (1980). Introduction to handbook of cross-cultural psychology. In H. C. Triandis & W. W. Lambert (Hrsg.), *Handbook of cross-cultural psychology – Perspectives* (Bd. 1). Boston: Allyn & Bacon.

Triandis, H. C. (1988). Cross-cultural contributions to theory in social psychology. In M. H. Bond (Hrsg.), *The cross-cultural challenge to social psychology* (S. 122–140). Newbury Park: Sage.

Triandis, H. C. (1994). Theoretical and methodological approaches to the study of collectivism and individualism. In U. Kim, H. C. Triandis, C. Kagitcibasi, S.-C. Choi & G. Yoon (Hrsg.), *Individualism and collectivism. Theory, method, and applications* (S. 41–51). Thousand Oaks: Sage Publications.

Triandis, H. C. (1996). The status of recent studies on individualism an collectivism. *Sociological problems*, Sofia, *1*, 5–19 (in bulgarisch).

Triandis, H. C., & Berry, J. W. (Hrsg.). (1980). *Handbook of cross-cultural psychology. Methodology (Vol. 2).* Boston: Allyn & Bacon, Inc.

Triandis, H. C., Malpass, R. S., & Davidson, A. R. (1971). Cross-cultural psychology. In B. J. Siegel (Ed.), *Biennial Review of Anthropology* (S. 1–84). Stanford, CA: Stanford University Press.

Trommsdorff, G. (1993). Entwicklung im Kulturvergleich. In A. Thomas (Hrsg.), *Kulturvergleichende Psychologie. Eine Einführung* (S. 103–144). Göttingen: Hogrefe.

Tyler, F. B. (1989). A psychosocial perspective on cross-cultural unity in psychology. In D. M. Keats, D. Munro & L. Mann (Hrsg.), *Heterogeneity in cross-cultural psychology* (S. 54–65). Amsterdam /Lisse: Swets & Zeitlinger B.V.

Tylor, E. B. (1871). *Primitive culture: researches into the development of mythology, philosophy, religion, art, and custom* (Vol. 2). London: J. Murray.

Van de Vijver, F. J. R., & Leung, K. (1997). Methods and data analysis of comparative research. In J. W. Berry, Y. H. Poortinga & J. Pandey (Hrsg.), *Handbook of cross-cultural psychology (Vol. 1), Theory and method* (S. 257–300). Boston: Allyn & Bacon.

Van de Vijver, F. J. R., Chasiotis, A., & Breugelmans, S. M. (2011). *Fundamental questions in cross-cultural psychology.* Cambridge: Cambridge University Press.

Ward, C., Bochner, S., & Furnham, A. (2001). *The psychology of culture shock.* London: Routledge.

Wheeler, L., & Reis, H. (1988). On titles, citations, and outlets: What do mainstreamers want? In M. H. Bond (Hrsg.), *The cross-cultural challenge to social psychology* (S. 36–40). Newbury Park: Sage.

White, L. (1990). Die Kulturwissenschaften. Das Problem der Kulturevaluation. In D. Stefanov & D. Ginev (Hrsg.), *Ideen für die Kulturwissenschaft* (Bd. 1, S. 423–431). Sofia: Universitätsverlag St. Kliment Ohridsky (in bulgarisch).

Whiting, J. W. M. (1961). Socialization, process and personality. In F. L. K. Hsu (Hrsg.), *Psychological anthropology.* Homewood: Dorsey.

Wilson, J., Wards, C., & Fischer, R. (2013). Beyond culture learning theory: What can personality tell us about cultural competence? *Journal of Cross-Cultural Psychology, 44*(6), 900–927.

Zimbardo, P. G. (2004). *Psychologie* (16., ak. Aufl.). Hallbergmoos Pearson Studium.

Kultur, Kulturdimensionen und Kulturstandards

Astrid Utler

Inhalt

Zusammenfassung

Vorliegender Beitrag gibt einen kurzen Überblick über Kulturdefinitionen und die theoretischen Konzepte der Kulturdimensionen und Kulturstandards, die zur Beschreibung kultureller Unterschiede dienen. Im Rahmen der Ausführungen zur Kulturdefinition wird zunächst ein Schema zur Kategorisierung von Kulturbegriffen skizziert, um davon ausgehend ausgewählte Kulturdefinitionen zu diskutieren, die den Kulturdimensionen und den Kulturstandards zugrunde liegen. Im Anschluss werden Grundannahmen und Beispiele der Kulturdimensionen beschrieben, bei denen es sich um ein kulturvergleichendes, universalistisches Konzept handelt. Dieser Teil schließt mit der Kritik an den Kulturdimensionen. Der letzte Teil dieses Kapitels beschäftigt sich mit den Kulturstandards, die sich durch eine relationale, interkulturelle Herangehensweise auszeichnen. Es wird auf deren Grundannahmen, Gewinnung und Kritik eingegangen. Der Beitrag schließt mit einem Blick auf die Anwendungsmöglichkeiten der beiden Konzepte.

A. Utler (✉)
Universität Bayreuth, Bayreuth, Deutschland
E-Mail: Astrid.Utler@uni-bayreuth.de

© Springer Fachmedien Wiesbaden GmbH, ein Teil von Springer Nature 2021
T. Ringeisen et al. (Hrsg.), *Handbuch Stress und Kultur*,
https://doi.org/10.1007/978-3-658-27789-5_3

Schlüsselwörter

Kultur · Kulturdimensionen · Hofstede · GLOBE · Kulturstandards · Kritische
Interaktionssituationen · Interkulturell · Kulturvergleichend · Kulturrelational ·
Kulturuniversalistisch

1 Einleitung

Ein Handbuch, das sich zum Ziel gesetzt hat, die Zusammenhänge zwischen Kultur
und Stress sowie Gesundheit näher zu beleuchten, scheint gut daran zu tun, zunächst
näher zu beleuchten, was überhaupt unter Kultur zu verstehen ist, und welche
Konzepte zur Beschreibung von Kultur und kulturellen Gemeinsamkeiten und
Unterschieden in diesem Kontext hilfreich erscheinen. Dieser Aufgabe widmet sich
dieses Kapitel. Dabei werden zuerst Kulturdefinitionen behandelt, um davon ausgehend zwei theoretische Konzepte, das der Kulturdimensionen und das der Kulturstandards vorzustellen, die sich beide zum Ziel gesetzt haben, kulturelle Unterschiede zu beschreiben, dabei aber unterschiedliche Herangehensweisen und
Grundannahmen verfolgen.

2 Kultur

Obwohl das Schlagwort ‚Kultur' in aller Munde zu sein scheint, ist längst nicht
ausgemacht, was unter Kultur zu verstehen ist. Das lässt sich für den wissenschaftlichen Kontext nicht zuletzt an der großen Bandbreite an Kulturdefinitionen verdeutlichen, auf die auch in Beiträgen zu Kulturdefinitionen gerne hingewiesen wird
(z. B. Thomas 2005, S. 21; Müller und Gelbrich 2014, S. 37). Als logische
Konsequenz dieser Vielzahl an Kulturdefinitionen gibt es wiederum ebenfalls zahlreiche Versuche, die Definitionen zu strukturieren und deren Gemeinsamkeiten und
Unterschiede herauszuarbeiten (z. B. Kroeber und Kluckhohn 1952, S. 81–118;
Lüddemann 2019; Müller und Gelbrich 2014, S. 38–39). Viele Strukturierungsver-
suche (z. B. Müller und Gelbrich 2014) lehnen sich dabei an Kroeber und Kluck-
hohns (1952) Unterscheidungen an, die – unter anderem – folgende Merkmale
anführen: deskriptive, normative, psychologische und historische. Deskriptive Definitionen zeichnen sich durch eine Auflistung inhaltlicher Aspekte aus, sie beinhalten
beispielsweise Wissen, Glauben, Kunst, Gewohnheiten (Kroeber und Kluckhohn
1952, S. 81) usw. Normative Definitionen heben wiederum hervor, dass Normen und
Regeln den zentralen Bestandteil von Kulturen bilden (Kroeber und Kluckhohn
1952, S. 95). Psychologische Definitionen lassen sich nochmals unterteilen und
zwar beispielsweise in Bezug darauf, ob sie Kultur als Problemlösungsinstrument
(Kroeber und Kluckhohn 1952, S. 105) ansehen oder darauf abheben, dass Kulturen
gelerntes Verhalten darstellen (Kroeber und Kluckhohn 1952, S. 111). Historische
Definitionen legen den Schwerpunkt darauf, dass sich Kultur durch Traditionen
auszeichnet bzw. in Gesellschaften ver- und geerbt wird.

Diese Unterscheidungen sind zwar nicht trennscharf, d. h. einzelne Definitionen können auch mehrere Aspekte beinhalten, die Einteilung kann aber helfen, einen ersten Überblick über die Bandbreite an Kulturdefinitionen zu erlangen. Welche Kulturdefinition jeweils gewählt wird, hat meist auch mit dem Verwendungskontext, aber auch mit den zusätzlich gemachten Grundannahmen zu tun. So unterscheidet sich die Kulturdefinition, die den Kulturstandards zugrunde liegt, deutlich von denen, die als Grundlage für die Kulturdimensionen gewählt werden, wie im Folgenden kurz illustriert werden soll.

Kulturdefinitionen von Vertreter*innen des Kulturdimensionsansatzes[1]
Hofstede, prominenter Vertreter des Kulturdimensionsansatzes (s. u.), definiert Kultur als „collective programming of the mind that distinguishes one group or category of people from another" (Hofstede 2001, S. 9). Diese Definition bezeichnet Hofstede selbst als eine *shorthand* Definition (Hofstede 2001, S. 9) und fügt an, dass er letztlich mit einer ausführlicheren Definition von Kluckhohn (1951) konform gehe. Doch gerade die Kürze der Definition sowie deren Inhalt scheinen das zentrale Anliegen zu verdeutlichen, das Hofstede damit verbindet: Die Definition soll die Ausgangsbasis liefern, um das, was eine Gruppe von einer anderen unterscheidet, genauer, die kulturellen Unterschiede zwischen Gruppen herausarbeiten und messen zu können. Kultur dabei mit einer „kollektiven Programmierung des Geistes" gleichzusetzen, mag zunächst eingängig erscheinen und ist im Zeitalter der Digitalisierung sicherlich ein anschlussfähiges Bild. Bei genauerem Hinsehen erscheint jedoch die Idee von einer Programmierung der Gedanken seltsam mechanistisch-technizistisch, bleibt doch einem programmierten Geist wenig Spielraum für eigene Aushandlungen und Mitgestaltung. Trompenaars und Hampden-Turner (2012) verstehen Kultur wiederum in Anlehnung an Schein (1985) als „the way in which a group of people solves problems and reconciles dilemmas" (Trompenaars und Hampden-Turner 2012, S. 8). Den Hintergrund dieser Definition, die sich der Gruppe psychologischer Definitionen zuordnen lässt (s. o.), bildet dabei folgende Grundannahme, die auch den Kern der Kulturdimensionen bildet (s. u.): Menschen sind weltweit mit universellen Problemen konfrontiert, die gelöst werden müssen, je nach Gruppe wird mit diesen Problemen unterschiedlich umgegangen, so dass sich hier kulturelle Unterschiede auftun, die entsprechend ausfindig gemacht werden können (Trompenaars und Hampden-Turner 2012, S. 36).

Diese Definitionen, die bereits im Kern auf die Unterschiede zwischen Gruppen und deren mögliche Erfassbarkeit abheben, unterscheiden sich deutlich von der Definition, die Alexander Thomas (1996), der den Kulturstandardansatz entwickelt hat, entwirft und die im nächsten Teilkapitel erläutert werden soll.

---

[1]Ich wähle zwei Kulturdefinitionen von Vertretern des Kulturdimensionsansatzes aus, anhand derer sich die Unterschiede zwischen den Kulturdimensionen und Kulturstandards gut illustrieren lassen. Das heißt jedoch nicht, dass es keine Gemeinsamkeiten zwischen den jeweiligen Kulturdefinition gibt: So beinhaltet die Definition, die für das GLOBE-Projekt gewählt wurde (vgl. z. B. Brodbeck 2016, S. 71), auch Aspekte (wie die Weitergabe von Kultur), die sich in der Thomas'schen Kulturdefinition wiederfinden.

Kulturdefinition der Kulturstandards

Alexander Thomas' Kulturdefinition steht in der Tradition bedeutungs- und hand-
lungsorientierter Kulturbegriffe (siehe auch Boesch 1991) und lautet wie folgt:

> „Kultur ist ein universelles, für eine Gesellschaft, Organisation und Gruppe aber sehr
> typisches Orientierungssystem. Dieses Orientierungssystem wird aus spezifischen Symbo-
> len gebildet und in der jeweiligen Gesellschaft usw. tradiert. Es beeinflußt das Wahrnehmen,
> Denken, Werten und Handeln aller ihrer Mitglieder und definiert somit deren Zugehörigkeit
> zur Gesellschaft. Kultur als Orientierungssystem strukturiert ein für die sich der Gesellschaft
> zugehörig fühlenden Individuen spezifisches Handlungsfeld und schafft damit die Voraus-
> setzungen zur Entwicklung eigenständiger Formen der Umweltbewältigung." (Thomas
> 1996, S. 112).

Diese Definition ist handlungsorientiert, weil sie annimmt, dass Kultur ein Handlungsfeld *strukturiert*, also eine Orientierung dazu liefert, welche Handlungen in
welchen Kontexten angemessen sind und welche nicht. Dieses Wissen ist oft implizit
und den Teilhabenden meist gar nicht bewusst. Der Begriff des Handlungsfeldes
geht wiederum auf Ernst Boesch (1991) zurück und beinhaltet auch die Annahme,
dass Kultur im Zuge individueller Handlungen und gemeinsamer sozialer Interaktionen ausgehandelt wird (Boesch 1991, S. 31). Kulturelle Orientierungssysteme
stehen also nicht a priori fest, sondern werden von denjenigen, die daran teilhaben,
mitentwickelt und weitergegeben. Gleichzeitig übt dieses Orientierungssystem aber
auch einen Einfluss auf die Menschen (genauer auf deren Gedanken, Gefühle und
Handlungen) aus, die daran teilhaben. Damit kann letztlich von einer wechselseitigen Einflussnahme ausgegangen werden, d. h. kulturelle Orientierungssysteme
einen beeinflussen auf die daran teilhabenden Menschen, die wiederum ihrerseits
im täglichen Miteinander einen Beitrag zu deren Ausgestaltung liefern.

Bedeutungsorientiert ist diese Definition wiederum insofern, als dass die sozialen
Handlungen, im Zuge derer Kultur geschaffen wird, bereits im Kern als bedeutungs-
generierend gelten können. Menschen verleihen ihren Handlungen Sinn und verschaffen sich damit Orientierung (Straub 2007, S. 15). Neben dieser implizit enthaltenen Grundannahme geht Thomas' Definition an einer Stelle noch expliziter auf den
bedeutungsorientierten Aspekt von Kulturen ein, nämlich mit dem Verweis auf die
Tradierung *spezifischer Symbole*, also ausgehandelter und mit entsprechender
Bedeutung versehener (sprachlicher wie nichtsprachlicher) Codes.

Kritisch ließe sich zu dieser Definition fragen, ob die Kenntnis eines Orientierungssystems ausschließlicher und bedingender Faktor für die Definition der Zugehörigkeit zu einer Gesellschaft ist. Thomas schreibt dies so nicht, aber diese These
ließe sich aus dieser Definition ableiten (Allolio-Näcke et al. 2003, S. 151). Ein
derartiges Kulturverständnis hieße letztlich, dass Neuzugewanderten die Zugehörigkeit zu einer Kultur verwehrt würde, was zu Recht kritisch hinterfragt werden
müsste. Zudem stellt sich die Frage, ob sich ein Individuum zwangsläufig zu einer
Gruppe zugehörig fühlen muss, um an einer Kultur teilzuhaben. Schließlich kann
eine Person beispielsweise in Bayern aufgewachsen und sozialisiert sein und auch
das bayerische kulturelle Orientierungssystem internalisiert haben, ohne sich
zwangsläufig der bayerischen Gruppe zugehörig fühlen zu müssen.

Die oben dargestellte und in ihren Grundzügen und mit ihrer Kritik erörterte Kulturdefinition von Alexander Thomas bildet die Grundlage für dessen Kulturstandardkonzept. Dieses basiert auf der Grundprämisse, dass es in interkulturellen Situationen zu einem Orientierungsverlust kommen kann, weil das Gegenüber über ein *anderes* handlungsleitendes Orientierungswissen verfügt, was zu Missverständnissen und auch zu Orientierungsverlust führen kann.

Abschließend sei noch festgehalten, dass keine der genannten Kulturdefinitionen eine Engführung von Kultur auf Nationalkultur vornimmt, worauf die Autor*innen oft sogar direkt hinweisen (z. B. Hofstede 2001, S. 10). Dass die gängige Assoziation von Kultur als Nationalkultur dennoch nicht aufgebrochen wird, liegt sicherlich daran, dass Untersuchungen zu kulturellen Unterschieden (oder Gemeinsamkeiten) fast ausschließlich auf nationale Kulturen fokussieren, und zwar unabhängig davon, ob es sich um Studien zu Kulturstandards oder Kulturdimensionen handelt. Hinzu kommen gemachte – und nicht wirklich belegte – Zusatzannahmen wie die von Hofstede, demzufolge nationale Kulturen unabhängiger und vollständiger seien als andere Varianten von Kultur (Hofstede 2001, S. 10).

3 Kulturdimensionen

Wie bereits angeklungen basiert das Konzept der Kulturdimensionen auf der grundlegenden Idee, dass es universelle Fragen oder Themen gibt, mit denen sich alle Menschen dieser Welt auseinandersetzen und zu denen sie Antworten finden müssen. Dabei finden unterschiedliche kulturelle Gruppen auch unterschiedliche Antworten auf die jeweiligen Fragen.

Diese Grundannahmen implizieren in logischer Konsequenz, dass sämtliche kulturelle Gruppen miteinander verglichen werden können, sobald deren Antworten und Positionen zu den jeweiligen Wertfragen bekannt sind. Damit handelt es sich um eine *kulturvergleichende* Herangehensweise, die zudem als universalistisch bezeichnet werden kann, da sie kulturübergreifende allgemeine Gültigkeit für sich beansprucht.

Die ersten Forscher*innen, die derartige Grunddimensionen definierten, waren die US-amerikanischen Soziologen Edward Shils und Talcott Parsons (1951) sowie die US-amerikanischen Anthropolog*innen Florence Kluckhohn und Fred Strodtbeck (1961). Ausgehend von deren Überlegungen wurden im Laufe der vergangenen Jahrzehnte verschiedenste Kulturdimensionskonzepte entwickelt (Hofstede 2001; Trompenaars 1993; Schwartz 1994; Hall 1987), wobei einer der Pioniere, vor allem auch, was die Bekanntmachung der Kulturdimensionen angeht, der Niederländer Geert Hofstede ist.

3.1 Die Kulturdimensionen von Hofstede

Hofstede führte in den 1960er- und 1970er-Jahren in mehr als 70 Ländern Fragebogenerhebungen durch. Teilnehmende waren 116.000 Mitarbeiter*innen von IBM, einem multinational agierenden US-Computerkonzern, weshalb sich die Fragen auch hauptsächlich auf Wertvorstellungen im Arbeitsleben bezogen (Hofstede 2001, S. 41 f.). Mithilfe von Korrelations- und Faktorenanalysen extrahierte Hofstede zunächst vier grundlegende Wert- bzw. Kulturdimensionen. Diese vier ursprünglichen Dimensionen sollen im Folgenden kurz dargestellt werden. Jede Dimension verfügt über zwei Extrempole, die Hofstede mit den Werten 0 und 100 beziffert. Die von ihm untersuchten Gesellschaften bekommen, auf der Grundlage der Fragebogenresultate, eine Zahl zugeordnet und lassen sich somit auf den Dimensionen verorten und miteinander vergleichen.

Individualismus – Kollektivismus: Von Hofstede (2001, S. 209) als dritte Dimension eingeführt, bildet die Individualismusskala eine der populärsten Dimensionen des Hofstede Konzepts (Hofstede 2001, S. 215). Sie bildet die Beziehung ab, in der das Individuum zur Gesellschaft steht, also ob das Individuum in sehr enge Beziehungen mit anderen eingebunden ist (Kollektivismus), oder ob die Verbindungen zwischen dem Individuum und anderen Gesellschaftsmitgliedern eher lose sind (Individualismus) (Hofstede 2001, S. 209–210). Hofstede (2001) illustriert dies für die familiäre Ebene mit dem Beispiel der Großfamilie in kollektivistischen und der Kernfamilie, bestehend aus Mutter, Vater, Kind in individualistischen Gesellschaften. Darüber hinaus würden sich kollektivistische Gesellschaften, wie in China oder Pakistan, dadurch auszeichnen, dass die Mitglieder die Ziele ihrer sozialen Bezugsgruppen (Familie, Arbeit, …) über ihre persönlichen Ziele stellen. Im Gegenzug erhalten sie von der Gemeinschaft bedingungslose Unterstützung und Schutz. In individualistischen Gesellschaften, wie in den USA oder Großbritannien, genießen Unabhängigkeit und Autonomie des Einzelnen wiederum eine höhere Wertschätzung.

Machtdistanz: Die Dimension Machtdistanz hat die Ausprägungen niedrig und hoch und bezieht sich laut Hofstede (2001, S. 79) auf die menschliche Ungleichheit, die in allen Kulturen existiert und sich insbesondere in den Bereichen Wohlstand, Prestige und Macht manifestiert. Im beruflichen Kontext bildet sich diese Ungleichheit insbesondere in der Beziehung zwischen Chef*in und „Untergebenen" ab, wobei Hofstede den Skalenwert ausschließlich aus der Sicht Letzterer ermittelt. In Gesellschaften mit hohem Machtgefälle erwarten die Angestellten, dass die Chef*innen die Entscheidungsmacht haben und dafür auch die Verantwortung tragen, während Angestellte in Gesellschaften mit niedriger Machtdistanz ein höheres Mitspracherecht und stärkere Entscheidungsbefugnisse beanspruchen.

Unsicherheitsvermeidung: Das Konzept der Unsicherheitsvermeidung bezieht sich auf den Umgang mit der unvorhersehbaren Zukunft, die der Mensch mithilfe von Religion, Gesetzen oder Technologie, in den Griff zu bekommen hofft (Hofstede 2001, S. 146). Gesellschaften mit einer hohen Unsicherheitsvermeidung empfinden Unsicherheit als Bedrohung und versuchen sich beispielsweise durch ein verbindliches Regelsystem für die Unwägbarkeiten des menschlichen Zusammenlebens zu wappnen (Hofstede 2007, S. 399). Im Arbeitsfeld zeigt sich eine hohe Unsicherheitsvermeidung unter anderem in einer langen Beschäftigungsdauer bei einem*r Arbeitgeber*in, während in Gesellschaften mit niedriger Unsicherheitsvermeidung häufigere Arbeitsplatzwechsel vorgenommen werden (Hofstede 2007, S. 399).

Maskulinität – Femininität: Die Dimension Maskulinität (100) und Femininität (0) beschreibt die Rollenverteilung zwischen den Geschlechtern (Hofstede 2007, S. 395). In ‚maskulinen' Ländern unterscheiden sich demzufolge die Werte zwischen Männern und Frauen stärker voneinander als in femininen Ländern. Während Männer Karriere, Wettbewerb und Verdienst stärker wertschätzen, legen Frauen größeren Wert auf soziale Werte wie Kooperation, Fürsorglichkeit und Warmherzigkeit. In maskulinen Kulturen, wie Japan (95) oder Österreich (79) herrscht eine starre Rollenverteilung und Geschlechtertrennung vor, d. h. Männer übernehmen die entsprechenden männlichen, und Frauen die weiblichen Werte, was sich auch in der Berufswahl zeigt. In Kulturen mit einer hohen femininen Ausprägung (z. B. Norwegen (8) oder Schweden (5)) gibt es keine so klare Rollenverteilung und -abgrenzung. Demnach können auch Frauen männliche Werte für sich beanspruchen und umgekehrt.

Hofstedes Maskulinitätsdimension ist die am stärksten kritisierte Dimension seines Konzepts (Emrich et al. 2004), unter anderem deshalb, weil sie nicht trennscharf von der Individualismusdimension abgrenzbar ist und weil konventionelle Geschlechterrollen überbetont werden.

Die oben erläuterten Dimensionen wurden in den vergangenen Jahren von Geert Hofstede, seit einiger Zeit in Kooperation mit seinem Sohn Jan Geert Hofstede und weiteren Mitarbeitern, um die Dimensionen Langzeitorientierung und Genuss erweitert (Hofstede et al. 2010, S. 239 und 281), so dass das Hofstede-Konzept aktuell sechs Dimensionen umfasst.

Das Kulturdimensionskonzept von Hofstede erfreut sich, trotz lebhafter Kritik (z. B. Gooderham und Nordhaug 2003; Dreyer 2011), sowohl im wissenschaftlichen (z. B. Studien zu Lehr- und Lernstilen: Joy und Kolb 2009) als auch im anwendungsbezogenen Bereich immer noch großer Popularität. Dies liegt sicher an einem Zusammenspiel verschiedenster Faktoren: Hofstede ist gleichsam der ‚Vater' der Kulturdimensionen, seine Ergebnisse sind leicht verständlich und gut nachvollziehbar und werden von ihm und seinem Sohn auch breit vermarktet, wie sich an der umfangreichen Internetpräsenz illustrieren lässt. Abgesehen von der Kritik an dem Konzept der Kulturdimensionen im Allgemeinen, auf die an anderer Stelle noch eingegangen wird (s. u.), ist in Bezug auf Hofstede anzumerken, dass der Großteil des Datenmaterials sich auf mehr als 40 Jahre alte Untersuchungen stützt. Außerdem steht zu fragen, ob Hofstede mit der Fokussierung auf Mitarbeiter*innen eines multinational agierenden Computerunternehmens nicht eher eine Firmen- als eine Nationalkultur abbildet, so dass eine Generalisierung auf alle Berufs- und Lebensbereiche, wie von Hofstede praktiziert, eher mit Vorsicht erfolgen sollte.

3.2 Kulturdimensionen anderer Vertreter*innen

Neben Hofstedes Arbeit erfahren vor allem die Kulturdimensionskonzepte von Hall (u. a. 1987, sowie Hall und Hall 1990), Trompenaars (1993 und Trompenaars und Hampden-Turner 2012) und Schwartz (1994) Aufmerksamkeit (z. B. House et al.

2004; Layes 2005). Deshalb sollen diese, auch in Bezug auf ihre Gemeinsamkeiten und Abgrenzungen zu Hofstedes Dimensionen, kurz dargestellt werden.

Trompenaars (1993) und Hall (1987) richten ihre Werke auf eine konkrete Zielgruppe hin aus: auf Fach- und Führungskräfte, die im Berufsleben mit verschiedenen kulturellen Gruppen in Kontakt kommen. Der Forschungshintergrund der beiden ist jedoch ein anderer, was sich auch in unterschiedlichen (methodischen) Herangehensweisen niederschlägt.

Hall ist Anthropologe, er nähert sich der Thematik der kulturellen Unterschiede weniger quantitativ als qualitativ und vergbit auch keine Zahlenwerte, um die Unterschiede quantifizierbar zu machen. Sein Fokus liegt auf der Bestimmung der entsprechenden Themen, die in allen Kulturen von Interesse sind, weniger auf der Generierung einer großen Datenmenge. Die Kulturen, die er, später in Zusammenarbeit mit seiner Frau, in seine Analysen miteinbezieht sind Japan, Frankreich, Deutschland und die USA (Hall und Hall 1990). Als Themen macht Hall insbesondere aus: Kontext der Kommunikation, Raum und Zeit.

Nach Hall kommunizieren Menschen in verschiedenen Kulturen, indem sie in unterschiedlichem Ausmaß den sie umgebenden Kontext miteinbeziehen. In Low-Context Kulturen wird die zentrale Information verbal und explizit übermittelt, die Zuhörenden müssen sich allein auf das Gesagte konzentrieren, um den Inhalt der Botschaft zu verstehen. In High-Context Kulturen wiederum kann die Information nur unter Einbezug des gesamten Kommunikationskontextes, wie nonverbale Signale, Atmosphäre usw., entschlüsselt werden. Diese Dimension findet sich in den meisten anderen Konzepten so nicht, wobei Hofstede argumentiert, dass Kontextkommunikation Teil der Individualismusdimension sei: In individualistischen Gesellschaften werde mit wenig und in kollektivistischen mit hohem Kontext kommuniziert (Hofstede 2001, S. 212), denn viele Dinge, die in kollektivistischen Gesellschaften ohnehin selbstverständlich seien, müssten in individualistischen Gesellschaften direkt ausgesprochen werden.

Das Thema Raum bezieht sich zum einen auf die Distanz, die Menschen in verschiedenen Kulturen in der Interaktion im persönlichen und öffentlichen Bereich als angenehm empfinden, aber auch darauf, inwieweit Räume als solche, z. B. durch die Dicke der Mauern oder Verschlossenheit der Türen zur Abgrenzung von anderen eingesetzt werden.

Das Thema Zeit untergliedert Hall in monochron und polychron. Während Vertreter*innen monochroner Kulturen eine Sache nach der anderen erledigen und strikte Zeitplanungen vornehmen, haben Vertreter*innen polychroner Kulturen ein flexibleres Verständnis von zeitlichen Vereinbarungen und erledigen meist mehrere Dinge gleichzeitig. Darüber hinaus verweist Hall darauf, dass das Thema Zeit auch stets die Frage der zeitlichen Orientierung miteinschließt, also ob die Mitglieder einer kulturellen Gruppe auf die Vergangenheit, die Gegenwart oder die Zukunft fokussieren.

Im Vergleich zu Halls Konzept liegt Trompenaars Fokus nicht ausschließlich auf der Erforschung von Kulturdimensionen, sondern er zielt als Chef seiner eigenen international tätigen Unternehmensberatung auch auf die professionelle Vermarktung seines Konzeptes ab: Trompenaars und Hampden-Turner (2012) erstellen einen

Kulturkompass, der zahlreiche Kulturen umfasst und für Trainingsteilnehmende auch als Diagnoseinstrument gedacht ist (auch www.thtconsulting.com). Methodisch greift Trompenaars auf die fünf Themen zurück, die Parsons (1951) als zentral für das *zwischenmenschliche Zusammenleben* definiert hat und ergänzt diese um die Komponenten *menschlicher Umgang mit Zeit* und *menschliches Verhältnis zur Natur*. Daraus ergeben sich letztlich sieben Dimensionen. Neben den beiden bereits genannten lauten die fünf weiteren: *Universalismus vs. Partikularismus*: Sind Regeln oder Beziehungen wichtiger?, *Individualismus vs. Kommunitarismus*: Sehen sich Menschen in erster Linie als Individuum oder als Teil einer Gruppe? *Neutralität vs. Emotionalität*: Sollten Interaktionen eher objektiv gestaltet sein oder ist es gestattet, Emotionen zu zeigen?, *Spezifisch vs. Diffus*: Steht im zwischenmenschlichen Kontakt die Sache oder die Beziehung im Vordergrund?, *Leistung vs. Herkunft*: Werden wir danach beurteilt, was wir geleistet haben oder nach unserem ererbten Status? (Trompenaars und Hampden-Turner 2012, S. 11–13).

Die Ermittlung der Länder-Skalenwerte erfolgt über Fragebogenerhebungen, bei denen den Teilnehmenden konkrete Situationen mit Antwortalternativen vorgelegt werden (Trompenaars und Hampden-Turner 2012, z. B. S. 65–66).

Der Sozialpsychologe Schwartz (1994) wiederum setzt einen Schritt früher an als die anderen Forschenden: Er greift eine Kritik Hofstedes (1980) an dessen eigenem Konzept auf, in der dieser darauf hinweist, es wäre durchaus möglich, dass nicht alle wertbedingten Unterschiede erfasst wurden, weil nicht die entsprechenden Fragen gestellt wurden. Daher erforscht Schwartz (1994) zunächst, welche menschlichen Werte es überhaupt gibt und welche kulturübergreifend wirksam werden, wobei er 45 Werte ausfindig macht. Mithilfe statistischer Analysen und theoretischer Ableitungen erhält Schwartz schließlich 7 Werte-Typen, die er den beiden Dimensionen *Offenheit für Veränderungen vs. Bewahrung* (engl. conservation) und *Selbsttranszendierung* (engl. self-transcendence) *vs. Selbstaufwertung* (engl. self-enhancement) zuordnet.

3.3   Kulturdimensionen in der GLOBE-Studie

Eine große Bekanntheit haben in den vergangenen Jahren die Kulturdimensionen erhalten, die im Rahmen des GLOBE-Projekts entwickelt und verwendet wurden. Die GLOBE-Studie widmet sich der Untersuchung von Zusammenhängen zwischen Landes- und Organisationskulturen sowie zwischen Führung und Produktivität von Unternehmen (Brodbeck 2016, S. 63) und entwickelt in diesem Zusammenhang eigene Kulturdimensionen als Messinstrument. So sind neun Dimensionen herausgearbeitet worden: 1. Leistungsorientierung, 2. Zukunftsorientierung, 3. Bestimmtheit, 4. Gleichberechtigung, 5. Gruppenbasierter Kollektivismus, 6. Institutioneller Kollektivismus, 7. Machtdistanz, 8. Humanorientierung, 9. Unsicherheitsvermeidung. Sechs Dimensionen (3., 4., 5., 6., 7., 9.) sind dabei an Hofstedes Dimensionen angelehnt, aber weiterentwickelt worden. Dabei wurde einmal die Maskulinitätsdimension in zwei Dimensionen, Gleichberechtigung (Ausmaß gleichartiger Erwartungen an Männer und Frauen) und Bestimmtheit (Ausmaß, in dem in Interaktionen Nachhaltigkeit oder Aggression gegenüber anderen gezeigt werden), aufgeteilt (Brodbeck 2016, S. 72 f.). Zum anderen wurde die Individualismusdimension unterteilt in die Dimensionen institutioneller und gruppenbasierter Kollektivismus (Brodbeck 2016). Die Dimensionen Zukunfts- und Humanorientierung gehen wiederum auf Kluckhohn und Strodtbeck (1961) zurück und die Dimension Leistungsorientierung auf McClellands Motivationstheorie (Brodbeck 2016, S. 72).

Die Autor*innen heben dabei hervor, dass die Kulturdimensionen – anders als die meisten anderen – nicht induktiv, sondern deduktiv ermittelt wurden. Dazu wurden zunächst, ausgehend von entsprechend theoretischen Grundlagen, Dimensionen entwickelt, zu denen wiederum Items formuliert wurden, woraufhin eine empirisch basierte Überprüfung folgte. Die auf Basis der Dimensionen ermittelten Werte zeigen signifikante Übereinstimmungen innerhalb eines Landes sowie signifikante Unterschiede zwischen verschiedenen Ländern und erfüllen damit genau den Zweck, den die Kulturdimensionen verfolgen, nämlich Unterschiede zwischen Ländern zu messen.

3.4   Kritik am Konzept der Kulturdimensionen

Neben der im Zusammenhang mit dem Hofstede Modell geäußerten Kritik bzw. den möglichen Kritikpunkten an den anderen vorgestellten Modellen, gibt es auch zentrale Kritikpunkte, die sich auf das Konzept der Kulturdimensionen im Allgemeinen beziehen. Denn unabhängig von der methodischen Herangehensweise, sei sie eher quantitativ oder qualitativ ausgerichtet, die Anordnung von Kulturen auf bipolaren Dimensionen impliziert eine Quantifizierbarkeit kultureller Unterschiede. Besonders deutlich wird dies an den Modellen, die den untersuchten Kulturen Zahlen zuordnen, wie beispielsweise bei Hofstede. Daraus kann dann zwar entnommen werden, dass beispielsweise die Ausprägung des Individualismus in den USA mit (91) sehr hoch ist, größer beispielsweise als in Deutschland (67), wobei Deutschland immer noch individualistischer ist, als beispielsweise Griechenland (35). Allerdings liefern diese Vergleiche keinerlei Informationen darüber, wie und woran sich die individualistische Orientierung in den USA im Vergleich zu Deutschland zeigt. Dies lässt sich auch an einem anderen Beispiel illustrieren: Bei Hofstede haben die Länder Großbritannien und Deutschland beide den Wert 35 für Machtdistanz, demnach ist die Machtdistanz in beiden Ländern gleich hoch. Dies bestätigt sich zwar auch in der interkulturellen Studie von Schmid und Thomas (2016), allerdings weisen die beiden Forscher nach, dass die Hierarchien in Großbritannien subtiler und indirekter deutlich werden (Schmid und Thomas 2016, S. 130), weshalb Deutsche oft fälschlicherweise davon ausgehen, dass die Distanz zwischen Chef*in und Angestellten geringer ausgeprägt ist. Dieses Problem der Unidimensionalität kann auch dadurch nicht gelöst werden, dass – wie bei Hofstede üblich – Dimensionen, die miteinander korrelieren, kombiniert werden, woraus dann zweidimensionale Landkarten entstehen. Diese liefern zwar ein etwas detaillierteres Bild, können aber die mangelnde qualitative Feinheit nicht wettmachen.

Ein weiteres Problem an den Kulturdimensionen ist deren Anspruch der übergreifenden Gültigkeit und Neutralität, bei dem die ‚westliche' Perspektive, aus der heraus die Forschung erfolgt, ausgeblendet bleiben soll. Abgesehen von der Frage danach, ob dies überhaupt möglich ist (s. u.), müsste noch deutlich stärker überprüft werden, ob in der Formulierung der jeweiligen Kulturdimensionen nicht kulturell gefärbte, normative Annahmen enthalten sind, die eben nicht kulturübergreifend gültig sind oder zumindest gleich bewertet werden. Bei der Anwendung der Fragebogeninstrumente wird dieser Kritik zum Teil begegnet, indem die Fragen in die jeweilige andere Sprache übersetzt und wieder rückübersetzt werden und indem einzelne Wörter ausgetauscht werden: z. B. Führungskraft statt Führer*in für das englische Wort *leader* (Brodbeck 2016, S. 64). Allerdings scheint das Potenzial kultursensibler Vorgehensweisen hier noch nicht wirklich erschöpft: So könnte über qualitative Untersuchungen analysiert werden, wie die Beschreibungen der jeweiligen Kulturdimensionen von den Vertreter*innen verschiedener kultureller Gruppen wahrgenommen werden, beispielsweise indem ihnen die Kulturdimensionsformulierungen vorgelegt werden, mit der Bitte zu erzählen, wie diese auf sie wirken.

4   Das Kulturstandardkonzept

Die oben beschriebenen Kulturdimensionen erheben, wie bereits erwähnt, einen universalistischen Gültigkeitsanspruch. Dieser basiert auf der Grundannahme, dass Kulturen objektiv beschreibbar und demnach auch miteinander vergleichbar sind.

Das Kulturstandardkonzept ist demgegenüber im Kern als kulturrelationaler Ansatz zu verstehen. Dieser zeichnet sich durch die Annahme aus, dass eine objektive Beschreibung von Kulturen nicht möglich ist, sondern dass „jede Charakterisierung einer Kultur […] von den verfügbaren Unterscheidungsmöglichkeiten ab[hängt], von der Perspektive, aus der heraus diese Unterscheidungen getroffen werden" (Straub 2007, S. 13–14). Folgerichtig nehmen Kulturstandards keinen Kultur*vergleich* vor, sondern setzen an interkulturellen Situationen an.

4.1   Grundannahmen

Ausgangspunkt des Kulturstandardkonzepts ist die Grundannahme, dass sich kulturelle Orientierungssysteme durch bestimmte, zentrale Merkmale auszeichnen, die sich in interkulturellen Situationen besonders gravierend zeigen und die sich deshalb zur Beschreibung kultureller Unterschiede eignen. Damit bilden interkulturelle Begegnungssituationen den Ausgangspunkt für die Ermittlung von Kulturstandards, die sich zudem als kulturrelationales Konzept verstehen, d. h. dass eine kulturelle Gruppe aus der Sicht einer anderen beschrieben wird. Das Kulturstandardkonzept geht auf Alexander Thomas zurück, der dieses in den 1990er-Jahren etabliert und Kulturstandards wie folgt definiert:

„Zentrale Merkmale des kulturspezifischen Orientierungssystems lassen sich als sogenannte ‚Kulturstandards' definieren. Unter Kulturstandards werden alle Arten des Wahrnehmens,

Denkens, Wertens und Handelns verstanden, die von der Mehrzahl der Mitglieder einer bestimmten Kultur für sich persönlich und andere als normal, selbstverständlich, typisch und verbindlich angesehen werden. Eigenes und fremdes Verhalten wird auf der Grundlage dieser Kulturstandards beurteilt und reguliert." (Thomas 1996, S. 112)

Die obige Definition zeigt, dass die Grundannahmen der Thomas'schen Kulturdefinition hier noch mal pointiert und zugespitzt werden: So heißt es in der Kulturdefinition, dass das kulturelle Orientierungssystem das „Wahrnehmen, Denken, Werten und Handeln aller ihrer Mitglieder [beeinflußt]" (S. 112). Kulturstandards heben nun auf alle spezifischen *Arten* des *Wahrnehmens, Denkens, Wertens und Handelns ab*, die ein spezielles Orientierungssystem auszeichnen, was sich für Thomas wiederum daran zeigt, dass diese Arten von der Mehrzahl der Mitglieder als normal angesehen werden. Die Annahme, dass Kultur ein Handlungsfeld strukturiert, findet sich in den Kulturstandards wiederum insofern wieder, als diese als Grundlage angesehen werden, von der ausgehend, Verhalten *beurteilt und reguliert* wird. Diese Pointierungen bilden den Schritt, der in der quantitativen Herangehensweise als Operationalisierung bezeichnet wird, da hier die Ausgangsbasis für die Beschreibung spezifischer kultureller Orientierungssysteme gelegt wird. Doch die Kulturstandards sind selbst nicht direkt beobachtbar, weshalb Thomas (2011) hier auch von hypothetischen Konstrukten spricht (S. 108), sondern werden – wie oben bereits angesprochen – über interkulturelle Erfahrungen erschlossen.

Anders als oft unterstellt, beanspruchen Kulturstandards nicht, eine kulturelle Gruppe erschöpfend zu beschreiben, vielmehr sollen Kulturstandards Orientierungshilfen geben, um fremdkulturelles Verhalten besser erklären und verstehen zu können (Thomas 2005, S. 36). Kulturstandards stellen zudem nur einen Idealwert dar, der den Vertreter*innen der jeweiligen kulturellen Gruppen zwar bekannt ist, aber es verhält sich eben nicht zwangsläufig jede*r in jeder Situation den Standards entsprechend. Daher gibt es im Normalfall in den jeweiligen kulturellen Gruppen einen gewissen Toleranzbereich, erst wenn dieser überschritten wird, kommt es zu Sanktionierungen.

Auch haben nicht alle Kulturstandards die gleiche Reichweite: Thomas zufolge gibt es zentrale und periphere Kulturstandards. Während erstere bereichsübergreifend handlungswirksam werden, besitzen periphere Kulturstandards nur für bestimmte Situationen bzw. Personengruppen eine Regelfunktion (Thomas 2011, S. 108).

4.2   Ermittlung von Kulturstandards

Kulturstandards werden aus der Analyse sogenannter Kritischer Interaktionssituationen gewonnen. Dabei handelt es sich um Interaktionssituationen, die für die Interaktion von Menschen aus den im Interesse stehenden kulturellen Kontexten ‚typisch' sind, sich also in ähnlicher Weise öfter ereignen und die von den Beteiligten als überraschend oder ‚komisch' erlebt werden. Wichtig ist hierbei, dass sich beide Personen genau so verhalten, wie sie es normalerweise – also auch in ‚monokulturellen' Settings – tun würden, dass aber das Verhalten vom Gegenüber als komisch erlebt wird, weil diese*r ein anderes

Verhalten erwartet hätte. Diese Überraschung kann sowohl positiv als auch negativ konnotiert sein, wobei der Begriff ‚kritisch' nicht missverstanden werden darf: Gemeint ist damit – angelehnt an die ursprüngliche Bedeutung des griechischen Wortes *krisis* – ‚entscheidend' sowie bedeutsam, aber eben nicht zwangsläufig konflikthaft oder negativ (auch Thomas 2011, S. 102–103). Zur Erfassung dieser Kritischen Interaktionssituationen werden Personen befragt, die mit Vertreter*innen der interessierenden kulturellen Gruppe intensive Interaktionserfahrungen gesammelt haben. Mittels teilstrukturierter Interviews werden die Menschen nach konkreten Situationen gefragt, in denen ihnen das Verhalten der*s anderskulturellen Interaktionspartner*in ‚komisch' oder missverständlich vorkam.

Eine beispielhafte Kritische Interaktionssituation, die im Zuge der Ermittlung der Schweizer Kulturstandards aus deutscher Sicht erhoben wurde, sei hier angeführt:

> „Herr Dr. Freier arbeitet seit sechs Monaten als Leiter des Qualitätsmanagements bei einem großen Schweizer IT-Softwarelieferanten. Er hat einige Vorschläge bezüglich des Umgangs mit Qualitätsstandards, die er seinen Schweizer Kollegen gern mitteilen möchte. Den Termin für diese Besprechung setzt er auf kommenden Montag, 10:00 Uhr, fest und informiert die (…) Kollegen per E-Mail. Zu Beginn der Besprechung begrüßt Herr Dr. Freier seine Kollegen freundlich und beginnt damit, seine Änderungsvorschläge zu präsentieren. Danach bittet er seine Schweizer Kollegen, ihre Meinung zu seinen Vorschlägen zu äußern. Diese hüllen sich jedoch in Schweigen. Kein einziger Kollege gibt seine Meinung kund oder geht auf seine Vorschläge ein." (Lechner und Thomas 2011, S. 21)

Den kritischen Moment bildet in der obigen Situation die Tatsache, dass Herrn Freiers Erwartung, die Kollegen würden in der Teambesprechung offen ihre Änderungsvorschläge einbringen, enttäuscht wird.

Um ausschließen zu können, dass erlebte Situationen wie die obige auf individuelle Besonderheiten oder auch andere kulturelle Kontextfaktoren (Firmenkultur, Familienkultur usw.) zurückzuführen sind, werden mehrere Personen befragt. Im Schnitt sind dies bis zu 30 Personen (Thomas 2011, S. 109), wobei bei der Erhebung nach dem Prinzip der theoretischen Sättigung verfahren wird.

Die so gewonnenen Kritischen Interaktionssituationen werden transkribiert und bikulturellen Expert*innen vorgelegt, die Erklärungen für das jeweilige Verhalten liefern und dabei auch die – ihrer Einschätzung nach – kulturspezifischen Grundlagen des Verhaltens erläutern.

Diese Aussagen werden wiederum mithilfe der Qualitativen Inhaltsanalyse geclustert, woraus dann im nächsten Schritt die Kulturstandards abgeleitet werden. Für das oben angeführte Beispiel wurde (unter Einbezug weiterer Situationen) der Kulturstandard der *Konsensorientierung* definiert. Dieser beschreibt den Umstand, dass in der Schweiz – aus deutscher Sicht – viel Wert auf Konsens gelegt wird, was konkret bedeutet, dass Entscheidungen von allen getragen werden sollten, und dass alle betroffenen Personen in die Entscheidungsfindung miteinbezogen werden (Lechner und Thomas 2011, S. 33–34).

Im Zuge der Kulturstandardentwicklung werden die gewonnenen Kulturstandards im Hinblick auf mögliche Zusammenhänge und Hierarchisierungen (Stichwort zentrale vs. periphere Kulturstandards) geprüft, wobei eine Zusammenhangsstruktur erstellt wird. Abschließend erfolgt eine sogenannte kulturhistorische Verankerung der Kulturstandards: Auf Grundlage von entsprechenden Expert∗innenaussagen und Fachliteratur werden Hypothesen angestellt, welche historischen Ereignisse oder Hintergründe zur Entstehung des jeweiligen Kulturstandards beigetragen haben könnten. Dieser Schritt begründet sich mit der, den Kulturstandards zugrunde liegenden, Kulturdefinition, die von einer Tradierung des kulturellen Orientierungssystems ausgeht und somit auch eine gewisse historische Verankerung annimmt.

4.3   Anwendungsbereiche von Kulturstandards

Kulturstandards wurden in den vergangenen Jahrzehnten insbesondere im Zusammenhang mit Auslandseinsätzen von Fach- und Führungskräften erhoben und werden nicht zuletzt für die Vorbereitung dieser Zielgruppe auf Auslandseinsätze verwendet. Aufbereitet finden sich die Ergebnisse dieser Untersuchungen in der Buchreihe *Beruflich in …* Diese Fokussierung auf einen sehr speziellen Bereich des Fachkräfteaustauschs steht jedoch auch immer wieder in der Kritik (s. u.). Allerdings beschränken sich Anwendungsmöglichkeiten und Aussagekraft der Kulturstandards nicht zwangsläufig auf den wirtschaftlichen Bereich. So werden seit einigen Jahren Anstrengungen unternommen, die Kulturstandardmethode auch im Migrationskontext anzuwenden (z. B. Abt 2008) und beispielsweise bei der Aus- und Weiterbildung von Beratenden einzusetzen.

Hier besteht jedoch auch noch Forschungsbedarf, da die Kulturstandards, die zur Erklärung herangezogen werden, auf den Kulturstandardforschungen aus dem internationalen Fach- und Führungskräftekontext stammen. Hier ließe sich also untersuchen, ob und inwiefern Kulturstandards auch kontextspezifisch variieren. Hinzu kommt, dass der Versuch unternommen werden könnte, Kulturstandards in anderen interkulturellen Settings zu ermitteln (z. B. zwischen Vertreter*innen unterschiedlicher Berufsgruppen, zwischen Vertreter*innen verschiedener Bundesländer, zwischen Vertreter*innen verschiedener religiöser Gruppen usw.). Hier müsste auch überprüft werden, ob die Erfassung Kritischer Interaktionssituationen auch dann möglich ist bzw. ob sich überhaupt voneinander klar abgrenzbare Kulturstandards etablieren, wenn die verschiedenen kulturellen Gruppen schon zu Beginn der ‚Enkulturation' in einem engen wechselseitigen Austausch stehen.

4.4   Kritik

Kulturstandards stehen in der Kritik, Stereotype über andere kulturelle Gruppen zu generieren bzw. zu verfestigen (z. B. Heringer 2017, S. 196; Gruber und Rothfuß 2016). Dem ist insofern zuzustimmen, als Kulturstandards tatsächlich Kategorien zur Orientierung in anderen kulturellen Orientierungssystemen zur Verfügung stellen und als Stereotype ebenfalls Kategorien sind, die der Orientierung dienen. Anders als Stereotype, die sich meist aus dem kollektiven Wissen speisen, sind Kulturstandards jedoch wissenschaftlich erhoben und ermöglichen damit eine Differenzierung und Modifikation der Alltagsstereotype (Kammhuber 2017, S. 135). Abgesehen davon besteht die Gefahr der Etablierung von Stereotypen sicher auch im Anwendungskontext. Trainer*innen, die Kulturstandards im Sinne eines ‚Die sind so' vermitteln, generieren in der Tat wohl eher starre, unflexible Stereotype. Werden Kulturstandards jedoch anwendungsnah vermittelt und wird darauf geachtet, dass die Analyse Kritischer Interaktionssituationen nicht allein auf kulturelle Faktoren, sondern auch auf personelle und situative Aspekte abhebt, scheint diese Gefahr geringer ausgeprägt (z. B. Kammhuber 2000; Utler und Thomas 2010). Zudem sollte die postulierte Historizität der Kulturstandards miteinbezogen werden. Wenn herausgearbeitet wird, welche historischen Ereignisse zur Entwicklung der jeweiligen Kulturstandards beigetragen haben (könnten), verdeutlicht dies auch die Dynamik und (Weiter-)Entwicklung von Kulturstandards und auch, dass die Ereignisse von heute die historischen Einflussfaktoren von morgen sind.

Eine weitere Kritik setzt an der vermeintlichen Konfliktorientierung der Kulturstandards an (Kalpaka und Mecheril 2010), sie basierten auf der „Vorstellung, dass ‚Kulturen' in einem nahezu notwendig konflikthaften Verhältnis zueinander stehen." (S. 95). Dieser Kritikpunkt ließe sich mit Rückbezug auf die oben skizzierte Definition Kritischer Interaktionssituationen leicht ausräumen, da diese sich eben genau nicht auf negative konflikthafte Situationen beschränken. Und doch werden im Zuge der Kulturstandarderhebungen oft konflikthafte oder zumindest eher negativ konnotierte Situationen erzählt. Das mag auf ein Alltagsverständnis von Kulturen im Konflikt verweisen, sollte aber in künftigen Forschungen expliziter mit berücksichtigt werden, beispielsweise durch Anpassungen der Erhebungsmethode.

5   Fazit

Kulturstandards und Kulturdimensionen beruhen zwar auf sehr unterschiedlichen Grundprämissen, dennoch weisen die, in der Forschungspraxis herausgearbeiteten, Themen oft große Ähnlichkeit auf. So beschreibt beispielsweise der ‚deutsche Kulturstandard' der Distanzdifferenzierung (Thomas 2005, S. 26) Phänomene, die auch mithilfe der Space-Dimension von Hall erklärbar sind. Vor diesem Hintergrund steht anzunehmen, dass es – zumindest was den Bereich angeht, über den Kulturstandards und -dimensionen Aussagen treffen (können) – bestimmte übergreifende Phänomene geben könnte. Allerdings liegt das Potenzial der Kulturstandards darin, die vermeintlich universalen Werte für die jeweiligen interkulturellen Kontexte, in denen sie erhoben wurden, so weit auszudifferenzieren, dass feine Nuancen und spezifische Ausprägungen sichtbar werden. Demnach kann eine kulturrelationale Annäherung an das Thema Stress vor allem qualitativ wertvolle Erkenntnisse liefern, beispielsweise auch über die Entstehung von Stress in interkulturellen Begegnungssituationen. Die kulturübergreifende Herangehensweise eignet sich hingegen insbesondere für den Vergleich mehrerer Kulturen und deren Umgang mit Stress und damit für größere quantitative Untersuchungen, sofern den komplexen methodologisch-methodischen Äquivalenzproblemen angemessen begegnet werden kann. Hier sind auch Kombinationen denkbar: Mittels eines kulturvergleichenden Ansatzes kann ein erster Überblick über generelle Zusammenhänge gegeben werden, während ein interkultureller Zugang tiefere Erkenntnisse darüber liefert, wie und ob die Unterschiede in interkulturellen Begegnungen handlungswirksam werden und wie diese von den Beteiligten ausgehandelt werden.

Literatur

Abt, H. (2008). Interkultureller Dialog mit Migranten in sozialen und öffentlichen Einrichtungen. In A. Thomas (Hrsg.), *Psychologie des interkulturellen Dialogs* (S. 228–247). Göttingen: Vandenhoeck & Ruprecht.

Allolio-Näcke, L., Kalscheuer, B., & Shimada, S. (2003). Ein Lehrstück klassischen Kulturvergleichs. *Erwägen – Wissen – Ethik, 14*, 150–153.

Boesch, E. E. (1991). *Symbolic action theory and cultural psychology*. Berlin: Springer.

Brodbeck, F. C. (2016). *Internationale Führung. Das GLOBE-Brevier in der Praxis*. Berlin: Springer.

Dreyer, W. (2011). Hofstedes Humbug und die Wissenschaftslogik der Idealtypen. In W. Dreyer & U. Hößler (Hrsg.), *Perspektiven interkultureller Kompetenz* (S. 82–96). Göttingen: Vandenhoeck & Ruprecht.

Emrich, C., Denmark, F. L., & Den Hartog, D. N. (2004). Cross-cultural differences in gender egalitarianism. In R. J. House, P. J. Hanges, M. Javidan, P. W. Dorfman & V. Gupta (Hrsg.), *Culture, leadership, and organizations: The Globe study of 62 societies* (S. 343–394). Thousand Oaks: Sage.

Gooderham, P. N., & Nordhaug, O. (2003). *International management. Cross-boundary challenges*. Oxford: Blackwell.

Gruber, V., & Rothfuß, E. (2016). Interkulturelle Managementforschung – reflexive Gedanken über eine unreflektierte Denkschule. *Interculture Journal, 26*, 117–137.

Hall, E. T. (1987). *Hidden differences. Doing business with the Japanese*. Garden City: Anchor Press.

Hall, E. T., & Hall, M. R. (1990). *Understanding cultural differences*. Yarmouth: Intercultural Press.

Heringer, H. J. (2017). *Interkulturelle Kommunikation. Grundlagen und Konzepte* (5., durchges. Aufl.). Tübingen: Francke.

Hofstede, G. (1980). *Culture's consequences. International differences in work-related values*. Beverly Hills: Sage.

Hofstede, G. (2001). *Culture's consequences. Comparing values, behaviors, institutions and organizations across nations* (2. Aufl.). Thousand Oaks: Sage.

Hofstede, G. (2007). Der kulturelle Kontext psychologischer Prozesse. In G. Trommsdorff & H.-J. Kornadt (Hrsg.), *Enzyklopädie der Psychologie. Theorien und Methoden in der kulturvergleichenden Psychologie* (S. 385–406). Göttingen: Hogrefe.

Hofstede, G., Hofstede, G. J., & Minkov, M. (2010). *Cultures and organizations. Software of the mind. Intercultural cooperation and its importance for survival* (3., überarb. u. erg. Aufl.). New York: McGraw Hill.

House, R. J., Hanges, P. J., Javidan, M., Dorfman, P. W., & Gupta, V. (Hrsg.). (2004). *Culture, leadership, and organizations: The Globe study of 62 societies*. Thousand Oaks: Sage.

Joy, S., & Kolb, D. A. (2009). Are there cultural differences in learning style? *International Journal of Intercultural Relations, 33*, 69–85.

Kalpaka, A., & Mecheril, P. (2010). „Interkulturell". Von spezifisch kulturalistischen Ansätzen zu allgemein reflexiven Perspektiven. In P. Mecheril, M. do Mar Castro Varela, I. Dirim, A. Kalpaka & C. Melter (Hrsg.), *Migrationspädagogik* (S. 77–98). Weinheim: Beltz.

Kammhuber, S. (2000). *Interkulturelles Lernen und Lehren*. Wiesbaden: Deutscher Universitätsverlag.

Kammhuber, S. (2017). „Give psychology away" oder Glasperlenspiel? Ein Fakten-Check als Replik zum Beitrag von Gruber, V. & Rothfuß, E. (2016). Interkulturelle Managementforschung – reflexive Gedanken über eine unreflektierte Denkschule. *Interculture Journal: Online-Zeitschrift für interkulturelle Studien, 16*(27/28), 131–137.

Kluckhohn, F. R. (1951). The study of culture. In D. Lerner & H. D. Lasswell (Hrsg.), *The policy sciences* (S. 86–101). Stanford: Stanford University Press.

Kluckhohn, F. R., & Strodtbeck, F. L. (1961). *Variations in value orientations*. New York: HarperCollins.

Kroeber, A. L., & Kluckhohn, C. (1952). Culture: A Critical Review of Concepts and Definitions. Cambridge: The Museum.

Layes, G. (2005). Kulturdimensionen. In A. Thomas, E.-U. Kinast & S. Schroll-Machl (Hrsg.), *Handbuch Interkulturelle Kommunikation und Kooperation. Band 1: Grundlagen und Praxisfelder* (2. Aufl., S. 60–73). Göttingen: Vandenhoeck & Ruprecht.

Lechner, T., & Thomas, A. (2011). *Beruflich in der Schweiz. Trainingsprogramm für Manager, Fach- und Führungskräfte*. Göttingen: Vandenhoeck & Ruprecht.

Lüddemann, S. (2019). *Kultur. Eine Einführung* (2. Aufl.). Wiesbaden: VS Verlag.

Müller, S., & Gelbrich, K. (2014). *Interkulturelle Kommunikation*. München: Vahlen.

Parsons, T. (1951). *The social system*. New York: Free Press.

Schein, E. (1985). *Organisational culture and leadership*. San Francisco: Jossey-Bass.

Schmid, S., & Thomas, A. (2016). *Beruflich in Großbritannien. Trainingsprogramm für Manager, Fach- und Führungskräfte* (2., überarb. Aufl.). Göttingen: Vandenhoeck & Ruprecht.

Schwartz, S. H. (1994). Beyond individualism/collectivism. New cultural dimensions of values. In U. Kim, H. C. Triandis, C. Kagitcibasi, S. Choi & G. Yoon (Hrsg.), *Individualism and collectivism, theory, method and applications* (S. 85–119). Thousand Oaks: Sage.

Straub, J. (2007). Kultur. In J. Straub, A. Weidemann & D. Weidemann (Hrsg.), *Handbuch interkulturelle Kommunikation und Kompetenz. Grundbegriffe – Theorien – Anwendungsfelder* (S. 7–24). Stuttgart: Metzler.

Thomas, A. (1996). Analyse der Handlungswirksamkeit von Kulturstandards. In A. Thomas (Hrsg.), *Psychologie interkulturellen Handelns* (S. 107–135). Göttingen: Vandenhoeck & Ruprecht.

Thomas, A. (2005). Kultur und Kulturstandards. In A. Thomas, E.-U. Kinast & S. Schroll-Machl (Hrsg.), *Handbuch Interkulturelle Kommunikation und Kooperation. Band 1: Grundlagen und Praxisfelder* (2., überarb. Aufl., S. 19–31). Göttingen: Vandenhoeck & Ruprecht.

Thomas, A. (2011). Das Kulturstandardkonzept. In W. Dreyer & U. Hößler (Hrsg.), *Perspektiven interkultureller Kompetenz* (S. 97–124). Göttingen: Vandenhoeck & Ruprecht.

Trompenaars, F. (1993). *Handbuch globales Managen. Wie man kulturelle Unterschiede im Geschäftsleben versteht*. Düsseldorf: ECON.

Trompenaars, F., & Hampden-Turner, C. (2012). *Riding the waves of culture. Understanding cultural diversity in business* (3. Aufl.). London: Nicholas Brealey.

Utler, A., & Thomas, A. (2010). Kulturstandards und Critical Incidents. In J. Straub, A. Weidemann & S. Nothnagel (Hrsg.), *Wie lehrt man interkulturelle Kompetenz. Theorie und Praxis von Lehrmethoden in der Universitäts- und Hochschulausbildung* (S. 317–329). Bielefeld: transcript.

Der Aufbau kultureller Identität im Spannungsfeld von Enkulturation und Akkulturation

Rolf Oerter

Inhalt

Zusammenfassung

Nach der Einführung in die Formen kultureller Identität wird die Unterscheidung zwischen Enkulturation und Akkulturation erläutert. Die kulturelle Transmission als Weitergabe der Kultur kann entweder vertikal, diagonal oder horizontal verlaufen. Als vorteilhaft für das Verständnis der kulturellen Transmission erweist sich die Unterscheidung zwischen präfigurativer, konfigurativer und postfigurativer Kultur. Prozesse der Enkulturation und Akkulturation verlaufen mehr oder weniger in Richtung wachsender Isomorphie zwischen Kultur und Individuum und müssen als aktive Leistung der Beteiligten gewertet werden. Anschließend wird das große Spektrum der Akkulturation in der Gegenwart als besondere Herausforderung gekennzeichnet. Schließlich werden die Folgen von Migration und Akkulturation in Deutschland dargestellt.

Schlüsselwörter

Kulturelle Identität · Akkulturation · Enkulturation · Kulturelle Transmission · Postfigurative · Konfigurative · Präfigurative Kultur

R. Oerter (✉)
Department Psychologie, Ludwig-Maximilians-Universität München, München, Deutschland

© Springer Fachmedien Wiesbaden GmbH, ein Teil von Springer Nature 2021   49
T. Ringeisen et al. (Hrsg.), *Handbuch Stress und Kultur*,
https://doi.org/10.1007/978-3-658-27789-5_5

1   Zum Begriff der kulturellen Identität

Identität soll hier verstanden werden als die einzigartige Persönlichkeitsstruktur, die sich einerseits im Selbstbild, andererseits im Fremdbild der sozialen Umwelt widerspiegelt (Oerter 2014). Sie sucht und gibt Antwort auf die Frage „Wer bin ich?". Zentral für das Erleben von Identität sind von Kontinuität und Gleichheit. Trotz aller Veränderungen und Erfahrungen erlebt man sich über die Zeit hinweg als die gleiche Person, deren Kern unverändert bleibt. Nur bei pathologischen Veränderungen wird diese Identitätserfahrung aufgelöst (multiple Persönlichkeit, Alzheimererkrankung).

Die Kultur bestimmt die Identität in vielfacher Weise mit. Überzeugungen, Denkstile, moralische Einstellungen, Gebräuche und Handlungsweisen sind von der Kultur geprägt und an sie angepasst. Daher spricht man auch von der kulturellen Identität. Triandis (1989) unterscheidet im Anschluss an Baumeister (1986) zwischen privatem, öffentlichem und kollektivem Selbst. Das private Selbst umfasst Kognitionen von Eigenschaften, Zuständen und Verhaltensweisen der eigenen Person (z. B. ich bin ehrlich). Das öffentliche Selbst beinhaltet generalisierte Sichtweisen der anderen von einem selbst (die Leute meinen, ich sei ehrlich). Das kollektive Selbst bezieht sich auf Kognitionen über die Überzeugungen einer Gruppe oder eines Kollektivs über die eigene Person (meine Familie hält mich für ehrlich). Während das private Selbst eine Einschätzung der Person durch das Selbst ist und das öffentliche Selbst die Einschätzung der Person durch den generalisierten Anderen darstellt, korrespondiert das kollektive Selbst mit der Einschätzung durch die Bezugsgruppe (Triandis 1989, S. 507).

Markus und Kitayama (1991) unterscheiden im Gegensatz zu Triandis nur zwei Hauptformen des Selbstkonzeptes, die auch nicht als Dimensionen mit unterschiedlicher Ausprägung je nach Kultur verstanden werden, sondern zwei großen Kulturkreisen zuzuordnen sind. Das *unabhängige Selbst* (independent self) resultiert aus den westlichen kulturellen Normen, von anderen unabhängig zu werden und seine Einzigartigkeit auszuformen. Das Verhalten wird durch den Bezug zu den eigenen Gedanken und Gefühlen organisiert und erhält seinen Sinn durch sie. Dahinter steht der Glaube an die Ganzheit und Einzigartigkeit der Person, die sowohl anderen Personen als auch der Welt als Ganzem gegenübersteht (Geertz 1975; Sampson 1988). Das unabhängige Selbst ist also mehr als das private Selbst, es ist eine erkenntnistheoretische Konstruktion, die isomorph zu dem Weltbild westlicher Kulturen, erwachsen aus der Tradition des Abendlandes, aufgebaut wird.

Das *bezogene Selbst* (interdependent self) fußt auf der in den meisten nichtwestlichen Kulturen geltenden Einsicht in die grundsätzliche Verbundenheit menschlicher Wesen mit dem Ganzen der Welt und der wechselseitigen Abhängigkeit beider Seiten. Die Person wird nicht als getrennt vom sozialen Kontext, sondern als verknüpft mit anderen Personen, und damit weniger abgehoben, konzipiert. Die persönlichen Meinungen, Fähigkeiten und Eigenarten sind sekundär, sie müssen kontrolliert und der Hauptaufgabe wechselseitiger Bezogenheit angepasst werden. Daher ist die willentliche Kontrolle innerer Zustände und Merkmale ein Kennzeichen der Reife (z. B. auf Java, s. Geertz 1963; in China, s. z. B. Wu 1985; Yang 1986). Das bezogene Selbst verändert im Gegensatz zum unabhängigen Selbst seine Struktur mit dem sich wandelnden sozialen Kontext (empirischer Beleg s. Kitayama und Markus 1990). Es entspringt aus der monistischen philosophischen Tradition nicht-westlicher Kulturen, nach der die Person dieselbe Substanz wie die restliche Welt besitzt. Daher ist die Beziehung zwischen Subjekt und Objekt, zwischen Selbst und Anderen viel enger als beim unabhängigen Selbst. Man erkennt wiederum, dass das bezogene Selbst mehr ist als das kollektive oder öffentliche Selbst: Es stellt eine erkenntnistheoretische Konstruktion dar, die von Angehörigen von Kulturen aufgebaut wird, in denen philosophisch-weltanschauliche Sicht und Lebenspraxis die Bezogenheit der Person und ihre Einbettung in die soziale und physikalische Welt beinhalten.

Kulturelle Identität entwickelt sich generell durch das Aufwachsen in einer von der Kultur geprägten Umgebung. Die kulturellen Einflüsse sind in unserer komplexen Welt nicht wie in einfachen schriftlosen Gesellschaften homogen, sondern außerordentlich vielfältig. Wenn der Säugling im ersten und das Kleinkind im zweiten Lebensjahr mit unterschiedlichen Sozialisationspartnern in Berührung kommen, bedeutet dies oft, dass es unterschiedlichen kulturellen Einflüssen ausgesetzt ist. Bei Unterbringung in der Kinderkrippe tritt ein neues Umfeld hinzu, das je nach sozialer Herkunft der Eltern stimmig (z. B. Mittelschichteltern) oder andersartig ist (z. B. bei Migrant*innenfamilien).

Prinzipiell baut sich kulturelle Identität auf zwei Wegen auf, die man als Enkulturation und Akkulturation bezeichnet. Unter *Enkulturation* versteht man das Hineinwachsen in die primäre kulturelle Umwelt, in der sich die Person von Geburt an befindet. In dieser Umwelt werden das grundlegende Wissen und die Handlungskompetenzen aufgebaut, die zum Überleben in der jeweiligen Kultur erforderlich sind. In einer Jäger- und Sammlerkultur lernt man, Tiere zu jagen und zu fangen, essbare von schädlichen Pflanzen zu unterscheiden und Techniken anzuwenden, die das Überleben sichern (z. B. Feuer machen). In unserer Kultur ist schulische Bildung von ausschlaggebender Bedeutung.

Akkulturation ist demgegenüber die Konfrontation und Auseinandersetzung mit einer zweiten oder dritten Kultur, die erst nach dem Aufbau der durch die Enkulturation entstandenen kulturellen Identität stattfindet. Redfield et al. (1936) definieren: „Der Begriff Akkulturation umschließt Phänomene, die sich aus dem direkten dauerhaften Kontakt von Individuen verschiedener kultureller Gruppen ergeben und deren Folge in einem allmählichen Wandel des ursprünglichen kulturellen Musters entweder einer oder beider Gruppen besteht." Diese Definition ist insofern von Vorteil, als sie alle Altersgruppen umschließt und Akkulturation als interaktiven Prozess ansieht, der beide oder mehrere kulturelle Gruppen betrifft. Im Folgenden interessiert aber vor allem Akkulturation als Einflussgröße, die den primären Prozess der bisherigen Entwicklung und Enkulturation überlagert.

2   Kulturelle Transmission: Die Weitergabe der Kultur

In der biologischen Evolution wird die Information durch die DNA weitergegeben. Der Mensch als Kulturwesen hat eine zweite Form der Weitergabe von Information zur Verfügung, die Meme. Das Mem wurde von Dawkins (z. B. Dawkins 2009) und Blackmore (2000) in Analogie zur DNA als Informationseinheit gewählt, weil es das kulturelle Gedächtnis gewissermaßen in Häppchen weitergibt. Kulturelle Meme übernehmen die nachfolgende Generation im einfachsten Fall durch Nachahmung und durch verstärkendes Lernen, also durch Belohnung der richtigen Denk- und Handlungsweise. Höhere Formen des Lernens sind das intentionale Lernen, das bewusst und zielgerichtet Wissen und Können aufbaut, und das problemlösende Lernen, das versucht, die Denk- und Wissensprobleme früher Generationen erneut zu lösen und damit ein Verständnis für komplexeres und schwierigeres Wissen zu entwickeln (wie etwa in der Mathematik). Ob Nachahmung oder Problemlösen, die Weitergabe erfordert in jedem Fall beim Individuum Konstruktionsleistungen, die durch Sozialisationspartner unterstützt werden, so dass Bildungs- und Sozialisationsprozessen in der Kindheit und Jugend als Ko-Konstruktion zu verstehen sind.

Die Weitergabe oder Transmission kulturellen Wissens erfolgt auf drei verschiedenen Wegen, die in Abb. 1 dargestellt sind (vereinfacht nach Berry und Cavalli-Sforza 1986). Die vertikale Transmission von den Eltern auf die Kinder (in diesem Fall müssen es nicht die biologischen Eltern sein) bewerkstelligt die generelle Enkulturation. Die diagonale Transmission erfolgt durch andere Erwachsene, z. B. durch die Lehrer*innen. Sofern diese anderen Erwachsenen der eigenen Gruppe (Kultur) angehören, handelt es sich weiterhin um Enkulturation. Wenn

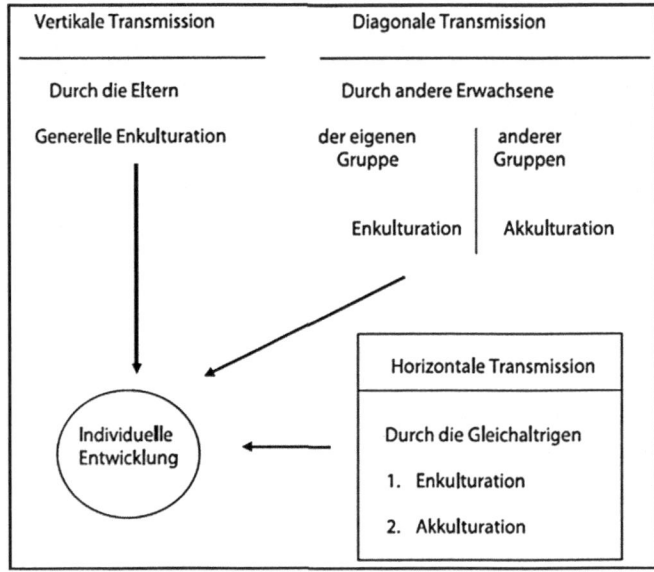

Abb. 1 Drei Formen kultureller Transmission (verändert nach Berry und Cavalli-Sforza 1986)

aber diese Erwachsenen aus einer anderen Kultur stammen und deren Inhalte bzw. Verhaltensnormen vermitteln, spricht man von Akkulturation. Sind solche Beeinflussungs- bzw. Lehrprozesse planvoll und zielgerichtet, so werden sie zu Resozialisierungsvorgängen.

Schließlich gibt es auch eine horizontale Transmission bei der kulturellen Übertragung, nämlich die Enkulturation durch die Gleichaltrigen (Peers). Sie spielt spätestens ab Schuleintritt eine ganz zentrale Rolle, da eine Reihe von kulturellen Inhalten nur durch Gleichaltrige vermittelt wird (z. B. die neuesten Computerspiele, Hits der Jugendmusik, Kleidung und Accessoires). Heute haben wir es in größerem Umfange auch mit Akkulturationsprozessen bei Gleichaltrigen zu tun, nämlich dann, wenn Migrant*innenkinder bzw. -jugendliche die Gastland-Kultur von Gleichaltrigen erwerben.

Unter der Perspektive des kulturellen Wandels ist die von Mead (1971) getroffene Unterscheidung von post-, kon- und präfigurativen Kulturen interessant. Während die junge Generation in statischen Kulturen Identität aus der Zugehörigkeit, den Sitten und Handlungsformen ihres Volkes erhält, wird die Identitätssuche vor allem in komplexen, sich rasch wandelnden Gesellschaften zum Problem.

Die *postfigurative* Kultur ist eine statische und durch Traditionen bestimmte DreiGenerationen-Kultur, in der die Kinder primär Erfahrungen und Wissen der Erwachsenengenerationen übernehmen. Der Sozialisationsprozess ist über Generationen hinweg stabil. Die für die Lebensbewältigung notwendigen Fähigkeiten werden früh erworben, so dass biologische und soziale Reife identisch sind und mit abgeschlossener Pubertät der Status des Erwachsenseins erreicht ist. Identität wird im Zuge der Internalisierung von Sinnkonzepten und Werten erworben, deren universelle Richtigkeit und dauerhafte Gültigkeit nicht in Frage steht.

Die *konfigurative* Kultur, der Lebensformen der Gegenwart entsprechen, ist eine mobile, durch raschen Wandel gekennzeichnete Kultur, in der die Lebensbewältigung in hohem Maß an Orientierungsleistungen gebunden ist. Neben der zwei Generationen umfassenden Kernfamilie sind Schule und Subkultur der Gleichaltrigen wesentliche Orientierungsinstanzen. Aus der Differenzierung des Ausbildungssystems resultieren Berufs- und Statusveränderungen, die zu Entfremdung und Konflikten zwischen Jugend- und Elterngeneration führen können. Dem Aufbau von Identität bietet sich einerseits ein Spektrum von Wert- und Verhaltensalternativen, andererseits sind Ungewissheit über die Gültigkeit von Normen und Entscheidungsunsicherheit Quellen für Desorientierung.

Die *präfigurative* Kultur entwirft Mead als prognostisches Modell für neue Antworten auf wachsende Umweltgefährdung und soziale Probleme, die aus dem raschen technischen Fortschritt und soziokulturellen Wandel erwachsen. In der präfigurativen Kultur lernt die ältere Generation von der jüngeren. Der Umgang mit neuen Techniken bei der Benutzung von Geräten (Computer, iPad) ist ein Beispiel für die Vermittlung von Wissen von Jüngere an Ältere. Die zunehmende Distanz zwischen den Generationen erschwert die Identitätsbildung. Ein zentrales Moment für den Austausch zwischen den Generationen stellt die Veränderung der Kommunikation dar. Hierfür wird die Bereitschaft und Fähigkeit der Erwachsenen wichtig, von Kindern zu lernen.

3   Enkulturation und Akkulturation als aktive Leistung des Individuums

Es wurde bereits angedeutet, dass die Weitergabe der Kultur zwar von der älteren Generation ausgeht, aber dass die nachfolgende Generation die kulturelle Information nicht passiv und auch nicht kritiklos übernimmt. Zum besseren Verständnis dieser aktiven Leistung ist es notwendig, Kultur zu definieren. Kultur ist von Anfang an Bestandteil menschlicher Evolution und daher nicht erst nachträglich in der menschlichen Entwicklung hinzugetreten (Oerter 2014, 2016). Kultur gehört also wie die Natur zum menschlichen Ökosystem, was bedeutet, dass der Mensch ohne Kultur nicht überlebensfähig wäre. Nach Camilleri (1985) umfasst Kultur die Gesamtheit der erlernten Bedeutungen, die in einer Population weitverbreitet sind, Kultur bewerkstelligt, dass Werthaltungen und soziales Verständnis (mehr oder minder) von allen geteilt werden, und sie führt zu Verhaltensmustern, die diese gemeinsamen Wertüberzeugungen widerspiegeln. Dieses Verständnis ist allerdings zu mentalistisch, weil es die materielle Seite von Kultur übersieht. Daher ist die Definition von Herskovits (1948) immer noch die brauchbarste: Kultur ist der vom Menschen gemachte Anteil der Umwelt. Sie ist, wie bereits angedeutet, Teil des menschlichen Ökosystems. Dieses System enthält aber das im Laufe der Menschheitsgeschichte angesammelte Wissen, das nicht beliebig lexikalisch nebeneinander aufgereiht, sondern zu Strukturen zusammen geordnet ist. Für das praktische Handeln geht es um die Übernahme von Handlungsstrukturen, für die Orientierung an Normen und Werten um die Übernahme von Wertstrukturen und für die Nutzung des Wissens um die Übernahme von Wissensstrukturen (z. B. Mathematik, Physik, Geschichte).

Das Individuum muss also diese Strukturen nachkonstruieren. Das Ergebnis sind subjektive Strukturen, die isomorph zu den objektiven kulturellen Strukturen sein müssen. Freilich wird Isomorphie nicht vollständig hergestellt, sondern nur für Teilstrukturen und nur für Ausschnitte des kulturellen Angebots. Das Individuum trägt aber auch permanent aktiv zu Erhaltung und Weiterentwicklung der Kultur bei, indem es neue Strukturen in Form von Wissen, Erfindungen, Kunst, Musik und Literatur kreiert. Diese werden dann vorübergehend oder dauerhaft Teil der Kultur. Bei diesem umgekehrten Prozess sind dann die kulturellen neuen Formen isomorph zu den individuellen Strukturen.

Da das Individuum innerhalb weniger Jahre Wissen übernimmt, das in Jahrhunderten oder Jahrtausenden entstanden ist, kann es ohne Hilfe nicht auskommen. Sie besteht darin, dass kompetente Partner*innen, wie Eltern, Lehrer*innen oder Geschwister die Konstruktionsleistung unterstützen. Dieser Prozess kann als Ko-Konstruktion bezeichnet werden. Er gelingt am besten auf der Zone nächster Entwicklung (ZNE), die von Wygotski (1978) als Konzept eingeführt wurde und sich als Konstrukt immer noch gut für die Erklärung kultureller Transmission eignet. Die ZNE setzt auf der nächstgelegenen Stufe oberhalb des derzeitigen Leistungs- und Entwicklungsniveaus an. In dieser Zone vermögen Kinder und Jugendliche mit Hilfe kompetenter Partner*innen Probleme zu lösen und Erkenntnisse zu gewinnen, zu denen sie allein noch keinen Zugang hätten. Kompetente Partner*innen können übrigens auch Lehrbücher sein. Durch das Medium des Buches treten Lernende in

Kommunikation mit dem*r Autor*in des Buches und können die Zone nächster Entwicklung selbst bestimmen, indem sie die Lektüre ihrem derzeitigen Wissensstand anpassen.

Die Entwicklung der Schriftsprache in der menschlichen Kultur ist nicht ein Fortschritt von vielen, sondern bedeutet eine grundlegende Veränderung im Denken und Handeln (Havelock 1980; Klix 1980; Oerter 2014). Eine Aussage kann nochmals überprüft, und eine Folge von Aussagen nach rückwärts verfolgt werden (Olson 1986; Erickson 1984). Dadurch wird Sprache als „logische Gattung" (Hymes 1974; Erickson 1984) wichtig, denn wesentlich klarer als bei der gesprochenen Sprache können logische Beziehungen herausgearbeitet werden. Olson (1995) geht noch einen Schritt weiter. Für ihn ist Schrift nicht Übertragung von Sprache in Buchstaben, sondern ein Begriffsmodell für Sprache. Durch die Schrift lernen Kinder, dass Sprache aus Wörtern besteht und dass sich Wörter aus Silben und Phonemen zusammensetzen. Durch die Schrift wird sich der Mensch der Sprache bewusst, er baut ein *deklaratives Wissen* über die Struktur der Sprache auf. Auf diese Weise erwirbt er metalinguistische Fähigkeiten. Aber die Schrift repräsentiert nicht die Bedeutung von Sprache, diese muss durch einen aktiven Interpretationsakt oder eine Konstruktionsleistung erst vom Leser hergestellt werden. Hunderttausend Jahre lang kamen die Menschen ohne Schrift aus. Den bedeutungsvollen Schritt zur Schriftsprache vollzogen sie erst in historischer Zeit (Bilderschrift der Sumerer, Hieroglyphen der Ägypter, Buchstabenschrift der Phönizier und Griechen). Wenn Kinder in wenigen Jahren die Schriftsprache erwerben, so vollziehen sie also einen gewaltigen kulturellen Schritt. Da in Deutschland 10 bis 15 % der Kinder und Jugendlichen Analphabeten sind, bedeutet dies, dass ihre Enkulturation frühzeitig in einem wichtigen Bereich gestoppt wurde und dass ihnen zeitlebens eine Fülle von Erkenntnissen verschlossen bleibt.

Auch an der Akkulturation lässt sich der aktive Beitrag des Individuums eindringlich darstellen. Berry (1988) unterscheidet vier Formen der Akkulturation, die in Tab. 1 zusammengefasst sind. Werden beide Kulturen für wertvoll erachtet, so kommt es zur Integration, die kulturelle Identität verbindet beide Kulturen zu etwas Neuem. Bei der Missachtung bzw. Abwertung einer der beiden Kulturen entstehen Lösungen, bei denen die kulturelle Identität nur eine der beiden Kulturen assimiliert. Im Falle der einseitigen Beibehaltung der Ursprungskultur zeigt sich das als Separation und Segregation, bei Anpassung an die neue Kultur kommt es zur Assimilation, wobei die eigene Kultur aufgegeben wird. Werden beide Kulturen nicht für wertvoll oder attraktiv gehalten, geraten die Individuen in Isolation und erfahren damit eine Marginalisierung. Diese ist mit einem Zustand der Anomie (Verneinung

Tab. 1 Vier Formen der Akkulturation (Berry 1988)

		Die eigene Kultur wird als wertvoll angesehen	
		ja	nein
Die fremde Kultur wird als wertvoll angesehen	ja	Integration	Assimilation
	nein	Separation	Isolation

der Werte und Gesetze beider Kulturen) oder hoher Individualität (nur die eigenen Wertvorstellungen und Ziele zählen) verbunden.

Sowohl Enkulturation als auch Akkulturation können mit Stress verbunden sein (Grundlegendes hierzu siehe Oerter 2016). Schon bei der Enkulturation gibt es Belastungen, nämlich wenn die primären Einflüsse einer Kultur sich widersprechen. Das ist der Fall bei Kindern, die aus bildungsfeindlichen Familien in die Schule eintreten, die einen deutlich anderen Kommunikationsstil, ja eine andere Kultur aufweist. Mehr noch gilt dies natürlich bei Migrant*innenfamilien für deren Kinder der Schuleintritt bereits Akkulturation bedeutet. Hier erfordert die Anpassung aktives Coping und Stressbewältigung.

Unter ökologischer Perspektive lassen sich Enkulturation und Akkulturation durch Übergänge in neue Settings beschreiben. Sind sich Settings ähnlich und gibt es große Überlappungen bei ihren Merkmalen, dann sind die Übergänge sanft und leicht zu bewältigen. Handelt es sich jedoch um fremdartige Umwelten, dann kommt es zu ökologischen Brüchen, die als Stress erlebt werden und hohe Anpassungsleistungen erfordern.

4   Akkulturation: eine Herausforderung der Moderne

Angesichts der Massenbewegung zwischen Völkern und Nationen, bei denen Flüchtlinge oder Arbeitssuchende als großer Populationen ihren Lebensraum ändern müssen, und angesichts der beruflichen Anforderung von langen Auslandsaufenthalten wird Akkulturation als spätere Anpassung an und Übernahme von Kultur ein weitverbreitetes Phänomen, auf das sich die modernen Gesellschaften noch kaum eingestellt haben.

4.1   Das große Spektrum der Akkulturation in der Gegenwart

Tab. 2 zeigt die Vielfalt von Möglichkeiten, wie Akkulturationsprozesse ausgelöst werden können (Silbereisen et al. 1999). Während die durch Massenbewegung nötig werdenden Akkulturationsprozesse als vorübergehend oder als eine Art Notsituation, die eigentlich wenig wünschenswert ist, gelten können, ist der kulturelle Austausch mit seiner Einwirkung auf menschliche Entwicklung sowohl historisch als auch in der Gegenart ein regulärer und unvermeidlicher Vorgang. Die heute wirtschaftlich geforderten Auslandsaufenthalte und die in der Wirtschaft schon regulär international zusammengesetzten Teams machen permanente Akkulturation notwendig. Der im Zuge der Globalisierung erfolgende kulturelle Austausch, aber auch der kulturelle Druck des Imperialismus ist heute so allgegenwärtig, dass Akkulturationsprozesse auch für Bevölkerungsgruppen, die keine lokalen Veränderungen vornehmen und nicht fremden politischen Mächten unterworfen sind, zum Normalfall werden.

Je nach der Richtung der Akkulturation sind unterschiedliche Prozesse der Anpassung und Verarbeitung am Werk. Wird Anpassung nur als Erwerb von Fer-

Tab. 2 Verschiedene Formen von Akkulturation hinsichtlich der Beziehung zwischen Kulturen (Silbereisen et al. 1999)

Massenbewegungen: von der Ursprungskultur zum Gastland	Freiwillig: Einwanderung	vorübergehend: Gastarbeiter*innen dauerhaft: neue Heimat
	Unfreiwillig: Flüchtlinge	vorübergehend: Land als Zwischenstation; dauerhaft: neue Heimat
	Unfreiwillig: Zwangsumsiedelung	vorübergehend: Rückwanderung dauerhaft: neue Heimat
Individuelle Bewegung	Privat	freiwillig: Auswandern aus persönlichen oder politischen Gründen; unfreiwillig: Asylsuche
	Beruflich	vorübergehend: Aufenthalt im Gastland im Auftrag einer Firma oder als politische*r Rollenträger*in dauerhaft: wirtschaftlich oder politisch langfristige Aufgaben
Kulturimperialismus und kultureller Austausch	Unfreiwillig: unidirektional und bidirektional	Eroberung oder Majorisierung der Urbevölkerung
	Freiwillig: unidirektional und bidirektional	Übernahme attraktiver kultureller Angebote aus anderen Kulturen (z. B. Nahrungsgerichte, Technik, Musik)

tigkeiten verlangt, so lässt sich dies für Immigrant*innen oder Berufstätige in internationalen Produktionsoder Servicesystemen bewerkstelligen. Verlangt die Akkulturation jedoch eine umfassende Neuausrichtung, so tritt zur Herausforderung die Belastung und erfordert Leistungen der Stressbewältigung.

Entscheidend für das Gelingen der Akkulturation sind Moderatoren vor und während des Anpassungsprozesses. Stehen z. B. Strategien der Bewältigung, soziale Unterstützung und positive Einstellungen zur Verfügung, so gelingen Coping und Anpassung leichter. Günstige moderierende Bedingungen vor Einsetzen der Akkulturation sind unter anderem das Bildungsniveau (Hochschulabsolvent*innen auf der ganzen Welt sind sich in einer Vielzahl von Aspekten ähnlich), Persönlichkeit (hohe Kontrollüberzeugung) und kulturelle Nähe von Herkunfts- und Aufnahmegesellschaft. Auch die Reaktionen des Aufnahmelandes beeinflussen in gravierender Weise den Akkulturationsprozess. In manchen Ländern, wie in Kanada, ist die Möglichkeit von Bi-Kulturalität gesetzlich verankert. In anderen Ländern wird Zuzug durch religiöse oder ethnische Zugehörigkeit geregelt, wie in Japan oder Israel. Wenn ein Land mehrere Integrationsmodelle vorsieht, wie etwa Deutschland bei den Aussiedler*innen gegenüber GastarbeiterImmigrant*innen, so kann dies zu Konflikten zwischen den Zuwanderungsgruppen führen.

Ein weiterer Aspekt von Identitätsbildung ist die Zukunftsplanung und das Timing für bestimmte Entwicklungsaufgaben. Diese „Entwicklungsfahrpläne" (Feldman und Rosenthal 1991) sind zeitlich in verschiedenen Kulturen unterschiedlich verortet. In westlichen Gesellschaften wird frühe Autonomie hoch bewertet, weshalb Kinder und Jugendliche aus eher traditionellen bzw. kollektiven Kulturen sich an die frühere Zuweisung von Autonomie anpassen müssen. In der Tat gleichen sich jugendliche Immigrant*innen den Entwicklungserwartungen der Einheimischen an und weisen den AutonomieAufgaben frühere Zeitpunkte zu (Feldman und Quatman 1988; Rosenthal und Bornholt 1988). Für junge Aussiedler*innen in Deutschland fanden Schmitt-Rodermund und Mitarbeiter*innen, dass der Zeitpunkt erster Liebesbeziehungen umso früher angesetzt wurde, je länger die jungen Einwander*innen in Deutschland gelebt hatten. Verstärkt wurde dieser Effekt durch das Ausmaß an Erfahrungen mit Einheimischen und an Entfremdung mit den eigenen Eltern (Schmitt-Rodermund und Silbereisen 1999; Schmitt-Rodermund und Roebers 1999).

4.2   Folgen von Migration und Akkulturation in Deutschland

Die Problematik von Kindern und Jugendlichen mit Migrationshintergrund, aber auch von einheimischen Heranwachsenden aus benachteiligten Familien hat zu einer ganzen Welle von Forschungen geführt, die von Delinquenz, über Schulleistung und beruflichem Erfolg bis zu gesundheitlichen Aspekten reichen. Akkulturationsprozesse sind immer mit Belastung und Stress verbunden. Aber sie müssen nicht zwangsläufig zu Benachteiligung oder ungünstiger Entwicklung führen. In einer Berliner Studie zeigten beispielsweise griechische Kinder und Jugendliche weniger auffällige psychische Symptome als deutsche Kinder der gleichen sozialen Herkunft. Am ungünstigsten schnitten türkische Kinder ab. 34 % waren psychisch auffällig (übernommen aus Schmitt-Rodermund und Silbereisen 2008, S. 865). Vergleicht man jedoch Jugendliche türkischer Herkunft, die aus der Mittelschicht stammen, mit deutschen Jugendlichen gleicher sozialer Herkunft, so ergeben sich keine Unterschiede hinsichtlich psychischer Auffälligkeiten, Delinquenz und schulischer Bildung (Pfeiffer und Wetzels 2001). Letztlich sind es vor allem sozial benachteiligte Kinder und Jugendliche aus ungünstigen Verhältnissen, bei denen die Akkulturation Probleme bereitet. Schmitt-Rodermund und Silbereisen (2008, S. 869) beschreiben die Situation türkischer Jugendlicher, die ja die größte Migrant*innengruppe darstellt, folgendermaßen:

> Diskriminierung und geringe Chancen auf soziale und kulturelle Teilhabe einerseits und Gefühle von (islamischer) Überlegenheit andererseits vermischen sich zu einer Ausgangslage, die zu einer geringen Bindung an Normen und Werte, zumindest der Aufnahmekultur, möglicherweise aber auch der Ursprungskultur führt – schließlich werden die jungen, in Deutschland geborenen Türk*innen auch dort nicht als vollwertige Mitglieder der Gesellschaft wahrgenommen, und die Eltern sind mit ihren traditionellen Werten und ihrem, relativ gesehen geringen Erfolg in Deutschland keine Verhaltensmodelle. Die fehlende Bindung an kulturelle Normen und Werte ist Voraussetzung und Risikofaktor für delinquentes Verhalten.

Für die Kinder und Jugendlichen, die in Deutschland geboren sind, ergibt sich aufgrund der unterschiedlichen Akkulturation von Eltern und junger Generation eine Auseinanderentwicklung. Obwohl die Autorität der Eltern nicht angezweifelt wird, leben Eltern und Kinder in verschiedenen Welten. Die Eltern halten an ihren traditionellen

Werten und ihrer stärker kollektivistischen Orientierung fest, während die Kinder die deutsche Kultur kennenlernen und sowohl durch schulische Sozialisation als auch durch die *horizontale* Wechselbeziehung zu den Gleichaltrigen die westlichen Wertvorstellungen und die westliche Lebensweise übernehmen. Der Einfluss der Eltern geht im Regelfall zurück und selbst das Ansehen des Vaters als des Oberhauptes der Familie schwindet, was einerseits mit dem Status deutscher Väter zusammenhängt, den man im Kontakt mit einheimischen Jugendlichen kennenlernt, andererseits im Falle der Arbeitslosigkeit des eigenen Vaters mit dessen Statusverlust einhergeht. Die kulturelle Entfremdung zwischen Eltern und Kindern findet bis zu einem gewissen Grad auch bei deutschen Familien statt. Die Welt der Kinder und Jugendlichen ist auch dort verschieden, was sich besonders in den Vorlieben für Kleidung, Accessoires, Musik, im Umgang mit dem Internet und bei Computerspielen zeigt. Kein Wunder also, dass diese Entfremdung bei Migrant*innenfamilien noch ausgeprägter ist. Wenn dagegen Jugendliche infolge von Diskriminierung oder Marginalisierung im Aufnahmeland keinen Status erhalten, behalten sie die Einstellungen und Auffassungen des Herkunftslandes bei. Ein höherer Bildungsgrad der Eltern, eigene Bildungschancen, gute Deutschkenntnisse sowie innerdeutsche Kontakte gingen mit einer geringeren Identifikation mit der Kultur des Herkunftslandes einher (Nauck et al. 1997). Die Aufgabe der Akkulturation ist allemal mit Stress verbunden. Er kann gemindert oder erhöht werden, je nach Bedingungen, denen das Individuum ausgesetzt ist.

Auf der Gruppenebene zeigen die Erfahrungen in USA sowohl die positive wie die negative Möglichkeit der Auseinandersetzung mit dieser Entwicklungsaufgabe. Dort gibt es eine Vielzahl unterschiedlicher kultureller Gruppen, die gut in die amerikanische Gesellschaft integriert sind. Sie bewahren Eigenheiten ihrer Kultur, verstehen sich aber trotzdem in erster Linie als Amerikaner. Zu ihnen gehören die europäischen und mehrheitlich die asiatischen Einwanderer. Sie haben nach wie vor ihre *Parades*, bestimmte Gebräuche und Feste ihres Herkunftslandes, identifizieren sich aber mit dem Aufnahmeland und verstehen sich als Bürger dieses Landes. Auf der anderen Seite gibt es subkulturelle Gruppen, die sich abschotten, in gettoartigen Siedlungen ihre eigene Kultur leben und an der Hauptkultur wenig partizipieren (Ogbu 1983). Sie unternehmen auch nicht genügend Anstrengungen, die Sprache der Hauptkultur zu übernehmen und geraten dadurch noch mehr ins Abseits. Zu diesen Gruppen gehören die Afro-Amerikaner*innen (die allerdings derzeit eine hohe Motivation zur Integration entwickeln dürften), die Puertorikaner*innen und andere spanisch sprechende Gruppen sowie chinesische Gruppen, sofern sie abgeschlossen in Gettos leben und mit der amerikanischen Kultur kaum in Berührung kommen.

Auf individueller Ebene lassen sich mit Schmitt-Rodermund und Silbereisen (2008) die günstigen Bedingungen für gelingende Akkulturation wie folgt zusammenfassen:

- Sprachkenntnisse und Wissen über das Aufnahmeland
- Freund*innen und Verwandte, die bereits im Aufnahmeland leben
- Realistische Erwartungen
- Der eigene Wunsch, ins Aufnahmeland einzuwandern

- Hohe Selbstwirksamkeitserwartung und positive Selbsteinschätzung
- Geringe soziale Ängstlichkeit
- Optimistische Einstellung
- Flexibilität
- Gute Coping-Strategien
- Eine gute Ausbildung
- Ein höherer sozioökonomischer Status

5   Resümee

Enkulturation als primäre Form des Aufbaus kultureller Identität und Akkulturation als Hineinwachsen in weitere Kulturen sind mit aktiven Leistungen der Anpassung und Integration beim Individuum verknüpft. Sie beinhalten die Nach- und Neukonstruktion kultureller (objektiver) Strukturen, die isomorph als subjektive Strukturen aufgebaut werden müssen. Die Transmission kulturellen Wissens erfolgt vertikal (von den Eltern auf die Kinder), diagonal (von anderen Erwachsenen auf die nachfolgende Generation) und horizontal (von Gleichaltrigen zu Gleichaltrigen).

Bei Akkulturationsprozessen hat das Individuum verschiedene Entscheidungsmöglichkeiten, die von Integration bis Isolation reichen. Stress entsteht, wenn die Settings, in die Heranwachsende überwechseln müssen, wenig Übereinstimmung mit vorausgegangenen Lebensbedingungen zeigen und es zu ökologischen Brüchen kommt. Aber auch das gleichzeitige Einwirken unterschiedlicher kultureller Einflüsse wirkt belastend. Stress kann gut verarbeitet werden, wenn hinreichend interne und externe Ressourcen zur Verfügung stehen. Interne Ressourcen sind Persönlichkeitsmerkmale und Kompetenzen, externe Ressourcen bilden unterstützende soziale Gruppen oder Einzelpersonen, Bildungsangebote, Arbeitsplätze und Akzeptanz durch die soziale Umgebung.

Globalisierung und rascher kultureller Wandel stellen wesentlich höhere Anforderungen an einen gelingenden Aufbau kultureller Identität als frühere kulturelle Konstellationen. Erziehung und Bildung haben sich auf diese neue Situation noch nicht eingestellt. Sie betrifft nicht nur Migrant*innen sondern mehr oder minder alle Menschen.

Literatur

Baumeister, R. F. (1986). *Identity: Cultural change and the struggle for self*. New York: Oxford University Press.

Berry, J. W. (1988). Acculturation and psychological adaption: A conceptual overview. In J. W. Berry & R. C. Annis (Hrsg.), *Ethnic Ppychology: Research and practice with immigrants, refugees, native peoples, ethnic groups and sojourners*. Amsterdam: Swets.

Berry, J. W., & Cavalli-Sforza, L. L. (1986). Culture and genetic influence on inuit art. *Unpublished report*.

Blackmore, S. (2000). *Die Macht der Meme*. Heidelberg: Spektrum Akademischer.

Camilleri, C. (1985). La psychologie culturelle. *Psychologie Française, 30*, 147–151.

Dawkins, R. (2009). *Geschichten vom Ursprung des Lebens.* Berlin: Ullstein.

Erickson, F. (1984). School literacy, reasoning, and civility: An anthropologist's perspective. *Review of Educational Research, 54,* 525–546.

Feldman, S. S., & Quatman, T. (1988). Factors influencing age expectations for adolescent autonomy: A study of early adolenscents and parents. *Journal of Early Adolescence, 8,* 325–343.

Feldman, S. S., & Rosenthal, D. A. (1991). Age expectations of behavioral autonomy in Hong Kong, Australian and American youth: The influence of family variables and adolescents' values. *International Journal of Psychology, 26,* 1–23.

Geertz, C. (1963). Indonesian cultures and communities. In R. T. McVey (Hrsg.), *Indonesia.* New Haven: Yale University Press.

Geertz, C. (1975). On the nature of anthropological understanding. *American Scientist, 63,* 47–53.

Havelock, E. (1980). The coming of literate communication. *Journal of Communication, 30,* 90–98.

Herskovits, M. J. (1948). *Man and his works: The science of cultural anthropology.* New York: Alfred Knopf.

Hymes, D. (1974). Ways of speaking. In R. Bauman & J. Sherzer (Hrsg.), *Explorations in the ethnography of speaking.* London: Temple Smith.

Kitayama, S., & Markus, H. (1990). *Culture and emotion: The role of other-focused emotions.* Paper presented at the 98th Annual Convention of the American Psychological Association, Boston.

Klix, F. (1980). *Erwachendes Denken.* Berlin: VEB Deutscher Verlag der Wissenschaften.

Markus, H. R., & Kitayama, S. (1991). Culture and the self: Implications for cognition, emotion, and motivation. *Psychological Review, 98,* 224–253.

Mead, M. (1971). *Der Konflikt der Generationen. Jugend ohne Vorbild.* Olten/Freiburg: Walter.

Nauck, B., Kohlmann, A., & Diefenbach, H. (1997). Familiäre Netzwerke, intergenerative Transmission und Assimilationsprozesse bei türkischen Migrantenfamilien. *Kölner Zeitschrift für Soziologie und Sozialpsychologie, 49,* 477–499.

Oerter, R. (2014). *Der Mensch, das wundersame Wesen. Was Evolution, Kulturund Ontogenese aus uns machen.* Heidelberg: Springer.

Oerter, R. (2016). *Kultu als Freund, Feind und Herr der Evolution.* Lengrich: Pabst.

Ogbu, J. U. (1983). Minority Status and Schooling in Plural Societies. *Comparative Education Review, 27*(2), 168–190

Olson, D. R. (1986). Intelligence and literacy: The relationships between intelligence and the technologies of representation and communication. In R. J. Sternberg & R. K. Wagner (Hrsg.), *Practical intelligence. Nature and origins of competence in the everyday world* (S. 338–360). Cambridge: Cambridge University Press.

Olson, D. R. (1995). Writing and the mind. In J. V. Wertsch, P. Del Rio & A. Alvarez (Hrsg.), *Sociocultural studies of mind* (S. 95–123). Cambridge, MA: University Press.

Pfeiffer, C., & Wetzels, P. (2001). Zur Struktur und Entwicklung der Jugendgewalt in Deutschland – Ein Thesenpapier auf der Basis aktueller Forschungsbefunde. In R. Oerter & S. Höfling (Hrsg.), *Mitwirkung und Teilhabe von Kindern und Jugendlichen* (S. 108–144). München: Hanns-Seidel-Stiftung.

Redfield, R., Linton, R., & Herskovits, M. (1936). Memorandum on the study of acculturation. *American Anthropologist, 38,* 149–152.

Rosenthal, D. A., & Bornholt, L. (1988). Expectations about development in Greek- and Anglo-australian families. *Journal of Cross-Cultural Psychology, 19,* 19–34.

Sampson, E. E. (1988). The debate on individualism: Indigenous psychologies of the individual and their role in personal and societal functioning. *American Psychologist, 43*(*1*), 15–22.

Schmitt-Rodermund, E., & Roebers, C. M. (1999). Akkulturation oder Entwicklung? Veränderungen von Autonomieerwartungen bei Einheimischen und Kindern aus Aussiedlerfamilien. *Psychologie in Erziehung und Unterricht, 46,* 161–176.

Schmitt-Rodermund, E., & Silbereisen, R. K. (1999). Determinants of differential acculturation of developmental timetables among adolescent imigrants in Germany. *International Journal of Psychology, 34,* 219–233.

Schmitt-Rodermund, E., & Silbereisen, R. K. (2008). Akkulturation und Entwicklung: jugendliche Immigranten. In R. Oerter & L. Montada (Hrsg.), *Entwicklungspsychologie* (S. 859–873). Weinheim: Beltz PVU.

Silbereisen, R. K., Lantermann, E. D., & Schmitt-Rodermund, E. (Hrsg.). (1999). *Akkulturation von Persönlichkeit und Verhalten von Aussiedler in Deutschland*. Opladen: Leske und Budrich.

Triandis, H. C. (1989). The self and the social behavior in differing cultural contexts. *Psychological Review, 96*, 506–520.

Wu, D. Y. H. (1985). Child rearing in Chinese culture. In D. Y. H. Wu & W.-S. Tseng (Hrsg.), *Chinese culture and mental health* (S. 113–134). New York: Academic.

Wygotski, L. (1978). *Self, mind, and society*. Cambridge, MA: Harvard University Press.

Yang, K. S. (1986). Chinese personality and its change. In M. H. Bond (Hrsg.), *The psychology of the Chinese people* (S. 106–170). Hong Kong: Oxford University Press.

Stressbewältigung und Gesundheit: eine kulturvergleichende Perspektive

Carl-Walter Kohlmann und Heike Eschenbeck

Inhalt

Zusammenfassung

Stress und der Umgang mit Stress sind für die Gesundheit zentral. Dieser Beitrag stellt zunächst Stresskonzeptionen vor. Der Schwerpunkt liegt dann auf sozialer Unterstützung als Ressource und Bewältigungsstrategie. Thematisiert werden im Kontext kultureller Unterschiede implizite und explizite soziale Unterstützung als Charakteristika kollektivistischer bzw. individualistischer Wertvorstellungen. Anhand ausgewählter Studien wird deren Bedeutung für die Gesundheit illustriert. Ferner wird verdeutlicht, dass auch der Ausdruck von Ärger je nach Kulturkontext die Gesundheit günstig oder ungünstig beeinflussen kann. Anwendungsbeispiele zu Stressprävention und Stressdiagnostik unter Berücksichtigung interkultureller Aspekte werden vorgestellt. Insgesamt sprechen die Erkenntnisse für eine kultursensible Gesundheitspsychologie.

C.-W. Kohlmann (✉) · H. Eschenbeck
Abteilung für Pädagogische Psychologie und Gesundheitspsychologie, Pädagogische Hochschule Schwäbisch Gmünd, Schwäbisch Gmünd, Deutschland
E-Mail: carl-walter.kohlmann@ph-gmuend.de; heike.eschenbeck@ph-gmuend.de

© Springer Fachmedien Wiesbaden GmbH, ein Teil von Springer Nature 2021
T. Ringeisen et al. (Hrsg.), *Handbuch Stress und Kultur*,
https://doi.org/10.1007/978-3-658-27789-5_4

Schlüsselwörter

Stress · Gesundheit · Soziale Unterstützung · Individualismus-Kollektivismus ·
Ärgerausdruck

1   Einleitung

Kulturvergleichende Arbeiten können zum besseren Verständnis von migrierten
Menschen beitragen. Dabei sind Stress und Gesundheitsverhalten zentrale Themen einer kulturvergleichenden psychologischen Perspektive (zusammenfassend
Cohen und Kitayama 2019). Die gesundheitspsychologische Migrationsforschung widmet sich insbesondere präventivem Gesundheitsverhalten (z. B. Teil-
nahme an Vorsorgeuntersuchungen, Nutzung von Gesundheitsinformationen,
Drogenvermeidung, Schutzverhalten, Ernährungs- und Bewegungsgewohnhei-
ten), Stress- und Krankheitsbewältigung, Barrieren im Aufsuchen medizinischer
Hilfe sowie generellen Gesundheitsrisiken (Kim et al. 2010; Kizilhan und Ber-
mejo 2009; Schulz 2002; Schulz und Gutiérrez-Doña 2002). Als vermittelnde
Faktoren zwischen Kultur bzw. Migration und Gesundheitsverhalten sowie
Gesundheitsstatus werden u. a. sozioökonomische Faktoren (z. B. prekäre
Arbeits- und Wohnsituation), Bildungsgrad und sprachliche Schwierigkeiten
sowie psychologische Faktoren (z. B. kulturell geprägte subjektive Vorstellungen
von Gesundheit und Krankheit; Emotionsregulation und psychische Gesundheit,
Kizilhan 2018; Marsella und Yamada 2007; Traue et al. 2005) diskutiert. Eine
zentrale Rolle innerhalb der psychologischen Betrachtung kommt den Konstruktionen des Selbst zu. Nach Markus und Kitayama (1991) sind individualistische
und kollektivistische Kulturen mit unterschiedlichen Konstruktionen des Selbst
verbunden (einführend zur kulturvergleichenden Perspektive der Psychologie,
Dörfler und Roos 2018). Diese kulturbezogenen psychologischen Konstrukte
sind für das Verständnis gesundheitsbezogenen Verhaltens bei der Inanspruch-
nahme von Hilfe medizinischer Experten und der Unterstützung durch Mitglieder
des sozialen Umfelds relevant.

Stress und der Umgang mit Stress haben Einfluss auf die psychische und die
physische Gesundheit (Aldwin 2007). Möchte man den Zusammenhang zwischen
Stress und Gesundheitsverhalten unter einer kulturvergleichenden psychologischen
Perspektive betrachten, so bietet sich insbesondere die Beschäftigung mit der Suche
nach sozialer Unterstützung an. Sie gilt einerseits als eine der wirksamsten Maßnahmen,
die Menschen dabei hilft mit kritischen Ereignissen in ihrem Leben zurechtzukommen
und sie vor negativen mentalen und körperlichen Gesundheitsbeeinträchtigungen zu
schützen (Taylor 2007). Andererseits liegt für kaum einen anderen Bereich gesundheitsbezogener Erlebens- und Verhaltensweisen beim Umgang mit Stress ein vergleichbarer
gesundheitspsychologischer Forschungsstand zu kulturellen Aspekten vor. Interessant
sind aber auch neuere Arbeiten zum Ärgerausdruck, in denen die Rolle der Emotionsregulation für die Gesundheit unter kulturvergleichender Perspektive betrachtet wird
(z. B. Kitayama et al. 2015).

2 Stress, Stressbewältigung und Gesundheit

Stress kann als ein Muster spezifischer und unspezifischer psychischer und körperlicher Reaktionen eines Individuums auf interne oder externe Reizsituationen angesehen werden, die das Gleichgewicht stören, die Fähigkeiten zur Bewältigung beanspruchen oder überschreiten und Anpassungsleistungen verlangen. Diese Bestimmung enthält drei unterschiedliche Stresskonzeptionen (zusammenfassend Kohlmann und Eschenbeck 2018): *Reaktionsbezogene Konzeptionen* konzentrieren sich primär auf die Analyse stressbezogener Verhaltensweisen und physiologischer Anpassungsprozesse (Kaluza 2003). In *situationsbezogenen Konzeptionen* wird in erster Linie die Rolle von Umweltbedingungen (z. B. kritische Lebensereignisse; Schwarzer und Schulz 2003) als Stressor betrachtet. Stressbelastungen des Alltags (z. B. finanzielle Probleme, gesundheitliche Einschränkungen, Unzufriedenheit mit der Arbeitssituation, familiäre Verpflichtungen) scheinen unabhängig vom Kulturkreis mit Beeinträchtigungen der psychischen Gesundheit und des Wohlbefindens verbunden zu sein (Schönfeld et al. 2016). Das Autor*innenteam konnte zeigen, dass sowohl in deutschen, russischen und chinesischen Stichproben Stressbelastungen positiv mit Depression und negativ mit psychischem Wohlbefinden korrelieren. Auch stellte sich unabhängig vom Kulturkreis die Selbstwirksamkeit als protektiver Faktor heraus. Für eine weitergehende Betrachtung von Stressoren im Kontext von Migration und Akkulturation siehe auch Braig et al. (2020).

Relationale Konzeptionen thematisieren die Person-Umwelt-Beziehung in belastenden Auseinandersetzungen (Aldwin 2007; Kohlmann und Hock 2005) und betonen die Rolle der Stressbewältigung. Diese von Lazarus und Folkman (1984) entwickelte Sichtweise von Stress und Stressbewältigung stellt den kognitiven Prozess der Bewertung in den Mittelpunkt. Psychologischer Stress bezeichnet danach eine Beziehung mit der Umwelt, die vom Individuum im Hinblick auf sein Wohlergehen (und damit auch auf die Gesundheit) als bedeutsam bewertet wird, aber zugleich Anforderungen an das Individuum stellt, die dessen Bewältigungsmöglichkeiten beanspruchen oder überfordern. Als entscheidender Vermittler innerhalb der stressbezogenen Beziehung zwischen Person und Umwelt wie auch im Hinblick auf die resultierenden Konsequenzen stehen die kognitive Bewertung („appraisal") und die Stressbewältigung („coping"). Bewertungen beziehen sich einerseits auf die Person-Umwelt-Konstellation im Hinblick auf das eigene Wohlergehen (z. B. Wahrnehmung von Bedrohung oder Verlust) und andererseits auf die Einschätzung der individuellen und sozialen Bewältigungsressourcen. Ob Stress entsteht und wie stark der Organismus psychisch und körperlich beeinträchtigt wird (für Annahmen zu biologischen Vermittlungsprozessen zwischen Stress und Gesundheitszustand, Kaluza 2003), hängt somit von der wahrgenommenen Verfügbarkeit von Ressourcen ab (auch Hobfoll 1998).

Individuelle Bewältigungsmöglichkeiten und insbesondere soziale Ressourcen bestimmen nach Lazarus somit maßgeblich mit, ob sich jemand in einer stressbezogenen Situation (z. B. hohe berufliche Anforderungen, Rollenkonflikte, Migration) bedroht oder herausgefordert fühlt (Rückwirkung auf die primäre Bewertung) und ob es gelingt, die Bedrohungsquelle zu kontrollieren und die Emotionen günstig zu regulieren.

3   Soziale Unterstützung und Gesundheit

Soziale Unterstützung wird hinsichtlich unterschiedlicher Aspekte betrachtet
(z. B. wahrgenommene Verfügbarkeit und aktuelles Erhalten von sozialer Unterstützung; Suche nach sozialer Unterstützung vs. Leisten von Unterstützung; emotionale,
informationelle und instrumentelle Facetten der Unterstützung) und in ihren Wirkmechanismen für die psychische und physische Gesundheit in Längs- und Querschnittanalysen wie auch in kontrollierten Experimenten analysiert (Cohen und
Wills 1985; Thoits 1995; zusammenfassende Darstellungen in Knoll und Schwarzer
2005; Lüscher und Scholz 2018). Speziell für die wahrgenommene (bzw. erwartete)
Unterstützung ist die gesundheitsfördernde Wirkung unbestritten (Knoll und
Schwarzer 2005; Taylor 2007), wenngleich die möglichen Wirkmechanismen noch
diskutiert werden (z. B. Abpuffern von Stress, Wahrnehmung von Stress, Begünstigung von Gesundheitsverhalten und positiven Emotionen; Modulation psychophysiologischer und immunologischer Stressreaktionen; zusammenfassend Knoll und
Schwarzer 2005; Lüscher und Scholz 2018; Taylor 2007).

4   Kultur, soziale Unterstützung und Gesundheitsverhalten

Die Forschung deutet darauf hin, dass grundlegende kulturelle Unterschiede wie
Individualismus und Kollektivismus die Wahrnehmung und die Nutzung sozialer
Unterstützung beeinflussen (Kizilhan 2018; Wang und Lau 2015). Abb. 1 illustriert
diese Grundannahme. Die Wirksamkeit und die Art der sozialen Unterstützung zur
Stressbewältigung können in Abhängigkeit von der kulturellen und ethnischen Zugehörigkeit unterschiedlich ausfallen: Menschen aus kollektivistischen Kulturen
scheinen mehr Wert darauf zu legen, sich um andere zu kümmern, sich anzupassen
und in die Bezugsgruppe harmonisch eingebunden zu sein (Riemer et al. 2014). Im
Gegensatz zu dieser eher *impliziten sozialen Unterstützung* mit der Betonung des
Zugehörigkeitsgefühls bevorzugen Menschen aus individualistischen Kulturen

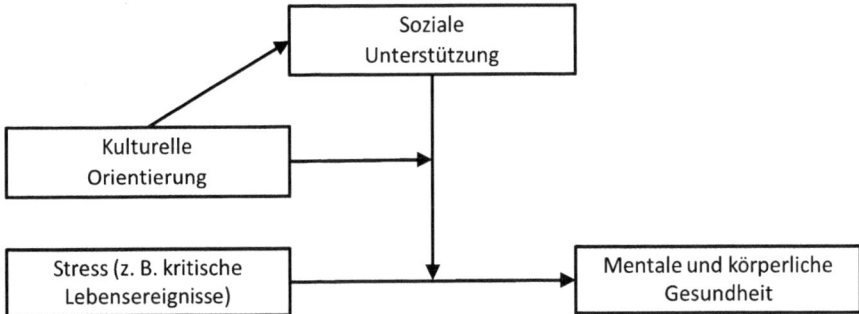

Abb. 1 Modell zur Bedeutung der kulturellen Orientierung für den stresspuffernden Effekt von
sozialer Unterstützung (Darstellung nach Shavitt et al. 2016, erweitert um den Pfad von der
kulturellen Orientierung auf die soziale Unterstützung)

explizite soziale Unterstützung, bei der Personen des sozialen Netzwerks stärker in die Auseinandersetzung mit dem belastenden Ereignis mit einbezogen werden (siehe Kasten).

Explizite und implizite soziale Unterstützung

Explizite soziale Unterstützung, die für individualistische Kulturkreise als typisch gilt, wird aufgefasst als die gezielte Einbeziehung von Personen des sozialen Netzwerks in die Auseinandersetzung mit einem belastenden Ereignis über das Einholen von Ratschlägen (informationelle Unterstützung), das Bitten um praktische Hilfe (instrumentelle Unterstützung) oder das Suchen nach Trost und Verständnis (emotionale Unterstützung).

Implizite soziale Unterstützung, die für kollektivistische Kulturkreise als charakteristisch angesehen wird, beschreibt das Eingebundensein in eine Gruppe (z. B. die Familie), ohne dabei eigene Probleme mitzuteilen oder zu diskutieren. Primär durch das Zugehörigkeitsgefühl und das damit einhergehende Empfinden von Behagen zeichnet sich implizite soziale Unterstützung aus (Taylor et al. 2007).

Die Bereitschaft, in Stresssituationen soziale Unterstützung zu suchen und von anderen Personen anzunehmen, wird somit maßgeblich von der Kultur beeinflusst (Kim et al. 2008). Inwieweit das Selbst in bestimmten Kulturen eher individualistisch und in anderen Kulturen eher kollektivistisch konstruiert ist (Kitayama und Cohen 2007), hat somit Einfluss auf die aktive Suche nach sozialer Unterstützung.

Kim et al. (2008) beschreiben, dass in eher kollektivistisch orientierten asiatischen und nordamerikanisch-asiatischen Kulturkreisen weniger soziale Unterstützung in Stresssituationen gesucht wird als etwa in individualistischeren europäischen und nordamerikanisch-europäischen. Zurückgeführt werden von ihnen diese Befunde u. a. auf Unterschiede sowohl in der Bevorzugung von *impliziter Unterstützung* als auch in dem Ansinnen, Mitglieder des sozialen Netzwerks nicht belasten zu wollen. Die Unterschiede scheinen robust über soziale, akademische und gesundheitsbezogene Stressorklassen hinweg zu bestehen. Die Untersuchungen wurden aber hauptsächlich innerhalb der USA im Rahmen eines Vergleichs der Angehörigen verschiedener Kulturkreise vorgenommen.

Inzwischen gibt es jedoch Hinweise darauf, dass innerhalb der kollektivistischen Kulturen bedeutsame Unterschiede zu berücksichtigen sind. So nehmen Shavitt et al. (2016) an, dass es wichtige Unterschiede zwischen kollektivistischen ethnischen Gruppen – insbesondere zwischen lateinamerikanischen und ostasiatischen Kulturkreisen – zur Rolle der sozialen Unterstützung als Stressbewältigungsstrategie gibt. In kollektivistischen Kulturen können entweder horizontale oder vertikale Beziehungen prägend sein (Triandis und Gelfand 1998).

Der *horizontale Kollektivismus,* der für lateinamerikanische Kulturen wie Mexiko charakteristisch ist, ist mit einer Tendenz verbunden, die Bezugsgruppe und familiäre Beziehungen wertzuschätzen, aber diese Beziehungen auf relativ gleiche und für beide Seiten vorteilhafte Weise zu nutzen. So sollen lateinamerikanische und hispanische Kulturkreise dazu neigen, in ihren Beziehungen Wohlwollen, Wärme und Geselligkeit zu betonen und die starke Identifikation und Bindung des Einzelnen an seine Kern- und Großfamilien zu unterstreichen. Diese kulturelle Ausrichtung kann den Wert der sozialen Unterstützung (insbesondere der warmen und positiven sozialen Interaktion) erhöhen, um die Auswirkungen von Stresserfahrungen abzufedern.

Der *vertikale Kollektivismus*, der in ostasiatischen Kulturen wie Korea prägend ist, ist zwar ebenfalls mit einer großen Bedeutung der Bezugsgruppe und von sozialen Beziehungen verbunden; diese sozialen Beziehungen werden aber sehr hierarchisch wahrgenommen. Soziale Interaktionen sind bestimmt durch Verhalten, dass der relativen sozialen Position entspricht, Verpflichtungen erfüllt und Autonomiebestrebungen weitgehend zurückstellt. In diesen kulturellen Kontexten ist das Helfen oder Empfangen von Hilfe mit viel Verantwortung und auch Verpflichtungen verbunden. Menschen mit vertikalem kollektivistischem Hintergrund zögern möglicherweise, soziale Unterstützung zu suchen, weil sie sich verpflichtet fühlen könnten, in Zukunft noch mehr Hilfe zu leisten (Mojaverian und Kim 2013).

Auf Basis dieser angenommenen kulturellen Unterschiede prognostizierten Shavitt et al. (2016), dass insbesondere bei Menschen mit einem horizontalen kollektivistischen kulturellen Hintergrund („Mexican Americans") im Vergleich zu solchen mit einem vertikalen kollektivistischen kulturellen Hintergrund („Korean Americans") oder individualistischen kulturellen Hintergründen („European Americans", „African Americans"), soziale Unterstützung die Beziehung zwischen Stresserfahrungen und psychischer und körperlicher Gesundheit puffert oder mildert. An einer Stichprobe von ca. 600 Erwachsenen aus Chicago und Umgebung konnte diese Hypothese in einem Querschnittdesign bestätigt werden. Generell zeigte sich, dass für alle Gruppen Stress positiv mit Depression und negativ mit körperlicher Gesundheit verbunden war. Allerdings war nur in der Gruppe der Mexican Americans die soziale Unterstützung (operationalisiert als strukturelle soziale Unterstützung über die Anzahl der guten Freund*innen und die Intensität der sozialen Kontakte) ein Stresspuffer. Das heißt, je höher bei den Mitgliedern des horizontalen kollektivistischen Kulturkreises die soziale Unterstützung war, desto geringer wirkte sich Stress auf psychisches und körperliches Wohlbefinden aus. Auch wenn bei allen vier untersuchten Gruppen Gesundheitsratschläge primär bei Expert*innen (z. B. Ärzt*innen) gesucht wurden, waren Freund*innen und Familie für die Mexican Americans weit stärker als bei den anderen Gruppen ein wichtiger Ansprechpartner für Gesundheitsfragen. Shavitt et al. (2016) nehmen daher an, dass Mundpropaganda in mexikanisch-amerikanischen oder hispanischen Kontexten wichtiger sei als massenvermittelte Nachrichten, die in asiatischen kulturellen Kontexten geschätzt werden. Somit spielt die kulturelle Orientierung eine wichtige Rolle für die effektive Gestaltung von Gesundheitskommunikation.

Kenntnisse über interkulturelle Differenzen in der Art der bevorzugten sozialen Unterstützung sind nicht nur für die Gesundheitskommunikation (z. B. Kreuter und McClure 2004; Shavitt et al. 2016) oder das subjektive Wohlbefinden (Kim et al. 2008; siehe auch Tov und Diener 2007), sondern auch für die Gestaltung von öffentlichen gesundheitsbezogenen Angeboten und die medizinische Behandlung relevant (Kizilhan 2018; Kizilhan und Bermejo 2009; MacLachlan 2006), um die Angebote möglichst kultursensitiv gestalten zu können.

In einer qualitativen Analyse zu den Erfahrungen chinesischer Immigrant*innen in New York mit Krebsvorsorgeuntersuchungen kommen Kwong und Mak (2009) zu dem Ergebnis, dass Barrieren beim Aufsuchen medizinischer Hilfe (Bürokratie, Fragmentierung des Gesundheitssystems, lange Wartezeiten, schwer erreichbare und verständnisarme Ärzt*innen) das Vorsorgeverhalten stark beeinträchtigen. Es ist nicht schwer vorstellbar, dass sich diese Barrieren besonders stark bei Personen auswirken, die eher implizite Unterstützung als die aktive Suche nach Unterstützung bevorzugen. Die zunehmende Beachtung interkultureller Kompetenz bei Tätigen im Gesundheitswesen (Kizilhan und Bermejo 2009; MacLachlan 2006) weist in die richtige Richtung.

5 Kultur, Ärgerausdruck und Gesundheit

Ärgerausdruck wird als Risikofaktor für die Gesundheit angesehen (Chida und Steptoe 2009). Kitayama et al. (2015) stellen diese Annahme hinsichtlich ihrer Universalität in Frage. Sie betonen, dass die Äußerung von Ärger und Wut zwei Facetten hat. Einerseits kann Wutausdruck frustrierende Erfahrungen widerspiegeln. Bei Ereignissen, die Ziele und Wünsche blockieren, kann Frustration entstehen, was wiederum zu Ärger und Ärgerausdruck führen kann. Andererseits kann der Ausdruck von Ärger und Wut ein Mittel sein, um die eigene Dominanz zu zeigen und andere einzuschüchtern.

In westlichen kulturellen Kontexten ist die Unabhängigkeit des Selbst (und damit das Verfolgen persönlicher Ziele) wichtig. Für westliche Kulturkreise wird ferner angenommen, dass der Ausdruck von Ärger auf frustrierende persönliche Erfahrungen hinweist. Dies passt zu der Befundlage, nach der Ärgerausdruck kardiovaskuläre Risiken erhöht. Im Gegensatz dazu wird in asiatischen Kulturkontexten die Interdependenz des Selbst stärker geschätzt. Das Selbst wird als Teil einer hierarchisch organisierten sozialen Gruppe konzipiert. In solchen Situationen wird die Äußerung von Wut als sozial disruptiv angesehen, was zur Folge hat, dass ein starkes normatives Verbot gegen sie besteht. Eine Ausnahme vom normativen Verbot der Wutäußerung besteht bei Macht und Dominanz, wie z. B. bei Individuen mit einem hohen sozialen Status. In Folge nahmen Kitayama et al. (2015) an, dass Menschen in Japan Wut in erster Linie zum Ausdruck bringen, wenn sie sich dominant und privilegiert fühlen. Die Häufigkeit des Wutausdrucks dient somit als Hinweis für soziale Privilegien. Ärgerausdruck soll somit im japanischen Kulturkontext das Risiko für kardiovaskuläre Risiken senken.

Um diese Vorhersage zu testen, wurden in einem Querschnittdesign 382 japanische und 1052 US-amerikanische Männer und Frauen (Durchschnittsalter > 55 Jahre) untersucht. Erhoben wurden Ärgerausdruck (Spielberger 1988) und Gesundheitsparameter (Entzündungsmarker wie Interleukin-6 und C-reaktives Protein, Blutdruck und Cholesterin-Werte). Die Ergebnisse bestätigten die Erwartungen: eine positive Assoziation zwischen Ärgerausdruck und Gesundheitsrisiken für die US-Amerikaner, den gegenteiligen Zusammenhang für die japanische Stichprobe. Andere Ärgerkomponenten (z. B. allgemeine Ärgerneigung, nach innen gerichteter Ärger) zeigten keinen Einfluss. Ferner blieben die Zusammenhänge nach der Kontrolle von Alter, Geschlecht, Gesundheitszustand, Gesundheitsverhalten, sozialem Status und berichteter Erfahrung mit negativen Emotionen bestehen.

Die Studie liefert einen bemerkenswerten Nachweis einer kulturellen Moderation der Assoziation zwischen Ärgerausdruck und Gesundheit. Kitayama et al. (2015) schließen, dass Ärgerausdruck in den beiden kulturellen Kontexten als Indikator für unterschiedliche Erfahrungen dient. Während die Häufigkeit des Ärgerausdrucks in den USA eher den Grad der Exposition gegenüber negativen Ereignissen (z. B. Lebensschwierigkeiten, Ärgernissen und Frustrationen) indiziert, steht Ärgerausdruck in Japan eher für das Durchsetzungsvermögen des Einzelnen.

In den beiden nachfolgenden Abschnitten werden anhand der Anpassung eines Stresspräventionsprogramms für Kinder und Jugendliche mit Migrationshintergrund und eines Vergleichs von Schülerinnen und Schülern in Deutschland und der Türkei zwei kulturbezogene Anwendungsbereiche aus der eigenen Arbeitsgruppe illustriert.

6   Förderung von Stressprävention bei Kindern und Jugendlichen mit Migrationshintergrund

Auch in Programmen zur Förderung der Integration inkl. der Lebenskompetenz und Stressbewältigung von Kindern und Jugendlichen lassen sich interkulturelle Aspekte berücksichtigen. Exemplarisch wird nachfolgend ein Modul zur Stressprävention bei Kindern und Jugendlichen mit Migrationshintergrund vorgestellt (für eine ausführliche Darstellung, siehe Eschenbeck et al. 2011). Dabei wird die Förderung sprachlicher Kompetenzen zur Verbesserung der Integration (Benholz et al. 2010; Stiftung Mercator 2010) durch die Förderung individueller Bewältigungskompetenzen ergänzt. Ein Aspekt bei der Entwicklung der Module waren Befunde der Frankfurter Arbeitsgruppe um Bongard (zusammenfassend Frankenberg et al. 2013), die in ihren Studien zur Akkulturation von Jugendlichen mit Migrationshintergrund u. a. zeigte, dass eine Orientierung an der deutschen Kultur mit einer eher günstigen Anpassung (psychische Gesundheit, Schulleistungen) einhergeht. So werden im Stresspräventionstraining individuelle und soziale Ressourcen (z. B. soziale Kompetenz, Problemlösefertigkeit, soziale Unterstützung und Einbindung) gestärkt. Im Rahmen von Nachmittagsunterricht und Ferienschulen werden den Schülerinnen und Schülern (vorwiegend Klassenstufen 5 und 6) in Kleingruppen integriert in die Sprachförderung (Zierau 2010) grundlegende Bewältigungskompetenzen wie Stressmanagement, Kommunikations- und Problemlösefertigkeiten sowie Entspannungsübungen vermittelt. Hierzu wurden Programmbausteine der Stresspräventionsprogramme „SNAKE" (Stress Nicht Als Katastrophe Erleben, Beyer und Lohaus 2018) sowie „Bleib locker" (Klein-Heßling und Lohaus 2012) mit Modulen zu *Sozialer Unterstützung* (insb. explizite Suche nach sozialer Unterstützung), *Problemlösen* und *Gedanken und Stress* für Schülerinnen und Schüler mit Migrationshintergrund für den Förderunterricht angepasst. Beide Stresspräventionsprogramme basieren auf der oben bereits dargestellten Stresstheorie von Lazarus und werden von den Schülern positiv aufgenommen. Auch liegen empirische Befunde zur Wirksamkeit vor (Beyer und Lohaus 2005; Klein-Heßling 1997; siehe auch Kaluza und Lohaus 2006, für eine Übersicht). Für die im Rahmen von Förderunterricht erprobten Programmbausteine steht eine systematische Evaluation bislang aus (auch Petermann und Natzke 2006). Generell ermöglicht die Integration von Stressbewältigungsmodulen in den sprachorientierten Mercator-Förderunterricht einen Austausch der Schülerinnen und Schüler über ihr Stresserleben und eigene Stressbewältigungsbemühungen und unterstützt dabei auch das Verständnis für interkulturelle Unterschiede in der Stressbewältigung.

7   Erfahrungen mit der Diagnostik von Stressbewältigung im Kulturvergleich

Zentral mit Blick auf eine systematische Evaluation von Interventionen (z. B. Förderprogramme zur Stressprävention) ist u. a. aber auch, dass auf sprachlich und kulturell angemessene diagnostische Verfahren zurückgegriffen werden kann.

Beispielsweise liegt mit dem *Fragebogen zur Erhebung von Stress und Stressbewältigung im Kindes- und Jugendalter* (SSKJ 3-8 R; Lohaus et al. 2018; siehe auch Eschenbeck et al. 2006) ein Instrument im Bereich der Stressdiagnostik vor. Erfasst werden u. a. die fünf Bewältigungsstrategien Suche nach sozialer Unterstützung (Beispielitem: „... dann bitte ich jemanden, mir bei dem Problem zu helfen"), problemorientierte Bewältigung („... dann denke ich darüber nach, wie ich das Problem lösen kann"), vermeidende Bewältigung („... dann tue ich so, als ob mich das nichts angeht"), palliative Emotionsregulation („... dann versuche ich, etwas zur Entspannung zu tun") sowie ärgerbezogene Emotionsregulation („... dann rege ich mich total auf"). Diese Strategien der Stressbewältigung werden für zwei unterschiedliche Stresssituationen erhoben, eine soziale Situation (Streitigkeiten mit Freund*innen) und eine stärker leistungsbezogene (Probleme mit den Hausaufgaben). Neben der Version in deutscher Sprache liegen mittlerweile auch Übersetzungen (mit der Methode der Rückübersetzung erstellt) in die türkische (Eschenbeck et al. 2012), englische, französische, russische, spanische und ukrainische Sprache vor (Eschenbeck et al. 2019). Diese Sprachversionen wurden metrisch auf Messäquivalenz mit der deutschen Fragebogenversion geprüft.

Unter Anwendung der deutsch- und der türkischsprachigen Version des SSKJ 3-8 wurden Kinder und Jugendliche der 4. bis 8. Klasse (Alter: 9 bis 16 Jahre) in Deutschland ($n = 1240$) und der Türkei ($n = 473$) zur Suche nach sozialer Unterstützung als Stressbewältigungsstrategie in der sozialen und der schulischen leistungsbezogenen Stresssituation („Streit mit Freund bzw. Freundin", „zu viele Hausaufgaben") befragt (Kohlmann et al. 2012). Entgegen der Erwartung resultierte kein genereller kultureller Unterschied in der *expliziten* Suche nach sozialer Unterstützung (siehe auch Seiffge-Krenke und Shulman 1990). Für den schulischen Stressor berichteten türkische gegenüber deutschen Kindern und Jugendlichen sogar vermehrt Suche nach sozialer Unterstützung. Ferner zeigte sich, dass Geschlechtsunterschiede in der Suche nach sozialer Unterstützung, mit höheren Werten für Mädchen, in Deutschland stärker ausgeprägt waren als in der Türkei. In dieser Studie wurde explizite soziale Unterstützung, nicht dagegen implizite soziale Unterstützung erfasst. Es handelt sich bei der türkischsprachigen Fassung des SSKJ 3-8 allerdings um ein diagnostisches Verfahren, das über eine „transport and test"-Strategie (Cheung et al. 2011) entwickelt wurde.

Weiterführend könnten zukünftige Arbeiten zur Stressdiagnostik im interkulturellen Kontext kooperativ durchgeführt werden und zusätzlich zur Etablierung von Messäquivalenz für übersetzte (meist europäische oder amerikanische) Fragebögen auch stärker kulturspezifische Elemente schon in der Stresskonzeption und der Konstruktion der Verfahren berücksichtigen („explore and discover", „integrate and generate"; Cheung et al. 2011), um sowohl Gemeinsamkeiten als auch Besonderheiten im Umgang mit Stress und Belastung in verschiedenen Kulturen betrachten zu können.

Da kulturvergleichende Forschung das Risiko des Denkens in Stereotypen in sich birgt (Erard 2009), sollte zugleich auch immer das Augenmerk auf die intrakulturellen Differenzen gelenkt werden.

8 Fazit: Kultursensible Gesundheitspsychologie

Kizilhan (2018) spricht sich aufgrund der Erkenntnisse aus kulturvergleichenden Studien und Studien zum Vergleich von Menschen ohne Migrationshintergrund mit Menschen mit einem Migrationshintergrund, der selbst wiederum sehr unterschiedlich begründet sein kann, für eine kultursensible Gesundheitspsychologie aus, die sowohl der Gruppenzugehörigkeit als auch der Individualität gerecht wird. In einer globalisierten Welt, die zu transkulturellen Selbstkonzepten beiträgt, bedeutet dies „… auch, dass die regionale Herkunft einer Person oder ihrer Eltern nur einen Aspekt kultureller Zugehörigkeit darstellt" (Kizilhan 2018, S. 594).

Migrantinnen und Migranten werden demnach von einer transkulturellen, kultursensitiven Beratung, Behandlung oder sozialen Unterstützung profitieren, die sprachliche, kulturelle und auch migrationsspezifische Aspekte bei der Bewältigung ihrer Herausforderungen und Probleme miteinbezieht.

Literatur

Aldwin, C. M. (2007). *Stress, coping, and development: An integrative perspective* (2. Aufl.). New York: Guilford.

Benholz, C., Kniffka, G., & Winters-Ohle, E. (Hrsg.). (2010). *Fachliche und sprachliche Förderung von Schülern mit Migrationsgeschichte*. Münster: Waxmann.

Beyer, A., & Lohaus, A. (2005). Stressbewältigung im Jugendalter: Entwicklung und Evaluation eines Präventionsprogramms. *Psychologie in Erziehung und Unterricht, 52*, 33–50.

Beyer, A., & Lohaus, A. (2018). *Stressbewältigung im Jugendalter: Ein Trainingsprogramm* (2. Aufl.). Göttingen: Hogrefe.

Braig, J., Schmees, P., & Eschenbeck, H. (2020). Erfassung von Stress im Kontext von Migration und Akkulturation. In T. Ringeisen, P. Genkova & F. T. L. Leong (Hrsg.), *Handbuch Stress und Kultur* (2. Aufl., S. 243–262). Wiesbaden: Springer.

Cheung, F. M., van de Vijver, F. J. R., & Leong, F. T. L. (2011). Toward a new approach to the study of personality in culture. *American Psychologist, 66*, 593–603. https://doi.org/10.1037/a0022389.

Chida, Y., & Steptoe, A. (2009). The association of anger and hostility with future coronary heart disease: A meta-analytic review of prospective evidence. *Journal of the American College of Cardiology, 53*, 936–946. https://doi.org/10.1016/j.jacc.2008.11.044.

Cohen, D., & Kitayama, S. (Hrsg.). (2019). *Handbook of cultural psychology* (2. Aufl.). New York: Guilford.

Cohen, S., & Wills, T. A. (1985). Stress, social support, and the buffering hypothesis. *Psychologial Bulletin, 98*, 310–357. https://doi.org/10.1037/0033-2909.98.2.310.

Dörfler, T., & Roos, J. (Hrsg.). (2018). *Richard J. Gerrig: Psychologie* (21. Aufl.). München: Pearson. (Original von R. J. Gerrig erschienen 2013: Psychology and life).

Erard, R. E. (2009). The paradox of indiscriminate multiculturalism. *American Psychologist, 64*, 564.

Eschenbeck, H., Kohlmann, C.-W., Lohaus, A., & Klein-Heßling, J. (2006). Die Diagnostik von Stressbewältigung mit dem „Fragebogen zur Erhebung von Stress und Stressbewältigung im Kindes- und Jugendalter" (SSKJ 3-8): Faktorielle und psychometrische Analysen. *Diagnostica, 52*, 131–142. https://doi.org/10.1026/0012-1924.52.3.131.

Eschenbeck, H., Zierau, C., Brunner, M., & Kohlmann, C.-W. (2011). Stressprävention bei Kindern und Jugendlichen mit Migrationshintergrund: Erfahrungen mit einem Präventionsprogramm im Rahmen von Förderunterricht. *Praxis der Kinderpsychologie und Kinderpsychiatrie, 60*, 561–575. https://doi.org/10.13109/prkk.2011.60.7.561.

Eschenbeck, H., Heim-Dreger, U., Tasdaban, E., Lohaus, A., & Kohlmann, C.-W. (2012). A Turkish adaptation of the coping scales from the German stress and coping questionnaire for children and adolescents. *European Journal of Psychological Assessment, 28*, 32–40. https://doi.org/10.1027/1015-5759/a000088.

Eschenbeck, H., Heim-Dreger, U., Kerkhoff, D., Kohlmann, C.-W., Lohaus, A., & Vierhaus, M. (2019). The coping scales from the German stress and coping questionnaire for children and adolescents: Psychometric and factorial evidence for five language versions. *European Journal of Psychological Assessment.* https://doi.org/10.1027/1015-5759/a000530.

Frankenberg, E., Kupper, K., Wagner, R., & Bongard, S. (2013). Immigrant youth in Germany: Psychological and sociocultural adaptation. *European Psychologist, 18*, 158–168. https://doi.org/10.1027/1016-9040/a000154.

Hobfoll, S. E. (1998). *Stress, culture, and community.* New York: Plenum.

Kaluza, G. (2003). Stress. In M. Jerusalem & H. Weber (Hrsg.), *Psychologische Gesundheitsförderung: Diagnostik und Prävention* (S. 339–361). Göttingen: Hogrefe.

Kaluza, G., & Lohaus, A. (2006). Psychologische Gesundheitsförderung im Kindes- und Jugendalter: Eine Sammlung empirisch evaluierter Interventionsprogramme. *Zeitschrift für Gesundheitspsychologie, 14*, 119–134. https://doi.org/10.1026/0943-8149.14.3.119.

Kim, B. S. K., Wong, Y. J., & Maffini, C. S. (2010). Annual review of Asian American Psychology, 2009. *Asian American Journal of Psychology, 1*, 227–260. https://doi.org/10.1037/a0022157.

Kim, H. S., Sherman, D. K., & Taylor, S. (2008). Culture and social support. *American Psychologist, 63*, 518–526. https://doi.org/10.1037/0003-066X.

Kitayama, S., & Cohen, D. (Hrsg.). (2007). *Handbook of cultural psychology.* New York: Guilford.

Kitayama, S., Park, J., Boylan, J. M., Miyamoto, Y., Levine, C. S., Markus, H. R., Karasawa, M., Coe, C. L., Kawakami, N., Love, G. D., & Ryff, C. D. (2015). Anger expression and ill-health in two cultures: An examination of inflammation and cardiovascular risk. *Psychological Science, 26*, 211–220. https://doi.org/10.1177/0956797614561268.

Kizilhan, J. (2018). Migration und Interkulturalität. In C.-W. Kohlmann, C. Salewski & M. A. Wirtz (Hrsg.), *Psychologie in der Gesundheitsförderung* (S. 587–601). Bern: Huber.

Kizilhan, J., & Bermejo, I. (2009). Migration, Kultur, Gesundheit. In J. Bengel & M. Jerusalem (Hrsg.), *Handbuch der Gesundheitspsychologie und Medizinischen Psychologie* (S. 509–518). Göttingen: Hogrefe.

Klein-Heßling, J. (1997). *Stressbewältigungstrainings für Kinder: Eine Evaluation.* Tübingen: dgvt.

Klein-Heßling, J., & Lohaus, A. (2012). *Stresspräventionstraining für Kinder im Grundschulalter* (3. Aufl.). Göttingen: Hogrefe.

Knoll, N., & Schwarzer, R. (2005). Soziale Unterstützung. In R. Schwarzer (Hrsg.), *Enzyklopädie der Psychologie, Gesundheitspsychologie* (S. 333–349). Göttingen: Hogrefe.

Kohlmann, C.-W., & Eschenbeck, H. (2018). Stress und Stressbewältigung. In C.-W. Kohlmann, C. Salewski & M. A. Wirtz (Hrsg.), *Psychologie in der Gesundheitsförderung* (S. 169–181). Bern: Huber.

Kohlmann, C.-W., & Hock, M. (2005). Stressbewältigung. In H. Weber & T. Rammsayer (Hrsg.), *Handbuch der Persönlichkeitspsychologie und Differentiellen Psychologie* (S. 374–382). Göttingen: Hogrefe.

Kohlmann, C.-W., Eschenbeck, H., Heim-Dreger, U., & Tasdaban, E. (2012). Stressbewältigung von Kindern und Jugendlichen in Deutschland und der Türkei: Interkulturelle Unterschiede in der Suche nach sozialer Unterstützung? *Zeitschrift für Gesundheitspsychologie, 20,* 22–26. https://doi.org/10.1026/0943-8149/a000058.

Kreuter, M. W., & McClure, S. M. (2004). The role of culture in health communication. *Annual Review of Public Health, 25,* 439–455. https://doi.org/10.1146/annurev.publhealth.25.101802.123000.

Kwong, K., & Mak, A. (2009). Health care and cancer screening experience of Chinese immigrants in New York City: A qualitative study. *Social Work in Health Care, 48,* 321–347. https://doi.org/10.1080/00981380802599190.

Lazarus, R. S., & Folkman, S. (1984). *Stress, appraisal, and coping.* New York: Springer.

Lohaus, A., Eschenbeck, H., Kohlmann, C.-W., & Klein-Heßling, J. (2018). *Fragebogen zur Erhebung von Stress und Stressbewältigung im Kindes- und Jugendalter – Revision (SSKJ 3-8 R).* Göttingen: Hogrefe.

Lüscher, J., & Scholz, U. (2018). Soziale Unterstützung. In C.-W. Kohlmann, C. Salewski & M. A. Wirtz (Hrsg.), *Psychologie in der Gesundheitsförderung* (S. 213–225). Bern: Huber.

MacLachlan, M. (2006). *Culture and health: A critical perspective towards global health* (2. Aufl.). Chichester: Wiley.

Markus, H. R., & Kitayama, S. (1991). Culture and the self: Implications for cognition, emotion, and motivation. *Psychological Review, 98,* 224–253. https://doi.org/10.1037/0033-295X.98.2.224.

Marsella, A. J., & Yamada, A. M. (2007). Culture and psychopathology: Foundations, issues, and directions. In S. Kitayama & D. Cohen (Hrsg.), *Handbook of cultural psychology* (S. 797–818). New York: Guilford.

Mojaverian, T., & Kim, H. S. (2013). Interpreting a helping hand: Cultural variation in the effectiveness of solicited and unsolicited social support. *Personality and Social Psychology Bulletin, 39,* 88–99. https://doi.org/10.1177/0146167212465319.

Petermann, F., & Natzke, H. (2006). Soziale Integration. In A. Lohaus, M. Jerusalem & J. Klein-Heßling (Hrsg.), *Gesundheitsförderung im Kindes- und Jugendalter* (S. 348–369). Göttingen: Hogrefe.

Riemer, H., Shavitt, S., Koo, M., & Markus, H. R. (2014). Preferences don't have to be personal: Expanding attitude theorizing with a cross-cultural perspective. *Psychological Review, 121,* 619–648. https://doi.org/10.1037/a0037666.

Schönfeld, P., Brailovskaia, J., Bieda, A., Zhang, X. C., & Margraf, J. (2016). The effects of daily stress on positive and negative mental health: Mediation through self-efficacy. *International Journal of Clinical and Health Psychology, 16,* 1–10. https://doi.org/10.1016/j.ijchp.2015.08.005.

Schulz, U. (2002). Migration. In R. Schwarzer, M. Jerulsalem & H. Weber (Hrsg.), *Gesundheitspsychologie von A bis Z* (S. 363–366). Göttingen: Hogrefe.

Schulz, U., & Gutiérrez-Doña, B. (2002). Kulturunterschiede. In R. Schwarzer, M. Jerulsalem & H. Weber (Hrsg.), *Gesundheitspsychologie von A bis Z* (S. 338–341). Göttingen: Hogrefe.

Schwarzer, R., & Schulz, U. (2003). Stressful life events. In A. M. Nezu, C. M. Nezu, P. A. Geller & I. B. Weiner (Hrsg.), *Handbook of psychology: Vol. 9. Health psychology* (S. 27–49). New York: Wiley.

Seiffge-Krenke, I., & Shulman, S. (1990). Coping style in adolescence: A cross-cultural study. *Journal of Cross-Cultural Psychology, 21*, 351–377. https://doi.org/10.1177/002202219 0213006.

Shavitt, S., Cho, Y., Johnson, T., Jiang, D., Holbrook, A., & Stavrakantonaki, M. (2016). Culture moderates the relation between perceived stress, social support, and mental and physical health. *Journal of Cross-Cultural Psychology, 47*, 956–980. https://doi.org/10.1177/0022022116656132.

Spielberger, C. D. (1988). *Manual for the State-Trait Anger Expression Inventory (STAXI)*. Odessa: Psychological Assessment Resources.

Stiftung Mercator (Hrsg.). (2010). *Der Mercator-Förderunterricht: Sprachförderung für Schüler mit Migrationshintergrund durch Studierende*. Münster: Waxmann.

Taylor, S. E. (2007). Social support. In H. S. Friedman & R. C. Silver (Hrsg.), *Foundations of health psychology* (S. 145–171). New York: Oxford University Press.

Taylor, S. E., Welch, W., Kim, H. S., & Sherman, D. K. (2007). Cultural differences in the impact of social support on psychological and biological stress responses. *Psychological Science, 18*, 831–837. https://doi.org/10.1111/j.1467-9280.2007.01987.x.

Thoits, P. A. (1995). Stress, coping and social support processes: Where are we? What next? *Journal of Health and Social Behavior, 35*, 53–79. https://doi.org/10.2307/2626957.

Tov, W., & Diener, E. (2007). Culture and subjective well-being. In S. Kitayama & D. Cohen (Hrsg.), *Handbook of cultural psychology* (S. 691–713). New York: Guilford.

Traue, H. C., Horn, A., & Kessler, H. (2005). Emotion, Emotionsregulation und Gesundheit. In R. Schwarzer (Hrsg.), *Enzyklopädie der Psychologie, Gesundheitspsychologie* (S. 149–171). Göttingen: Hogrefe.

Triandis, H. C., & Gelfand, M. J. (1998). Converging measurement of horizontal and vertical individualism and collectivism. *Journal of Personality and Social Psychology, 74*, 118–128. https://doi.org/10.1037/0022-3514.74.1.118.

Wang, S. W., & Lau, A. S. (2015). Mutual and non-mutual social support: Cultural differences in the psychological, behavioral, and biological effects of support seeking. *Journal of Cross-Cultural Psychology, 46*, 916–929. https://doi.org/10.1177/0022022115592967.

Zierau, C. (2010). Herbstschule: Ein Ferienprojekt in Schwäbisch Gmünd. In Stiftung Mercator (Hrsg.), *Der Mercator-Förderunterricht: Sprachförderung für Schüler mit Migrationshintergrund durch Studierende* (S. 107–119). Münster: Waxmann.

Die Theorie der Ressourcenerhaltung: Implikationen für Stress und Kultur

Petra Buchwald und Stevan E. Hobfoll

Inhalt

Zusammenfassung

Die Theorie der Ressourcenerhaltung ist zu einer der führenden Theorien geworden bei der Vorhersage menschlichen Verhaltens angesichts von Stress. Sie betont neben subjektiv wahrgenommenen Ressourcengewinnen und -verlusten die objektiven Verluste, die zu Stress führen. Dezidiert fordert die Theorie die Betrachtung der sozialen und kulturellen Lebensumstände, innerhalb derer Menschen nicht nur allein, sondern auch gemeinsam mit anderen Stress erleben und bewältigen. Menschen benötigen, je nach Kultur, in der sie leben, spezifische Ressourcen, um sich selbst und ihre sozialen Beziehungen zu regulieren. So entstehen im Lauf des Lebens individuelle Ressourcen-Karawanen bzw. Ressourcencluster, die im Zuge individueller Biografien auf unterschiedlichen Karawanen-Pfaden bzw. Lebenswegen erworben werden. Während Schlüsselressourcen (positives Selbstwertgefühl etc.) kulturübergreifend sind, erhalten andere Ressourcen je nach Kulturkreis ihre spezielle Bedeutung. Im Sinne Bourdieus umfasst das kulturelle Kapital sämtliche Ressourcen, die Menschen durch Bildung erwerben, abhängig von Sozialisation und Erziehung in Kultur, Gesellschaft und Familie. Zugleich streben Menschen

P. Buchwald (✉)
Bildungs- und Sozialwissenschaften, Bergische Universität Wuppertal, Wuppertal, Deutschland
E-Mail: pbuchwald@uni-wuppertal.de

S. E. Hobfoll
Department of Behavorial Sciences, Rush Medical College, Chicago, USA

© Springer Fachmedien Wiesbaden GmbH, ein Teil von Springer Nature 2021   77
T. Ringeisen et al. (Hrsg.), *Handbuch Stress und Kultur*,
https://doi.org/10.1007/978-3-658-27789-5_9

danach, die je nach Kultur wertgeschätzten Ressourcen zu erhalten. Eine ressourcenorientierte Betrachtung der Bewältigung von Stress ermöglicht also den interkulturellen Vergleich von Lebenszufriedenheit und Well Being je nach den existierenden Mikro-, Meso- und Makrosystemen.

Schlüsselwörter

Coping · Gewinn- und Verlustspiralen · Ressourcen-Karawanen · Kulturelles Kapital · Ressourcenerhaltung

1 Einleitung

Die Theorie der Ressourcenerhaltung (engl. conservation of resources-theory, abgek. COR-theory) ist neben der herausragenden Pionierarbeit von Lazarus und Folkman (1984; transactional model of stress) im Laufe der letzten 20 Jahre zu einer der führenden Stresstheorien geworden. Obwohl die Theorie der Ressourcenerhaltung grundsätzlich anerkennt, dass Menschen ihre Umwelt durch individuelle Einschätzungsprozesse bewerten, unterscheidet sie sich doch deutlich von Lazarus und Folkmans individueller Bewertungstheorie. Die Theorie der Ressourcenerhaltung definiert Stress eben nicht nur auf der Basis von individuellen, subjektiven Einschätzungen, sondern betont die objektiven Aspekte von Bedrohungen und Verlusten, die mit Stress einhergehen sowie die *gemeinsamen* Bewertungen und Bewältigungsanstrengungen von Menschen gleicher Art und Kultur. Somit wird der objektiven Realität erheblich mehr Bedeutung beigemessen und es wird auch auf soziale und kulturelle Lebensumstände fokussiert, in denen die Stressoren klar auszumachen sind. Den umfassendsten Kontext hierfür liefert die Kultur, verstanden als Makrosystem, einschließlich der zugrunde liegenden Weltanschauungen und Ideologien (Bronfenbrenner 1981).

Die Theorie wurde ursprünglich im Hinblick auf kritische Lebensereignisse und traumatischen Stress erstellt (Benight et al. 1999; Freedy et al. 1992; Hobfoll et al. 2006; Norris et al. 1999). Mittlerweile ist die Theorie der Ressourcenerhaltung aber auch wegweisend zur Begründung von Burnout (Brotheridge und Lee 2002; Buchwald und Hobfoll 2004; Freedy und Hobfoll 1994; Hobfoll und Shirom 2001; Ito und Brotheridge 2003; Neveu 2007) und wird zunehmend zur Erklärung von Stress und Stressbewältigung in kulturellen Kontexten angewendet (Buchwald 2009; Buchwald und Ringeisen 2009; Ringeisen et al. 2008, 2009a; Van Thompson 2009). Hierzu zieht die Theorie kulturanthropologische Überlegungen heran und argumentiert, dass Verluste und Bedrohungen von Individuen, Gruppen oder Kulturen als stressreich empfunden werden und Menschen durch kulturelle Fortschritte soziale Gegebenheiten schaffen, die eine Bewältigung von Stress wesentlich erleichtern (Vashdi et al. 2019). Hobfoll (1998) konstatiert in Einklang mit DeVries (1995), dass sich Kultur selbst erschafft, um die Etablierung, Erhaltung und das Überleben einer Nation zu sichern. Nach DeVries (1995) sieht Kultur ein System mit sozialen Strukturen und Beziehungen vor, das eine ausreichende Aufteilung von materiellen und sozialen Ressourcen gewährleistet und die menschliche Reproduktion sichert. Innerhalb kulturell geprägter sozialer Strukturen, Rollen, Normen und Werten entwickeln Kulturen einen Kontext, in dem die Antworten auf Stress und Stressbewältigung definiert und skizziert sind. Kulturelle Betrachtungen veranschaulichen, dass ein sozialer Kontext eine bestimmte Kombination von Ressourcen schafft, die es ermöglicht, sowohl individuelle Ziele als auch Gruppenziele zu erreichen. Die sozialen Strukturen geben gleichfalls vor, welche Umstände als Stressoren fungieren, da sie die Bedingungen schaffen, innerhalb derer Beschaffung, Sicherung und Erhalt von sozial vernetzten Ressourcen möglich sind oder auch nicht.

In diesem Beitrag werden die grundlegenden Prinzipien der Theorie der Ressourcenerhaltung dargelegt und dabei neuere Überlegungen zur Bedeutung von Ressourcengewinnen und Verlusten im kulturellen Kontext vorgestellt. Auch wenn Konzepte der interkulturellen Kompetenzen und interkulturellen Konflikte in der Pädagogik und Psychologie seit einiger Zeit thematisiert werden, sind sie bislang kaum aus stress- und ressourcentheoretischer Perspektive erörtert worden.

2   Die Theorie der Ressourcenerhaltung

Die Theorie der Ressourcenerhaltung ist eine motivationale Stresstheorie, die menschliches Verhalten angesichts stressreicher Herausforderungen vorhersagt. Eine fundamentale Prämisse der Theorie ist, dass allein das Wissen um potenziellen, zukünftigen Stress die Menschen dazu motiviert, sich gegen diesen Stress zu rüsten. Auf diese Weise werden sie den aktuellen, aber auch den vergangenen und zukünftigen Herausforderungen gerecht. Die Theorie der Ressourcenerhaltung basiert auf mehreren Prinzipien und Schlussfolgerungen, die hier skizziert und in den Kontext von Stress und Kultur gestellt werden sollen.

Im Unterschied zu anderen Stresstheorien unterstreicht die Theorie der Ressourcenerhaltung die Bedeutung von Verlusten *und* Gewinnen. Beides ist wesentlich, um zu erklären, wie Personen auf Stress reagieren und wie sie Widerstandskräfte bzw. Resilienz aufbauen. *Die Theorie der Ressourcenerhaltung baut auf dem Grundsatz auf, dass Individuen danach streben, solche Dinge zu erhalten, zu vermehren und zu schützen, die sie wertschätzen.* Zur Erhaltung von Ressourcen nutzen Menschen vor allem ihre als wertvoll erachteten Schlüsselressourcen, wie Gesundheit, Wohlbefinden, positive Selbsteinstellung, soziales Kapital, etc. Soziales Kapital wird als mobilisierungsfähige, in der sozialen Struktur verwurzelte Ressource verstanden, die dem Individuum z. B. soziale Unterstützung und Bestätigung liefert (Lin 2001). Menschen setzen Ressourcen ein, um sich selbst und ihre sozialen Beziehungen zu regulieren, um sich adäquat zu verhalten und an Gegebenheiten und Kulturen anzupassen. Schlüsselressourcen sind universell und kulturübergreifend. Beispielsweise ist die positive Selbsteinstellung einer Person, auch Selbstkonzept genannt, ein generelles Bild des Individuums von sich selbst und setzt sich aus einer Reihe bereichsspezifischer Selbstbilder zusammen (z. B. aus Beruf, Familie, Freizeit; Filipp 1980). Das positive Selbstkonzept ist eine kulturübergreifende Schlüsselressource, kann sich jedoch in seinen partiellen Selbstbildern kulturell unterscheiden (Buchwald und Ringeisen

2009; Hofstede et al. 2017). So ist in einer individualistisch geprägten Kultur das berufliche Selbstkonzept vorrangig an individuelle Leistungen gebunden, in kollektiven Gesellschaften aber eher an Gruppenleistungen. Hierzu fanden Markus und Kitayama (1991) heraus, dass in individualistischen Kulturen die eigenen Stärken selbstbewusst gezeigt werden, wohingegen in kollektivistischen Kulturen Bescheidenheit und Zurückhaltung angesehene Eigenschaften darstellen.

Neben den individuellen Unterschieden von Menschen, die in der Psychologie meist betont werden, kann das Verhalten von Menschen auch durch die Umwelt, in der sie leben und durch die Rollen, die ihnen ein kultureller Kontext vorgibt, vorhergesagt werden. In der Fortführung heißt das, Menschen leben in genau solchen sozialen und gesellschaftlichen Systemen und bauen ebensolche auf, stützen und schützen sie, die es ihnen ermöglichen ihre anerkannten Ziele zu erreichen.

Im Folgenden stellen wir einige grundlegenden Prinzipien vor, die in der Theorie der Ressourcenerhaltung formuliert werden und die sich bereits in vielen Studien zu Stress und Trauma empirisch bestätigen ließen (Buchwald et al. 2004; Hobfoll 1988, 1989, 1998, 2001; Hobfoll und Lilly 1993).

2.1   Prinzip 1 der Theorie der Ressourcenerhaltung

Das erste Prinzip besagt, dass Ressourcenverluste bedeutsamer sind als Ressourcengewinne. Ressourcen umfassen Objektressourcen (z. B. Auto, Haus), Bedingungsressourcen (z. B. Arbeitsplatz, soziale Netzwerke), persönliche Ressourcen (z. B. berufliche und soziale Kompetenzen, Selbstwirksamkeit, Selbstwert) und Energieressourcen (z. B. Geld, Zeit, Wissen). Der unverhältnismäßig stärkere Einfluss von Ressourcenverlusten bezieht sich sowohl auf das Ausmaß als auch auf die Geschwindigkeit von Verlustereignissen. Verluste haben eine stärkere Wirkung als Gewinne, treffen Menschen oft sehr schnell und beschleunigen dann ihre Wirkungen. Verluste haben für Menschen absoluten Vorrang, vor allem wenn es sich um objektive und nicht um subjektiv wahrgenommene Verluste handelt. Menschen müssen dann vordringlich die sich meist rapide entwickelnden Verlustspiralen bewältigen, ebenso wie deren nachhaltige Auswirkungen.

Um zu einer Liste von objektivierten Ressourcen zu gelangen, wurden amerikanische Probanden aus völlig unterschiedlichen Kontexten extensiv dazu befragt, welche Ressourcen sie für wesentlich erachteten (Hobfoll 1988, 1998; Hobfoll und Lilly 1993). Es entstand das Instrument COR-Evaluation (COR-E), bestehend aus 74 Ressourcen. Weitere Versionen des COR-E wurden u. a. auf Deutsch für den Gesundheitsbereich (Stoll 2004) und für Lehrkräfte (COR-E-LK; Buchwald et al. 2011) und auf Polnisch für Job-Stress entwickelt (Dudek et al. 2007). In empirischen Studien erwies sich COR-E mehrfach als Prädiktor für psychologischen und physiologischen Stress (Ironson et al. 1997). Weitere interkulturelle Vergleichsstudien sollten Aufschluss darüber geben können, ob und inwiefern sich die Qualität der Ressourcen in verschiedenen Kulturkreisen unterscheiden. Kulturvergleichende Studien von Hofstede et al. (2017) legen z. B. nahe, dass sozialer Rückhalt und Unterstützung in femininen Kulturen leichter zu erlangen ist als in maskulinen.

2.2 Prinzip 2 der Theorie der Ressourcenerhaltung

Das zweite Prinzip der Theorie besagt, dass Menschen Ressourcen investieren müssen, um sich vor Ressourcenverlusten zu schützen, von ihnen zu erholen und um neue Ressourcen zu gewinnen. Eine damit verbundene Schlussfolgerung ist, dass Menschen mit vielen Ressourcen weniger vulnerabel für Ressourcenverluste sind und leichter neue Ressourcen hinzugewinnen können. Umgekehrt sind Menschen mit wenigen Ressourcen bei weiteren Verlusten leichter verwundbar und können nur schwerlich neue Ressourcen sammeln. Der Prozess des Ressourceninvestments geht damit einher, dass Menschen sich einen Ressourcenpool anlegen und sich daraus eine Ressourcengewinnspirale entwickeln kann. Das heißt, Personen, die bereits Ressourcen besitzen, sind besser in der Lage, noch mehr Ressourcen hinzuzugewinnen, da der anfängliche Gewinn einen weiteren Gewinn erzeugt (z. B. Matthäus 13, Vers 12 „Denn wer da hat, dem wird gegeben, dass er die Fülle habe"). Das Konzept der Ressourcengewinnspiralen ergänzt Hobfoll (2010) durch das Konzept der Ressourcen-Karawanen, die sich im Laufe des Lebens entwickeln. Gemeint ist der eigene Vorrat an Ressourcen, der Menschen im Laufe des Lebens wie eine ‚Karawane' begleitet. Diese Ressourcen-Karawanen sind Cluster von Ressourcen (z. B. Selbstwertgefühl, Selbstwirksamkeit, soziale Kompetenzen und Stressbewältigungskompetenzen, soziale Unterstützung, körperliche Gesundheit, Wohlstand, persönliche Beziehungen), die sich ansammeln und in ihren positiven Auswirkungen kumulieren (Hobfoll 2012, 2014). Hobfoll (2010) bezeichnet die Wege, auf denen Menschen ihre Ressourcen-Karawanen erwerben und anlegen *Caravan Passageways* (s. Abb. 1). Diese Karawanen-Pfade können in anders gearteten Umwelten unterschiedlich verlaufen.

Unter positiven Bedingungen werden die Ressourcen von Individuen, Familien, Organisationen und Kulturen abgesichert, geschützt und vermehrt, im negativen Falle aber vermindert oder blockiert. Menschen können ihre Ressourcen erhalten und entwickeln oder sie scheitern daran, dann aber häufig aufgrund von Umständen und damit verbundenen Risikofaktoren bzw. Risikofaktor-Karawanen (Layne et al. 2014), die außerhalb ihrer Kontrolle liegen. Nur sehr bedingt kann ausgewählt werden, ob man in einer Kultur lebt, die physische Sicherheit sowie gute Schulen, Wohlstand, Demokratie, etc. garantiert. Empirische Evidenz für die Zusammenhänge zwischen Ressourcen- und Risikofaktor-Karawanen einerseits und Gewinn- und Verlustspiralen andererseits zeigte sich kürzlich in einer Studie an obdachlosen Eltern (Merrick et al. 2019).

In die Umgebung, in der die „Karawanenpfade" verlaufen, wird man also vor allem hineingeboren und hat dabei im Sinne Bourdieus Zugriff auf sein ökonomisches, soziales und kulturelles Kapital (Bourdieu 1983). Das kulturelle Kapital umfasst sämtliche Ressourcen, die durch Bildung erworben werden, also die Akkumulation von Kultur durch die Erziehung in der Familie sowie die anschließende Sekundärerziehung in Institutionen oder Gruppen (Miller und McNamee 1998). Das soziale Kapital umfasst alle Ressourcen, die auf der Zugehörigkeit zu einer Gruppe beruhen, also die Beziehungen, über die ein Mensch verfügt (Nan 2001).

Hobfoll bezeichnet die Übertragungen von kulturellen, ökonomischen und sozialen Ressourcen innerhalb der Familie als ‚*inter vivos* transfers'. Sie erleichtern

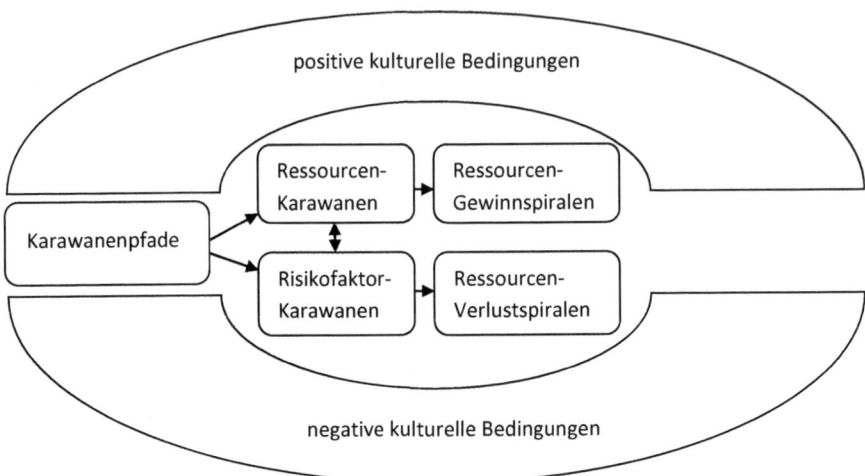

Abb. 1 *Entwicklung von Karawanenpfaden in unterschiedlichen Kulturen* (eigene Darstellung nach Buchwald und Hobfoll 2013)

sozialen Aufstieg und persönliche Weiterentwicklung, schützen vor stressreichen Krisen bei kritischen Lebensereignissen und geschehen meist unter Personen, die der gleichen sozialen Schicht, Religion, ethnischen Gruppe und Kultur angehören.

Am Beispiel von Schul- und Nachbarschaftsfaktoren lässt sich verdeutlichen, wie ökonomisches, soziales und kulturelles Kapital auf Gemeindeebene übertragen wird. So sind die Schulen in den Gemeinden stark beeinflusst vom Einkommen der ansässigen Familien. Die Übertragung von kulturellem Kapital wird in Schulen institutionalisiert, abhängig vom Wohlstand der lokalen Familien. Insofern ebnen und garantieren die ortsansässigen Familien die Pfade (passageway), auf denen Menschen ihre Ressourcen-Karawanen entwickeln und aufrechterhalten. Je wohlhabender die Gemeinde ist, desto mehr kann in Bildung, inklusive Kunsterziehung, Musik, Sport, Mentoring, individuelle Förderung, Gesundheitsberatung, Schullaufbahnberatung etc., investiert werden. Somit ist es nicht erstaunlich, dass in den USA ebenso wie in Deutschland ein enger Zusammenhang zwischen sozioökonomischem Status und schulischem Lernerfolg (Egloff 2010; Ehmke und Baumert 2007; Fowler und Walberg 1991; Nold 2010) sowie der Gesundheit (Richter und Hurrelmann 2009) besteht.

Abhängig von Sozialisation und Erziehung in der Familie, Nachbarschaft, Schule und Kultur, in der ein Mensch aufwächst, erwerben Menschen Ressourcen und lernen, wie man sie schützt und erhält. In verschiedenen richtungweisenden Studien in den USA zeigte Rutter (2000) z. B. den Einfluss der Subkultur *Nachbarschaft* auf das kindliche Wohlergehen. Hauf (2007) belegte für Deutschland den Einfluss des Stadtteils auf die Schullaufbahnempfehlung. Lareau (2011) begründet den größeren schulischen Erfolg von Kindern aus der Mittelschicht durch frühe exzessive Förderung seitens der Eltern. So erwarben diese Kinder nicht nur Fähigkeiten in Sport, Musik oder Fremdsprachen, sondern auch ein höheres Selbstwertgefühl sowie soziale und kommunikative Kompetenzen. Lareau betont aber, dass nicht eine einzige Form der Kindererziehung optimal ist, sondern erklärt den ‚Erfolg' von Erziehungsmethoden mit dem Passungsverhältnis zwischen Umwelt (Schule) und Erziehungsideal in Sinne einer ‚Concerted Cultivation' – einer ausgewogenen Kultivierung. Je nach Gesellschaft und Kultur erwartet die Schule unterschiedliche Formen der elterlichen Unterstützung. Die Gesellschaft und ihre sozialen Institutionen entscheiden über die Anerkennung von spezifischen Ressourcen, werten je nach Normvorstellung und Weltanschauung einige auf und andere ab. Somit entscheidet kein ‚objektiver' Wert über die Anwendbarkeit von Ressourcen zur Bewältigung von Herausforderungen bzw. deren Umsetzbarkeit in Lebenserfolg, sondern dieser je nach Kultur unterschiedliche Marktwert.

Die Beschaffenheit der Umwelt bzw. Kultur, innerhalb derer die Passageways verlaufen, auf denen Menschen ihre Ressourcenvorräte erwerben und anlegen haben also einen deutlichen Einfluss auf die Möglichkeiten der Stressbewältigung und damit auf die physische und mentale Gesundheit. Obwohl die USA eine der großen, reichen Nationen der Welt ist, steht sie an 43ster Stelle bei der Lebenserwartung (Central Intelligence Agency 2017a) und auf Platz 170 bei der Kindersterblichkeit (Central Intelligence Agency 2017b). Gründe dafür sind, dass trotz allen Wohlstands in den USA die Passageways für arme Menschen sehr schwer zu durchlaufen sind. Die Übertragung und Vererbung von gesundheitsschädigenden Umwelten und Bedingungen ist dabei ein zentraler Erklärungsfaktor (Dubner 2008). Gallo und Matthews (2003) stellen in ihrem umfassenden Review fest, dass die Umwelt von Menschen mit niedrigem sozioökonomischen Status nicht nur stressreicher ist, sondern diese Umwelt solche zur Stressbewältigung notwendigen individuellen Ressourcenvorräte sogar reduziert. Zugleich ist in diesen Umwelten die Vulnerabilität für negative Emotionen und negative Kognitionen erhöht. Somit führt ein niedriger sozioökonomischer Status zu weniger Ressourcen, ist gleichzeitig assoziiert mit vermehrten Stresserlebnissen sowie einer geringeren Anzahl an positiven Erfahrungen im Alltag (Gallo et al. 2005). Solche Zusammenhänge kann man ebenfalls bei Jugendlichen beobachten, die versuchen ihren Alltagsstress zu bewältigen. Insbesondere Jugendliche aus bildungsnahen Schichten sind optimistischer und nutzen mehr problemorientierte Stressbewältigungsstrategien als Jugendliche aus bildungsfernen Schichten (Finkelstein et al. 2007; Lareau 2011). Die Familie ist vorrangig verantwortlich dafür, den Heranwachsenden optimale Möglichkeiten zur Ressourcenentwicklung zu verschaffen. Dennoch haben auch Nachbarschaftsfaktoren und die soziale Herkunft eine Bedeutung (Hölling und Schlack 2008; Meyer 2009; Rutter 2000). In der Jugend sind eine sichere Umgebung, gute Schulen und Freizeitmöglichkeiten ebenfalls von Bedeutung. In den meisten Familien mit Kindern im jugendlichen Alter arbeiten mittlerweile beide Eltern, der Anteil der Alleinerziehenden nimmt stetig zu (im Jahr 2017 waren es 19 %; Statistisches Bundesamt Mikrozensus), was dazu führt, dass Kinder weniger betreut werden. Somit bedarf es guter Schulen, die gute, ganztägige Bildung, gesunde Mahlzeiten, emotionale Nähe und charakterbildende Aktivitäten garantieren. Studien zeigen, dass positives Mentoring, z. B. im Sportverein, enormen Einfluss auf das Wohlbefinden von Kindern hat (Bertram 2008; Holt et al. 2008).

Vor allem der soziale Rückhalt durch die Familie spielt über die gesamte Lebensspanne hinweg eine signifikante Rolle bei der Wegbereitung von Pfaden, auf denen
sich Ressourcen entwickeln. Die Wirkung von Social Support ist einer der sehr
robusten Einzel-Prädiktoren für Resilienz unter Berücksichtigung des sozioökonomischen Status und des Kulturkreises (Schumm et al. 2006). In Studien bei israelischen
und palästinensischen Regierungsbeamten stellte sich heraus, dass bei extremem und
chronischem Stress persönliche Ressourcen wie z. B. Selbstwirksamkeit, eine unter-
geordnete Rolle spielen (Palmieri et al. 2008), aber die Wirkung von sozialem Rückhalt bestehen bleibt. Social Support trägt auch zur Struktur der Karawanen-Pfade von
Kindern (Elias und Haynes 2008; Warren et al. 2009), von erwachsenen Familienmit-
gliedern (Schwarzer und Knoll 2007) und von Älteren bei (Fiksenbaum et al. 2006;
Tomaka et al. 2006). Wirksam sind materielle Unterstützung, instrumentelle Hilfe,
Ratschläge und emotionaler Support (Haber et al. 2007; Uchino et al. 1996).

Psychosoziale Ressourcen sind an den sozioökonomischen Status gekoppelt und
Bildung ist als Dreh- und Angelpunkt eine besonders wichtige Ressource, die die
Ressourcenvorräte über psychosoziale und materielle-ökonomische Bereiche hinweg zusammenhält. Kaniasty und Norris (1995) wiesen darauf hin, dass für Menschen, die mit Katastrophen konfrontiert werden, ökonomische und kulturelle Faktoren plötzlich Schlüsselfaktoren beim Erhalten von Ressourcen sind. Allerdings
dünnen sich unter solch extremen Stressbedingungen die Ressourcen der Armen und
der ethnischen Minderheiten sehr viel schneller aus.

2.3   Prinzip 3 der Theorie der Ressourcenerhaltung

*Obwohl Ressourcenverluste stärker wirken als Ressourcengewinne, bekommen
Gewinne in Situationen, in denen Verluste vorherrschen, vermehrte Bedeutung*
(Wells et al. 1999). Dieses Prinzip besagt, dass für Menschen gerade dann die
ansonsten eher schwache Wirkung von Ressourcengewinnen an Bedeutung
zunimmt, wenn sie viele Ressourcenverluste erleiden. Diese paradoxe Zunahme
der Bedeutung von Gewinnspiralen wird sowohl in traumatischen Stresssituationen
als auch bei solch schleichenden Stressprozessen wie Burnout (Buchwald und
Hobfoll 2004) besonders offenbar. Bei hohen Ressourcenverlusten rufen Anstrengungen, auch wenn sie nur zu geringen Gewinnen führen, trotzdem positive Erwartungen und Hoffnung hervor und ermutigen zu weiteren zielgerichteten Anstrengungen. Insofern werden Ressourcengewinne, die unter weniger stressreichen
Bedingungen als belanglos angesehen werden, plötzlich unter sehr stressreichen
Bedingungen zum Rettungsanker für Überleben, Rehabilitation und Genesung.

3   Fazit

Die Betrachtung von Stress unter sozialen, kulturellen und kontextuellen Aspekten
entfernt sich von einer Stresspsychologie, die allein auf individuellen Einschätzungen
basiert. Stattdessen werden Stress und Bewältigung im Rahmen der Theorie der

Ressourcenerhaltung unter Berücksichtigung der Einbettung des Individuums in die Familie, soziale Organisationen und die Kultur erörtert und das gemeinsame Überleben des Individuums in der Gruppe als fundamentale Motivation unserer Spezies begriffen (Hobfoll 1998). Aus dieser Perspektive wird Stress zu einer Erscheinung, die dem Überleben im Wege steht: Umweltkatastrophen, Kriege, Nahrungsmangel oder mangelndes soziales Kapital sind objektive Stressoren und bedrohen das Überleben. Durch kulturelle Fortschritte schafften Menschen soziale Gegebenheiten, die ein Überleben wesentlich erleichterten. Beispielsweise wurde der ursprünglich direkte Handel mit überlebensnotwendigen Gütern (Nahrung, Waffen, etc.) durch Geld, Waren und Dienstleistung ersetzt. Diese Ressourcen übernehmen heute die Eigenschaften der fundamentalen Überlebensressourcen – werden sie bedroht, entsteht Stress. Möglichkeiten des Überlebens veränderten sich im Verlauf der kulturellen Entwicklung, aber die grundlegende Motivation nach dem Erhalt von Ressourcen besteht fort. Heute schafft die Kultur ein System, in dem Ressourcen gewonnen, erhalten und geschützt sowie zur Stressbewältigung eingesetzt werden, um damit den Lebenserfolg zu sichern. Solche Ereignisse sind stressreich, die entweder die Fähigkeit der Person zur Erreichung oder zur Aufrechterhaltung ihrer Ziele überfordern oder diese Ziele unterminieren. Individuen streben danach, sowohl die überlebenswichtigen Elemente als auch die Ziele, welche die Kultur in Bezug auf sozialen Aufstieg und Sicherung als fundamental bewertet, zu erhalten. Innerhalb kulturell geprägter sozialer Strukturen entwickeln Kulturen einen Kontext, in dem die Antworten auf Stress und Stressbewältigung definiert und skizziert sind. Durch die Typisierung von Stress aus eher anthropologischer Perspektive können Umstände eruiert werden, unter denen Individuen wahrscheinlich Stress erfahren. Diese Umstände sind solche, die das Erlangen und Aufrechterhalten des eigenen Überlebens, des Überlebens der Familie, des Stammes, des Wissens sowie der sozialen Strukturen bedrohen oder beseitigen.

Die Theorie der Ressourcenerhaltung ermöglicht die Betrachtung der menschlichen Entwicklung anhand von Ressourcengewinnen und -verlusten und beschreibt die Veränderung der Ressourcen eines Individuums im Laufe des Lebens. Sie wurde herangezogen, um vor allem die Entwicklung von Ressourcen-Karawanen (caravan passageways concept) zu erläutern und so soziologische, sozial-kulturelle und individualpsychologische Ansichten von Stress zu verbinden. Die Beschreibung des Ressourcenerhalts und -gewinns soll hier genutzt werden, um die Bedeutung der einzelnen kulturellen Systeme und Subsysteme bei der Bereitung der Pfade für die Ressourcenkarawanen zu verdeutlichen. Eine ressourcenorientierte Betrachtung der Bewältigung von Stress und die damit einhergehende Problemlösungskompetenz erlauben den interkulturellen Vergleich von Lebenserfolg je nach den existierenden Mikro-, Meso- und Makrosystemen (Bronfenbrenner 1981).

Ressourcen haben gemeinsam, dass sie zum Überleben von Individuen, Gruppen und Kulturen dienen und sozial organisiert sind. Die Vernetzung von Ressourcen zeigt, in welch engem Zusammenhang die individuellste Ressource, nämlich das Selbstwertgefühl, mit Objektressourcen (z. B. Schutz, Nahrung), Bedingungsressourcen (Familienzugehörigkeit, Arbeitsplatz), persönlichen Ressourcen (sozialer Rückhalt, soziale Kompetenz) und Energieressourcen (Geld, Besitztümer, Wissen) steht. Die soziale Grundlage dieser Beziehungen ist das Teilen einer gemeinsamen Kultur, die Verhaltensnormen, Werte und Praktiken definiert und die Welt des einzelnen, seine Empfindungen und sein Urteilsvermögen, prägt. Letztendlich wird es schwierig bleiben festzustellen, ob die Effekte von Stress, z. B. auf Gesundheit, in manchen Kulturen stärker sind als in anderen. Kulturen unterscheiden sich auf so mannigfache Weise, dass es schwer ist, *Stress* als einzelnen Faktor zu isolieren. Eine ressourcenorientierte Betrachtung von Stress ist ein erster Schritt in diese Richtung.

Literatur

Benight, C. C., Ironson, G., Klebe, K., Carver, C. S., Wynings, C., Burnett, K., et al. (1999). Conservation of resources and coping self-efficacy predicting distress following a natural disaster: A causal model analysis where the environment meets the mind. *Anxiety, Stress & Coping: An International Journal, 12*(2), 107–126.

Bertram, H. (Hrsg.). (2008). *Mittelmaß für Kinder. Der UNICEF-Bericht zur Lage der Kinder in Deutschland.* München: Beck.

Bourdieu, P. (1983). Ökonomisches Kapital, kulturelles Kapital, soziales Kapital. In R. Kreckel (Hrsg.), *Soziale Ungleichheiten* (Soziale Welt Sonderband 2, S. 183–198). Göttingen: Schwartz.

Bronfenbrenner, U. (1981). *Die Ökologie der menschlichen Entwicklung.* Stuttgart: Klett-Cotta.

Brotheridge, C. M., & Lee, R. T. (2002). Testing a conservation of resources model of the dynamics of emotional labor. *Journal of Occupational Health Psychology, 7*(1), 57–67.

Buchwald, P. (2009). Ressourcenorientierte Beratung im interkulturellen Kontext von Schule und Weiterbildung. In T. Ringeisen, P. Buchwald & C. Schwarzer (Hrsg.), *Interkulturelle Kompetenz in Schule und Ausbildung* (S. 51–62). Münster: LIT.

Buchwald, P., & Hobfoll, S. E. (2004). Burnout aus ressourcentheoretischer Perspektive. *Psychologie in Erziehung und Unterricht, 51*(4), 247–257.

Buchwald, P., & Hobfoll, S. E. (2013). Die Theorie der Ressourcenerhaltung: Implikationen für den Zusammenhang von Stress und Kultur. In P. Genkova, T. Ringeisen & F. T. Leong (Hrsg.), *Handbuch Stress und Kultur* (S. 126–138). Wiesbaden: Springer.

Buchwald, P., & Ringeisen, T. (2009). Intercultural conflicts at school: A theory-driven analysis of stressors and related coping behaviour. In K. A. Moore & P. Buchwald (Hrsg.), *Stress and anxiety – Application to adolescence, job stress and personality* (S. 49–76). Berlin: Logos.

Buchwald, P., Schwarzer, C., & Hobfoll, S. E. (Hrsg.). (2004). *Stress gemeinsam bewältigen – Ressourcenmanagement und multiaxiales Coping.* Göttingen: Hogrefe.

Buchwald, P., Schorn, N. K., & Morgenroth, S. (2011). Resource gains and losses in teachers. In P. Buchwald, K. Moore & T. Ringeisen (Hrsg.), *Stress and anxiety – Application to education and health* (S. 71–81). Berlin: Logos.

Central Intelligence Agency. (2017a). Country comparisons – Life expectancy at birth [Electronic Version]. https://www.cia.gov/library/publications/the-world-factbook/rankorder/2102rank.html. Zugegriffen am 12.08.2019.

Central Intelligence Agency. (2017b). Country comparisons – Infant mortality rate [Electronic Version]. https://www.cia.gov/library/publications/the-world-factbook/rankorder/2091rank.html. Zugegriffen am 12.08.2019.

DeVries, M. W. (1995). Culture, community and catastrophe: Issues in understanding communities under difficult conditions. In S. E. Hobfoll & M. W. de Vries (Hrsg.), *Extreme stress and communities: Impact and intervention.* Dordrecht: Kluwer.

Dubner, S. (2008). How big of a deal is income inequality? A guest post. *The New York Times.*

Dudek, B., Koniarek, J., & Szymczak, W. (2007). Work-related stress and the conservation of resources theory. *Medyoyna Pracy, 58*, 317–325.

Egloff, B. (2010). Alphabetisierung und gesellschaftliche Teilhabe. *Hessische Blätter für Volksbildung, 3*, 203–208.

Ehmke, T., & Baumert, J. (2007). Soziale Herkunft und Kompetenzerwerb: Vergleiche zwischen PISA 2000, 2003 und 2006. In M. Prenzel, C. Artelt, J. Baumert, W. Blum, M. Hammann, E. Klieme, et al. (Hrsg.), *PISA 2006. Die Ergebnisse der dritten internationalen Vergleichsstudie* (S. 309–336). Münster: Waxmann.

Elias, M. J., & Haynes, N. M. (2008). Social competence, social support, and academic achievement in minority, low-income, urban elementary school children. *School Psychology Quarterly, 23*(4), 474–495.

Fiksenbaum, L. M., Greenglass, E. R., & Eaton, J. (2006). Perceived social support, hassles, and coping among the elderly. *Journal of Applied Gerontology, 25*(1), 17–30.

Filipp, S. H. (1980). Entwicklung von Selbstkonzepten. *Zeitschrift für Entwicklungspsychologie und Pädagogische Psychologie, 12*, 105–125.

Finkelstein, D. M., Kubzansky, L. D., Capitman, J., & Goodman, E. (2007). Socioeconomic differences in adolescent stress: The role of psychological resources. *Journal of Adolescent Health, 40*(2), 127–134.

Fowler, W. J., & Walberg, H. J. (1991). School size, characteristics, and outcomes. *Educational Evaluation and Policy Analysis, 13*(2), 189–202.

Freedy, J. R., & Hobfoll, S. E. (1994). Stress inoculation for reduction of burnout: A conservation of resources approach. *Anxiety, Stress & Coping: An International Journal, 6*(4), 311–325.

Freedy, J. R., Shaw, D. L., Jarrell, M. P., & Masters, C. R. (1992). Towards an understanding of the psychological impact of natural disasters: An application of the conservation resources stress model. *Journal of Traumatic Stress, 5*(3), 441–454.

Gallo, L. C., & Matthews, K. A. (2003). Understanding the association between socioeconomic status and physical health: Do negative emotions play a role? *Psychological Bulletin, 129*(1), 10–51.

Gallo, L. C., Bogart, L. M., Vranceanu, A.-M., & Matthews, K. A. (2005). Socioeconomic status, resources, psychological experiences, and emotional responses: A test of the reserve capacity model. *Journal of Personality and Social Psychology, 88*(2), 386–399.

Haber, M. G., Cohen, J. L., Lucas, T., & Baltes, B. B. (2007). The relationship between self-reported received and perceived social support: A meta-analytic review. *American Journal of Community Psychology, 39*(1–2), 133–144.

Hauf, T. (2007). Innerstädtische Bildungsdisparitäten an der Übergangsschwelle von der Grundschule zum Sekundarschulsystem. *Zeitschrift für Pädagogik, 53*, 299–313.

Hobfoll, S. E. (1988). *The ecology of stress*. Washington, DC: Hemisphere.

Hobfoll, S. E. (1989). Conservation of resources: A new attempt at conceptualizing stress. *American Psychologist, 44*(3), 513–524.

Hobfoll, S. E. (1998). *Stress, culture, and community: The psychology and philosophy of stress*. New York: Plenum.

Hobfoll, S. E. (2001). The influence of culture, community, and the nested-self in the stress process: Advancing conservation of resources theory. *Applied Psychology: An International Review, 50*(3), 337–370.

Hobfoll, S. E. (2010). Conservation of resources theory: Its implication for stress, health, and resilience. In S. Folkman (Hrsg.), *The oxford handbook of stress, health, and coping*. Oxford: University Press.

Hobfoll, S. E. (2012). Conservation of resources and disaster in cultural context: The caravans and passageways for resources. *Psychiatry: Interpersonal and Biological Processes, 75*(3), 226–231.

Hobfoll, S. E. (2014). Resource caravans and resource caravan passageways: A new paradigm for trauma responding. *Intervention, 12*(Supplement S1), 21–32.

Hobfoll, S. E., & Lilly, R. S. (1993). Resource conservation as a strategy for community psychology. *Journal of Community Psychology, 21*(2), 128–148.

Hobfoll, S. E., & Shirom, A. (2001). Conservation of resources theory: Applications to stress and management in the workplace. In R. T. Golembiewski (Hrsg.), *Handbook of organizational behavior* (S. 57–80). New York: Dekker.

Hobfoll, S. E., Canetti-Nisim, D., & Johnson, R. J. (2006). Exposure to terrorism, stress-related mental health symptoms, and defensive coping among Jews and Arabs in Israel. *Journal of Consulting and Clinical Psychology, 74*(2), 207–218.

Hofstede, G., Hofstede, G. J., & Minkov, M. (2017). *Lokales Denken, globales Handeln. Interkulturelle Zusammenarbeit und globales Management.* München: DTV Beck.

Hölling, H., & Schlack, R. (2008). Psychosoziale Risiko- und Schutzfaktoren für die psychische Gesundheit im Kindes- und Jugendalter – Ergebnisse aus dem Kinder- und Jugendgesundheitssurvey (KiGGS). *Gesundheitswesen, 70,* 154–163.

Holt, L. J., Bry, B. H., & Johnson, V. L. (2008). Enhancing school engagement in at-risk, urban minority adolescents through a school-based, adult mentoring intervention. *Child & Family Behavior Therapy, 30*(4), 297–318.

Ironson, G., Wynings, C., Schneiderman, N., Baum, A., Rodriguez, M., Greenwood, D., et al. (1997). Posttraumatic stress symptoms, intrusive thoughts, loss, and immune function after Hurricane Andrew. *Psychosomatic Medicine, 59*(2), 128–141.

Ito, J. K., & Brotheridge, C. M. (2003). Resources, coping strategies, and emotional exhaustion: A conservation of resources perspective. *Journal of Vocational Behavior, 63*(3), 490–509.

Kaniasty, K., & Norris, F. H. (1995). In search of altruistic community: Patterns of social support mobilization following Hurricane Hugo. *American Journal of Community Psychology, 23*(4), 447–477.

Lareau, A. (2011). *Unequal childhoods. Class, race, and family life.* Berkeley: University of California Press.

Layne, C. M., Briggs-King, E., & Courtois, C. (2014). Introduction to the special section: Unpacking risk factor caravans across development: Findings from the NCTSN core data set. *Psychological Trauma: Theory, Research, Practice, and Policy, 6*(1), 1–8.

Lazarus, R. S., & Folkman, S. (1984). *Stress, appraisal, and coping.* New York: Springer.

Lin, N. (2001). *Social capital. A theory of social structure and action.* Cambridge: Cambridge University Press.

Markus, H. R., & Kitayama, S. (1991). Culture and the self: Implications for cognition, emotion, and motivation. *Psychological Review, 98,* 224–253.

Merrick, J. S., Narayan, A. J., DePasquale, C. E., & Masten, A. S. (2019). Benevolent Childhood Experiences (BCEs) in homeless parents: A validation and replication study. *Journal of Family Psychology, 33*(4), 493–498.

Meyer, T. (2009). Wer hat, dem wird gegeben: Bildungsungleichheit in der Schweiz. In C. Suter, S. Perrenoud, R. Lévy, U. Kuhn, D. Joye & P. Gazareth (Hrsg.), *Sozialbericht 2008: Die Schweiz vermessen und verglichen* (S. 60–81). Zürich: Seismo.

Miller, R. K., & McNamee, S. J. (Hrsg.). (1998). *Inheritance and wealth in America.* New York: Plenum.

Nan, L. (2001). *Social capital: A theory of social structure and action.* New York: Cambridge University Press.

Neveu, J.-P. (2007). Jailed resources: Conservation of resources theory as applied to Burnout among prison guards. *Journal of Organizational Behavior, 28*(1), 21–42.

Nold, D. (2010). Sozioökonomischer Status von Schülerinnen und Schülern 2008. Ergebnisse des Mikrozensus. *Wirtschaft und Statistik, 2,* 138–149.

Norris, F. H., Perilla, J. L., Riad, J. K., Kaniasty, K., & Lavizzo, E. A. (1999). Stability and change in stress, resources, and psychological distress following natural disaster: Findings from Hurricane Andrew. *Anxiety, Stress & Coping: An International Journal, 12*(4), 363–396.

Palmieri, P. A., Galea, S., Canetti-Nisim, D., Johnson, R. J., & Hobfoll, S. E. (2008). The psychological impact of the Israel-Hezbollah War on Jews and Arabs in Israel: The impact of risk and resilience factors. *Social Science and Medicine, 67,* 1208–1216.

Richter, M., & Hurrelmann, K. (2009). *Gesundheitliche Ungleichheit – Grundlagen, Probleme, Perspektiven.* Wiesbaden: VS.

Ringeisen, T., Buchwald, P., & Trautner, H. M. (2008). Emotions across the stages of a high school examination: Unraveling the effects of trait. In P. Buchwald, T. Ringeisen & M. Eysenck

(Hrsg.), *Stress and anxiety – Application to life span development and health promotion* (S. 87–102). Berlin: Logos.

Ringeisen, T., Buchwald, P., & Mienert, M. (2009a). Lehrer-Schüler-Interaktion aus interkultureller Perspektive: Chancen und Probleme für Lehrkräfte. In T. Ringeisen, P. Buchwald & C. Schwarzer (Hrsg.), *Interkulturelle Kompetenz in Schule und Ausbildung* (S. 25–38). Münster: LIT.

Ringeisen, T., Schwarzer, C., & Buchwald, P. (2009b). Die Bedeutung interkultureller Lernumgebungen. In T. Ringeisen, P. Buchwald & C. Schwarzer (Hrsg.), *Interkulturelle Kompetenz in Schule und Ausbildung* (S. 9–24). Münster: LIT.

Rutter, M. (2000). Psychosocial influences: Critiques, findings, and research needs. *Development & Psychopathology, 12*(3), 375–405.

Schumm, J. A., Briggs-Phillips, M., & Hobfoll, S. E. (2006). Cumulative interpersonal traumas and social support as risk and resiliency factors in predicting PTSD and depression among inner-city women. *Journal of Traumatic Stress, 19*(6), 825–836.

Schwarzer, R., & Knoll, N. (2007). Functional roles of social support within the stress and coping process: A theoretical and empirical overview. *International Journal of Psychology, 42*(4), 243–252.

Stoll, O. (2004). Der Fragebogen GCOR-E-R – Zur Entwicklung eines diagnostischen Instrumentes auf der Basis der Theorie der Ressourcenerhaltung. In P. Buchwald, C. Schwarzer & S. E. Hobfoll (Hrsg.), *Stress gemeinsam bewältigen – Ressourcenmanagement und multiaxiales Coping* (S. 45–59). Göttingen: Hogrefe.

Tomaka, J., Thompson, S., & Palacios, R. (2006). The relation of social isolation, loneliness, and social support to disease outcomes among the elderly. *Journal of Aging and Health, 18*(3), 359–384.

Uchino, B. N., Cacioppo, J. T., & Kiecolt-Glaser, J. K. (1996). The relationship between social support and physiological processes: A review with emphasis on underlying mechanisms and implications for health. *Psychological Bulletin, 119*(3), 488–531.

Thompson, K. Van. (2009). Socio-cultural differences in coping from stressful events as a result of Hurricane Katrina. *Theses and Dissertations.* Paper 101. http://scholarcommons.sc.edu/etd/101.

Vashdi, D., Navot, D., Lavi, I., Hobfoll, S., & Canetti, D. (2019). Political efficacy as a buffer of the heightened risk of posttraumatic stress in disadvantaged communities. *Journal of Traumatic Stress, 32*, 555–565.

Warren, J. S., Jackson, Y., & Sifers, S. K. (2009). Social support provisions as differential predictors of adaptive outcomes in young adolescents. *Journal of Community Psychology, 37*(1), 106–121.

Wells, J. D., Hobfoll, S. E., & Lavin, J. (1999). When it rains, it pours: The greater impact of resource loss compared to gain on psychological distress. *Personality and Social Psychology Bulletin, 25*(9), 1172–1182.

Antecedents and Consequences of Intergroup Attitudes: Adopting a Cross-Cultural and Intercultural Perspective

Riley N. Sims and Melanie Killen

Contents

Abstract

Social exclusion based on negative intergroup attitudes, such as in-group biases and outgroup distrust, can result in long-term negative consequences such as depression, withdrawal, and anxiety, and a low motivation to achieve in school. The development of concepts of fair and equal treatment of others as well as the emergence of cross-group friendships helps to reduce prejudicial behavior. Prejudicial biases are difficult to change in adulthood, making childhood an important context for intervention. The broader impact of this research is to enhance positive social relationships from childhood to adulthood, and facilitate healthy development and a more just and civil society.

Keywords

Intergroup attitudes · Social exclusion · Resource allocation · Group identity · Morality

R. N. Sims (✉) · M. Killen
Department of Human Development and Quantitative Methodology, University of Maryland, College Park, USA
e-mail: rnsims@umd.edu; mkillen@umd.edu

© Springer Fachmedien Wiesbaden GmbH, ein Teil von Springer Nature 2021
T. Ringeisen et al. (Hrsg.), *Handbuch Stress und Kultur*,
https://doi.org/10.1007/978-3-658-27789-5_33

Extensive research over the past two decades has documented the psychological stress and anxiety that children experience as a result of being excluded from social groups (Bierman 2004; Killen and Rutland 2011; Mulvey 2016). When children are excluded from their peers, they lose the social support that group affiliation provides, display anxiety about their own social competence, and experience social isolation. When this type of social exclusion occurs because of one's group identity (e.g., gender, race, ethnicity, nationality), referred to as intergroup exclusion, the outcomes for healthy psychological adjustment are particularly detrimental. The health consequences for children who experience social exclusion that involves name-calling, bullying, exclusion, and relational aggression includes compromised well-being (Neblett et al. 2008; Russell et al. 2010; Yip 2014), stress and anxiety (Fisher et al. 2000; Neblett and Carter 2012; Page-Gould et al. 2008), sleep disorders (Yip 2015), and low academic achievement (Pascoe and Smart Richman 2009).

Intergroup social exclusion is pervasive in childhood, and affects children from many different types of backgrounds around the globe (Rutland and Killen 2015). Social exclusion based on group identity is distinct from interpersonal rejection, which has been the focus (until recently: see Mazzone et al. 2018) of most research on bully-victim relationships in childhood, found in about 10–15% of the population (Malti and Rubin 2018). The focus of bully-victim research centers on the individual social deficits of children who fit bully or victim profiles, such as lack of reading social cues and impulsive behavior (bullies) or shy and fearful behavior (victims) (Bierman 2004; Malti and Rubin 2018). The intervention to address this problem focuses on how to treat individual children identified as outside the normative range of social functioning through social skills training, reflecting a clinical orientation to the problem (Bierman 2004).

Reducing intergroup exclusion, however, has to be address at both the individual and the group level. Developmental intergroup exclusion research entails understanding how children and adolescents experience and think about societal and peer-level group norms, group dynamics, social status hierarchies, power, and privilege. Research has examined how children's judgments about conventions and traditions often serve to reinforce attitudes that condone exclusionary behavior, as well as on how children's judgments about the fair and equal treatment of others often enables children to reject exclusionary attitudes of their peers as well as societal messages that often perpetuate negative intergroup attitudes. The focus is less on the social deficits of specific perpetrators and more on how processes involving in-group bias, in-group preferences, and outgroup distrust perpetuate ostracism, stigma and discriminatory behaviors.

This approach stems from social psychology research launched shortly after the end of WWII, when the goal was to understand how an entire nation could engage in behavior contributing to genocide of a group of people based on their religion, cultural heritage, and national affiliation (Allport 1954; Asch 1955; see Dovidio et al. 2005, for a review). This research created the field of intergroup attitudes, and understanding its origins has been the central focus for developmental research over the past three decades.

1   Developmental Psychology Research

Group identity is important for human survival and contributes to affiliation and social belonging. When in-group preferences create outgroup distrust, though, the outcome turns negative, contributing to prejudicial behavior. Developmental psychology has documented the origins of intergroup attitudes from childhood through adulthood (Levy and Killen 2008; Killen et al. 2013). Developmental intergroup attitudes research concerns the study of the origins of how group identity, and particularly judgments, attitudes, biases, and preferences related to groups have the potential to contribute to prejudicial and discriminatory behavior (Brown 2017; Nesdale and Lawson 2011; Palmer and Abbott 2018; Rutland and Killen 2015).

Moreover, culture is a fundamental part of intergroup attitudes, and research in developmental psychology examines the role of culture in at least two ways. First, research has been conducted to examine how children treat those who are viewed as culturally different, and as members of an "out-group," and what underlies this type of perspective. Second, it is essential to collect data from children in cultures that vary, and particularly regarding group norms about various target groups. The research we review has been conducted in Australia, Austria, Canada, Denmark, Finland, Germany, Ireland, Israel, Italy, Japan, Jordan, The Netherlands, Nepal, Norway, Palestinian Territories, South Africa, South Korea, Spain, Sweden, Switzerland, U.K., U.S., and the West Bank. While space does not permit an exhaustive review, we highlight several findings (for reviews, see Gönültaş and Mulvey 2019; Rutland and Killen 2015; Verkuyten and Fleischmann 2017).

What are the origins of intergroup social exclusion? This chapter will review research on social exclusion from groups, how children make decisions about inclusion and exclusion from groups, resources, and opportunities, when children challenge group norms of exclusion and discrimination, how children allocate resources in contexts that involve group identity and group membership, the role of ethnic identity and victimization, and the role of intergroup contact for reducing stress as well as prejudice, bias, and discrimination. Before reviewing the empirical findings, the integrative theoretical model guiding much of this research will be discussed.

2   Social Reasoning Developmental Model

The social reasoning developmental (SRD) model (Killen and Rutland 2011; Rutland and Killen 2015) integrates foundational theories on social cognitive development, specifically social domain theory (SDT) (Smetana et al. 2014; Turiel 1983, 2002) with social psychological approaches to developmental group dynamics (Abrams and Rutland 2008; Nesdale and Lawson 2011; Tajfel and Turner 1979). Social domain theory provides a framework for studying children's moral (fairness, equality, rights), societal (group functioning, conventions), and psychological knowledge. Social exclusion is about understanding group dynamics and group functioning as well as judgments about the fair and equal treatment of others. Beginning around 3–4 years of age children weigh both group identity ("girls should get more") and fairness ("it's not fair if your group gets more than the other group"). With age, children's understanding of group norms and group identity develop in concert with their understanding of the moral concerns for fairness, justice, rights, and others' welfare, along with their developing knowledge about others' psychological intentions and social perspectives.

According to social identity theory (SIT) (Tajfel and Turner 1979), individuals are motivated to prefer the in-group to enhance self-esteem and, in turn, are more vulnerable to attributing negative intentions to outgroup members, as well as expressing biases about those not in one's group. Moreover, group loyalty is highly reinforced, making deviations from group norms costly and risky. Some of the general findings with children have been that children exclude out group members when their group will benefit (Nesdale 2004; Verkuyten and Steenhuis 2005), display a positive portrayal of themselves to their in-group (Rutland 2004; Rutland et al. 2005), display a preference for high status groups (Newheiser et al. 2014), and exclude in-group members who deviate from group norms (Abrams and Rutland 2008; Mulvey 2016).

As mentioned, investigating intergroup attitudes about social exclusion involves taking the cultural context into account (Killen and Verkuyten 2017; Olson et al. 2012). Challenging societal norms in traditional hierarchical countries, for example, is more difficult than in countries with stronger civil rights laws given that the consequences may be more punitive or extreme. However, in all cultural contexts children experience unfair social exclusion. Thus, while different forms of exclusion based on gender, race, ethnicity, and nationality vary across the globe, a number of generalizable findings have been documented across countries in the way that children and adolescents think about exclusion and make decisions (Killen et al. 2015).

3   Empirical Findings: Exclusion from Groups

Social exclusion is a particularly salient means in which children's ethnic and gender intergroup attitudes towards outgroups are revealed. Decisions surrounding social exclusion are often multifaceted, with children weighing concerns for group functioning and group cohesion, on the one hand, with concerns for fairness and equality, on the other hand. Even children as young as 4 and 5 years of age evaluate social exclusion differently based upon the context surrounding the exclusion. For example, in some situations, young children evaluate straightforward exclusion based on gender as wrong, and use moral reasons as justification for why such exclusion is wrong (Killen et al. 2001). What is interesting about this judgment is that one might expect that for activities associated with gender stereotypes (e.g., gender specific norms about who plays with dolls or trucks), children would readily condone exclusion (e.g., it's okay to exclude the boy from the doll-playing group). When multiple intergroup factors are considered, such as race and socioeconomic status, older children (8–14 years) view racial exclusion as more wrong than exclusion based on wealth, which counters findings about the pervasiveness of negative attitudes about race in early development (Burkholder et al. 2019).

What does this tell us? These patterns portray a characterization of children recognizing the multifaceted nature of social inclusion and exclusion. In some contexts, moral considerations of fairness are recognized and form the basis for their judgments. In other situations, group identity and group functioning take priority. For gender, the exclusionary judgments may reflect the extent to which children hold strong stereotypes about gender-related activities; for race, exclusionary judgments appear to be different depending on the socioeconomic status (high or low) of the groups to be included or excluded.

There is also evidence indicating that as children move into adolescence they condone some forms of exclusion when concerns for group functioning are heightened (McGuire et al. 2017; Mulvey 2016). For example, children begin to endorse exclusion when they view a new member to their group as a threat to the perceived functioning of the group. This developmental change is due, in large part, to children's increasing understanding about group dynamics and group identity. As children get older they view exclusion based on merit as well as group functioning as valid exclusion criteria, whereas exclusion based solely on group membership is viewed as prejudicial and wrong. The role of group identity and group functioning has much to do with how children view more complex decisions about when to challenge group norms that are unfair, and the costs of social exclusion.

4   The Costs of Exclusion and Its Impact on Challenging Group Norms

Children and adolescents understand that social exclusion is painful and harmful and they take steps to avoid being excluded from groups (Levy et al. 2015; Mulvey 2016). This creates conflict as groups often perpetuate group norms that are viewed as unfair or unequal towards others. Children view unfair treatment towards others as wrong and are conflicted when their group wants to be exclusive or deny resources to others based on their "lack of fit" with the group identity or group norms. Yet, surprisingly, children and adolescents are willing to challenge inequalities and reject stereotypic expectations about others even when they recognize the costs of exclusion.

For example, children and adolescents report that they would likely challenge a group norm about an activity preference that reflected stereotypic expectations (e.g., suggesting that their own gender-matched group consider engaging in football for girls or ballet for boys). While children and adolescents indicated that they personally would challenge a group's gender-stereotypic norms, they did not expect that their peer group would do so, with 13-year-olds expecting peers to intervene less so than 9-year-olds (Mulvey and Killen 2015).

Children and adolescents recognize that exclusion from the group would be a likely repercussion for going against the group's norm. Children and adolescents expect that challenging the group's stereotypic norms will be more difficult for boys than girls, providing evidence that pressures to conform to gender stereotypes differ by gender (Mulvey and Killen 2015). Challenging a group's norms can be difficult to do, given that doing so may be seen as an act of disloyalty to the group, and indeed repercussions like exclusion and loss of friendships are realistic concerns when deciding to challenge the group's norms. Yet, even when one may face exclusion, in the case of gender stereotypes, children and adolescents recognize the importance of challenging unfair behaviors. This notion, however, is not similarly applied when it comes to group norms about other target groups, such as race.

4.1 Exclusion Based on Race

Other research on challenging groups norms regarding behaviors towards outgroup racial groups tells a different developmental story to that of gender stereotypes. Mulvey et al. (2016) investigated how group norms inform children's and adolescents' responses to discrimination based on race. Similar to research on challenging a group's gender stereotypic norms, American adolescents expected that a peer who challenged the group's participation in race-based humor would likely be excluded from the group, and older adolescents (10th graders) did not expect peers to challenge the group's participation of race-based humor as much as younger adolescents did (8th graders) (Mulvey et al. 2016). However, older adolescents condoned race-based humor more than younger adolescents did, demonstrating age-related differences in the permissibility of group norms related to racial discrimination (Mulvey et al. 2016). Norms, and who dictates norms, can be important for establishing group identities, but can also be implemented to promote negative intergroup attitudes. Indeed, relationships with authority members are related to how children and adolescents view norms about social exclusion. Adolescents who report fair treatment by authorities are more likely to view interracial exclusion as being more wrong than peers who report unfair treatment (Crystal et al. 2010). Decisions surrounding exclusion from groups and challenging group norms are multifaceted and provide a window into the developmental trajectory of intergroup attitudes and morality.

5 Exclusion from Resources

The studies discussed thus far have primarily concerned children's and adolescents' decisions surrounding social exclusion from groups as well as judgments about challenging a group's norms regarding gender stereotypes and race-based humor and expectations of the repercussions that would follow. In addition to social exclusion from groups, social exclusion from resources and opportunities is another line of important research that sheds light on children's ethnic and gender intergroup attitudes. Allocation of resources is both a moral issue, involving concerns for fairness, equality, and rights, and a social-conventional issue, associating resources with some groups more than others (Rutland and Killen 2017). The denial of resources can jeopardize others' welfare, putting one group at a disadvantage compared to another group, as well as serving as a means to perpetuate the status quo. The following section details research on the developmental trajectory of resource allocation decisions between racial groups (European-American and African-American) and gender groups (boys and girls).

5.1   Exclusion from Resources Based on Race

One line of research has investigated how children (5- to 6-year-olds and 10- to 11-year-olds) from majority (European-American) and minority (African-American) backgrounds evaluate school resource inequalities between groups of European-Americans and African-Americans, as well as decisions to rectify or perpetuate such disparities (Elenbaas et al. 2016). Across age, participants gave more resources to the disadvantaged group, but 5- to 6-year-olds (of both racial groups) displayed an ingroup bias in their evaluations (judging the inequality more negatively when their ingroup was disadvantaged) and resource allocation decisions (giving more to their ingroup), whereas 10- to 11-year-olds did not. Younger participants were more motivated to ensure that their racial ingroup was not disadvantaged, whereas older participants valued equitable access to resources regardless of racial group membership of the disadvantaged group. These findings reveal contexts in which children were willing to rectify inequalities, and how the factor of group bias entered into their decision, which occurred for the younger, but not older, children.

In contrast, other research has investigated children's evaluations and decisions regarding inequalities of medical supplies between racial groups (Elenbaas and Killen 2016), and found that, with age, children rectified the resource inequality, but that racial group membership impacted the degree to which children rectified the inequality. That is, children ages 10–11 years not only rectified the inequalities but took the history of race into account by distributing more resources to the disadvantaged racial minority group (African-Americans) than the racial majority group (European-Americans). Importantly, the resources allocated in both tasks were necessary resources, meaning that the denial of these resources could have serious implications for the wellbeing of those who were disadvantaged. Yet, there remained age-related differences in children's decisions in the case of school supplies (Elenbaas et al. 2016), and differences based on race of the disadvantaged group in the case of medical supplies (Elenbaas and Killen 2016). Minority children are often on the disadvantaged end when receiving resources. Encouraging children to recognize the importance of working towards equality in different contexts of peer interactions can help to reduce stress for those who are deprived of necessary resources. In addition to resource disparities between racial groups, other research has investigated resource allocation decisions between gender groups as well.

5.2 Exclusion from Resources Based on Gender

Gender group membership is highly salient early on in development (Liben and Bigler 2002), and is a common feature upon which individuals categorize themselves, both at the individual level (e.g., "I'm a girl") and at the group level (e.g., women's soccer team and men's soccer team). Recently, research has documented gender inequalities surrounding brilliance and science, technology, engineering, and mathematics (STEM) that emerge in childhood and persist into adulthood (Bian et al. 2017, 2018). Disciplines associated with brilliance are more likely to have fewer women and underrepresented minorities both at the faculty and undergraduate level (Storage et al. 2016). Despite evidence showing equivalent STEM achievement, parents perceive STEM topics to be more challenging for girls than boys (Eccles et al. 1990). Furthermore, teachers are more likely to encourage boys to pursue STEM topics compared to girls (Wigfield et al. 2015) and mothers guide their sons and daughters differently when given the opportunity to interact with mechanical toys (Coyle and Liben 2020). Clearly socialization in relation to gender and STEM may contribute to gender segregation and exclusion from STEM opportunities, and may negatively affect girls' psychological adjustment if their desires to pursue STEM do not match with the messages they are receiving from parents and teachers alike.

Thus, socialization surrounding STEM opportunities, interests, and abilities are pervasive throughout development and may indeed inform children's perceptions regarding the permissibility of differential access to STEM-related resources and opportunities. Though young children may hold ingroup biases when allocating resources between gender groups as they do regarding racial groups (Elenbaas et al. 2016), it is also possible that societal stereotypes and socialization regarding STEM and gender may lead children to perpetuate gender inequalities regarding access to STEM supplies.

To test the permissibility of science resource inequalities between groups of boys and groups of girls, Sims et al. (2019) investigated children's (5- to 6-year-olds and 9- to 11-year-olds) and young adults' evaluations and resource allocation decisions in a science resource allocation task. In general, participants rated an inequality of science supplies between groups of boys and girls negatively, and endorsed a third party's decision to rectify the inequality as well as negatively evaluated a third party's decision to perpetuate the inequality (Sims et al. 2019). Despite this, however, some pro-boy gender biases emerged. Notably, 5- to 6-year-olds rated the inequality as being more okay when boys had more boxes of science supplies (and girls had fewer) compared to when girls had more boxes of science supplies (and boys had fewer), regardless of participant gender (Sims et al. 2019). Additionally, across age, male participants gave more boxes of science supplies to boys when boys were disadvantaged than they gave to girls when girls were disadvantaged.

In contrast, females rectified the inequality equally regardless of which group was disadvantaged (Sims et al. 2019). Children's and young adults' preferences for equality in others' decisions reflected their moral concerns despite the fact that they also demonstrated implicit biases based on gender and disadvantaged status. Notably, participants who viewed the inequality as unfair and who rectified the resource inequality more frequently used moral justifications, whereas participants who endorsed and perpetuated the inequality more often used social conventional justifications. These patterns in reasoning shed light on the motivations driving participants' decisions to rectify or perpetuate gender inequality, while also reflecting young children's and adults' coordination of judgments, reasoning, and decisions in line with the SRD model (Killen and Rutland 2011; Rutland and Killen 2017). Resource disparities are viewed differently for racial and gender groups, with distinct developmental trajectories and prevalence of ingroup bias. The fact that these judgments emerge early in childhood indicates that interventions must occur early.

Both racial group membership and gender group membership are important factors that guide how individuals choose to allocate resources, as well as their evaluations of the permissibility of exclusion based on group membership. In addition to being motivating factors for decisions in experimental tasks, racial and ethnic group membership are important aspects of children's identity. Although ethnic identity can be an important and central aspect to one's identity, it can also serve as a means for which children can experience peer discrimination and victimization.

6   Ethnic Identity and Victimization

Ethnic minority and majority children and adolescents have different experiences with victimization, as well as different parental socialization processes. Research from the Netherlands indicates that though children from both minority and majority backgrounds reported having experienced more discrimination due to group membership than due to personal characteristics, children from ethnic minority backgrounds experienced more group discrimination than children from ethnic majority backgrounds (Verkuyten 2002).

These distinctions between minority and majority experiences of discrimination are important, as discrimination can have lasting negative repercussions for one's health and wellbeing (Gönültaş and Mulvey 2019). For example, children in Canada who were recent immigrants who experienced high rates of perceived discrimination, from multiple sources including peers and teachers, were more likely to report lower levels of social competence regarding peer friendships and relationships compared to participants who reported lower rates of perceived discrimination (Oxman-Martinez et al. 2012). Similar findings have been reported in The Netherlands (Vedder et al. 2017), Finland (Nshom and Croucher 2017) and Turkey (Gönültaş et al. 2019).

Other research with adolescents from minority and majority backgrounds has found that experiencing ethnic/racial discrimination, coupled with disruptions in sleep quality, has been related to negative health outcomes including depression and decreases in self-esteem (Yip 2015). Peer victimization regarding ethnic identity negatively impacts children's and overall health and wellbeing.

6.1   Socialization About Victimization and Ethnic Identity

Though there are negative outcomes associated with victimization based on ethnic identity, socialization around racial and ethnic identity can serve as a protective factor against such negative effects (Neblett et al. 2008). African-American adolescents who experienced racial discrimination but had parents who engaged in high rates of racial socialization practices fared better in terms of psychological adjustment outcomes compared to African-American adolescents who experienced racial discrimination and little or negative racial socialization practices (Neblett et al. 2008). Racial discrimination has been found to be negatively related with psychological adjustment, including more depressive symptoms, more stress, and worse well-being, but positive racial socialization from parents is a protective factor (Neblett et al. 2008). Parents therefore are one important source that can serve to ameliorate the negative effects of racial and ethnic discrimination.

Although parents can provide important contributions for buffering negative factors associated with racial and ethnic discrimination (Neblett et al. 2008), parents can also socialize children surrounding ethnic identity in a manner that discourages intergroup contact, which may subliminally contribute to negative intergroup attitudes. Indeed, for some immigrant families, assimilating into the majority culture could pose a threat to the child's retention of the family's home culture (Munniksma et al. 2012). A study in the Netherlands found that Turkish-Dutch parents were less approving of their child's out-group relations compared to Dutch parents, primarily driven by concerns that such out-group relation could result in the diminishing of family reputation and cultural values (Munniksma et al. 2012). Parental contributions regarding ethnic identity must not be overlooked when examining children's ethnic identity development and intergroup attitudes.

In addition to first-hand ramifications of peer victimization based on ethnic identity (Oxman-Martinez et al. 2012; Verkuyten 2002; Yip 2015) and parental influence on socialization surrounding ethnic identity (Neblett et al. 2008; Munniksma et al. 2012), research also indicates that children hold expectations about how exclusive and inclusive their ingroups and outgroups are based on ethnic identity (Hitti and Killen 2015). When providing expectations of inclusivity between different groups, non-Arab American adolescents expected that their ingroup (a non-Arab American group) would choose to include a peer who shared interests with the group (even though the target was of a different ethnic identity), but that their outgroup (an Arab American group) would be more likely to include a peer who shared the group's ethnic identity (even though the target shared no interests with the group) (Hitti and Killen 2015). In this case, non-Arab American adolescents expect their own group to be more inclusive and their outgroup to be more exclusive by only preferring individuals who share their same ethnic identity to join their group. Ethnic identity is thus not only important when looking at experiences of discrimination and socialization, but also when making evaluations and assumptions about the preferences and norms of ethnic ingroups and outgroups.

7   Intergroup Contact for Reducing Bias

One potential avenue for reducing the negative impacts of intergroup attitudes is by promoting intergroup contact (Pettigrew and Tropp 2006). Under intergroup contact theory (Allport 1954), opportunities for cooperation towards common goals that are authority sanctioned and done with both groups having equal status are ideal parameters for promoting positive intergroup attitudes. When looking at German and Turkish 10-year-olds, same-ethnic friendships were found to be more stable than cross-ethnic friendships (Jugert et al. 2013). Importantly, the effects of intergroup contact may be different for individuals from majority and minority backgrounds. Indeed, research has found that cross-ethnic friendships were a predictive factor in majority (German) children's out-group attitudes, but did not impact minority (Turkish) children's out-group attitudes (Feddes et al. 2009). One potential reason for this finding could be that as a minority group, Turkish children were already interacting with the majority group far more than the majority group was interacting with the minority group, and thus instances of cross-ethnic friendships and opportunities for intergroup contact for the majority group may be more meaningful and impactful at shaping intergroup attitudes and preferences for the majority group than for the minority group.

Importantly, there are not always avenues for direct intergroup contact, such as when an area is largely homogenous and individuals have little to no opportunity to interact in person with members of different outgroups. However, extended contact opportunities, such as reading books or viewing stories through other mediums about individuals from other groups cooperating and having friendships has been shown to have positive effects on improving intergroup attitudes (Cameron et al. 2006). Indeed, an intervention study in the United Kingdom exposed children to stories depicting friendships between English children and refugees using multiple forms of extended contact: emphasis on dual identity (celebrating majority and minority identities); emphasis on a shared common ingroup identity (e.g., "English"); and emphasis on minimizing group identities altogether through decategorization (i.e., focus on individual aspects rather than a common group identity). Findings indicated that the extended contact intervention conditions significantly improved children's intergroup attitudes towards refugees compared to the control condition, with the most significant difference being in the dual identity condition (Cameron et al. 2006). Importantly, these effects were found even when children did not have the opportunity to interact with refugees directly, but rather were only exposed to friendships with refugees through children's stories. Intergroup contact can therefore be one avenue for reducing negative intergroup attitudes and promoting cross-ethnic friendships.

8   Conclusions

Exclusion from groups based on group identity creates stress, anxiety, and negative psychological adjustments in school contexts and the workforce. All individuals are members of social groups, and most groups experience exclusion at some point or another. However, exclusionary experiences are particularly detrimental when societal norms have been perpetuated which condone various forms of discrimination or subjugation (Brown 2017). This chapter addressed this topic from a social-cognitive and group processes perspective, demonstrating that beginning in early childhood, children become aware of stereotypes and biases. This awareness can lead to the perpetuation of exclusion or the rejection of it, depending on children's contact with others and messages received from parents and peers. The cultural context is central to this complex issue, revealing the pervasiveness of intergroup exclusion across cultural contexts, and the specific ways in which group dynamics are played out within and between cultures (Verkuyten 2002). Future research should provide more data on both minority and majority perspectives within each cultural context, and the types of intergroup contact that can effectively reduce biases and increase moral reasoning regarding the fair and equal treatment of others.

What can be done to create inclusive environments for children? The research findings indicate that programs designed to improve friendships across gender, racial, ethnic, and cultural categories can reduce prejudice and bias by enhancing empathy, perspective-taking, and mutual respect. Further, teachers need to provide support for positive intergroup relationships and teach messages about celebrating diversity and the benefits of learning from others from different backgrounds. Recently, a web-based curriculum tool, designed to promote intergroup friendships and reduce prejudice and bias was developed, and has been implemented in a large school system in the mid-Atlantic of the U.S., using a randomized control trial to test its effectiveness. Preliminary results indicate that responding to a tool about intergroup peer exclusion scenarios and engaging in a teacher-led classroom discussion is effective for increasing children's desire to have friendships across traditional boundaries and reducing prejudicial attitudes based on gender and race (Killen 2019). Creating inclusionary attitudes in childhood contributes to healthy social development and positive social relationships from childhood to adulthood.

References

Abrams, D., & Rutland, A. (2008). The development of subjective group dynamics. In S. R. Levy & M. Killen (Eds.), *Intergroup relations and attitudes in childhood through adulthood* (pp. 47–65). Oxford, UK: Oxford University Press.

Allport, G. W. (1954). *The nature of prejudice*. New York: Doubleday Anchor Books.

Asch, S. E. (1955). Opinions and social pressure. *Scientific American, 193*, 31–35.

Bian, L., Leslie, S.-J., & Cimpian, A. (2017). Gender stereotypes about intellectual ability emerge early and influence children's interests. *Science, 355*, 389–391.

Bian, L., Leslie, S.-J., & Cimpian, A. (2018). Evidence of bias against girls and women in contexts that emphasize intellectual ability. *American Psychologist, 73*, 1139–1153.

Bierman, K. L. (2004). *Peer rejection: Developmental processes and intervention strategies*. New York: Guilford.

Brown, C. S. (2017). *Discrimination in childhood and adolescence: A developmental intergroup approach*. London: Taylor & Francis.

Burkholder, A., Elenbaas, L., & Killen, M. (2019). Children's and adolescents' evaluations of intergroup exclusion in interracial and inter-wealth peer contexts. *Child Development*.

Cameron, L., Rutland, A., Brown, R., & Douch, R. (2006). Changing children's intergroup attitudes toward refugees: Testing different models of extended contact. *Child Development, 77*, 1208–1219.

Coyle, E. F., & Liben, L. S. (2020). Gendered packaging of a STEM toy influences children's play, mechanical learning, and mothers' play guidance. *Child Development, 91*, 43–62.

Crystal, D. S., Killen, M., & Ruck, M. D. (2010). Fair treatment by authorities is related to children's and adolescents' evaluations of interracial exclusion. *Applied Developmental Science, 14*, 125–136.

Dovidio, J., Glick, P., & Rudman, L. A. (2005). *Reflecting on the nature of prejudice: Fifty years after Allport*. Malden: Blackwell Publishers.

Eccles, J., Jacobs, J., & Harold, R. D. (1990). Gender role stereotypes, expectancy effects, and parents' socialization of gender differences. *Journal of Social Issues, 46*, 183–201.

Elenbaas, L., & Killen, M. (2016). Children rectify inequalities for disadvantaged groups. *Developmental Psychology, 52*, 1318–1329.

Elenbaas, L., Rizzo, M. T., Cooley, S., & Killen, M. (2016). Rectifying social inequalities in a resource allocation task. *Cognition, 155*, 176–187.

Feddes, A. R., Noack, P., & Rutland, A. (2009). Direct and extended friendship effects on minority and majority children's interethnic attitudes: A longitudinal study. *Child Development, 80*, 377–390.

Fisher, C. B., Wallace, S. A., & Fenton, R. E. (2000). Discrimination distress during adolescence. *Journal of Youth and Adolescence, 29*, 679–695.

Gönültaş, S., & Mulvey, K. L. (2019). Social-developmental perspective on intergroup attitudes towards immigrants and refugees in childhood and adolescence: A roadmap from theory to practice for an inclusive society. *Human Development, 63*, 90–111.

Gönültaş, S., Selcuk, B., Slaughter, V., Hunter, J. A., & Ruffman, T. (2019). The capricious nature of theory of mind: Does mental state understanding depend on the characteristics of the target? *Child Development*.

Hitti, A., & Killen, M. (2015). Expectations about ethnic peer group inclusivity: The role of shared interests, group norms, and stereotypes. *Child Development, 86*, 1522–1537.

Jugert, P., Noack, P., & Rutland, A. (2013). Children's cross-ethnic friendships: Why are they less stable than same-ethnic friendships? *European Journal of Developmental Psychology, 10*, 649–662.

Killen, M. (2019). Developing inclusive youth: How to reduce social exclusion and foster equality and equity in childhood. *The American Educator, 3*, 8–40.

Killen, M., & Rutland, A. (2011). *Children and social exclusion: Morality, prejudice, and group identity*. New York: Wiley-Blackwell.

Killen, M., & Verkuyten, M. (2017). The importance of social-cognitive development ad the developmental context for group dynamics. *Group Processes & Intergroup Relations, 20*, 707–718.

Killen, M., Pisacane, K., Lee-Kim, J., & Ardila-Rey, A. (2001). Fairness of stereotypes? Young children's priorities when evaluating group exclusion and inclusion. *Developmental Psychology, 37*, 587–596.

Killen, M., Mulvey, K. L., & Hitti, A. (2013). Social exclusion: A developmental intergroup perspective. *Child Development, 84*, 772–790.

Killen, M., Hitti, A., Cooley, S., & Elenbaas, L. (2015). Morality, development, and culture. In M. Gelfand, C. Y. Chiu, & Y. Y. Hong (Eds.), *Advances in culture and psychology* (pp. 161–200). New York: Oxford University Press.

Levy, S. R., & Killen, M. (2008). *Intergroup attitudes and relations in childhood through adulthood*. New York: Oxford University Press.

Levy, S. R., Lytle, A., Shin, J. E., & Hughes, J. M. (2015) Understanding and reducing racial and ethnic prejudice among children and adolescents. In T. D. Nelson (Ed.), *Handbook of prejudice, stereotyping, and discrimination* (2nd ed., pp. 455–483). New York: Psychology Press.

Liben, L. S., & Bigler, R. S. (2002). The developmental course of gender differentiation: Conceptualizing, measuring and evaluating constructs and pathways. *Monographs of the Society for Research in Child Development, 67*.

Malti, T., & Rubin, K. H. (2018). Aggression in childhood and adolescence: Definition, history, and theory. In T. Malti & K.H. Rubin (Eds.). *Handbook of child and adolescent aggression* (pp. 3–19). New York: The Guilford Press.

Mazzone, A., Thornberg, R., Stefanelli, S., Cadei, L., & Caravita, S. C. S. (2018). "Judging by the cover": A grounded theory study of bullying towards same-country and immigrant peers. *Services Review, 92*, 403–412.

McGuire, L., Manstead, A. S. R., & Rutland, A. (2017). Group norms, intergroup resource allocation, and social reasoning among children and adolescents. *Developmental Psychology, 53*, 2333–2339.

Mulvey, K. L. (2016). Children's reasoning about social exclusion: Balancing many factors. *Child Development Perspectives, 10*, 22–27.

Mulvey, K. L., & Killen, M. (2015). Challenging gender stereotypes: Resistance and exclusion. *Child Development, 86*, 681–694.

Mulvey, K. L., Palmer, S. B., & Abrams, D. (2016). Race-based humor and peer group dynamics in adolescence: Bystander intervention and social exclusion. *Child Development, 87*, 1379–1391.

Munniksma, A., Flache, A., Verkuyten, M., & Veenstra, R. (2012). Parental acceptance of children's intimate ethnic outgroup relations: The role of culture, status, and family reputation. *International Journal of Intercultural Relations, 36*, 575–585.

Neblett, E. W., & Carter, S. (2012). The protective role of racial identity and Africentric worldview in the association between racial discrimination and blood pressure. *Psychosomatic Medicine, 74*, 509–516.

Neblett, E. W., White, R. L., Ford, K. R., & Philip, C. L. (2008). Patterns of racial socialization and psychological adjustment: Can parental communications about race reduce the impact of racial discrimination? *Journal of Research on Adolescence, 18*, 477–515.

Nesdale, D. (2004). Social identity processes and children's ethnic prejudice. In M. Bennett & F. Sani (Eds.), *The development of social self* (pp. 219–245). East Sussex: Psychology Press.

Nesdale, D., & Lawson, M. J. (2011). Social groups and children's intergroup attitudes: Can school norms moderate the effects of social group norms? *Child Development, 82*, 1594–1606.

Newheiser, A. K., Dunham, Y., Merrile, A., Hoosain, L., & Olson, K. R. (2014). Preference for high status predicts implicit outgroup bias among children from low status groups. *Developmental Psychology, 50*, 1082–2090.

Nshom, E., & Croucher, S. (2017). Perceived threat and prejudice towards immigrants in Finland: A study among early, middle, and late Finnish adolescents. *Journal of International and Intercultural Communication, 10*, 309–323.

Olson, K. R., Shutts, K., Kinzler, K. D., & Weisman, K. G. (2012). Children associate racial groups with wealth: Evidence from South Africa. *Child Development, 83*, 1884–1899.

Oxman-Martinez, J., Rummens, A. J., Moreau, J., Choi, Y. R., Beiser, M., Ogilvie, L., & Armstrong, R. (2012). Perceived ethnic discrimination and social exclusion: Newcomer immigrant children in Canada. *American Journal of Orthopsychiatry, 82*, 376–388.

Page-Gould, E., Mendoza-Denton, R., & Tropp, L. R. (2008). With a little help from my cross-group friend: Reducing anxiety in intergroup contexts through cross-group friendship. *Journal of Personality and Social Psychology, 95*, 1080–1094.

Palmer, S. B., & Abbott, N. (2018). Bystander responses to bias-based bullying in schools: A developmental intergroup approach. *Child Development Perspectives, 12*, 39–44.

Pascoe, E. A., & Smart Richman, L. (2009). Perceived discrimination and health: A meta-analytic review. *Psychological Bulletin, 135*, 531–554.

Pettigrew, T. F., & Tropp, L. R. (2006). A meta-analytic test of intergroup contact theory. *Journal of Personality and Social Psychology, 90*, 751–783.

Russell, S. T., Kosciw, J., Horn, S. S., & Saewyc, E. (2010). Safe schools policy for LGBTQ students. *Social Policy Report, 24*, 1–24.

Rutland, A. (2004). The development and self-regulation of intergroup attitudes in children. In M. Bennett & F. Sani (Eds.), *The development of the social self* (pp. 247–265). East Sussex: Psychology Press.

Rutland, A., & Killen, M. (2015). A developmental science approach to reducing prejudice and social exclusion: Intergroup processes, social-cognitive development, and moral reasoning. *Social Issues and Policy Review, 9*, 121–154.

Rutland, A., & Killen, M. (2017). Fair resource allocation among children and adolescents: The role of group and developmental processes. *Child Development Perspectives, 11*, 56–62.

Rutland, A., Cameron, L., Milne, A., & McGeorge, P. (2005). Social norms and self-presentation: Children's implicit and explicit intergroup attitudes. *Child Development, 76*, 451–466.

Sims, R. N., Burkholder, A. R., & Killen, M. (2019, October). *Children's and adults' evaluations of science resource inequalities.* Poster presented at the biennial meeting of the Cognitive Development Society, Lexington, Kentucky, USA.

Smetana, J. G., Jambon, M., & Ball, C. (2014). The social domain approach to children's moral and social judgments. In M. Killen & J. G. Smetana (Eds.), *Handbook of moral development* (2nd ed., pp. 23–45). New York: Psychology Press.

Storage, D., Horne, Z., Cimpian, A., & Leslie, S.-J. (2016). The frequency of "brilliant" and "genius" in teaching evaluations predicts the representation of women and African Americans across fields. *PLoS ONE, 11*(3), e0150194.

Tajfel, H., & Turner, J. C. (1979). An integrative theory of intergroup conflict. In W. G. Austin & S. Worchel (Eds.), *The social psychology of intergroup relations* (pp. 33–47). Monterey, CA: Brooks/Cole.

Turiel, E. (1983). *The development of social knowledge: Morality and convention.* Cambridge, MA: Cambridge University Press.

Turiel, E. (2002). *The culture of morality.* Cambridge, UK: Cambridge University Press.

Vedder, P., Wenink, E., & van Geel, M. (2017). Intergroup contact and prejudice between Dutch majority and Muslim minority youth in the Netherlands. *Cultural Diversity and Ethnic Minority Psychology, 23*, 477–484.

Verkuyten, M. (2002). Perceptions of ethnic discrimination by minority and majority early adolescents in the Netherlands. *International Journal of Psychology, 37*, 321–332.

Verkuyten, M. & Fleischmann, F. (2017). Ethnic identity among immigrant and minority youth. In A. Rutland, D. Nesdale & C. Spears Brown (Eds.), *The Wiley handbook of group processes in children and adolescents* (pp. 23–46). Oxford, UK: Wiley Blackwell.

Verkuyten, M., & Steenhuis, A. (2005). Preadolescents' understanding and reasoning about asylum seeker peers and friendships. *Journal of Applied Developmental Psychology, 26*, 660–679.

Wigfield, A., Eccles, J. S., Fredericks, J., Simpkins, S. D., Roeser, R., & Schiefele, U. (2015). Development of achievement motivation and engagement. In R. M. Lerner & M. Lamb (Vol. Ed.). *Handbook of child psychology and developmental science: Vol. 3. Socioemotional processes* (7th ed., pp. 657–700). Hoboken: Wiley.

Yip, T. (2014). Ethnic identity in everyday life: The influence of identity development status. *Child Development, 85*, 205–219.

Yip, T. (2015). The effects of ethnic/racial discrimination and sleep quality on depressive symptoms and self-esteem trajectories among diverse adolescents. *Journal of Youth and Adolescence, 44*, 419–430.

Entwicklung der Emotions- und Selbstregulation im kulturellen Kontext

Bettina Lamm

Inhalt

Zusammenfassung

Emotionen sowie ihr Ausdruck und ihr Erleben sind von kulturellen Erfahrungen und Erwartungen beeinflusst. In diesem Kapitel werden zwei prototypische kulturelle Modelle vorgestellt, die maßgeblich durch unterschiedliche Responsivität gegenüber kindlichen Emotionsäußerungen gekennzeichnet sind und unterschiedliche Entwicklungspfade der Emotionsregulation bahnen. Diese werden exemplarisch anhand frühkindlicher Entwicklungsaufgaben, wie der Bindungsorganisation, der Empathie- und Selbstregulationsentwicklung, skizziert. Ihre Bedeutung für Beratung und Therapie wird abschließend diskutiert.

Schlüsselwörter

Kulturelle Entwicklungspfade · Sozialisationsstrategien · Emotionsregulation · Bindung · Selbstregulation

B. Lamm (✉)
Niedersächsisches Institut für frühkindliche Bildung und Entwicklung, Osnabrück, Deutschland
E-Mail: bettina.lamm@nifbe.de

© Springer Fachmedien Wiesbaden GmbH, ein Teil von Springer Nature 2021   107
T. Ringeisen et al. (Hrsg.), *Handbuch Stress und Kultur*,
https://doi.org/10.1007/978-3-658-27789-5_6

1   Einleitung

Emotionen und die ihnen beigemessene Bedeutung werden von kulturellen Modellen geprägt. Obwohl Emotionen in großem Maße von ‚kulturfreien' physiologischen und neurochemischen Prozessen gesteuert werden, beeinflussen kulturelle Normen sowohl den Ausdruck bestimmter Emotionen als auch die subjektive Erfahrung von Emotionen (Ellworth 1994; Levenson et al. 1992). Dementsprechend sind die kulturspezifischen Sozialisationsstrategien durch selektive Responsivität gegenüber kindlichen Emotionsäußerungen gekennzeichnet (Keller 2002; LeVine et al. 1994). Beispielsweise reagieren deutsche und euro-amerikanische Mittelschichtmütter stärker auf positive Signale ihrer Kinder, wie Lautieren und Brabbeln, und versuchen diese durch prompte Reaktionen und positive Verstärkung weiter anzuregen. Aktiver sozialer Austausch auf Augenhöhe lehrt das Kind, dass seine Individualität geschätzt wird und begünstigt den Selbstausdruck. Kenianische Gusii-Mütter und kamerunische Nso-Bäuerinnen hingegen fokussieren eher auf die negativen Signale des Kindes. Für sie stehen das Trösten und die Regulation von Distress im Mittelpunkt. Diese selektive Verstärkung beziehungsweise Hemmung von kindlichen Emotionsäußerungen ist keineswegs zufällig, sondern vielmehr systematisch geprägt von kulturellen Modellen und in kulturspezifische Entwicklungspfade eingebunden. Der Umgang mit Emotionen beeinflusst maßgeblich die sich entwickelnden Stressregulationsfähigkeiten. In diesem Kapitel werden zunächst zwei prototypische kulturelle Modelle skizziert, deren Annahme den theoretischen Rahmen für die weiteren Ausführungen darstellt. Die Gegenüberstellung dieser zwei Prototypen sollte jedoch nicht als Dichotomisierung der kulturellen Komplexität missverstanden werden. Vielmehr hilft die Konstruktion von Prototypen die vielfältige kulturelle Realität kognitiv zu strukturieren. Anschließend wird verdeutlicht, wie diese kulturellen Modelle die Entwicklung beeinflussen. Entwicklung wird dabei als Abfolge universeller Entwicklungsaufgaben verstanden, die in Abhängigkeit vom jeweiligen öko-kulturellen Kontext zu bewältigen sind. Anhand von einigen Beispielen werden die daraus resultierenden kulturspezifischen Entwicklungspfade in Bezug auf Stressregulation nachgezeichnet.

2   Prototypische kulturelle Modelle und öko-kulturelle Kontexte

Die hier vorgeschlagene Unterscheidung kultureller Modelle basiert auf einer Definition von Kultur als System geteilter Überzeugungen und geteilter Alltagspraktiken (Greenfield und Keller 2004). Kultur ist nach diesem Verständnis also nicht an Ländergrenzen gebunden. Vielmehr wird Kultur von Menschen geteilt, welche unter gleichartigen öko-sozialen Kontextbedingungen leben, die gleichen Werte und Normen vertreten und sich ähnlicher Verhaltensweisen in der Bewältigung des Alltagslebens bedienen.

Die Zusammenhänge zwischen Kontext, Kultur, Elternstrategien und Entwicklung lassen sich im öko-kulturellen Modell der kindlichen Entwicklung (Keller

2007) abbilden. Nach diesem Modell (Abb. 1), welches auf das „Whiting model for psycho-cultural research" (Whiting 1977) zurückgeht, bildet der öko-kulturelle Kontext den Rahmen für alle Entwicklungsprozesse. Öko-kulturelle Kontexte sind durch eine jeweils spezifische Kombination wesentlicher soziodemografischer Charakteristika (wie z. B. das Niveau formaler Schulbildung, das Alter bei der Geburt des ersten Kindes oder die Anzahl der Nachkommen) gekennzeichnet. Die jeweilige Realisierung der beiden universellen menschlichen Bedürfnisse Autonomie und Relationalität charakterisiert das kulturelle Modell. Teil des kulturellen Modells sind die Sozialisationsstrategien, die sich hierarchisch aus Sozialisationszielen, parentalen Ethnotheorien und elterlichen Verhaltensweisen zusammensetzen. Über die Kulturen hinweg steht die Sicherung des Überlebens und Heranwachsens der Kinder sowie deren Erziehung zu kompetenten Erwachsenen im Mittelpunkt der elterlichen Sozialisationsbemühungen (LeVine 1977). Aufgrund sehr unterschiedlicher öko-kultureller Kontextbedingungen ergeben sich aber ganz unterschiedliche Anforderungen an kompetente erwachsene Mitglieder einer jeweiligen kulturellen Gemeinschaft und demzufolge variiert auch die konkrete Ausgestaltung der Sozialisationsstrategien drastisch. Die Sozialisationsziele bilden die abstrakteste Ebene der Sozialisationsstrategien. Sie beinhalten die angestrebten Entwicklungsergebnisse, wie beispielsweise ein unabhängiges selbstbewusstes Individuum oder eine sozial-kompetente Person. Diese Sozialisationsziele werden in parentale Ethnotheorien, also ein System elterlicher Vorstellungen und Überzeugungen bezüglich kindlicher Entwicklung sowie gutem und schlechtem Elternverhalten übersetzt und bilden somit die Brücke zum

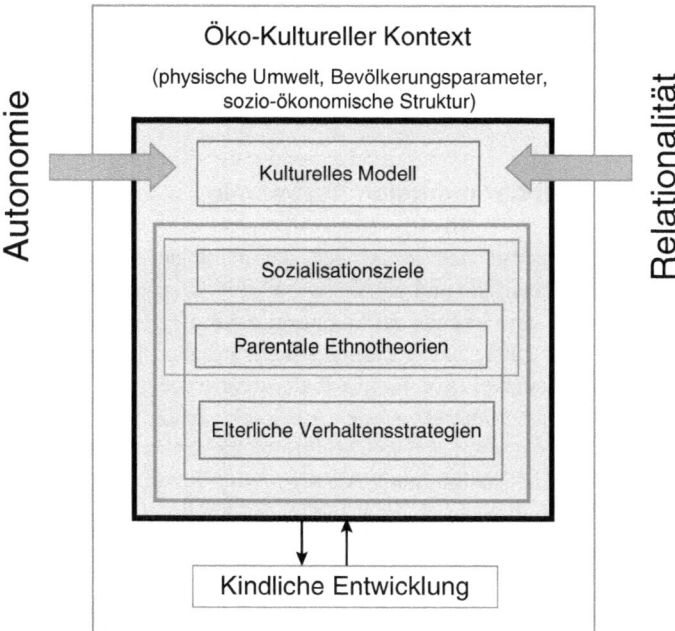

Abb. 1 Öko-kulturelles Modell der kindlichen Entwicklung (nach Keller 2007)

Elternverhalten. Das kulturelle Modell wirkt auf die kindliche Entwicklung, die wiederum über eine Rückwirkung des kindlichen Verhaltens das kulturelle Modell beeinflusst. Kultur ist also nichts Statisches, sondern wird aktiv von den Menschen gestaltet und verändert.

Die städtische Mittelschicht in industriellen oder post-industriellen Gesellschaften und ländlich lebende Familien in nicht-industrialisierten bäuerlichen Kontexten verkörpern zwei sich geradezu diametral unterscheidende öko-kulturelle Kontexte (Keller und Kärtner 2013). Ihre soziodemografischen Profile könnten kaum unterschiedlicher sein: Die Angehörigen der städtischen Mittelschicht in post-industriellen Gesellschaften haben im Durchschnitt 14–17 Jahre formaler schulischer und beruflicher Ausbildung absolviert, während die Menschen in ländlichen, nicht-industrialisierten bäuerlichen Kontexten in der Regel maximal die siebenjährige Grundschule abgeschlossen haben und zum Teil auch gar keine Schulerfahrung aufweisen. Die städtischen Mittelschichtfrauen bekommen durchschnittlich ein bis zwei Kinder, wobei das erste Kind meist in den frühen Dreißigern der Mutter zur Welt kommt. Die Bäuerinnen in nicht-industrialisierten Kontexten hingegen sind im späten Teenageralter oder höchstens Anfang 20 bei der Geburt ihres ersten Kindes und bekommen in der Regel zwischen drei und acht Kindern. Auch die Größe und Zusammensetzung der Haushalte variieren sehr stark. Während der typische städtische Mittelschichthaushalt von der Kernfamilie aus Eltern und Kind(ern) gebildet wird, leben die Bauernfamilien als Großfamilie in Haushaltsverbünden aus mindestens drei Generationen. Diese soziodemografischen Profile gehen mit prototypischen kulturellen Modellen einher (Keller und Kärtner 2013). Prototypisch für die städtische, hoch gebildete Mittelschicht in post-industriellen Gesellschaften ist das kulturelle Modell der mentalen Autonomie, die bäuerliche Lebensweise in ländlichen, nicht-industrialisierten Kontexten ist mit dem kulturellen Modell der hierarchischen Relationalität verknüpft (Borke et al. 2019).

2.1 Das Modell der mentalen Autonomie

Die Sozialisationsstrategie zielt im Modell der mentalen Autonomie darauf ab, selbstständige, selbstbewusste und unabhängige Individuen zu erziehen. Diese Tendenz spiegelt sich auf allen Ebenen der Sozialisationsstrategien wider (z. B. Keller et al. 2006; Lamm et al. 2008, 2015). Beispielsweise erhalten Sozialisationsziele, die das Leitmotiv der mentalen Autonomie fokussieren (wie z. B. die Entwicklung individueller Talente und Interessen, der Ausdruck persönlicher Präferenzen und die Fähigkeit, sich durchzusetzen), von Mittelschichtmüttern aus Berlin, Los Angeles und Athen die größte Zustimmung. Aussagen über Erziehungspraktiken, die auf frühe Unabhängigkeit abzielen (z. B. nächtliches Durchschlafen) oder die Bedeutung von Spielzeugen oder anderen Objekten für die kindliche Entwicklung betonen, werden von diesen Müttern am stärksten befürwortet (Keller et al. 2006). In bildgestützten freien Interviews wird dieser Fokus der städtischen Mittelschichtfamilien auf die Förderung der kindlichen Unabhängigkeit ebenfalls deutlich. Bereits von Babys wird erwartet, dass sie nicht immer jemanden brauchen, sondern auch mal

Zeit allein verbringen, um eine eigene Identität zu entwickeln (Keller 2007). Deutsche Mittelschichtmütter halten es für wichtig, den Babys ungeteilte dyadische Aufmerksamkeit zu schenken, ihnen die Führung in der Interaktion zu überlassen und ihren Signalen zu folgen (Keller et al. 2005b). Sie schreiben drei Monate alten Babys mentale Zustände, wie Wünsche, Gedanken und Vorlieben zu (Keller et al. 2004) und gehen davon aus, dass Kinder bereits in den ersten Lebensmonaten Freude, Ärger, Angst und Ekel zeigen, was kamerunische Nso-Mütter erst in der zweiten Hälfte des ersten Lebensjahres bzw. im zweiten Lebensjahr erwarten (Keller und Lamm 2010). Im Verhalten deutscher Mittelschichtmütter gegenüber ihren Babys wird ein eher distaler Interaktionsstil deutlich (Keller et al. 2011; Lamm et al. 2015). Sie bevorzugen Face-to-face-Positionen und benutzen viele Objekte im Spiel mit ihren Babys. Auch sprechen sie sehr viel mit ihren Babys, wobei sie wiederum deren mentale Autonomie fördern, indem sie die kindlichen Gedanken, Gefühle und Wünsche verbalisieren, ihre Einzigartigkeit preisen und Auswahlmöglichkeiten anbieten (Keller 2007).

Das autonomie-orientierte Erziehungsmodell kann also insgesamt als kindzentriert beschrieben werden. Kind und Bezugsperson sind quasi-gleiche Partner in einer egalitären Beziehung. Die Förderung von Selbstwert, Selbstmaximierung und Selbstausdruck, d. h. der emotionale Ausdruck individueller Befindlichkeiten, steht im Vordergrund. Somit stellt das kulturelle Modell der mentalen Autonomie einen Rahmen dar, in dem der Ausdruck von (insbesondere positiven) Emotionen als Grundstein für Einzigartigkeit und Unabhängigkeit gefördert und wenig reguliert wird.

2.2   Das Modell der hierarchischen Relationalität

Das kulturelle Modell der hierarchischen Relationalität ist primär auf relationale Anpassung ausgerichtet (Yovsi 2003). Das Kind wird in die streng hierarchisch strukturierte Gemeinschaft eingeführt und darauf vorbereitet, seinen Platz in der Gemeinschaft einzunehmen und Verantwortung für die Gemeinschaft zu übernehmen. Das relationale Selbstkonzept ist untrennbar mit einer sozialen Bezugsgruppe (dem Clan oder der ethnischen Gruppe) verknüpft und der Einzelne definiert sich über die Zugehörigkeit zu dieser Gruppe bzw. die Stellung innerhalb dieser Gruppe (Kağıtçıbaşı 2005). Auch Kindererziehung wird als Aufgabe der gesamten Gemeinschaft angesehen (Nsamenang und Lamb 1993, 1994). Entsprechend drücken Nso-Bauern aus dem Nordwesten Kameruns und indische Bauern aus Gujarat starke Zustimmung zu Sozialisationszielen aus, welche die Entwicklung von Gehorsam und Respekt, aber auch Fürsorge für andere und insbesondere auch die Kontrolle von Emotionen betreffen (Keller et al. 2006). Elterliche Praktiken, die Körperkontakt, Körperstimulation und die prompte Befriedigung primärer Bedürfnisse sowie umgehende Reaktionen auf negative Kindsignale betonen, werden besonders befürwortet (Keller et al. 2006). Entsprechend propagieren Nso-Frauen aus Kamerun in Fokusgruppendiskussionen bspw. vorausschauendes Stillen, d. h. sobald das Baby den Mund öffnet, um zu weinen, sollte das Baby bereits angelegt werden (Keller et al. 2005b). Eine Praxis, die auch für die Beng in der Elfenbeinküste beschrieben wird: „As soon as a newborn cries, any woman who happens to be visiting urges the new mother, especially a first-time mother, to breast-feed." (Gottlieb 2004, S. 197). Diese besondere Aufmerksamkeit für die negativen Emotionsäußerungen der Babys haben auch bereits 4- bis 8-jährige Nso-Kinder, die häufig eigenverantwortlich Aufgaben in der Betreuung und Versorgung jüngerer (Geschwister-)Kinder übernehmen, verinnerlicht (Lamm 2008). In Interviews zum richtigen Umgang mit Babys orientieren sich diese Nso-Babysitter in ihrer Argumentation zur Begründung bestimmter Verhaltensweisen fast ausschließlich an der Verhinderung von Weinen oder Schreien beim Baby.

Der Interaktionsstil in Mutter-Kind-Interaktionen kann als proximal beschrieben werden (Keller 2007). Nso-Babys sind fast niemals allein, sondern verbringen die überwiegende Zeit in engem Körperkontakt zu ihren Bezugspersonen (Keller et al. 2005a). Individuell angepasste Muster rhythmisch-kinästhetischer Stimulationen und eher vereinzelte verbale Ansprache, die durch viele Wiederholungen sowie Bezüge zur Gemeinschaft, den Ahnen und sozialen Pflichten gekennzeichnet ist, runden das Elternverhalten ab (Keller 2007).

Zusammenfassend stellt sich das relationalitätsorientierte Erziehungsmodell als soziales Training dar. Das Verhältnis zwischen Bezugsperson und Kind gleicht dem von Experten und Novizen. Besondere Bedeutung kommt dem Erwerb sozialer Konventionen und moralischer Standards, insbesondere der Kontrolle von (negativen) Emotionen zu. Die Eingliederung in die soziale Hierarchie der Gemeinschaft steht im Mittelpunkt und wird vornehmlich über die Modulation des Emotionsausdrucks verwirklicht.

3   Entwicklungsaufgaben der Emotionsregulation

Diese gegensätzlichen Sozialisationsstrategien bahnen unterschiedliche Entwicklungspfade in Bezug auf die Regulation von Emotionen. Im kulturellen Modell der mentalen Autonomie wird der Emotionsausdruck als Demonstration der Individualität gefördert, während im Modell der hierarchischen Relationalität die frühe Kontrolle von Emotionen im Dienste der Aufrechterhaltung der sozialen Harmonie und Ordnung betont wird. Muster der Emotionsregulation werden bei Stress, wie beispielsweise der Aktivierung des Bindungssystems, deutlich. Wie diese kulturellen Muster der Emotionsregulation sich entwickeln und die Regulation von Stress bzw. den Umgang mit Distresssituationen beeinflussen, wird im Folgenden beispielhaft an der Bewältigung einiger Entwicklungsaufgaben der Säuglingszeit und der frühen Kindheit dargestellt.

3.1   Säuglingsschreien

Schreien ist eine der wichtigsten Kommunikationsformen des Säuglings. Es ermöglicht ihm, der Umwelt seine Bedürfnisse und sein Empfinden mitzuteilen. Säuglingsschreien besitzt Aufforderungscharakter, der es anderen Personen kaum erlaubt, längere Zeit ruhig zuzuhören. Das Schreien eines Babys stellt ein Signal dar, auf das reagiert werden muss, um das Überleben des Babys zu sichern.

In städtischen Mittelschichtkontexten wird Säuglingsschreien jedoch häufig nicht als Signal, sondern vielmehr als Zustand mit einer gewissen zeitlichen Ausprägung beschrieben. Die mütterlichen Antworten auf die Frage, wie viel Schreien in den ersten Lebensmonaten eines Babys normal sei, spiegeln diese unterschiedlichen Sichtweisen wider (Abb. 2). Während die überwiegende Mehrheit der Gujarati- und Nso-Bäuerinnen aus Indien und Kamerun weniger als eine Stunde Schreien pro Tag als normal ansehen, halten die meisten Mittelschichtmütter aus Berlin und Los Angeles eine bis drei Stunden Schreien pro Tag für normal und über 10 % von ihnen meinen sogar, mehr als drei Stunden Schreien am Tag seien normal.

Auch in Hinblick auf die tatsächlich beobachteten Schreidauern unterscheiden sich kulturelle Gemeinschaften dergestalt, dass die Säuglinge in bäuerlichen, nicht-industrialisierten Kontexten deutlich weniger schreien als städtische Mittelschicht-babys in post-industrialisierten Kontexten (Bensel und Haug-Schnabel 2003). Bei-spielsweise schreien drei bis vier Monate alte Gusii-Babys aus Kenia weniger als halb so viel wie die gleichaltrigen Babys einer Bostoner Vergleichsgruppe (LeVine et al. 1994). LeVine und Kollegen interpretieren dies als Beweis, dass die physische Responsivität der Gusii-Mütter gegenüber kindlichem Schreien die Schreifrequenz erfolgreich reduziert. Tatsächlich bestätigen Forschungsergebnisse aus Deutschland und Nordamerika, dass viel Körperkontakt und häufiges Tragen der Babys sowie promptere Beruhigung und kürzere Fütterungsintervalle zu verringerten Unruhewer-ten der Babys führen (z. B. Hunziker und Barr 1986; Barr und Elias 1988; Bensel 2003). Genau diese Aspekte der Betreuungspraxis unterscheiden sich in Abhängig-keit vom kulturellen Modell. Der proximale Interaktionsstil des kulturellen Modells

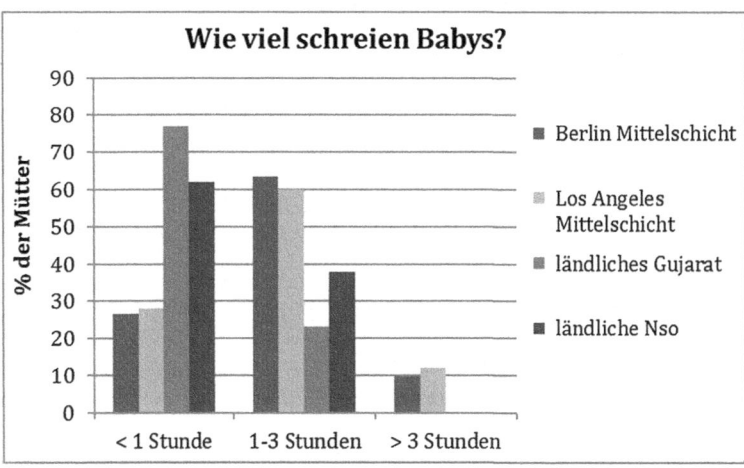

Abb. 2 Erwartungen bezüglich des normalen Ausmaßes kindlichen Schreiens in den ersten Lebensmonaten: Vergleich von Müttern 3 Monate alter Babys aus Berlin, Los Angeles sowie dem ländlichen Gujarat (Indien) und Nso (Kamerun)

der hierarchischen Relationalität ist durch ein hohes Maß an Körperkontakt, prompte Reaktion auf negative Kindsignale und prompte Befriedigung physiologischer Bedürfnisse gekennzeichnet. Diese Strategie führt zu weniger Säuglingsschreien und verbessert die Überlebenschancen in den ersten Lebensmonaten, weil die Kalorienaufnahme durch häufige Fütterung maximiert wird und der Kalorienverbrauch durch reduziertes Schreien minimiert wird (LeVine et al. 1994). Aufgrund der hohen Adaptivität dieser Betreuungspraxis an die angeborenen biologischen Bedürfnisse von Säuglingen beschreibt Barr (1999) den Umgang mit Säuglingen in post-industriellen Gesellschaften als ein natürliches Experiment. In Anbetracht der hohen Prävalenzrate (etwa 30 %) von exzessivem Säuglingsschreien in den ersten Lebensmonaten in diesen Kontexten (Wolke 1994) ist man geneigt, dieser Interpretation zu folgen. In vielen ländlichen, nicht-industrialisierten Gemeinschaften ist das Phänomen des Schreibabys hingegen völlig unbekannt und Schreien, das länger als wenige Minuten andauert, unvorstellbar (Bensel 2009). Doch die Einteilung in ‚traditionelles' adaptives elterliches Verhalten auf der einen Seite und zivilisationsgestörte Betreuungspraktiken auf der anderen Seite greift entschieden zu kurz. Beide Verhaltensstile sind in die jeweiligen kulturellen Modelle mit ihren elterlichen Überzeugungen integriert und an der Erreichung der jeweiligen Erziehungsziele orientiert. So fürchten viele Mittelschichtmütter in autonomie-orientierten Kontexten, ihr Baby mit zu viel körperlicher Nähe und sofortiger Beruhigung bei Schreien des Säuglings zu verwöhnen und dem angestrebten Ideal der frühen Unabhängigkeit entgegenzuarbeiten. Möglichst früh sollen die Babys möglichst viel allein bewältigen, beispielsweise allein einschlafen, sich allein beschäftigen oder sich allein beruhigen. Demgegenüber sind die Gusii-Mütter in Kenia überzeugt, dass die schnelle Beantwortung der kindlichen Distressäußerungen einen wichtigen Beitrag zur Erziehung eines ruhigen, leicht zu beruhigenden Säuglings darstellt und somit den ersten Schritt auf dem Weg zum fügsamen Kleinkind markiert. Der Erwerb von Respekt und Gehorsam, zwei zentralen Sozialisationszielen im kulturellen Modell der hierarchischen Relationalität, erfolge dann wie selbstverständlich (LeVine et al. 1994). Somit stellt das Ausmaß des Säuglingsschreiens bereits ein kulturell geprägtes Entwicklungsergebnis dar und beeinflusst gleichermaßen den weiteren Entwicklungsverlauf.

3.2   Bindungsverhalten

In der Tradition der Bindungsforschung wurde vielfach das Untersuchungsparadigma der ‚Fremde Situation' (Ainsworth und Wittig 1969) genutzt, um das Bindungsverhalten etwa einjähriger Kinder im Laborsetting zu beobachten. Dabei wird in einer fest strukturierten Abfolge von Episoden die Anwesenheit von Mutter und einer fremden Person systematisch variiert, um Bindungsverhalten zu aktivieren. Die beobachteten Verhaltensweisen werden dabei als Ausdruck gelernter Verhaltensmuster betrachtet, die verschiedenen Bindungsqualitäten zugeordnet wurden. Als optimales Bindungsmuster wird in dieser Tradition die sichere Bindung beschrieben. Sicher gebundene Kinder zeigen ihre Gefühle in der fremden Situation deutlich. Sie spielen entspannt, solange die Mutter dabei ist, sind angespannt und weinen durchaus, wenn sie mit der fremden Person allein sind, freuen sich dann aber über die Rückkehr der Mutter und lassen sich von ihr schnell trösten.

In ihrer Untersuchung zum Bindungsverhalten von Nso-Kindern in Kamerun gelang es Otto (2009) drei kulturspezifische Bindungsmuster zu identifizieren, die auch durch physiologische Daten bestätigt werden konnten. Sie verwendete dabei eine adaptierte Untersuchungssituation: eine einheimische fremde weibliche Person besuchte die Familie zu Hause, begrüßte die Familie und das Kind und nahm das Kind hoch. Am häufigsten konnte dabei beobachtet werden, dass die Kinder keinerlei emotionale Reaktion zeigten. Sowohl beim Erscheinen der fremden Person als auch bei der körperlichen Kontaktaufnahme schienen diese Kinder ausdruckslos. Eine kleinere Gruppe von Kindern äußerte negative Gefühle, wenn die fremde Person Körperkontakt herstellte, aber nicht bei ihrem Erscheinen. Die kleinste Gruppe bestand aus Kindern, die von Anfang an gestresst wirkten und negative Emotionen zeigten. Messungen der Cortisolkonzentration im Speichel der Kinder vor und nach dem Besuch der Fremden ergaben, dass bei den emotionslosen Kindern der Cortisolspiegel abfiel, während er bei den Kindern, deren emotionaler Zustand sich verschlechterte, anstieg. Kinder, die durchgängig negative Emotionen zeigten, hatten auch durchgängig höhere Cortisolkonzentrationen im Speichel. Diese Ergebnisse deuten darauf hin, dass die Nso-Kinder, die auf der Verhaltensebene keine emotionale Reaktion auf die Annäherung einer fremden Person gezeigt hatten, auch auf physiologischer Ebene keine Stressanzeichen aufwiesen. Folglich gelang es dem Großteil der Nso-Kinder erfolgreich, seine Emotionen zu regulieren. Dieses emotionale Regulationsmuster der Gelassenheit und Ausdruckslosigkeit scheint das adaptivste im kulturellen Modell der Nso zu sein. Es reflektiert die mütterlichen Erwartungen, wie sie für verschiedene afrikanische bäuerliche Gemeinschaften beschrieben wurden (z. B. für die Gusii in Kenia, LeVine und LeVine 1963; die Beng in der Elfenbeinküste, Gottlieb 2004; die Nso in Kamerun, Otto 2009). Demnach ist ein gutes Kind, eines das nicht ohne Grund, d. h. wenn seine physiologischen Bedürfnisse befriedigt sind, schreit.

In autonomie-orientierten Kontexten hingegen wird emotionale Ausdruckslosigkeit eher als ein Indiz für eine pathologische oder desorganisierte Bindung gesehen. Deutsche Mittelschichtkinder, die keine negativen Emotionen in der fremden Situation zeigten (unsicher-vermeidendes Bindungsmuster), wiesen in Untersuchungen dennoch einen erhöhten Cortisolspiegel auf (Spangler und Grossmann 1993). Obwohl diese Kinder also auf der Verhaltensebene keine Stressanzeichen offenbarten, war es ihnen nicht gelungen, den Stress auf der physiologischen Ebene erfolgreich zu regulieren. Kinder, die als sicher gebunden klassifiziert wurden, zeigten hingegen keine Cortisolreaktionen. Ihre Verhaltensreaktion der Äußerung des negativen Affekts, der mit der Trennungssituation von der Mutter einherging, förderte offenbar die emotionale Regulation.

In diesen Ergebnissen zeichnen sich also zwei ganz unterschiedliche Muster der Emotionsregulation bei Annäherung einer fremden Person ab. Die Messungen des Stresshormons Cortisol veranschaulichen, dass sowohl die westliche ‚sichere' Bin-

dung als auch die emotionslose Reaktion der Nso adaptive Wege im jeweiligen öko-
kulturellen Kontext darstellen.

3.3 Kindliche Reaktionen auf Stress anderer Personen

In der westlichen Forschungsliteratur wird die Ich-Andere-Differenzierung als eine
notwendige Voraussetzung für das Erleben von Empathie angesehen (Hoffman
1975). Erst die Entwicklung eines kategorialen Selbstkonzeptes und damit einhergehend die Einsicht, dass das Selbst und der oder die Andere voneinander getrennte
Personen mit einem jeweils eigenen inneren Erleben sind, ermöglicht demnach den
Übergang von der Gefühlsansteckung zur Empathie. Letztere ist gegenüber der
Gefühlsansteckung dadurch gekennzeichnet, dass das Kind unmittelbar an der Ge-
fühlslage einer anderen Person Anteil nimmt und sich gleichzeitig der Zugehörigkeit
des Gefühls zu dem Anderen bewusst ist. Empirisch wurde dieser Zusammenhang
durch Korrelationen zwischen empathisch motiviertem prosozialem Verhalten und
Spiegelselbsterkennen bestätigt (z. B. Bischof-Köhler 1994; Zahn-Waxler et al.
1992).

Durch ihre Untersuchung mit Mittelschichtkindern aus Berlin und Delhi konnten
Kärtner et al. (2010) jedoch belegen, dass die Reaktionen auf Stress oder Distress
anderer Personen kulturell ganz unterschiedlich reguliert werden. In einer quasiex-
perimentellen Situation, in der eine Trauersituation simuliert wurde (beim Spielen
reißt der Arm eines Teddybären ab, woraufhin die Versuchsleiterin beginnt zu
schluchzen), wurden keine kulturellen Unterschiede im Hinblick auf das prosoziale
Hilfeverhalten Eineinhalbjähriger beobachtet. Die Kinder aus Berlin und Delhi
versuchten gleich häufig die Versuchsleiterin zu trösten, den Teddybären zu reparie-
ren bzw. boten alternatives Spielzeug an oder holten ihre Mutter zur Hilfe. Das
Hilfeverhalten wurde jedoch über sehr unterschiedliche sozialkognitive Mechanismen vermittelt. Bei den Berliner Mittelschichtkindern, deren Mütter autonomie-
orientierte Sozialisationsziele besonders stark betonten, bestätigte sich der erwartete
Zusammenhang. Kinder, die Hilfeverhalten zeigten, waren auch alle in der Lage,
sich selbst im Spiegel zu erkennen, was als Indiz für die Entwicklung eines kategorialen Selbstkonzeptes gilt. Ihr Hilfeverhalten war also mutmaßlich empathisch
motiviert. Mittelschichtkinder aus Delhi hingegen, deren Mütter auch relationale
Sozialisationsziele für wichtig erachteten, demonstrierten eher situationales Hilfeverhalten. Spiegelselbsterkennen und Hilfeverhalten hingen in dieser Teilstichprobe
statistisch nicht zusammen. Diese Kinder wurden von den Gefühlen der Versuchsleiterin angesteckt und erlangten anscheinend durch die Teilnahme in der Situation
ein Verständnis dieser. Sie waren animiert zu helfen, ohne zwischen dem eigenen
emotionalen Erleben und dem der Versuchsleiterin zu differenzieren.

Diese Ergebnisse von Kärtner und Kolleginnen (2010) deuten also wiederum auf
zwei ganz unterschiedliche kulturell geprägte Regulationsmuster hin. In diesem Fall
führen diese zwar zu einem ähnlichen Ergebnis, nämlich Hilfeverhalten gegenüber
einer Person in emotionaler Not. Im Fall der Berliner Kinder wurde das Helfen
jedoch über das empathische Wahrnehmen des subjektiven Zustandes der anderen

Person vermittelt und bei den Kindern aus Delhi über das gemeinsame Erleben des emotionalen Stresses des anderen.

3.4   Kindliche Selbstregulation

Der sogenannte Marshmallow-Test (Mischel 2014) ist das klassische Untersuchungsparadigma zur Erfassung der Selbstregulationsfähigkeiten im Vorschulalter. Dabei wird dem Kind eine Süßigkeit angeboten, und es wird vor die Wahl gestellt, diese sofort zu vernaschen oder bis zur Rückkehr der Versuchsleitung abzuwarten und dann noch eine zweite Süßigkeit dazu zu bekommen. Die meisten Vierjährigen entscheiden sich für das Warten, die Umsetzung dieses Vorhabens fällt jedoch vielen Kindern schwer, erfordert sie doch erhebliche Selbstregulationskompetenzen. In einer deutschen Mittelschichtstichprobe waren letztendlich nur etwa 28 % der Kinder erfolgreich und schafften es, die vollen zehn Minuten auf die zweite Süßigkeit zu warten (Lamm et al. 2018). In einer Vergleichsgruppe kamerunischer Nso-Kinder lag die Erfolgsquote hingegen bei ca. 70 %. Die genauere Analyse der Wartesituation offenbarte sehr unterschiedliche Strategien der Kinder aus den beiden kulturellen Gruppen. Während die deutschen Kinder versuchten, sich durch Abwenden, Singen, Trommeln, Klatschen, Zählen, Herumlaufen usw. abzulenken, blieben die Nso-Kinder scheinbar ohne große Anstrengung ruhig auf ihrem Stuhl sitzen und warteten, einige schliefen sogar ein (Lamm et al. 2018). Ein besonderer Unterschied zeigte sich darüber hinaus im Ausdruck negativer Emotionen während der Wartezeit, die signifikant häufiger bei den deutschen Kindern beobachtet werden konnten.

Betrachtet man die Untersuchungssituation im Marshmallow-Test vor dem Hintergrund der jeweiligen kulturellen Erfahrungen der Kinder, so zeigt sich ein deutlicher Kontrast zum kulturellen Modell der mentalen Autonomie. Die Kinder sind der Wartesituation quasi ausgeliefert und können durch ihr Verhalten die Wartedauer nicht beeinflussen. Üblicherweise wird von deutschen Mittelschichtkindern jedoch erwartet, dass sie ihr Leben aktiv gestalten, eigene Entscheidungen treffen, sich selbstbewusst für ihre Interessen einsetzen, Unabhängigkeit entwickeln und ihre Bedürfnisse und Gefühle klar äußern. Für die Nso-Kinder hingegen spiegelt diese Wartesituation durchaus typische Alltagserfahrungen wider und ist mit dem kulturellen Modell der hierarchischen Relationalität sehr gut vereinbar. Kinder in relationalitätsorientierten Kontexten sind es eher gewohnt bzw. darin geübt, sich äußeren Gegebenheiten anzupassen, eigene Bedürfnisse denen der Gruppe unterzuordnen und Emotionen zu kontrollieren.

Möglicherweise zeigen sich in den unterschiedlichen Verhaltensweisen der Kinder kulturspezifische Entwicklungspfade hin zur Fähigkeit der Selbstregulation: Die Entwicklung einer eher analytischen Selbstkontrolle durch (kognitive) Ablenkung im deutschen Mittelschichtkontext und eine über Emotionsregulation vermittelte eher holistische Selbstregulation im bäuerlichen Nso-Kontext (Lamm et al. 2018; Kuhl und Keller 2008).

3.5   Der Ausdruck von Emotionen in Kinderzeichungen

In der Forschungsliteratur herrscht weitgehend Einigkeit darüber, dass Zeichnungen
von Kindern nicht nur als natürliche Repräsentationen visueller Eindrücke zu
bewerten sind, sondern auch als symbolische Darstellung der Wahrnehmungen,
Gefühle und Gedanken von Kindern anzusehen sind (Cox 1993). Insbesondere aus
klinischer Perspektive wurden daher Zusammenhänge zwischen individuellen
Merkmalsausprägungen und kindlichen Selbstdarstellungen untersucht (z. B. Müller
2000). In der westlichen Welt wird besonders die Art der Gesichtsdarstellung (bei
Menschzeichnungen) als Indikator für eine klinische Auffälligkeit eines Kindes
gesehen (Gernhardt et al. 2010). So gelten beispielsweise fehlende Gesichtsdetails
als Notsignale der Kinder. Münder, die nicht lachend dargestellt werden oder in
welche Zähne eingezeichnet wurden, werden als Anzeichen für Trauer oder Wut
gesehen. Diese Annahmen werden jedoch durch kulturvergleichende Untersuchungen in Frage gestellt. Es zeigte sich nämlich, dass es nicht in allen Kulturen üblich
ist, so viel Wert auf die zeichnerische Ausgestaltung des Gesichts zu legen. Kamerunische Nso-Kinder lassen die Gesichtsdetails oftmals einfach weg (Rübeling et al.
2011). Gesichter als individualisierende Merkmale, die die Einzigartigkeit von
Personen unterstreichen, haben nicht so eine große Bedeutung im relationalen
kulturellen Modell der Nso (Gernhardt et al. 2013). Das spiegelt sich übrigens auch
in der Sprache der Nso (Lamnso) wider, die nicht einmal ein Wort für Gesicht
bereithält. Die westliche Erwartung der fröhlich lachenden Gesichterdarstellungen
entspricht also keineswegs einer universellen Norm, sondern reflektiert vielmehr die
dem kulturellen Modell der mentalen Autonomie inhärente Direktive der positiven
Expressivität, wie sie bereits in den frühen Mutter-Kind-Interaktionen gefördert
wird.

4   Fazit

In diesem Kapitel wurde ein theoretisches Modell zum Einfluss von öko-kulturellen
Kontextbedingungen auf die ontogenetische Entwicklung der Emotionsregulation
präsentiert. Es wurde postuliert und empirisch untermauert, dass sozio-demo-
grafische Charakteristika bestimmte kulturelle Modelle prägen, die spezifische Sozialisationsstrategien enthalten und somit Effekte auf die kindliche Entwicklung
ausüben. Ontogenetische Entwicklung ist demnach untrennbar mit Kultur verknüpft
und vollzieht sich im Zusammenspiel von Biologie und Kultur (Keller 2002).
Entwicklung beschreibt einen aktiven Prozess der Konstruktion und Ko-Konstruktion kultureller Inhalte im Rahmen biologischer Prädispositionen (Keller
2007; Keller und Kärtner 2013). Diese Annahmen widersprechen normativen Ent-
wicklungsvorstellungen und gehen von kulturell geprägten Entwicklungspfaden
aus, die aus kontextspezifischen Antworten auf universelle Entwicklungsaufgaben
resultieren.
    Als zentraler Entwicklungsorganisator im Hinblick auf den Umgang mit Stress
und Distresssituationen wurde dabei das Muster der Emotionsregulation herausge-

arbeitet. Die selektive Sensitivität und Responsivität gegenüber positiven oder negativen Emotionen sowie die frühe Modulation vs. Förderung des Emotionsausdrucks bilden die kulturell gefärbten elterlichen Verhaltensstrategien. Diese beeinflussen den kindlichen Ausdruck von Emotionen und die sich entwickelnde Stressregulation.

Für das Zusammenleben in multikulturellen Gesellschaften folgen daraus wichtige Konsequenzen. Grundsätzlich ist davon auszugehen, dass das Stresspotenzial wächst. Wenn unterschiedliche Erziehungsvorstellungen durch Migration aufeinandertreffen, kann das zu Missverständnissen und Konflikten führen (Leyendecker und Schölmerich 2005; Fuhrer und Mayer 2005). Wenn Kinder unterschiedlichen Erziehungsstrategien beispielsweise durch Differenzen zwischen Elternhaus und Institutionen ausgesetzt sind, kann die Kohärenz zwischen Erziehungszielen, Erziehungsverhalten und der kindlichen Entwicklung leicht aus dem Gleichgewicht geraten (Dollase 2005). Wichtig ist hier eine Auseinandersetzung mit den unterschiedlichen kulturellen Modellen und den daraus resultierenden Erziehungsstrategien bzw. eine Reflektion der jeweiligen Erziehungsziele. Des Weiteren ist unbedingt zu beachten, dass Entwicklung nicht universellen Normen folgt (Lohaus et al. 2011; Vierhaus et al. 2011). Kindliche Entwicklung und innerfamiliäre Beziehungen sind immer nur unter Berücksichtigung des jeweiligen öko-kulturellen Kontextes zu interpretieren. Was in einem kulturellen Modell der Regel entspricht, kann im Rahmen eines anderen Modells als abweichend oder unerwünscht angesehen werden und was in einem kulturellen Kontext adaptiv ist, kann in anderen Kontexten auf Entwicklungsprobleme hindeuten. Dementsprechend müssen natürlich auch Hilfsangebote auf die jeweiligen kulturellen Modelle abgestimmt werden und nicht einfach bestimmte Beratungs- oder Förderprogramme von einem Kontext auf einen anderen übertragen werden (Borke und Keller 2012). In diesem Zusammenhang ist auch der enorme Stellenwert, der Emotionen und ihrem Ausdruck im Rahmen westlicher Konzeptionen von Therapie und Coaching entgegengebracht wird, von großer Bedeutung. Die Idee der kathartischen Wirkung, die mit dem stimmigen Ausdruck einer Emotion einhergeht, zieht sich durch viele Therapieschulen (wie z. B. Psychoanalyse oder Gestalttherapie). In der Gesprächspsychotherapie stellt die Verbalisierung emotionaler Erlebnisinhalte einen zentralen Aspekt des einfühlenden Verstehens des Therapeuten in die Welt des Klienten dar und dient unter anderem dazu, diese nur teilweise oder gar nicht bewussten Erlebnisinhalte in die Aufmerksamkeit des Klienten zu rücken (Rogers 1983). Andere sogenannte Ausdruckstherapien (wie beispielsweise Kunsttherapie, Tanztherapie oder Musiktherapie) konzentrieren sich ganz auf den Ausdruck von Gefühlen als Schlüssel zur Heilung. Dieser Fokus auf den Emotionsausdruck in der Therapie unterstützt die Argumentation dieses Kapitels, dass Emotionsregulation maßgeblich den Umgang mit Stress beeinflusst. Er reflektiert aber auch eine Betonung des individuellen Selbstausdrucks in der therapeutischen Arbeit und somit eine Orientierung am kulturellen Modell der mentalen Autonomie. Menschen, die beispielsweise im kulturellen Modell der hierarchischen Relationalität sozialisiert wurden bzw. bei denen andere kulturelle Werte im Vordergrund stehen, können mutmaßlich von diesen Ansätzen nicht so stark profitieren, weil sie nicht auf ihrem Selbstkonzept basieren (Borke und Keller 2012). Hier ist viel

Sensibilität der jeweiligen Berater*innen und Therapeut*innen, aber auch viel konzeptionelle Weiterentwicklung gefragt.

Trotz dieser großen Herausforderungen stellt der Kontakt mit unterschiedlichen kulturellen Modellen auch eine große Chance dar (Uslucan 2005). So kann er als Blick über den Tellerrand die Vielfalt möglicher Entwicklungspfade aufzeigen und somit dazu beitragen, starre Normvorstellungen aufzuweichen und auch mit intra- kultureller Variabilität besser umgehen zu können.

Literatur

Ainsworth, M. D. S., & Wittig, B. A. (1969). Attachment and exploratory behavior of one-year-olds in a strange situation. In B. M. Foss (Hrsg.), *Determinants of infant behavior* (Bd. 4, S. 113–136). London: Methuen.

Barr, R. G. (1999). Infant crying behavior and colic. An interpretation in evolutionary perspective. In W. R. Trevathan, E. O. Smith & J. J. McKenna (Hrsg.), *Evolutionary medicine* (S. 27–51). Oxford: University Press.

Barr, R. G., & Elias, M. F. (1988). Nursing intervall and maternal reponsivity: Effects on early infant crying. *Pediatrics, 81*(4), 529–536.

Bensel, J. (2003). *Frühe Säuglingsunruhe – Einfluss westlicher Betreuungspraktiken und Effekte auf Aktivitätsmuster und biologischen Rhythmus.* Berlin: VWB.

Bensel, J. (2009). *Wie Sie Ihr Schreibaby verstehen und beruhigen* (2. Aufl.). Düsseldorf: Obers-teBrink.

Bensel, J., & Haug-Schnabel, G. (2003). Exzessives Schreien. In H. Keller (Hrsg.), *Handbuch der Kleinkindforschung* (3., korr., überarb. u. erw. Aufl., S. 1195–1241). Bern: Huber.

Bischof-Köhler, D. (1994). Selbstobjektivierung und fremdbezogene Emotionen. Identifikation des eigenen Spiegelbildes, Empathie und prosoziales Verhalten im 2. Lebensjahr. *Zeitschrift für Psychologie, 202*, 349–377.

Borke, J., & Keller, H. (2012). Kultursensitive Beratung. In M. Cierpka (Hrsg.), *Frühe Kindheit. Beratung und Psychotherapie für Eltern mit Säuglingen und Kleinkindern* (S. 345–352). Heidelberg: Springer.

Borke, J., Lamm, B., & Schröder, L. (2019). *Kultursensitive Entwicklungspsychologie (0–6 Jahre). Grundlagen und Praxis für pädagogische Arbeitsfelder.* Göttingen: Vandenhoeck & Ruprecht.

Cox, M. (1993). *Children's drawings of the human figure.* Howe: Lawrence Erlbaum.

Dollase, R. (2005). Schulische Einflüsse auf die interkulturelle Entwicklung von Kindern und Jugendlichen. In U. Fuhrer & H.-H. Uslucan (Hrsg.), *Familie, Akkulturation und Erziehung: Migration zwischen Eigen- und Fremdkultur* (S. 150–171). Stuttgart: Kohlhammer.

Ellworth, P. C. (1994). Sense, culture, and sensibility. In S. Kitayama & H. R. Markus (Hrsg.), *Emotion and culture: Empirical studies of mutual influence* (S. 23–50). Washington, DC: American Psychological Association.

Fuhrer, U., & Mayer, S. (2005). Familiäre Erziehung im Prozess der Akkulturation. In U. Fuhrer & H.-H. Uslucan (Hrsg.), *Familie, Akkulturation und Erziehung: Migration zwischen Eigen- und Fremdkultur* (S. 59–85). Stuttgart: Kohlhammer.

Gernhardt, A., Keller, H., Lenk, M., Rübeling, H., & Schwarzer, S. (2010). *Kinderzeich(n)en. Kindliches Zeichnen im kulturellen Kontext.* Osnabrück: nifbe.

Gernhardt, A., Rübeling, H., & Keller, H. (2013). „This is my family": Differences in children's family drawings across cultures. *Journal of Cross-Cultural Psychology, 44*(7), 1166–1183.

Gottlieb, A. (2004). *The afterlife is where we come from. The culture of infancy in West Africa.* Chicago/London: The University of Chicago Press.

Greenfield, P. M., & Keller, H. (2004). Cultural psychology. In C. D. Spielberger (Hrsg.), *Ency-clopedia for applied psychology.* Oxford, UK: Elsevier.

Hoffman, M. L. (1975). Developmental synthesis of affect and cognition and its implications for altruistic motivation. *Developmental Psychology, 11*, 607–622.

Hunziker, U. A., & Barr, R. G. (1986). Increased carrying reduces infant crying. A randomized controlled trial. *Pediatrics, 77*(5), 641–647.

Kağitçibaşi, C. (2005). Autonomy and relatedness in cultural context: Implications for self and family. *Journal of Cross-Cultural Psychology, 36*, 403–422.

Kärtner, J., Keller, H., & Chaudhary, N. (2010). Cognitive and social influences on early prosocial behavior in two socio-cultural contexts. *Developmental Psychology, 46*, 905–914.

Keller, H. (2002). Development as the interface between biology and culture: A conceptualization of early ontogenetic experiences. In H. Keller, Y. Poortinga & A. Schölmerich (Hrsg.), *Between culture and biology* (S. 215–240). Cambridge: Cambridge University Press.

Keller, H. (2007). *Cultures of infancy.* Hillsdale: Lawrence Erlbaum Associates.

Keller, H., & Kärtner, J. (2013). Development – The culture-specific solution of universal developmental tasks. In M. L. Gelfand, C.-Y. Chiu & Y. Y. Hong (Hrsg.), *Advances in culture and psychology* (Bd. 3, S. 63–116). Oxford: Oxford University Press.

Keller, H., & Lamm, B. (2010). Culture, parenting, and the development of jealousy. In S. L. Hart & M. Legerstee (Hrsg.), *Handbook of jealousy: Theories, research, and multidisciplinary approaches* (S. 477–497). Malden: Wiley-Blackwell.

Keller, H., Hentschel, E., Yovsi, R. D., Abels, M., Lamm, B., & Haas, V. (2004). The psycholinguistic embodiment of parental ethnotheories: A new avenue to understand cultural differences in parenting. *Culture & Psychology, 10*, 293–330.

Keller, H., Abels, M., Lamm, B., Yovsi, R. D., Voelker, S., & Lakhani, A. (2005a). Ecocultural effects on early infant care: A study in Cameroon, India, and Germany. *Ethos, 33*(4), 512–541.

Keller, H., Völker, S., & Yovsi, R. D. (2005b). Conceptions of parenting in different cultural communities. The case of West African Nso and Northern German women. *Social Development, 14*, 158–180.

Keller, H., Lamm, B., Abels, M., Yovsi, R. D., Borke, J., Jensen, H., Papaligoura, Z., Holub, C., Lo, W., Tomiyama, A. J., Su, Y., Wang, Y., & Chaudhary, N. (2006). Cultural models, socialization goals, and parenting ethnotheories. A multi-cultural analysis. *Journal of Cross-Cultural Psychology, 37*(2), 155–172.

Keller, H., Borke, J., Lamm, B., Lohaus, A., & Yovsi, R. D. (2011). Developing patterns of parenting in two cultural communities. *International Journal of Behavioral Development, 35*(3), 233–245.

Kuhl, J., & Keller, H. (2008). Affect-regulation, self-development and parenting: A functional-design approach to cross-cultural differences. In R. Sorrentino & S. Yamaguchi (Hrsg.), *The handbook of motivation and cognition across cultures* (S. 19–47). New York: Elsevier.

Lamm, B. (2008). *Children's ideas about infant care: A comparison of rural Nso children from Cameroon and German middle class children.* Doctoral dissertation, University of Osnabrück. https://repositorium.ub.uni-osnabrueck.de/handle/urn:nbn:de:gbv:700-2008080129.

Lamm, B., Keller, H., Yovsi, R. D., & Chaudhary, N. (2008). Grandmaternal and maternal ethnotheories about early child care. *Journal of Family Psychology, 22*(1), 80–88.

Lamm, B., Gudi, H., Fassbender, I., Freitag, C., Graf, F., Goertz, C., Spangler, S., Teubert, M., Knopf, M., Lohaus, A., Schwarzer, G., & Keller, H. (2015). Rural Nso and German middle-class mothers' interaction with their three- and six-month-old infants: A longitudinal cross-cultural analysis. *Journal of Family Psychology, 29*(4), 649–655.

Lamm, B., Keller, H., Teiser, J., Yovsi, R. D., Fassbender, I., Freitag, C., Poloczek, S., Suhrke, J., Teubert, M., Vöhringer, I., Knopf, M., Lohaus, A., & Schwarzer, G. (2018). Waiting for the second treat: Developing culture-specific modes of self-regulation. *Child Development, 89*(3), e261–e277. https://doi.org/10.1111/cdev.12847.

Levenson, R. W., Ekman, P., Heider, K., & Friesen, W. V. (1992). Emotion and autonomic nervous system activity in the Minangkabau of West Sumatra. *Journal of Personality and Social Psychology, 62*, 972–988.

LeVine, R. A. (1977). Child rearing as cultural adaptation. In P. H. Leiderman, S. R. Tulkin & A. Rosenfeld (Hrsg.), *Culture and infancy. Variations in the human experience* (S. 15–27). New York: Academic.

LeVine, R. A., & LeVine, B. B. (1963). Nyansongo: A Gusii community in Kenya. In B. B. Whiting (Hrsg.), *Six cultures: Studies of child rearing* (S. 15–202). New York: Wiley.

LeVine, R. A., Dixon, S., LeVine, S., Richman, A., Leiderman, P. H., Keefer, C. H., & Brazelton, T. B. (1994). *Child care and culture: Lessons from Africa.* Cambridge: Cambridge University Press.

Leyendecker, B., & Schölmerich, A. (2005). Familie und kindliche Entwicklung im Vorschulalter: Der Einfluss von Kultur und sozioökonomischen Faktoren. In U. Fuhrer & H.-H. Uslucan (Hrsg.), *Familie, Akkulturation und Erziehung: Migration zwischen Eigen- und Fremdkultur* (S. 17–39). Stuttgart: Kohlhammer.

Lohaus, A., Keller, H., Fassbender, I., Teubert, M., Lamm, B., Freitag, C., Goertz, C., Graf, F., Kolling, T., Spangler, S., Knopf, M., & Schwarzer, G. (2011). Infant development in two cultural contexts: The case of Cameroonian Nso farmer and German middle class infants. *Journal of Reproductive and Infant Psychology, 29*(2), 148–161.

Mischel, W. (2014). *The Marshmallow test. Understanding self-control and how to master it.* London: Bantam Press.

Müller, R. (2000). Kinderzeichnungen interkulturell. *Kunst und Unterricht, 246/247,* 60–65.

Nsamenang, A. B., & Lamb, M. E. (1993). The acquisition of socio-cognitive competence by Nso Children in the Bamenda Grassfields of Northwest Cameroon. *International Journal of Behavioral Development, 16*(3), 429–441.

Nsamenang, A. B., & Lamb, M. E. (1994). Socialization of Nso Children in the Bamenda Grassfields of Northwest Cameroon. In P. M. Greenfield & R. R. Cooking (Hrsg.), *Cross-cultural roots of minority child development* (S. 133–146). Hillsdale: Lawrence Erlbaum.

Otto, H. (2009). *Culture-specific attachment strategies in the Cameroonian Nso: Cultural solutions to a universal developmental task.* Doctoral dissertation, University of Osnabrück. https://repositorium.ub.uni-osnabrueck.de/handle/urn:nbn:de:gbv:700-2009050119.

Rogers, C. (1983). *Therapeut und Klient: Grundlagen der Gesprächspsychotherapie.* Frankfurt a. M.: Fischer Taschenbuch.

Rübeling, H., Keller, H., Yovsi, R. D., Lenk, M., Schwarzer, S., & Kühne, N. (2011). Children's drawings of the self as an expression of cultural conceptions of the self. *Journal of Cross-Cultural Psychology, 42*(3), 406–424.

Spangler, G., & Grossmann, K. E. (1993). Biobehavioral organization in securely and insecurely attached infants. *Child Development, 64*(5), 1439–1450.

Uslucan, H.-H. (2005). Chancen von Migration und Akkulturation. In U. Fuhrer & H.-H. Uslucan (Hrsg.), *Familie, Akkulturation und Erziehung: Migration zwischen Eigen- und Fremdkultur* (S. 226–242). Stuttgart: Kohlhammer.

Vierhaus, M., Lohaus, A., Kolling, T., Teubert, M., Keller, H., Fassbender, I., Freitag, C., Goertz, C., Graf, F., Lamm, B., Spangler, S., Knopf, M., & Schwarzer, G. (2011). The development of three- to nine-month-old infants in two cultural contexts: Bayley longitudinal results for Cameroonian and German infants. *European Journal of Developmental Psychology, 8*(3), 349–366.

Whiting, J. W. M. (1977). A model for psychocultural research. In P. H. Leiderman, S. R. Tulkin & A. Rosenfeld (Hrsg.), *Culture and infancy. Variations in the human experience* (S. 29–48). New York: Academic.

Wolke, D. (1994). Die Entwicklung und Behandlung von Schlafproblemen und exzessivem Schreien im Vorschulalter. In F Petermann (Hrsg.), *Verhaltenstherapie mit Kindern* (2., überarb. u. erw. Aufl., S. 154–208). Baltmannsweiler: Röttger.

Yovsi, R. D. (2003). *Ethnotheories about breastfeeding and mother-infant interaction. The case of sedentary Nso farmers and nomadic Fulani pastorals with their infants 3–6 months of age in Mbven sub Division of the Northwest province of Cameroon.* Münster: LIT.

Zahn-Waxler, C., Radke-Yarrow, M., Wagner, E., & Chapman, M. (1992). Development of concern for others. *Developmental Psychology, 28,* 126–136.

Soziale Dynamiken des Selbst im Kontext von Stresserleben und Stressbewältigung

Ulrich Kühnen und Susanne Haberstroh

Inhalt

Zusammenfassung

Selbst und Kultur stehen in einer dynamischen Wechselwirkung. Einerseits beeinflusst der kulturelle Hintergrund das individuelle Verständnis der eigenen Person. Andererseits verhalten Personen sich in Abhängigkeit ihres Selbstkonzepts unterschiedlich, was wiederum auf soziale Kontexte und letztlich auf die Kultur zurückwirkt. Von zentraler Bedeutung ist dabei die Unterscheidung von Independenz und Interdependenz des Selbstkonzepts. Der Grad an Independenz-Interdependenz hat nun zahlreiche Konsequenzen für emotionales Erleben von und den Umgang mit Stressoren. Diese Zusammenhänge werden an zahlreichen Beispielen aufgezeigt.

U. Kühnen (✉)
Jacobs University Bremen, Bremen, Deutschland
E-Mail: u.kuehnen@jacobs-university.de

S. Haberstroh
Stabsstelle Studium und Lehre, Carl von Ossietzky-Universität Oldenburg, Oldenburg, Deutschland
E-Mail: Susanne.Haberstroh@uni-oldenburg.de

© Springer Fachmedien Wiesbaden GmbH, ein Teil von Springer Nature 2021
T. Ringeisen et al. (Hrsg.), *Handbuch Stress und Kultur*,
https://doi.org/10.1007/978-3-658-27789-5_7

Schlüsselwörter

Independenz-Interdependenz · Ehre und Würde · Selbstkonzept Priming ·
Aufsuchen sozialer Unterstützung · Konsequenzen von Emotionsunterdrückung ·
Kulturspezifische Attributionsmuster · Prädiktoren von Lebenszufriedenheit

1   Kulturelle Vielfalt im emotionalen Erleben

Vermutlich gilt für die allermeisten Menschen überall auf der Welt der schlichte
Umstand: Wir fühlen uns lieber gut als schlecht. Leider gelingt uns das nicht immer
und unter den abträglichen Faktoren für das allgemeine Wohlergehen spielen emp-
fundener Stress und der Umgang mit ihm eine zentrale Rolle. Manche Aspekte unseres
emotionalen Erlebens und insbesondere unseres Wohlergehens scheinen weitgehend
universell zu gelten, während andere deutliche kulturelle Variabilität aufweisen (Tov
und Diener 2007). Zum Beispiel geben westliche Kulturangehörige in Befragungen
eine deutliche höhere allgemeine Lebenszufriedenheit an als Asiaten (z. B. Diener et
al. 1995). Während für US-Amerikaner*innen die allgemeine Lebenszufriedenheit vor
allem aufgrund ihres persönlichen Selbstwertes vorhergesagt werden kann, sind für
Asiat*innen harmonische Beziehungen ein deutlich wichtigerer Prädiktor (Kitayama
et al. 2010; Kwan et al. 1997). Zudem ist für Asiat*innen neben dem Selbstwert auch
soziale Unterstützung ein wichtiger Prädiktor der Lebenszufriedenheit, wichtiger als
dies für Amerikaner*innen der Fall ist (Uchida et al. 2008). Aber nicht nur im
positiven Bereich der allgemeinen Lebenszufriedenheit, sondern auch in negativen
emotionalen Bereichen gibt es deutliche Kulturunterschiede. Zum Beispiel hat das
Unterdrücken insbesondere negativer Emotionen oftmals dauerhaft abträgliche Konsequenzen für die psychische Gesundheit. Allerdings sind diese negativen Konsequenzen für Asiat*innen oftmals weniger stark ausgeprägt als für westliche Kulturangehörige (Cheung und Park 2010; Soto et al. 2011). Zahlreiche Studien zeigen auch,
dass Asiat*innen im Vergleich zu westlichen Kulturangehörigen deutlich stärker
zögern, explizit nach Unterstützung zu fragen, wenn es ihnen schlecht geht (Campos
und Kim 2017). Gleichzeitig profitieren Asiat*innen bei der Bewältigung von Stressoren stärker als westliche Personen davon, wenn sie an ihre wichtigen sozialen
Gruppenmitgliedschaften erinnert werden (Taylor et al. 2007). Ein weiteres Beispiel
für Kulturunterschiede in emotionalen Reaktionen bezieht sich auf stark negative
Erlebnisse, nämlich die Erfahrung, durch andere Personen beleidigt zu werden.
Verschiedene Studien zeigen, dass bei Personen des mediterranen und des arabischen
Kulturraumes die emotionalen Reaktionen auf persönliche Beleidigungen und insbesondere solche Beleidigungen, die sich auf die eigene Familien beziehen, vehementer
ausfallen als etwa in Nord-West-Europa (Van Osch et al. 2013; Rodriguez Mosquera et
al. 2014). Dieser kurze und gewiss sehr selektive Überblick über die Befundlage zeigt
deutlich: Positives wie negatives emotionales Erleben und auch der Umgang mit
Stressoren sowie negativen Erfahrungen insgesamt variieren deutlich zwischen Kulturen. Wie aber lassen sich diese Befunde erklären? Unterliegen den Befunden womöglich gemeinsame Prozesse und Ursachen?

2   Was ist Kultur?

In diesem Kapitel wollen wir das Selbstkonzept in seiner kulturellen Eingebettetheit in den Fokus der Betrachtung stellen. Kultur verstehen wir dabei in Anlehnung an Heine (2016) als sozial geteilte Information: der Begriff umfasst die Summe aller Überzeugungen und Praktiken, die a) von den Mitgliedern einer sozialen Gruppe geteilt werden, die sich b) zumindest in der Vergangenheit als vorteilhaft erwiesen haben und die daher c) von einer Generation an die nächste weitergegeben werden. Schon dieser Kulturbegriff ist in zweifacher Hinsicht dynamisch: Kulturelle Merkmale werden von Generation zu Generation weitergereicht, sie sind also erworben. Ferner geschieht dies, weil sich kulturelle Praktiken zumindest in der Vergangenheit als vorteilhaft erwiesen haben. Was jedoch jeweils von Vorteil ist, kann sich ändern. Kulturen sind daher keine statischen Systeme, sondern unterliegen ständigem Wandel.

Kulturell geteilte und tradierte Vorstellungen darüber, was gut ist und was schlecht, was moralisch oder unmoralisch ist und damit auch darüber, wie man ein *guter Mensch* ist, finden sich in zahlreichen kulturellen Institutionen und deren Diskursen wieder: Das Erziehungssystem wird von diesen Ideen bestimmt, ebenso wie das politische und legale System sowie der (politische) Diskurs in den Medien. Alltägliche Praktiken zum Beispiel in der häuslichen und schulischen Erziehung und am Arbeitsplatz sind – häufig unbemerkt – in diese Diskurse eingebettet und daher von ihnen beeinflusst. Letztlich wird so die individuelle Sozialisation durch sozial geteilte Vorstellungen über das „Wie-man-sein-soll" geleitet. In der Bewältigung der damit verbundenen Entwicklungsaufgaben entwickeln Personen unterschiedliche Vorstellungen von sich selbst als Person oder kurz Selbstkonzepte. Das Selbstkonzept seinerseits hat nun bedeutsame Konsequenzen für das Denken, Fühlen und Handeln einer Person und auch für die Interaktion mit anderen Personen. Wann immer ein psychologischer Prozess selbstrelevant ist, wird sich das je individuelle Verständnis der eigenen Person, das Selbstkonzept, auf das Ergebnis auswirken. Da dies dann auch zu unterschiedlichem Verhalten gegenüber anderen Personen führen kann, ergibt sich eine Feedbackschleife: Wir sind in unserer Selbstwahrnehmung und in unserem Erleben und Verhalten einerseits von kulturellen Überzeugungssystemen beeinflusst, wirken aber gerade deswegen auch wieder auf andere Personen und letztlich auf die Kultur zurück. Auch durch diese Perspektive wird die Dynamik von Kultur und Selbstkonzept zum Ausdruck gebracht. Markus und Kitayama (2010) haben dies so gefasst: „In an ongoing cycle of mutual constitution, people are socioculturally shaped shapers of their environments" (S. 421).

Darüber hinaus gehören wir alle mehreren unterschiedlichen Kulturen an. Unsere nationale Identität kann eine solche Kultur sein. Wir haben aber auch ein bestimmtes Geschlecht, wir gehören einer sozialen Schicht an, wir sind eventuell in einer beruflichen Branche tätig usw. Dies alles sind unterschiedliche Kulturen in dem oben definierten Sinne. Sie alle bestimmen daher zusammengenommen unseren je individuellen *kulturellen Cocktail*. Wenn wir also verschiedene Kulturen auf bestimmten Dimensionen miteinander vergleichen, so ist damit nie gemeint, dass es innerhalb einer Kultur keine Variabilität gäbe. Es bedeutet lediglich, dass es zwischen Kulturen auf dieser Dimension so große Unterschiede in der zentralen Tendenz gibt, dass wir sie sinnvollerweise ernst nehmen sollten.

3 Independenz versus Interdependenz

Verschiedene sozialwissenschaftliche Projekte haben versucht, bedeutsame Dimensionen auszumachen, auf denen Kulturen miteinander vergleichen und voneinander unterschieden werden können (Hofstede 1980; Inglehart und Welzel 2005; Schwartz 2006). Wiewohl diese verschiedenen Projekte sich in theoretischer wie auch methodischer Hinsicht stark voneinander unterscheiden, konvergieren sie doch darin, dass einer der wichtigsten Aspekte des Kulturvergleichs die Beziehung zwischen der einzelnen Person und den sozialen Gruppen, denen sie angehört, ist. Wir verwenden die Terminologie von Hofstede (1980), der diese Dimension als Individualismus versus Kollektivismus bezeichnete. Individualismus als der eine Pol dieser Dimension bezeichnet Gesellschaften, in denen die Mitglieder relativ lose miteinander verbunden sind, sich selbst als unabhängig von Kollektiven sehen und ihr Verhalten vornehmlich an persönlichen Zielen, Vorlieben, Bedürfnissen und Rechten ausrichten. Demgegenüber sehen Personen in kollektivistischen Kulturen sich selbst primär als Teil eines eng verbundenen sozialen Netzwerks, sind in ihrem Verhalten stärker durch Normen und Pflichten dieser Kollektive motiviert und geben den Bedürfnissen und Zielen anderer Personen häufig größere Priorität in der Verhaltensorientierung, um so die Harmonie innerhalb der sozialen Netzwerke zu bewahren (Triandis 1994).

Der Grad an Individualismus-Kollektivismus kann als sozial geteilte Vorstellungen über das „Wie-man-sein-soll" verstanden werden, an der die individuelle Sozialisation ausgerichtet wird. Daher entwickeln Personen unterschiedliche Vorstellungen von sich selbst als Person oder kurz Selbstkonzepte. Folgerichtig reflektieren sich diese sozial geteilten Vorstellungen auch im Selbstkonzept ihrer Mitglieder. In einem wegweisenden Aufsatz haben Markus und Kitayama (1991) die damit einhergehende Unterscheidung von independenten und interdependenten Selbstkonstruktionen in die psychologische Literatur eingeführt. Innerhalb der independenten Sichtweise ist das Selbst eine distinkte, von anderen Person klar unterscheidbare Entität, die durch ein internes Repertoire an Eigenschaften wie persönlichen Charakteristika, Einstellungen, Fähigkeiten, Motiven, Zielen usw. definiert werden kann. Zwar unterscheiden sich andere Personen darin, wie nahe sie einem stehen, aber subjektiv bedeutsamer als die Unterscheidung zwischen Eigen- und Außengruppe ist diejenige zwischen dem Selbst und Anderen. Zum Beispiel sollten in einer Untersuchung von Ma und Schoeneman (1997) mit amerikanischen, individualistischen und kenianischen, eher kollektivistischen Studierenden die Befragten zwanzig spontane Antworten auf die Frage „Wer bin ich?" generieren (Twenty Statements Test, TST, Kuhn und McPartland 1954). Während 48 Prozent der generierten Selbstbeschreibungen der amerikanischen Versuchspersonen persönliche Charakteristika wie Eigenschaften, Einstellungen und Fähigkeiten beschrieben, lag dieser Prozentsatz für die kenianischen Befragten nur bei 2 Prozent. Innerhalb der independenten Selbstsicht sind die wesentlichen Merkmale der eigenen Person interne, stabile

Eigenschaften, die die Person unabhängig von spezifischen Kontexten beschreiben. Entsprechend sind spontan generierte Selbstdefinitionen nicht allein autonom, also lediglich auf die eigene Person bezogen. Sie sind darüber hinaus auch stärker abstrakt und kontextübergreifend (siehe z. B. Cousins 1989; Rhee et al. 1995).

Im Gegensatz zur independenten Selbstkonstruktion betont die interdependente Selbstsicht die fundamentale Verbundenheit mit anderen Personen. Es sind die Interaktionen mit nahestehenden Anderen, die der handelnden Person ein Gefühl von Verbundenheit und Zusammengehörigkeit geben, welches konstitutiv für die eigene Selbstdefinition ist. Indem eine Person sich bemüht, den für sie vorgesehenen Platz einzunehmen, die Erwartungen Anderer an sie wahrzunehmen und erfüllen und grundsätzlich ein Teil eines eng geknüpften sozialen Netzwerkes zu werden, erlebt sie sich selbst als interdependent mit diesen Anderen. Diese Aktivitäten sind auch die Voraussetzung dafür, Harmonie in den sozialen Beziehungen zu bewahren, die ihrerseits wiederum zentral für die Erhaltung der Interdependenz mit anderen Personen ist. Die Bindung an die Eigengruppe wird daher als subjektiv bedeutsamer empfunden als dies für das independente Selbst gilt. Dies führt häufig zu unterschiedlichen Verhaltensweisen gegenüber den Mitgliedern der Eigen- versus der Außengruppe (Heine 2016). Wenn Interdependenz bedeutet, dass das Selbst in harmonischer Interaktion mit anderen Personen erfahren wird, dann geht damit auch einher, dass diese Art der Selbstdefinition an diejenigen sozialen Kontexte gebunden ist, in denen man diesen bedeutenden Bezugspersonen begegnet. Interdependente Selbstkonstrukte sind daher nicht allein sozial, sie sind auch stärker kontextgebunden (Rhee et al. 1995). Typische spontane Selbstdefinitionen von Personen mit interdependentem Selbst benennen zum Beispiel Gruppenmitgliedschaften, soziale Beziehungen und soziale Rollen. In der bereits zitierten Studie von Ma und Schoeneman (1997) fielen zum Beispiel 60 Prozent der spontanen Selbstbeschreibungen der Kenianer in diese Kategorien, während der entsprechende Anteil bei amerikanischen Befragten nur bei 7 Prozent lag.

Nicht allein spontan generierte Selbstdefinitionen auf dem TST reflektieren das Ausmaß an Independenz versus Interdependenz des Selbst. Singelis (1994) legte mit der Self-Construal-Skala ein inzwischen häufig verwendetes Instrument vor, bei dem Befragte ihre Zustimmung zu 24 selbstbezogenen Statements angeben sollen, die hälftig das Selbst als independent beschreiben (z. B. „Ich mag es, einzigartig und in vielerlei Hinsicht von Anderen verschieden zu sein"; „Ich verhalte mich immer gleich, egal mit wem ich zusammen bin"), während die andere Hälfte der Statements die Interdependenz mit Anderen ausdrückt (z. B. „Es ist mir wichtig, in der Gruppe, in der ich bin, die Harmonie aufrechtzuerhalten"; „Meine Zufriedenheit ist abhängig von der Zufriedenheit der Personen um mich herum").

Kulturbedingte Unterschiede im Selbstkonzept lassen sich schließlich auch durch bildgebende Verfahren (funktionelle Magnet-Resonanz-Tomografie, fMRT) nachweisen. So konnten Zhu et al. (2007) zeigen, dass bei Chines*innen Urteile über das Selbst zur Aktivierung derselben Hirnareale führte wie Urteile über die eigene Mutter. Demgegenüber war bei Individualisten die gemessene Hirnaktivität für Urteile über das Selbst und andere Personen unterschiedlich. Die Autor*innen sehen dies als Beleg für die Annahme, dass für kollektivistische Kulturangehörige die mentale Repräsentation des Selbst auch andere Personen einschließt, während dies für individualistische Kulturangehörige nicht der Fall ist (für einen Überblick, siehe Han und Ma 2015).

Die zuletzt beschriebenen Studien untersuchten nationalkulturelle Unterschiede. Wie wir eingangs dargelegt haben, gehört eine jede Person aber sehr vielen unterschiedlichen Gruppen an, die ebenfalls als unterschiedliche Kulturen verstanden werden können und daher Einfluss auf unser Selbstkonzept nehmen. Zum Beispiel gehört hierzu das Geschlecht. An Frauen werden häufig soziale Erwartungen gerichtet, die stärker mit Interdependenz als Independenz verbunden sind. Entsprechend entwickeln sie wahrscheinlicher als Männer interdependente Selbstkonzepte (Cross und Madson 1997). Ein weiterer Kontextfaktor, der das Selbstkonzept bestimmt, ist die soziale Schicht: Mit steigender sozialer Schichtzugehörigkeit steigt auch die Wahrscheinlichkeit, dass Personen eher independente Selbstkonzepte entwickeln (Stephens et al. 2012).

4   Würde und Ehre

Die Unterscheidung der beiden Arten des Selbstkonzepts ist, wie dargestellt, aus dem Vergleich westlicher, individualistischer und fernöstlicher, kollektivistischer Kulturen hervorgegangen. Der westliche Individualismus ist weltweit betrachtet allerdings eindeutig die Ausnahme. Die allermeisten Kulturen sind eher kollektivistisch (Henrich et al. 2010). Innerhalb dieser kollektivistischen Kulturen können nun aber wiederum weitere Subgruppen ausgemacht werden. In den letzten Jahren sind besonders viele Migrantinnen und Migranten nach Deutschland gekommen. Viele von ihnen stammen aus Nordafrika oder dem Nahen Osten. Die Kulturen dieser Region werden oft als Ehrkulturen bezeichnet und von den individualistischen Würdekulturen unterschieden (Rodriguez Mosquera et al. 2002b).

Beide Konzepte, Würde und Ehre, betreffen den Wert einer Person. Würde ist aber vornehmlich ein independentes Konzept: Es ist eine interne, stabile Eigenschaft einer Person. Sie kann zwar verletzt oder missachtet werden, aber sie wird nicht erworben, noch kann sie letztlich verloren werden. Das Konzept Ehre ist hingegen in vielen Konnotationen anders und in zweifacher Hinsicht eher interdependent. Zum einen ist Ehre vor allem das Ansehen, das eine Person bei anderen genießt, es ist also ein reflexives Konzept, was nur in Interaktion mit anderen Personen existiert. Würde hat eine Person, weil sie Mensch ist – unabhängig von der Bewertung durch andere. Das bedeutet auch, dass Ehre erst durch ehrenhaftes Verhalten erworben werden muss und durch unehrenhaftes Verhalten verloren werden kann. Im Vergleich zum Konzept der Würde ist Ehre also deutlich stärker verletzlich (Rodriguez Mosquera et al. 2002a). Zweitens ist Ehre insofern ein eher interdependentes Konzept, als es sich auf eine ganze Gruppen von Menschen, zum Beispiel eine Familie, beziehen kann.

Im Unterschied zur Idee der Würde ist das Konzept Ehre multidimensional. Es können vier zentrale Aspekte von Ehraspekten unterschieden werden (Rodriguez Mosquera 2016). Zum einen besteht die Ehre einer Person in dem Ausmaß, in dem sie von anderen als eine moralische Person angesehen wird, die ehrlich und vertrauenswürdig ist. Ehre ist zweitens ein sozial geteiltes Image einer ganzen Familie.

Verhält sich ein Familienmitglied unehrenhaft, so kann die Familienehre als Ganzes beschädigt werden. Die beiden verbleibenden Ehrkonzepte unterscheiden sich für Männer und Frauen. Die Ehre der Frau besteht aus Werten wie Bescheidenheit, Anständigkeit und sexueller Zurückhaltung. Insbesondere sexuelle Beziehungen außerhalb oder vor der Ehe verletzen die Ehre der Frau gravierend (Rodriguez Mosquera et al. 2002a). Die maskuline Ehre schließlich gründet sich wesentlich auf Selbstbehauptung, körperliche Stärke und sexuelle Potenz. Die wesentliche Aufgabe des Mannes besteht darin, seine Familie zu beschützen und zu versorgen. Ist ein Mann nicht in der Lage, dies zu gewährleisten, so wird er zum ehrlosen Mann, was Ausschluss und Ächtung von Familien, Gemeinden oder Dörfern zur Folge haben kann.

5   Situative Einflüsse auf das Selbst

Das Ausmaß, in dem eine Person sich selbst durch die Verwendung independenter oder aber interdependenter Selbstkonstrukte definiert, ist keineswegs stabil im Sinne einer Persönlichkeitseigenschaft. Vielmehr können Kontextfaktoren dazu führen, dass unabhängig vom sozialen oder kulturellen Hintergrund entweder independente oder aber interdependente Konstrukte temporär relevant werden. Dieser Umstand lässt sich für die Forschung nutzen, da in kontrollierten Experimenten gezielt entweder independente oder aber interdependente Selbstkonstrukte durch ein sogenanntes Priming induziert werden können. Auf diese Weise können Konsequenzen der beiden Selbstkonstruktarten für nachfolgendes Erleben und Verhalten kausal nachgewiesen werden (z. B. Cross et al. 2011; Oyserman und Lee 2008). Wenn situatives Priming von Independenz versus Interdependenz zu Unterschieden im Erleben und Verhalten führt, die denen aus kulturvergleichenden Studien gleichen, dann ist dies ein Hinweis darauf, dass diese Kulturunterschiede tatsächlich zumindest zum Teil auf die unterschiedlichen Selbstkonzepte ihrer Mitglieder zurückgeführt werden können.

Beispielsweise baten Trafimow et al. (1991) westliche (US-amerikanische) und asiatische Versuchspersonen zunächst entweder über Unterschiede zwischen der eigenen und ihnen nahestehenden Personen nachzudenken (independentes Priming) oder aber über Gemeinsamkeit mit diesen Personen (interdependentes Priming). Unabhängig vom Kulturhintergrund verwendeten bei einem anschließend bearbeiteten TST die independent geprimten Personen mehr independente Konstrukte (wie zum Beispiel persönliche Beziehungen oder Rollen) zur Selbstdefinition als die interdependent geprimten (wie zum Beispiel Charaktereigenschaften oder Fähigkeiten). Ein anderes, ebenfalls häufig verwendetes Verfahren wurde von Gardner et al. (1999) in die Literatur eingeführt. Diese Autor*innen baten ihre Versuchspersonen zunächst ein kurzes Essay (über einen Stadtausflug) zu lesen und alle in dem Text enthaltenen Personalpronomina einzukringeln. Durch Manipulation dieser Pronomina konnten die Autor*innen zeigen, dass das Einkringeln von Pronomina der ersten Person Singular (Ich, mir, mein, etc.) geeignet war, independente Selbstkonstrukte zu aktivieren, während das Einkringeln von Pronomina der ersten Person Plural (Wir, uns, unser, etc.) zur Aktivierung interdependenter Selbstkonstrukte führte. Ferner konnten Gardner et al. zeigen, dass diese Selbstkonzept-Aktivierung auch dazu führte, dass die Personen unterschiedliche generelle Werte als persönlich wichtig beurteilten. Nach dem Independenz-Priming stimmten die Befragten solchen Werte-Statements zu, die typischerweise in individualistischen Kulturen starke Zustimmung erhalten, während Personen nach einem Interdependenz-Priming kollektivistischen Werten stärkere Zustimmung gaben (Schwartz 1992).

Der Grad an Independenz-Interdependenz des Selbstkonzepts hat nun Konsequenzen für zahlreiche kognitive, emotionale und motivationale Prozesse (Cross et al. 2011). Zum Beispiel wissen wir aus vielen Studien, dass die Tendenz, beobachtete Handlungen primär auf Merkmale der handelnden Person zurückzuführen und situationelle Faktoren nicht ausreichend zu berücksichtigen, in kollektivistischen Kulturen oft schwächer ausgeprägt ist als in individualistischen (Miyamoto und Kitayama 2003). Wenn die eigene Person durch kontextunabhängige Merkmale definiert wird, dann ist es auch wahrscheinlich, dass andere Personen in ähnlicher Weise wahrgenommen werden. Mit größerer Interdependenz steigt hingegen der Grad der Aufmerksamkeit, der auf den sozialen Kontext gerichtet ist. Entsprechend werden kontextuelle Faktoren wahrscheinlicher als Grund der beobachteten Handlung in Betracht gezogen.

Wenn dies zutrifft, dann sollte Independenz-Interdependenz-Priming zu solchen Attributionsmustern führen, die die genannten Kulturunterschiede (Miyamoto und Kitayama 2003) widerspiegeln. In der Tat ist das der Fall: Nach einem Independenz-Priming zeigten Personen stärker dispositionale Attributionsmuster als nach Interdependenz-Priming (Kühnen et al. 2013).

Wie dargestellt, basiert die Interdependenz für Personen aus Kulturen des mediterranen Raums und des Nahen Ostens oft stark auf der von anderen zugeschriebenen Ehre: Hierzu zählt auch die Reputation durchsetzungsfähig zu sein. Dementsprechend kann vermutet werden, dass für diese Personen ein Interdependenz-Priming (relativ zu einem Independenz-Priming) das Bemühen um diese Reputation verstärkt. Erste Hinweise für diese Annahme wurden von San Martín et al. (2018) angeführt. Sie baten Amerikaner*innen und Person aus arabischen Kulturen zunächst entweder über Gemeinsamkeiten mit oder aber über Unterschiede zu Freunden und der eigenen Familie nachzudenken (Trafimow et al. 1991), wodurch entweder Independenz oder Interdependenz geprimt werden sollte. Auf zwei nachfolgend verwendeten impliziten Maßen für das Streben nach Selbstbehauptung zeigten die amerikanischen und arabischen Personen gegenteilige Effekte. Für die Amerikaner*innen führte das Independenz-Priming zu stärkerer Selbstbehauptungsmotivation als das Interdependenz-Priming. Für die Personen der arabischen Kulturen fand sich entsprechend der Vermutung das genaue Gegenteil.

6   Konsequenzen von Independenz-Interdependenz für den Umgang mit Stress und Stressoren

Wenn man sich die eingangs skizzierten Befunde zu Kulturunterschieden im emotionalen Erleben vor dem Licht dieser Konzepte erneut anschaut, dann wird deutlich, dass die Unterscheidung von Independenz und Interdependenz des Selbstkonzepts ein Schlüssel zum besseren Verständnis darstellt. Der persönliche Selbstwert etwa ist eindeutig ein independentes Konstrukt. Harmonische Beziehungen hingegen sind die Grundlage für das Aufrechterhalten von Interdependenz mit anderen. So wird verständlich, dass das allgemeine Wohlergehen umso positiver ausfällt, je stärker Personen ihre kulturspezifische Entwicklungsaufgabe des „Wie-man-sein-Soll" bewältigen. Das allgemeine Wohlergehen von Amerikanern speist sich ganz wesentlich daraus, wie gut es ihnen gelingt, einen positiven Selbstwert zu erhalten. Die Beziehungsharmonie ist für sie jedenfalls im Vergleich weniger relevant. Für Asiaten hingegen ist die kulturell relevantere Aufgabe die Erreichung und Erhaltung harmonischer Beziehungen; je stärker sie diesem Ziel nahekommen, desto positiver ist ihre Lebenszufriedenheit (Kitayama et al. 2010; Kwan et al. 1997; Uchida et al. 2008). Auch der Befund, dass westliche Kulturangehörige in Befragungen eine deutliche höhere allgemeine Lebenszufriedenheit angeben als Asiaten (Diener et al. 1995), wird vor diesem Hintergrund verständlich. Bescheidenheit und eine eher selbstkritische Haltung dienen wiederum dem zentralen, interdependenten Ziel der Beziehungsharmonie.

Bereits Markus und Kitayama (1991) postulierten, dass Personen mit interdependentem Selbst den Erwartungen des sozialen Umfeldes stärkere Beachtung schenken als independente Personen. Einerseits kann vermutet werden, dass dies zu größerer sozialer Kompetenz führt. Andererseits resultiert die größere Kontextabhängigkeit, die mit dem interdependenten Selbst einhergeht, zugleich in eher externalen Kontrollüberzeugungen (*locus of control*) und in einer stärkeren Beeinflussbarkeit durch den sozialen Kontext. Empirisch fand sich, dass asiatische Personen (Hong Kong-Chines*innen, Koreaner*innen und Japaner*innen) im Vergleich zu US-Amerikaner*innen ein größeres Affiliationsbedürfnis und zugleich größere Sensibilität in Bezug auf soziale Zurückweisung haben (Hui und Villareal 1989; Yamaguchi et al. 1995) und stärker motiviert sind, den Erwartungen bedeutsamer Anderer (Familie und Freund*innen) gerecht zu werden (Lay et al. 1998). Entsprechend profitieren Asiat*innen bei der Bewältigung von Stressoren stärker als westliche Personen davon, wenn sie an ihre wichtigen sozialen Gruppenmitgliedschaften erinnert werden (Taylor et al. 2007).

Besondere Relevanz im Kontext von Stressbewältigung haben Kontrollüberzeugungen. Kulturvergleichende Studien zeigen den oben dargelegten Erwartungen entsprechend, dass Mitglieder individualistischer Kulturen (US-Amerikaner*innen und Neuseeländer*innen) über stärkere internale Kontrollüberzeugungen verfügen als Personen aus kollektivistischen Kulturen wie Japan (Bond und Tornatzky 1973), China (Hamid 1994), Indien (Chandler et al. 1981) sowie Sambia und Zimbabwe (Munro 1979).

Rothbaum und Kollegen differenzierten ferner zwischen primärer und sekundärer Kontrolle. Primäre Kontrolle auszuüben ist eine Person dann bemüht, wenn sie versucht, Einfluss auf ihre Umwelt zu nehmen und diese an ihre Bedürfnisse anzupassen. Sekundäre Kontrolle hingegen bezieht sich auf das Streben, sich selbst den Erwartungen und Bedürfnissen Anderer anzupassen. Hierzu zählt die Kontrolle der eigenen Gedanken, Gefühle und des eigenen Verhaltens. Für Personen mit interdependentem Selbst ist sekundäre Kontrolle subjektiv wichtig, weil sie die

Voraussetzung dafür darstellt, harmonische Beziehungen aufrechtzuerhalten (Rothbaum et al. 1982; Weisz et al. 1984).

Diese Zusammenhänge haben auch bedeutsame Konsequenzen für die Wahl von Coping-Strategien zur Bewältigung von Stress. Eine der wichtigsten Coping-Strategien für den Umgang mit negativen Emotionen ist das aktive Aufsuchen und Erbitten von sozialer Unterstützung. Obschon die positiven Wirkungen sozialer Unterstützung kulturunabhängig gültig zu sein scheinen, gibt es Kulturunterschiede in der Art und Weise, wie diese Unterstützung erfragt wird. Zahlreiche Studien zeigen, dass das direkte Äußern des Bedürfnisses nach sozialer Unterstützung in asiatischen Kulturen weniger verbreitet ist als im Westen. Für viele Asiaten wird das Signalisieren der eigenen Hilfsbedürftigkeit eher mit Schwäche assoziiert wird – mit der Unfähigkeit, die sozialen Erwartungen an ein gut angepasstes Mitglied einer Gemeinschaft zu sein. Aus diesem Grund ist das Offenlegen der eigenen Schwächen potenziell gefährlich für die soziale Harmonie. Da diese aber die Grundlage für die Interdependenz mit anderen ist, vermeiden es Personen wahrscheinlicher, explizit um Hilfe nachzusuchen (Kim et al. 2008; Taylor et al. 2004).

In ähnlicher Weise werden nun auch die Befunde zu den Konsequenzen von Emotionsunterdrückung verständlicher. Insbesondere das Unterdrücken negativer Emotionen kann sehr schädliche Konsequenzen für die psychische Gesundheit haben und etwa zu Depressionen führen. Viele Studien zeigen jedoch, dass diese negativen Konsequenzen für Asiat*innen oftmals weniger stark ausgeprägt als für westliche Kulturangehörige (Cheung und Park 2010; Soto et al. 2011). Dies liegt daran, dass auch negative Emotionen zu äußern die Beziehungsharmonie gefährden kann. Dieser Interpretation entsprechend konnten die berichteten Studien weiterhin zeigen, dass die gefundenen Kulturunterschiede durch das Selbstkonzept (Independenz versus Interdependenz) mediiert wurden.

Independenz vs. Interdependenz des Selbstkonzepts gehen nicht nur mit Unterschieden im emotionalen Erleben einher, sondern beeinflussen auch motivationale Aspekte. Einer der wichtigsten Ansätze in diesem Zusammenhang ist die Theorie des regulatorischen Fokus (Higgins 1997), die postuliert, dass eine Person eigene Ziele auf zwei unterschiedliche Art und Weisen anstreben kann. Im *promotion focus* ist eine Person auf das Erreichen von Hoffnungen und Wünschen, auf persönliche Verbesserung und Weiterentwicklung sowie auf das Erzielen von Gewinnen orientiert. Demgegenüber ist der *prevention focus* eine defensive Orientierung, die auf das Erfüllen von Pflichten und Verantwortlichkeiten, auf Schutz und Sicherheit sowie auf die Vermeidung von Verlusten ausgerichtet ist (siehe auch Förster und Dannenberg 2010).

Beide regulatorischen Foci sind systematisch mit Independenz-Interdependenz des Selbst verbunden. So argumentierten Lee und Kollegen (Lee et al. 2000), dass westliche Kulturen, die das individuelle Streben nach Glück und persönlichen Zielen stark betonen, förderlich zur Entwicklung einer durch *promotion focus* gekennzeichneten Orientierung sind. Demgegenüber sollten Personen in kollektivistischen Gesellschaften, in denen eher die Erfüllung von sozialen Pflichten und Verantwortlichkeiten betont wird, wahrscheinlicher *prevention* fokussiert sein. Eine Reihe von Studien mit unterschiedlichen Herangehensweisen zeigte entsprechend die systematische Beziehung zwischen Kultur, Selbstkonzept und regulatorischem Focus auf: So waren US-amerikanische, studentische Versuchspersonen mit stark independentem (im Vergleich zu interdependentem) Selbst gleichzeitig auch wahrscheinlicher *promotion* orientiert und bewerteten Informationen über mögliche Gewinne als wichtiger als Informationen über mögliche Verluste. Analoge Zusammenhänge und interindividuelle Unterschiede fanden sich auch beim Vergleich westlicher (US-Amerikaner*innen) und asiatischer (Chines*innen) Befragten. Ferner führte ein Priming von Independenz vs. Interdependenz zu Unterschieden im regulatorischen Fokus, der diesem Kulturunterschied entsprach (für eine Diskussion siehe Kühnen und Hannover 2010).

Wir haben Independenz und Interdependenz als unterschiedliche Verständnisse des „Wie-man-sein-soll" charakterisiert. Wenn also unterschiedliche Lebensziele angestrebt werden, sollte der Gedanke, diese nicht zu erfüllen, entsprechend unterschiedlich starke emotionale Reaktionen auslösen. So fanden Heine und Lehman (1995), dass studentische Befragte aus Japan negative potenzielle Lebensereignisse, die die Interdependenz mit Anderen betrafen (wie etwa „Eines Tages in der Zukunft werden Sie etwas tun, das Ihre Familie mit Scham erfüllen wird") als dramatischer beurteilten als solche Lebensereignisse, die die eigene Independenz negativ affizierten („Wenn Sie alt sind, werden Sie feststellen, dass Sie wesentliche persönliche Lebensziele nicht erreicht haben".). Das gegenteilige Muster fand sich für kanadische Studierende.

Weiterhin kann angenommen werden, dass die kognitive Bewertung von Stressoren ebenfalls von der Art der Selbstkonstruktion beeinflusst wird. Die oben dargelegten Zusammenhänge zwischen Independenz und *promotion* Fokus einerseits und Interdependenz und *prevention* Fokus andererseits legen nahe, dass Personen mit independentem Selbst mögliche Stressoren wahrscheinlicher als Herausforderung und Chance, etwas Positives zu erreichen, denn als Bedrohung interpretieren sollten (Lazarus und Folkman 1984). Personen mit interdependentem Selbst hingegen sollten in möglichen Stressoren wahrscheinlicher Bedrohungen sehen, mit denen die Gefahr verbunden ist, etwas Wertgeschätztes zu verlieren. Bjork und Kollegen (2001) sind dieser Vorhersage nachgegangen und konnten teilweise bestätigende Evidenz anbringen.

Allerdings weisen ihre Befunde auch darauf hin, dass kollektivistische Kulturangehörige in Stressoren durchaus auch Herausforderungen sehen und zum Teil sogar stärker als individualistische Kulturangehörige dies tun. So hat auch Glazer (2008) darauf hingewiesen, dass das Wort Stress im Chinesischen mit zwei Schriftzeichen übersetzt wird, von denen eines für *Krise* steht, das andere jedoch für *Chance* oder *Möglichkeit*. Die Widersprüchlichkeit der Befundlage lässt sich jedoch auch als Beleg für die Notwendigkeit zu genauerer Spezifikation und Differenzierung interpretieren. Die Annahme, dass Personen in Abhängigkeit ihres Selbstkonzepts Stressoren ganz allgemein eher als Bedrohung oder Herausforderung bewerten, mag sich als zu generell erweisen. So haben etwa Hardie et al. (2005) vorgeschlagen, Stressoren danach zu klassifizieren, auf welche Aspekte des Selbst (nämlich individuelle, relationale oder kollektive) sie besonders bezogen sind: „Stress and uplifts have traditionally been treated as if only the *amount* or *intensity* of stressful or uplifting events, rather than the *nature* and *sources* of these events, were important to the process. Categorizing sources of stress and uplifts into theoretically meaningful domains could facilitate the systematic investigation of their impact on health" (S. 3).

Schließlich haben, wie eingangs erwähnt, viele Studien gezeigt, dass Personen des mediterranen und des arabischen Kulturraumes oftmals vehementere emotionale Reaktionen auf persönliche Beleidigungen zeigen als zum Beispiel Personen aus dem nord-westlichen Europa. Dies gilt vor allem, wenn sich die Beleidigungen auf die eigene Familien beziehen (Van Osch et al. 2013; Rodriguez Mosquera et al. 2014). Auch diese Befunde werden verständlich, wenn man sich die beschriebenen Konnotation des eher interdependenten Konzepts der Ehre im Vergleich zum eher independenten Konzept Würde noch einmal vor Augen führt. Wir hatten gesehen, dass Ehre sich vor allem aus dem Ansehen speist, das eine Person bei anderen genießt. Da Ehre erst durch ehrenhaftes Verhalten erworben werden muss und durch unehrenhaftes Verhalten verloren werden kann, ist sie im Vergleich zum Konzept der Würde also deutlich stärker verletzlich (Rodriguez Mosquera et al. 2002a). Die oftmals stark aggressive Reaktion auf Beleidigungen kann also als das Bemühen verstanden werden, die eigene Reputation aufrecht zu erhalten. Sie ist, so gesehen, interdependent motiviert. Überdies hatten wir dargelegt, dass vier Facetten des Konzepts Ehre unterschieden werden können, von denen eines sich auf die ganze Familie bezieht. Dieser interdependente Aspekt des Ehrkonzepts erklärt, warum gerade die Reaktionen auf familiäre Beleidigungen als so gravierend empfunden werden (Van Osch et al. 2013; Rodriguez Mosquera et al. 2014). In dieses Bild fügen sich auch die Ergebnisse von San Martín et al. (2018), dass nur für Personen aus arabischen Kulturen, nicht aber für amerikanische Personen ein Interdependenz-Priming (relativ zu einem Independenz-Priming) die implizit gemessene Selbst-behauptungsmotivation verstärkte.

7   Zusammenfassung und Ausblick

In diesem Beitrag haben wir die sozialen Dynamiken des Selbst und einige ihre Implikationen für emotionale, kognitive und motivationale Prozesse beleuchtet. Ausgehend von einem dynamischen Verständnis von Kultur haben wir die kulturelle Eingebettetheit des Selbstkonzepts dargestellt. Von zentraler Bedeutung war dabei die Unterscheidung von Independenz und Interdependenz. Diese unterschiedlichen Verständnisse des Selbst kovariieren mit dem Grad an Individualismus bzw Kollektivismus der Kultur, der eine Person angehört. Gleichwohl bestimmen auch andere Faktoren, wie Geschlecht oder soziale Schicht das je individuelle Selbstverständnis. Zudem können situative Faktoren dazu führen, dass entweder independent oder aber interdependente Aspekte der eigenen Person temporär in den Vordergrund treten. Ganz generell kann angenommen werden, dass der Grad an Independenz-Interdependenz immer dann das Ergebnis eines psychologischen Prozesses beeinflusst, wenn dieser selbstrelevant ist.

Gewiss ist die Unterscheidung von Kulturen entlang der Individualismus-Kollektivismus-Dimension eine stark abstrahierende und in vielerlei Hinsicht auch unzulässig vereinfachende Klassifizierung. Dasselbe gilt für Unterscheidung von Independenz und Interdependenz. Neuere Arbeiten sprechen zum Beispiel dafür, dass interdependente Selbstkonstrukte weiterhin danach unterschieden werden sollten, ob sie auf Gruppenmitgliedschaften oder aber soziale Beziehungen zu konkreten anderen Personen bezogen sind. Mit dieser Unterscheidung gehen auch Konsequenzen für präferierte Copingstrategien einher (Ringeisen und Buchwald 2008). Diese Zusammenhänge näher zu untersuchen bleibt auch weiterhin eine wichtige Aufgabe für die Forschung.

Literatur

Bjorck, J. P., Cuthbertson, W., Thurmna, J. W., & Lee, Y. S. (2001). Ethnicity, coping, and distress among Korean Americans, Filipino Americans, and Caucasian Americans. *Journal of Social Psychology, 14*, 421–442.

Bond, M. H., & Tornatzky, L. G. (1973). Locus of control in students from Japan and the United States: Dimensions and levels of response. *Psychologia: An international Journal of Psychology in the Orient, 16*, 209–213.

Campos, B., & Kim, H. S. (2017). Incorporating the cultural diversity of family and close relationships into the study of health. *American Psychologist, 72*, 543–554.

Chandler, T. A., Shama, D. D., Wolf, F. M., & Planchard, S. K. (1981). Multiattributional causality: A five cross-national samples study. *Journal of Cross-Cultural Psychology, 12*, 207–221.

Cheung, R. Y. M., & Park, I. J. K. (2010). Anger suppression, interdependent self-construal, and depression among Asian American and European American college students. *Cultural Diversity & Ethnic Minority Psychology, 16*, 517–525.

Cousins (1989). Culture and selfhood in Japan and the USA. *Journal of Personality and Social Psychology, 56*, 124–131.

Cross, S., Hardin, E. E., & Gercek-Swing, B. (2011). The what, how, why, and where of self-construal. *Personality and Social Psychology Review, 15*, 142–179.

Cross, S. E., & Madson, L. (1997). Models of the self: Self-construal and gender. *Psychological Bulletin, 122*, 5–37.

Diener, E., Diener, M., & Diener, C. (1995). Factors predicting the subjective well-being of nations. *Journal of Personality and Social Psychology, 69*, 851–864.

Förster, J., & Dannenberg, L. (2010). GLOMO sys: A systems account of global versus local processing. *Psychological Inquiry, 21*, 257–269.

Gardner, W., Gabriel, S., & Lee, A. (1999). „I" value freedom but „we" value relationships: Self-construal priming mirrors cultural differences in judgment. *Psychological Science, 10*, 321–326.

Glazer, S. (2008). Cross-cultural issues in stress and burnout. In J. R. B. Halbesleben (Hrsg.), *Handbook of Stress and Burnout in Health Care* (S. 79–93). Huntington: Nova Science Publishers.

Hamid, P. N. (1994). Self-monitoring, locus of control, and social encounters of Chinese amd New Zealand students. *Journal of Cross-Cultural Psychology, 25*, 353–368.

Han, S., & Ma, Y. (2015). A culture-behavior-brain loop model of human development. *Trends in Cognitive Science, 19*, 666–676.

Hardie, E., Kashima, E. S., & Pridmore, P. (2005). The influence of relational, individual and collective self-aspects on stress, uplifts and health. *Self and Identity, 4*(1), 1–24.

Heine, S. J. (2016). *Cultural psychology* (3. Aufl.). New York: Norton.

Heine, S. J., & Lehman, D. R. (1995). Cultural variation in unrealistic optimism: Does the West feel more vulnerable than the East? *Journal of Personality and Social Psychology, 68*, 595–607.

Henrich, J., Heine, S. J., & Norenzayan, A. (2010). The weirdest people in the world? *Behavioral and Brain Sciences, 33*, 61–83.

Higgins, E. T. (1997). Beyond pleasure and pain. *American Psychologist, 52,* 1280–1300.

Hofstede, G. (1980). *Culture's consequences: International differences in work-related values.* Beverly Hills: Sage.

Hui, C. H., & Villareal, M. J. (1989). Indvidualism collectivism and psychological needs: Their relationships in two cultures. *Journal of Cross-Cultural Psychology, 20,* 310–323.

Inglehart, R., & Welzel, C. (2005). *Modernization, cultural change, and democracy: The human development sequence.* New York: Cambridge University Press.

Kim, H., Sherman, D. K., & Taylor, S. (2008). Culture and social support. *American Psychologist, 63,* 518–526.

Kitayama, S., Karasawa, M., Curhan, K. B., Ryff, C. D., & Markus, H. R. (2010). Independence and interdependence predict health and wellbeing: Divergent patterns in the United States and Japan. *Frontiers in Psychology, 1,* 1–10.

Kuhn, M. H., & McPartland, T. S. (1954). An empirical investigation of self-attitudes. *American Sociological Review, 19,* 68–76.

Kühnen, U., & Hannover, B. (2010). Culture, self-construal and regulatory focus: What and how to promote or prevent? *Psychological Inquiry, 21,* 233–238.

Kühnen, U., Hannover, B., Pöhlmann, C., & Roeder, U. R. (2013). How self-construal affects dispositionalism in attributions. *Social Cognition, 31,* 237–259.

Kwan, V. S. Y., Bond, M. H., & Singelis, T. M. (1997). Pancultural explanations for life satisfaction: Adding relationship harmony to self-esteem. *Journal of Personality and Social Psychology, 5,* 1038–1051.

Lay, C., Fairlie, P., Jackson, S., Ricii, T., Eisenberg, J., Sato, T., et al. (1998). Domain-specific allocentrism-idiocentrism: A measure of family connectedness. *Journal of Cross-Cultural Psychology, 29,* 434–460.

Lazarus, R. S., & Folkman, S. (1984). *Stress, appraisal and coping.* New York: Springer.

Lee, A. Y., Aaker, J. L., & Gardner, W. L. (2000). The pleasures and pains of distinct self-construals: The role of interdependence in regulatory focus. *Journal of Personality and Social Psychology, 78,* 1122–1134.

Ma, V., & Schoeneman, T. J. (1997). Individualism versus collectivism: A comparison of Kenyan and American self-concepts. *Basic and Applied Social Psychology, 19,* 261–273.

Markus, H., & Kitayama, S. (1991). Culture and the self: Implications for cognition, emotion, and motivation. *Psychological Review, 98,* 224–253.

Markus, H. R., & Kitayama, S. (2010). Cultures and selves: A cycle of mutual constitution. *Perspectives on Psychological Science, 5,* 420–430.

Miyamoto, Y., & Kitayama, S. (2003). Cultural variation in correspondence bias: The critical role of attitude diagnosticity of socially constrained behavior. *Journal of Personality and Social Psychology, 83,* 1239–1248.

Munro, D. (1979). Locus-of-control attribution: Factors among Blacks and Whites in Africa. *Journal of Cross-Cultural Psychology, 10,* 157–172.

Oyserman, D., & Lee, S. W. S. (2008). Does culture influence what and how we think? Effects of priming individualism and collectivism. *Psychological Bulletin, 134,* 311–342.

Rhee, E., Uleman, J. S., Lee, H. K., & Roman, R. J. (1995). Spontanous self-descriptions and ethnic identities in individualistic and collectivistic cultures. *Journal of Personality and Social Psychology, 69,* 142–152.

Ringeisen, T., & Buchwald, P. (2008). It matters who you turn to: The relational self-construal and communal coping. In P. Buchwald, T. Ringeisen & M. Eysenck (Hrsg.), *Stress and Anxiety – Application to life span development and health promotion* (S. 75–86). Berlin: Logos.

Rodriguez Mosquera, P. M. (2016). On the importance of family, morality, masculine and feminine honor for theory and research. *Social and Personality Psychology Compass, 10,* 431–443.

Rodriguez Mosquera, P. M., Manstead, A. S. R., & Fischer, A. H. (2002a). The role of honor concerns in emotional reactions to offenses. *Cognition and Emotion, 16,* 143–163.

Rodriguez Mosquera, P. M., Manstead, A. S. R., & Fischer, A. H. (2002b). Honor in the Mediterranean and Northern Europe. *Journal of Cross-Cultural Psychology, 33,* 16–36.

Rodriguez Mosquera, P. M., Tan, L., & Saleem, F. (2014). Shared burdens, personal costs. On the emotional and social consequences of family honor. *Journal of Cross-Cultural Psychology, 45*, 400–416.

Rothbaum, F., Weisz, J. R., & Snyder, S. S. (1982). Changing the world and changing the self: A two-process model of perceived control. *Journal of Personality and Social Psychology, 42*, 5–37.

San Martín, Á., Sinaceur, M., Madi, A., Tompson, S., Maddux, W. W., & Kitayama, S. (2018). Self-assertive interdependence in Arab culture. *Nature Human Behaviour, 2*, 830–837.

Schwartz, S. H. (1992). Universals in the content and structure of values: Theoretical advances and empirical test in 20 countries. In M. Zanna (Hrsg.), *Advances in experimental social psychology* (S. 1–65). Orlando: Academic Press.

Schwartz, S. H. (2006). A theory of cultural value orientations. Explications and applications. *Comparative Sociology, 5*, 136–182.

Singelis, T. M. (1994). The measurement of independent and interdependent self-construals. *Personality and Social Psychology Bulletin, 20*, 580–591.

Soto, J. A., Perez, C. R., Kim, Y.-H., Lee, E. A., & Minnick, M. R. (2011). Is expressive suppression always associated with poorer psychological functioning? A cross-cultural comparison between European Americans and Hong Kong Chinese. *Emotion, 11*(6), 1450–1455.

Stephens, N. M., Markus, H. R., & Fryberg, S. A. (2012). Social class disparities in health and education: Reducing inequality by applying a sociocultural self model of behavior. *Psychological Review, 119*, 723–744.

Taylor, S. E., Sherman, D. K., Kim, H. S., Jarcho, J., Takagi, K., & Dunagan, M. S. (2004). Culture and social support: Who seeks it and why? *Journal of Personality and Social Psychology, 87*, 354–362.

Taylor, S. E., Welch, W., Kim, H. S., & Sherman, D. K. (2007). Cultural differences in the impact of social support on psychological and biological stress responses. *Psychologcial Science, 18*, 831–837.

Tov, W., & Diener, E. (2007). Culture and subjective well-being. In S. Kitayama & D. Cohen (Hrsg.), *Handbook of cultural psychology* (S. 691–713). New York: Guilford Press.

Trafimow, D., Triandis, H. C., & Goto, S. G. (1991). Some tests of the distinction between the private self and the collective self. *Journal of Personality and Social Psychology, 60*, 649–655.

Triandis, H. (1994). *Culture and social behaviour.* New York: McGraw-Hill.

Uchida, Y., Kitayama, S., Mesquita, B., Reyes, J. A. S., & Morling, B. (2008). Is Perceived emotional support beneficial? Well-being and health in independent and interdependent cultures. *Personality and Social Psychology Bulletin, 34*, 741–754.

Van Osch, Y., Breugelmans, S. M., Zeelenberg, M., & Bölük, P. (2013). A different kind of honor culture: Family honor and aggression in Turks. *Group Processes & Intergroup Relations, 16*, 334–344.

Weisz, J. R., Rothbaum, F. M., & Blackburn, T. C. (1984). Standing out and standing in: The psychology of control in America and Japan. *American Psychologist, 39*, 955–969.

Yamaguchi, S., Kuhlman, D. M., & Sugimori, S. (1995). Personality correlates of allocentric tendencies in individualist and collectivist cultures. *Journal of Cross-Cultural Psychology, 26*, 658–672.

Zhu, Y., Zhang, L., Fan, J., & Hand, S. (2007). Neural basis of cultural influence on self-representation. *NeuroImage, 34*, 1310–1316.

Soziale Identität und Stress

Sebastian C. Schuh, Rolf van Dick, Jürgen Wegge und
S. Alexander Haslam

Inhalt

Zusammenfassung

Anhaltender Stress kann zu verminderter Leistung, Krankheiten und Fehlzeiten führen, was u. a. eine geringere Produktivität und Wettbewerbsfähigkeit von Organisationen zur Folge hat. Dieses Kapitel betrachtet das Thema Stress aus der sozialpsychologischen Perspektive, genauer, aus der Perspektive des Social Iden-

S. C. Schuh (✉)
China Europe International Business School (CEIBS), Shanghai, China
E-Mail: sschuh@ceibs.edu

R. van Dick
Institut für Psychologie, Goethe Universität Frankfurt, Frankfurt am Main, Deutschland
E-Mail: van.dick@psych.uni-frankfurt.de

J. Wegge
Dresden, Deutschland
E-Mail: juergen.wegge@tu-dresden.de

S. A. Haslam
School of Psychology, The University of Queensland, Brisbane, Australien
E-Mail: a.haslam@uq.edu.au

© Springer Fachmedien Wiesbaden GmbH, ein Teil von Springer Nature 2021
T. Ringeisen et al. (Hrsg.), *Handbuch Stress und Kultur*,
https://doi.org/10.1007/978-3-658-27789-5_8

tity Approach. Dazu wird das Transaktionale Stressmodell von Lazarus um die Komponente der sozialen Identität erweitert. Die beiden Bewertungsdimensionen (primary appraisal: „Ist die Situation belastend für mich?" und secondary appraisal: „Kann ich mit der Belastung umgehen?") werden in Situationen differenziert, in denen die personale Identität aktiviert ist und solche, in denen die soziale Identität salient ist. Ist Letzteres der Fall, verschiebt sich die Frage nach dem primary und secondary appraisal in Richtung einer kollektiven Beantwortung, d. h. die Person fragt sich, ob die Situation *für die Gruppe* belastend ist und ob man sie *als Gruppe* bewältigen kann. Das Kapitel beginnt mit einem Überblick über den Social Identity Approach und seinen Implikationen für das Transaktionale Stressmodell. Anschließend werden aktuelle Feld- und Laborstudien sowie Meta-Analysen vorgestellt, die für die vorgeschlagene Modellerweiterung sprechen und den Nutzen der neuen, identitätsbasierten Analyse von Stress im Arbeitskontext belegen.

Schlüsselwörter

Soziale Identität · Identifikation · Soziale Unterstützung · Kollektive Selbstwirksamkeit · Stress · Gesundheit

---

1   Einleitung

Stress in beruflichen Kontexten ist ein wichtiges und vieluntersuchtes Thema. Anhaltender Stress kann sich in verminderter Zufriedenheit, geringerer Leistung und erhöhten Fehlzeiten niederschlagen. Dies wiederum führt zu einer geringeren Produktivität von Organisationen. Schon 2002 wurden die Kosten für arbeitsbezogenen Stress auf 20 Milliarden Euro für die damaligen 15 EU-Länder jährlich geschätzt, 2013 wurden die Kosten durch Absentismus und Präsentismus aufgrund von Depressionen auf über 200 Milliarden Euro für die EU beziffert (EU-OSHA, 2014; siehe auch Wegge et al. 2007). Die Ursache von Stresserleben wird häufig in Fehlanpassungen und mangelnden Bewältigungsmöglichkeiten des Individuums gesehen. So gehen frühe Erklärungsmodelle davon aus, dass negative Stressfolgen dann auftreten, wenn die Anforderungen der Umwelt die Bewältigungsressourcen des Individuums dauerhaft übersteigen (z. B. Selye 1956). Andere Ansätze erklären stressbezogene Phänomene mit interindividuellen Unterschieden, beispielsweise zwischen Typ-A und Typ-B Persönlichkeiten. Nach diesem Modell sind die gewinnorientierten, gehetzten Typ-A Personen anfälliger für stressinduzierte Erkrankungen als die vergleichsweise gelassenen B-Typen (Jenkins et al. 1979).

Ein drittes, wichtiges Erklärungsmodell, das Transaktionale Stressmodell von Lazarus (z. B. Lazarus 1966; Lazarus und Folkman 1984) beschreibt psychologische Prozesse innerhalb des Individuums, um das Auftreten von Stressreaktionen zu erklären. Nach diesem Ansatz führt eine potenziell belastende Situation nur dann zum Erleben von Stress, wenn sie von der Person auch als bedrohlich wahrgenommen bzw. bewertet wird. Das Modell postuliert zwei aufeinander folgende Arten der

Bewertung von potenziellen Stressoren, das primary appraisal („Ist die Situation belastend für mich?") und das secondary appraisal („Kann ich mit der Belastung umgehen?"). Nur wenn die Situation als belastend eingeschätzt wird *und* gleichzeitig die Bewältigungsressourcen als nicht ausreichend angesehen werden, resultiert das Erleben von Stress.

Die individuumsbezogenen Ansätze haben einen wichtigen Beitrag zum Verständnis von Stressphänomenen geleistet. Jedoch blenden sie einen zentralen Aspekt menschlichen Denkens und Handelns weitgehend aus: Die Tatsache, dass Individuen nicht isoliert agieren sondern immer auch Bestandteil sozialer Gruppen sind. Diese Gruppen können klein sein (die Familie, eine kleine Arbeitsgruppe) oder sehr groß (große Organisationen, staatliche Gesellschaften), aber immer trägt die Mitgliedschaft in sozialen Einheiten dazu bei, wie der Einzelne denkt, fühlt und handelt. Wir glauben daher, dass ein rein individuumsbezogener Ansatz zur Erklärung von Stress zu kurz greift und postulieren eine *soziale Ergänzung*. Als theoretische Grundlage dient der Social Identity Approach, dessen wesentliche Annahmen zunächst skizziert werden sollen (umfassende Zusammenfassungen finden sich bei Haslam 2004; Van Dick 2017).

2 Der Social Identity Approach

Der Social Identity Approach besteht aus zwei miteinander eng verbundenen Theorien, der Theorie der Sozialen Identität (Tajfel und Turner 1979, 1986) und der Selbstkategorisierungstheorie (Turner et al. 1987). Die zentrale Annahme der beiden Theorien ist, dass die Wahrnehmung des eigenen Selbst (Wer bin ich?) durch die Mitgliedschaft in sozialen Gruppen entscheidend beeinflusst wird.

2.1 Die Theorie der Sozialen Identität

Die Theorie der Sozialen Identität wurde von Tajfel und Turner (z. B. Tajfel und Turner 1979) in den 1970er-Jahren an der Universität Bristol entwickelt. Sie beschreibt, dass Menschen sich nicht nur über individuelle Eigenschaften und interpersonelle Beziehungen definieren (ihre persönliche Identität) sondern auch über Eigenschaften von Gruppen, denen sie angehören (ihre soziale Identität). Diese Gruppen können beispielsweise Arbeitsteams, Nationen oder auch Geschlechts- oder Altersgruppen sein.

Weiterhin nimmt die Theorie der sozialen Identität an, dass Menschen eine positive Selbsteinschätzung anstreben und dass diese zum Teil durch die Mitgliedschaft in sozialen Gruppen bestimmt wird. Die Einschätzung und Bewertung einer Gruppenmitgliedschaft ist dabei abhängig von den anderen Gruppen, mit denen man sie vergleicht. Fällt der Vergleich positiv aus, d. h. ist die eigene Gruppe einer anderen auf zentralen Dimensionen überlegen, so trägt dies positiv zur eigenen Selbsteinschätzung und zum Wohlbefinden der Person bei. Umgekehrt folgt, dass die Mitgliedschaft in einer Gruppe, die als unterlegen wahrgenommen wird, das eigene Wohlbefinden bedroht und eine mögliche Ursache von Stresserleben ist. In Übereinstimmung mit dieser Argumentation hat sich gezeigt, dass wahrgenommene Statusunterschiede zwischen Geschlechtsgruppen, Nationalitäten und Altersgruppen wesentliche Gründe für Stress im Arbeitskontext sind (z. B. Barreto et al. 2009; McCann und Giles 2002; Ries et al. 2010; Watts und Carter 1991).

Wie Menschen auf wahrgenommene Statusunterschiede zwischen Gruppen reagieren, hängt von drei Merkmalen des sozialen Kontexts ab: Der wahrgenommenen *Permeabilität* der Gruppengrenzen (d. h. ihrer Durchlässigkeit) sowie der wahrgenommenen *Legitimität* und *Stabilität* der Gruppenunterschiede (Tajfel und Turner 1979; Ellemers 1993). Sehen die Mitglieder der statusniedrigeren Gruppe die Gruppengrenzen als permeabel an, so werden sie als Individuen versuchen in die statushöhere Gruppe zu wechseln und sich von der statusniedrigeren Gruppe abzuspalten. Diese Strategie wird als individuelle Mobilität bezeichnet. Werden die Gruppengrenzen jedoch als undurchlässig wahrgenommen, so bleibt den Mitgliedern der statusniedrigeren Gruppe die Möglichkeit des Gruppenwechsels verwehrt. Unter diesen Bedingungen ist es wahrscheinlich, dass sich ein Zusammengehörigkeitsgefühl unter den Mitgliedern der Gruppe herausbildet und sie sich mit der Gruppe identifizieren. Als Konsequenz werden sie nach Wegen suchen, ihre soziale Identität aufzuwerten. So werden sie, wenn sie den Status Quo als instabil und illegitim wahrnehmen, gegen die bestehende Ordnung aufbegehren um sozialen Wandel hervorzurufen. Beispielsweise zielen politisch motivierte Aufstände oftmals darauf ab, die Situation und Rechte der eigenen, statusniedrigeren Gruppe zu stärken und zu verbessern (Branscombe et al. 1999).

2.2   Die Selbstkategorisierungstheorie

Die Selbstkategorisierungstheorie (z. B. Turner et al. 1987) stellt eine Weiterentwicklung der Theorie der sozialen Identität dar. Sie beantwortet unter anderem folgende Fragen: Wann definieren sich Menschen über die Mitgliedschaft in bestimmten Gruppen anstatt über ihre individuellen Eigenschaften? Welche Faktoren bestimmen, mit welcher Gruppe sich eine Person identifiziert? Welche Konsequenzen folgen aus einer gruppenbasierten Selbstdefinition?

Die Selbstkategorisierungstheorie nimmt an, dass die Zugehörigkeit zu Gruppen die Folge eines kognitiven Kategorisierungsprozesses ist. Ob eine Person sich als Mitglied einer Gruppe wahrnimmt, hängt dabei von zwei Faktoren ab: (a) der kognitiven Zugänglichkeit der Kategorie und (b) ihrer Passung mit dem gegebenen situativen Kontext. So wird sich eine Person über ihre Mitgliedschaft in der Organisation X definieren, wenn diese Gruppenmitgliedschaft für sie (a) von zentraler Bedeutung ist (z. B. weil sie seit vielen Jahren für diese Organisation arbeitet) und wenn (b) diese Kategorisierung die Gemeinsamkeiten und Unterschiede zwischen anwesenden oder vorgestellten Personen erklären kann (z. B. zwischen Mitarbeiter*innen von Organisation X und Organisation Y bezüglich bestimmter Werte und Verhaltensweisen).

Eine weitere Erkenntnis der Selbstkategorisierungstheorie ist, dass die Wahrnehmung einer geteilten sozialen Identität die Grundlage für gegenseitigen sozialen
Einfluss darstellt. Nehmen Individuen wahr, dass sie eine gemeinsame Gruppenmitgliedschaft teilen, so sind sie bestrebt, ihre Ansichten und ihr Handeln aufeinander
abzustimmen. Beispielsweise wird eine Mitarbeiterin, die sich als Frau definiert, die
Gegenwart und Unterstützung anderer Frauen suchen, um ihre Ansichten zu identi-
tätsrelevanten Themen (z. B. zur Benachteiligung von Frauen im Berufsleben) zu
validieren und um eine gemeinsame Reaktion herbeizuführen (Hersby et al. 2009).
Dieses Handeln ist motiviert durch die Selbstdefinition als Gruppenmitglied. Indem
eine Person der eigenen Gruppe und ihren Mitgliedern hilft, handelt sie letztlich zum
Wohl des eigenen Selbst.

Die Wahrnehmung einer geteilten sozialen Identität kann als wesentlicher Treiber
hinter vielen Formen produktiver, sozialer Interaktion gesehen werden, wie zum
Beispiel Kooperation, Vertrauen oder effektive Führung. Zudem spielt sie eine
entscheidende Rolle im Kontext von sozialer Unterstützung. Die Wahrnehmung
einer geteilten Gruppenmitgliedschaft erhöht die Wahrscheinlichkeit, dass man (a)
eine andere Person unterstützt, sie (b) ebenfalls Unterstützung erhält und dass (c) das
unterstützende Verhalten auch als solches interpretiert wird (Levine et al. 2005). Dies
erklärt beispielsweise, warum unterstützendes Verhalten über die Grenzen von
sozialen Kategorien hinweg (z. B. zwischen Mitgliedern verschiedener Ethnien)
tendenziell weniger effektiv ist als das gleiche Verhalten innerhalb einer sozialen
Kategorie (Nadler et al. 1974; Frisch et al. 2014).

2.3   Soziale Identität, Bedürfnisse und Wohlbefinden

Warum identifizieren sich Menschen mit sozialen Gruppen? Der Social Identity
Approach nimmt an, dass die Mitgliedschaft in Gruppen zur Befriedigung wichtiger
menschlicher Bedürfnisse beiträgt. Diese sind im Wesentlichen das Bedürfnis nach
positiver Selbsteinschätzung, nach Zugehörigkeit und nach Sicherheit (Pratt 1998,
2001). Die Identifikation mit sozialen Gruppen in der Arbeitsumgebung (z. B. dem
Arbeitsteam, der Organisation oder der Berufsgruppe) kann zur Befriedigung dieser
Bedürfnisse beitragen. Beispielsweise kann sie dazu führen, ein Gefühl des Isoliert-
seins, das vor allem in den individualisierten, westlichen Gesellschaften verbreitet ist,
zu überkommen.

Die Befriedigung von zentralen menschlichen Bedürfnissen sollte mit erhöhtem
Wohlbefinden und Zufriedenheit einhergehen. Diese Annahme konnte in zahlreichen Studien bestätigt werden. Beispielsweise fanden Bizumic, Reynolds et al.
(2009) eine positive Beziehung zwischen der Identifikation von Lehrer*innen mit
ihrer Schule und der Abwesenheit von Krankheitssymptomen. In einer Serie von
Studien in verschiedenen organisationalen Settings (insgesamt 1135 Mitarbeiter*innen von Banken, Callcentern und Krankenhäusern) fanden Van Dick et al.
(2004) einen positiven Zusammenhang zwischen Identifikation mit der Organisation
und Arbeitszufriedenheit. Diese Ergebnisse wurden durch eine Meta-Analyse von
Lee et al. (2015) bestätigt: Gemittelt über 37 Studien mit über 11.000 Teilnehmern

fanden sie einen Zusammenhang von 0,45 zwischen organisationaler Identifikation und Arbeitszufriedenheit.

3   Soziale Identität und das Erleben von Stress

Wie bereits erwähnt, fokussieren zahlreiche Forschungsansätze zum Thema Stress ausschließlich auf die Rolle des Individuums. Allerdings haben soziale Einflüsse, vor allem die Mitgliedschaft in sozialen Gruppen, einen wichtigen Einfluss auf das Erleben von Stress. Im Berufsleben kann Stress beispielsweise dadurch entstehen, dass bestimmte Gruppen benachteiligt werden (z. B. von der Unternehmensleitung) oder durch Normen, die sich innerhalb von Gruppen herausbilden (z. B. die Interpretation eines Ereignisses als belastend und gefährlich). Wendet man diese Erkenntnis auf das Transaktionale Stressmodell an, so sollte bei salienter sozialer Identität die Einschätzung des Bewältigungs- und Bedrohungspotenzials (d. h. das Primary und Secondary Appraisal) weitgehend von der Mitgliedschaft in der Gruppe beeinflusst werden. Im Folgenden werden aktuelle Studienergebnisse beschrieben, die für den Einfluss der sozialen Identität auf die Bewertung von Stressoren sprechen.

3.1   Soziale Identität und Primary Stress Appraisal

Eine erste Ableitung aus dem erweiterten Transaktionalen Stressmodell betrifft das primary appraisal. Ist die Mitgliedschaft in einer sozialen Gruppe salient, so sollte die Gruppenmitgliedschaft einen entscheidenden Einfluss auf die Bewertung potenzieller Stressoren haben. Diese Annahme wird durch erste Forschungsergebnisse gestützt. Zum Beispiel fanden Levine und Reicher (1996), dass Sportlerinnen eine mögliche Knieverletzung im Vergleich zu einer Narbe im Gesicht als bedrohlicher wahrnahmen, wenn ihre Identität als Sportlerin salient gemacht wurde. War hingegen ihre soziale Identität als Frau salient, so schätzen sie eine Narbe als bedrohlicher ein als die mögliche Knieverletzung. Diese Ergebnisse konnten in einer zweiten Studie mit Sekretärinnen repliziert werden. Auch für sie war die erlebte Bedrohung einer Narbe oder einer Sehnenscheidenentzündung davon abhängig, ob ihre Geschlechtsidentität (als Frau) oder ihre professionelle Identität (als Sekretärin) salient war (Levine 1999).

Weitere empirische Unterstützung stammt aus einer Studie von Haslam et al. (2004), in der Versuchspersonen eine schwierige arithmetische Aufgabe zu lösen hatten. Bevor sie damit begannen, wurde ihnen ein Video vorgespielt, in dem eine Konföderierte des Versuchsleiters die Aufgabe als entweder herausfordernd oder stressvoll beschrieb. Die Konföderierte wurde den Versuchspersonen entweder als Mitglied derselben Gruppe oder als Mitglied einer anderen Gruppe vorgestellt. Nachdem die Versuchspersonen die Aufgabe selbst gelöst hatten, sollten sie diese ebenfalls als herausfordernd oder belastend einschätzen. Wie erwartet folgten die Probanden eher der Einschätzung der Konföderierten, wenn es sich dabei um ein Mitglied der eigenen Gruppe handelte. Die Botschaft des Mitglieds der Fremdgruppe hatte keinen Einfluss auf ihre Einschätzung. Das Mitglied der eigenen Gruppe, so folgerten Haslam und Kollegen, teilt mit den Probanden eine soziale Kategorie und wurde daher als kompetenter angesehen, die Aufgabe als potenziellen Stressor für das Selbst der Probanden zu bewerten.

3.2 Soziale Identität und Secondary Stress Appraisal

Neben Effekten auf das primary appraisal, scheint die soziale Identität auch einen Einfluss auf das secondary appraisal zu haben. Vergangene Studien zeigen, dass Personen, die sich mit ihrem Unternehmen oder Arbeitsteam identifizieren, weniger negativ auf Stressoren am Arbeitsplatz reagieren als Personen mit einer geringen Identifikation. So fanden Van Dick und Wagner (2002), dass Lehrer*innen, die sich vergleichsweise schwach mit ihrer Schule identifizierten deutlich mehr körperliche Stresssymptome berichteten als dies für hochidentifizierte Lehrer*innen der Fall war. Ebenfalls eine negative Korrelation zwischen organisationaler Identifikation und dem Stresserleben am Arbeitsplatz fanden Wegge et al. (2012) in einer experimentellen Studie mit Callcenter Mitarbeitern. Im Umgang mit einem unhöflichen Kunden erleben hochidentifizierte Mitarbeiter*innen weniger Stress (erfasst durch die Menge an Immunglobulin A im Speichel) als Angestellte mit geringer sozialer Identifikation. In einer dritten Studie induzierten Häusser et al. (2012) zunächst experimentell entweder eine geteilte Identität (durch Tragen gleichfarbiger T-Shirts, Gruppenname, Gruppenfoto) oder eine personale Identität (verschiedenfarbige T-Shirts, Einzelnamen, Einzelfotos). Anschließend mussten die studentischen Versuchspersonen den Trier Social Stress Test bearbeiten. In diesem Test müssen die Teilnehmer öffentlich eine kurze Rede halten, in der sie sich für einen Job bewerben und anschließend eine arithmetische Aufgabe lösen. Häusser et al. fanden deutlich geringere Stresssymptome, gemessen über Speichelcortisol, wenn die Teilnehmer*innen zuvor eine geteilte soziale Identität aufgebaut hatten.

Mittlerweile liegen unzählige Studien vor, die positive Zusammenhänge zwischen sozialer Identifikation und Wohlbefinden (bzw. der Abwesenheit von Stress und Krankheit) bestätigt haben (siehe für Zusammenfassungen: Haslam et al. 2018; Van Dick 2015). Auch in Meta-Analysen wurde die positive Wirkung sozialer Identität bestätigt. Postmes et al. (2019) ermittelten einen meta-analytischen Zusammenhang von $-0,15$ zwischen sozialer Identifikation und Depression (in 76 Studien mit über 30.000 Teilnehmern). Steffens et al. (2017) fanden in knapp 60 Studien mit 20.000 Teilnehmer*innen, dass Identifikation mit Teams und Organisationen positiv mit Gesundheit korrelierte (0,21). Dabei waren die Zusammenhänge stärker für Indikatoren von Wohlbefinden (0,27) als für die Abwesenheit von Stress (0,18) und stärker für psychologisches (0,23) als für körperliches (0,16) Wohlbefinden. Die Zusammenhänge waren vor allem dann besonders ausgeprägt, wenn es sich um tatsächlich zwischen den Gruppenmitgliedern geteilte Identitäten (hier ausgedrückt durch eine geringe Standardabweichung in der jeweiligen Organisation) handelte (siehe Van Dick et al. 2018a).

Diese Befunde werfen die Frage auf, wie der negative Zusammenhang zwischen sozialer Identifikation und dem Erleben von Stress zustande kommt. Eine wesentliche Ursache wird darin gesehen, dass eine geteilte Gruppenmitgliedschaft eng mit Prozessen sozialer Unterstützung (also dem gegenseitigen Geben und Nehmen von Hilfe) verbunden ist (Underwood 2000). Unterstützung für diese Annahme stammt aus einer Studie von Haslam et al. (2005), in der die Stressreaktionen von Restaurantbedienungen und Bombenentschärfern untersucht wurden. Ein erstes interessantes Ergebnis dieser Studie war, dass die befragten Bombenentschärfer angaben, die Arbeit eines Kellners wäre für sie deutlich belastender als ihr derzeitiger Beruf. Umgekehrt schätzen Restaurantbedienungen ihren eigenen Beruf als für sie weniger belastend ein als das Entschärfen von Bomben. Wichtiger in unserem Zusammenhang ist jedoch ein zweites Ergebnis dieser Studie. In beiden Berufsgruppen wurde der negative Zusammenhang zwischen der Identifikation mit den Kollegen und dem Erleben von Stress durch das Erleben von sozialer Unterstützung mediiert. Die Studie legt somit den Schluss nahe, dass Mitarbeiter*innen, die sich mit ihrem Unternehmen identifizieren, eine starke soziale Unterstützung wahrnehmen und deswegen weniger Stress erleben. In weiteren Studien konnte gezeigt werden, dass ein zusätzlicher Faktor die Zusammenhänge mediiert, nämlich die kollektive Selbstwirksamkeit, d. h. das Gefühl, *gemeinsam* Probleme und Krisen bewältigen zu können. Avanzi et al. (2015) fanden in einer Befragung italienischer Lehrkräfte, dass sich diese Zusammenhänge als serielle Mediation darstellen, d. h. eine stärkere Identifikation mit der Schule führt zunächst zu einer stärkeren Wahrnehmung sozialer Unterstützung. Diese wiederum erhöht das Gefühl kollektiver Selbstwirksamkeit und diese reduziert schließlich Symptome von Burnout. Junker et al. (2019) fanden diese Mediationskette in einer experimentellen sowie einer längsschnittlich angelegten Studie bestätigt.

4   Soziale Identität und Burnout

Die bisher beschriebenen Studien zeigen, dass ein wesentlicher Zusammenhang zwischen sozialer Identifikation und dem Erleben von Stress besteht. Eine wichtige Frage ist jedoch, ob diese Befunde auch auf die Prävention von schwerwiegendem Stresserleben übertragbar sind. Genauer, kann der Social Identity Approach dabei helfen, die Prozesse und Dynamiken von Burnout-Erkrankungen zu verstehen?

Erste Belege stammen aus einer Studie von O'Brien und Haslam (2003), die fanden, dass ein hohes Maß an sozialer Identifikation (sowohl auf dem Teamlevel als auch auf Ebene der Organisation) ein signifikanter Prädiktor des erlebten Burnout-Levels ist. Ähnlich wie in der oben erwähnten Studie von Haslam et al. (2005) wurde dieser Zusammenhang durch die erlebte soziale Unterstützung mediiert; die Mitarbeiter*innen erlebten ein hohes Maß an Burnout, wenn eine nur schwache Beziehung zur Organisation bestand und sich die Mitarbeiter*innen als Folge, vernachlässigt und isoliert fühlten. Auch Wegge et al. (2006) fanden in einer Studie von Mitarbeitern eines Call Centers negative

Zusammenhänge zwischen Identifikation und allen drei Dimensionen von Burnout (emotionale Erschöpfung, reduzierte Leistungsfähigkeit und Depersonalisierung). Vergleichbare Ergebnisse finden sich auch in zahlreichen epidemiologischen Studien, die zeigen, dass soziale Isolation eine größere Gefährdung für die Gesundheit darstellt als traditionelle medizinische Risikofaktoren (z. B. schlechte Ernährung, zu wenig Bewegung; Ertel et al. 2008).

Weitere Belege für den Zusammenhang von geteilter sozialer Identität und Burnout stammen aus einer längsschnittlichen Untersuchung, in der Schauspielergruppen während verschiedener Phasen einer Theaterproduktion befragt wurden (Haslam et al. 2009). Wie vorhergesagt, zeigten diejenigen Schauspieler, die sich vergleichsweise stark mit dem Team identifizieren, eine größere Bereitschaft zu citizenship behavior, d. h. sie waren eher dazu bereit ihren Kollegen zu helfen und sie zu unterstützen. Im Vergleich zu den geringer identifizierten Teammitgliedern erlebten sie zudem ein niedrigeres Ausmaß an Burnout während der besonders belastenden Phasen der Produktion (Kostümprobe, Erstaufführung). Weitere statistische Analysen zeigten, dass die hochidentifizierten Schauspieler*innen deshalb eher bereit waren, anderen zu helfen, weil sie durch das Zugehörigkeitsgefühl zur Gruppe vergleichsweise wenig Burnout erlebten. Somit scheint soziale Identifikation einen nachhaltigen Effekt auf Citizenship und Burnouterleben zu haben, da sie die Belastung in kritischen Phasen abpuffert.

Während die bisher berichteten Studien zeigen konnten, dass es einen Zusammenhang zwischen der Identifikation mit sozialen Gruppen und dem Erleben von Burnout gibt, ermöglichen sie jedoch keinen direkten Schluss auf die kausale Richtung dieses Zusammenhangs. Wie der überwiegende Teil der Forschung zum Thema Burnout verwendeten sie ein korrelatives Design, in dem die Variablen erfasst und nicht manipuliert wurden. Es kann somit nicht ausgeschlossen werden, dass eine verminderte soziale Identifikation auch die Folge (und nicht nur die Ursache) von Burnouterleben ist.

Eine Studie, die diese Einschränkungen nicht aufweist und zudem eine breitere Analyse von Stress- und Burnoutphänomenen im Zusammenhang mit Gruppenprozessen liefert, stammt von Haslam und Reicher und wurde in Zusammenarbeit mit der britischen Rundfunkanstalt BBC durchgeführt (Haslam und Reicher 2006a; Koppel und Mirsky 2002; siehe auch Haslam und Reicher 2006b; Reicher und Haslam 2006). In dieser Studie wurden 15 männliche Probanden zufällig in zwei Gruppen aufgeteilt, als Wärter und Gefangene innerhalb einer simulierten Gefängnisumgebung. Über einen Zeitraum von acht Tagen wurden rund 800 Stunden Videomaterial gedreht, Daten zu mehr als 50 psychologischen Konstrukten gesammelt und physiologische Maße erhoben (z. B. die Cortisolkonzentration im Speichel der Probanden). Ziel der Studie war es, Faktoren zu manipulieren, die die Identifikation der Gefangenen mit ihrer Gruppe beeinflussen und den Effekt auf ihr Verhalten, das Verhalten der Wärter sowie die Dynamiken zwischen den beiden Gruppen zu erfassen.

Es ist wichtig darauf hinzuweisen, dass die Studie nicht die Absicht hatte, das Leben und Prozesse innerhalb von Gefängnissen an sich zu untersuchen. Vielmehr ging es darum, ein Setting zu schaffen, das die wesentlichen Eigenschaften von hierarchischen Organisationen (verallgemeinerbar auf z. B. Schulen, Büros, Kasernen) ausweist. Somit sollte das Verhalten von Gruppen im Allgemeinen untersucht werden, die sich bezüglich Macht, Status und Ressourcen unterscheiden. Der Aufbau der Studie war wie folgt: Zu Beginn waren die Grenzen zwischen den Gruppen permeabel, d. h., die Gefangenen hatten die Möglichkeit, in die Gruppe der Wärter aufzusteigen. Im Einklang mit der Theorie der Sozialen Identität wurde erwartet, dass die Gefangenen individuell versuchen würden in die Gruppe der Wärter*innen zu wechseln (individuelle Mobilität). In der nächsten Phase des Experiments wurde die Möglichkeit zum Aufstieg in die Wärtergruppe ausgeschlossen, d. h. die Gruppengrenzen waren fortan undurchlässig. Wie erwartet stieg in Folge dieser Maßnahme die Identifikation der Gefangenen mit ihrer Gruppe und sie begannen, gemeinschaftlich die Autorität der Wärter*innen in Frage zu stellen und zu untergraben. Der Widerstand der Gefangenen führte letztlich dazu, dass die Wärter die Kontrolle über die Gefangenen verloren und es zu einer Art Ausbruch kam. In der Wärtergruppe wuchsen mit steigendem Widerstand der Gefangenen die Sorgen über die eigene Autorität und den Status der Gruppe. Gleichzeitig kam es zu einer fortschreitenden Abnahme der sozialen Identifikation.

In Bezug auf den Zusammenhang von Stress und Burnout stützen die Ergebnisse die aus dem Social Identity Approach abgeleiteten Thesen. Die steigende soziale Identifikation der Gefangenen führte zu einer zunehmenden Resistenz gegenüber den Einschränkungen, denen sie ausgesetzt waren (Gefangenschaft, dürftige Ernährung, die Abwesenheit von Privilegien). In der Gruppe der Wärter*innen hingegen führte die sinkende Identifikation zu einem Anstieg an Isolation und zu einer Abnahme an gegenseitiger Unterstützung. Das Versagen der Wärter*innen, die Gefangen in Schach zu halten, führte letztlich zu einem starken Erleben von Burnout. Beispielsweise hielten zwei der Wärter*innen dem Druck nicht mehr Stand und machten nach dem gelungen Ausbruch der Gefangenen von ihrem Recht Gebrauch, die Studie vorzeitig verlassen zu können. Zusammenfassend lässt sich feststellen, dass die BBC Gefängnis Studie eine umfangreiche Untersuchung von Intra- und Intergruppendynamiken im Bezug auf das Thema Stress ermöglichte. Die Erfahrungen der statusniedrigeren Gruppe (d. h. der Gefangenen) zeigen, wie das Gefühl einer gemeinsamen sozialen Identität zum Puffer gegen Belastungen werden kann und widrige Umstände in einen Vorteil umkehrt. In der Wärter*innen gruppe zeigte sich hingegen, wie eine Erosion in sozialer Identifikation zu Stress führt, der sich, im Falle eines Versagens der Gruppe, zum Burnout ausweiten kann. Somit legt die Studie eindrucksvoll dar, wie wichtig die Berücksichtigung von Gruppen- und Identifikationsprozessen für das Verständnis von Stress und Burnout ist.

In einer aktuellen Studie ermittelten Avanzi et al. (2018) einen burnoutreduzierenden Effekt sozialer Identifikation in einer groß angelegten Befragung mit fast 3000 Lehrkräften aus der Schweiz. Der Zusammenhang zwischen Identifikation mit der Schule und Burnout wurde darüber hinaus wiederum vermittelt durch ein stärkeres Gefühl sozialer Unterstützung und dieses wiederum trug zu einer geringeren Arbeitsüberlastung bei.

5 Soziale Identität und Präsentismus

Kann es auch gesundheitsschädigend sein, sich zu stark mit einem Unternehmen zu identifizieren? Diese Frage haben Nowak, Emmermacher, Döbler und Wegge (eingereicht) mit Blick auf das Phänomen Präsentismus untersucht. Präsentismus meint, dass man zur Arbeit geht, obwohl man – medizinisch betrachtet – krank ist. Ein positiver Zusammenhang scheint aus mindestens zwei Gründen wahrscheinlich zu sein. Erstens fördert die Identifikation das Hilfeverhalten in Organisationen (s. o.) und einige Autor*innen schlugen daher vor, dass Präsentismus als eine Art Hilfeverhalten gegenüber Kollegen, Vorgesetzten oder auch Kunden betrachtet werden kann. Da sich hoch identifizierte Mitarbeiter*innen über die Erfolge der Organisation definieren, erscheint es zweitens logisch, dass sie eher dazu neigen, geringfügige gesundheitliche Beeinträchtigungen am Arbeitsplatz zu tolerieren, um weiterhin zum Erfolg der Organisation beizutragen und ihr Selbstbild zu schützen. Die Studie von Nowak et al. untersuchte diese Idee anhand einer Mitarbeiter*innenbefragung in einem deutschen DAX-Unternehmen mit 911 Teilnehmer*innen in 22 Arbeitseinheiten auf Basis eines multilevel Designs. Wie erwartet wurde festgestellt, dass die Identifikation mit der Organisation den Präsentismus erhöhte ($Y = 0{,}07$, $p < 0{,}05$). Dieses Muster unterstützt also die Idee, dass Teile des Präsentismusverhaltens als positives Hilfeverhalten betrachtet werden können. Die zukünftige Forschung sollte aber auch die mit dem Präsentismus verbundenen problematischen Folgen für Gesundheit und Wohlbefinden dringend weiter analysieren.

6 Führung, soziale Identität und Stress

Die Führungskraft kann auf verschiedenen Wegen die Gesundheit der Mitarbeiter*innen fördern oder auch schädigen. Wegge et al. (2014) haben den Forschungsstand zu dieser Frage gesichtet und ein Modell entwickelt, in dem fünf Wege beschrieben werden. Führungskräfte sind demnach (1) als Akteure mit direktem Einfluss auf die Gesundheit von Mitarbeiter*innen, (2) als Gestalter von Arbeitssystemen, (3) als moderierender Faktor (Puffer/Verstärker) der Wirkungen von Arbeitsanforderungen und -ressourcen auf Gesundheit, (4) als Entwickler von Gruppenklima und Identifikation sowie (5) als Rollenmodell für gesundheitsrelevantes Verhalten zu verstehen (siehe für meta-analytische Befunde: Kaluza et al. 2020). Wir vertiefen hier die Frage, welchen Einfluss Führungskräfte auf den Zusammenhalt in Gruppen haben. Schon Yukl (2010) hat klar gemacht, dass den Leiter*innen und Führungskräften von Gruppen eine wichtige Rolle zukommt. Durch ihren Führungsstil können sie beispielsweise die Konkurrenzsituation innerhalb des Teams hervorheben (z. B. wenn es um das Thema Beförderungen geht), sie können aber auch die Wichtigkeit von Kooperation und Zusammenarbeit für das Erreichen von gemeinsamen Zielen betonen.

Wie vorangegangene Forschungsarbeiten nahelegen, spielt die Identifikation der Führungskräfte mit ihrer Organisation eine entscheidende Rolle dafür, ob sie Kooperation und Identifikation unter ihren Mitarbeitern fördern. Führungskräfte, die sich stark mit ihrer Organisation verbunden fühlen, scheinen einen Führungsstil an den Tag zu legen, der die Verbundenheit der Mitarbeiter*innen mit der Organisation stärkt. So zeigte sich in einer Befragung von Schulleiter*innen und Lehrer*innen an deutschen Schulen, dass Lehrer*innen sich stärker mit ihrer Schule verbunden fühlen, wenn der/ die Schulleiter*in sich ebenfalls stark mit der Schule identifiziert (Van Dick et al. 2007; siehe auch Wieseke et al. 2009). Diese Lehrer*innen waren zudem eher dazu bereit, ihre Kollegen bei der Bewältigung von Aufgaben und Problemen zu unterstützen und wiesen eine höhere Arbeitszufriedenheit auf. Diese Ergebnisse konnten in weiteren organisationalen Kontexten (z. B. bei Verkaufsmitarbeitern in Reisebüros) repliziert werden (Van Dick et al. 2007). Die Auswirkung der organisationalen Identifikation der Führungskräfte auf das Stressempfinden der Mitarbeiter*innen wurde in diesen Studien nicht direkt analysiert. Basierend auf den oben aufgeführten Studienergebnissen liegt jedoch der Schluss nahe, dass die höhere organisationale Identifikation der Mitarbeiter*innen und die höhere Bereitschaft zu helfen das Stresserleben positiv beeinflusst. Neuere Studien zeigen zudem, dass Führungskräfte, die ein gutes Identitätsmanagement betreiben, zu stärkerem Engagement und größerer Zufriedenheit ihrer Mitarbeitenden beitragen (Steffens et al. 2014). Unter Identitätsmanagement versteht man die gute Repräsentanz der Gruppe durch die Führungskraft (Prototypikalität), das Eintreten für die Gruppe und die Schaffung von Gelegenheiten und Strukturen, um eine geteilte Identität aufbauen zu können (Haslam et al. 2010). Van Dick et al. (2018a) haben dazu in einer internationalen Studie einen Fragebogen zur Erfassung von Identitätsmanagement in 20 Ländern validieren können und gezeigt, dass Identitätsmanagement kulturübergreifend positiv von Mitarbeitenden bewertet wird.

7   Soziale Identität, Stresserleben und Kultur

Grundsätzlich kann man davon ausgehen, dass die oben beschriebenen Theorien und die empirisch ermittelten Zusammenhänge für alle Menschen gelten. Jeder Mensch hat ein Bedürfnis nach sozialer Zugehörigkeit und Bindung. Gleichzeitig kann man annehmen, dass die Stärke dieses Bedürfnisses individuell variiert und dass es zudem kulturell geprägte Unterschiede gibt. Die oben bereits erwähnte Meta-Analyse von Lee et al. (2015) hat entsprechend angenommen, dass die Zusammenhänge zwischen organisationaler Identifikation und den betrachteten arbeitsbezogenen Kriterien (wie Leistung, Involvement, Arbeitszufriedenheit) für Menschen in kollektivistischen Ländern stärker sein sollten, weil dort die Gruppe generell mehr Bedeutung für das tägliche Miteinander hat, als für Menschen in individualistischen Kulturen. Diese Annahme bestätigte sich in der Meta-Analyse. Weitere Einflüsse kultureller Faktoren (hier Langzeitorientierung und Unsicherheitsvermeidung) fanden sich allerdings nicht. Steffens et al. (2017) haben in ihrer Meta-Analyse zum Zusammenhang zwischen organisationaler Identifikation und Stress bzw. Gesundheit ebenfalls nach kulturellen Einflüssen gesucht, konnten aber für keine der betrachteten Dimensionen (der Inglehart-Welzel Dimensionen: traditionelle versus säkular-rationale Werte und Überlebenswerte vs. Selbstentfaltungswerte) moderierende Effekte finden. Es scheint also insgesamt eher so zu sein, dass die Wirkung sozialer Identifikation universelle Gültigkeit besitzt.

8   Fazit und Ausblick

Stress und Stresserleben werden meist auf der Ebene des Individuums untersucht. Fehlanpassungen und mangelnde Bewältigungsmöglichkeiten des Einzelnen gelten als Hauptgrund für stressbezogene Erkrankungen. Mit dem vorliegenden Kapitel wollten wir zeigen, dass dieser rein individuumsbasierte Ansatz zu kurz greift und um eine soziale Komponente ergänzt werden muss. Unter den beschriebenen Studien wurde dies wahrscheinlich in der BBC Gefängnis-Studie am deutlichsten. Alle Teilnehmer*innen der Studie, so zeigten ausführliche Tests und Befragungen, waren normale, gut angepasste, gesunde Erwachsene, die umfassende Erfahrung mit Stress und Stressmanagement hatten. Jedoch waren es weder ihre individuelle Belastbarkeit noch ihre Vorerfahrung im Umgang mit Stress, die ihr Verhalten während der Studie beeinflussten. Vielmehr war es ihre Gruppenmitgliedschaft und das entstehende bzw. schwindende Gefühl einer gemeinsamen Identität, die ihre Reaktionen auf die potenzielle Stresssituation im Wesentlichen bestimmten. Aus der Perspektive des Praktikers stehen die vorgestellten Befunde in gewissem Widerspruch zu den aktuell dominierenden individuumszentrierten Lösungsansätzen. Basierend auf den beschriebenen Studien erscheint es angebracht, diese Lösungsansätze durch Interventionen auf der Gruppenebene zu ergänzen. Statt Stressproblematiken ausschließlich auf dem individuellen Level entgegenzutreten (z. B. durch die Vermittlung von Entspannungstechniken oder das Trainieren von adaptiven Bewältigungstechniken), scheint ein vielversprechender Weg zu mehr Wohlbefinden und Gesundheit darin zu liegen, Gruppen in der Entwickelung einer geteilten Identität und gegenseitiger Unterstützung zu fördern (Haslam 2004). Wie aktuelle Studien (z. B. Van Dick et al. 2018a) zeigen, kommt Führungskräften in diesem Prozess eine wichtige Rolle zu.

Trotz der Vielzahl der beschriebenen Befunde ist klar, dass es weiterer Forschungsbemühungen bedarf, um die Zusammenhänge zwischen Gruppenprozessen und Stress umfassend zu verstehen. So existiert in der Arbeitswelt eine Vielzahl an Gruppen, mit denen sich eine Person identifizieren kann (z. B. die Berufsgruppe, das Team, die Organisation als Ganzes): Wie wirken sich Konflikte zwischen diesen Identitäten auf die Gesundheit von Individuen aus? Ebenfalls wenig ist zu den möglichen negativen Seiten von Identifikation bekannt. So ist es denkbar, dass ein sehr hohes Maß an Identifikation mit einer Gruppe dazu führt, sich so sehr für diese Gruppe einzusetzen, dass darunter letztlich die eigene Gesundheit leidet (z. B. Avanzi et al. 2012; Nowak et al. submitted).

Auch könnte das Wohlbefinden derjenigen Gruppenmitglieder gefährdet sein, die sich eben nicht mit der Gruppe identifizieren oder den Gruppennormen nicht folgen. Ausgrenzung und Mobbing von Seiten der hochidentifizierten Gruppenmitglieder könnten die Folge sein. Wie diese Beispiele zeigen, ist ein besseres Verständnis von Stressphänomenen dringend von Nöten um die Prävention und Behandlung von Stress und Burnout zu fördern. Wir sind davon überzeugt, dass der Social Identity Approach hierbei einen wertvollen Beitrag leisten kann.

Literatur

Avanzi, L., van Dick, R., Fraccaroli, F., & Sarchielli, G. (2012). The downside of organizational identification: Relationships between identification, workaholism and well-being. *Work & Stress, 26*, 289–307.

Avanzi, L., Schuh, S., Fraccaroli, F., & van Dick, R. (2015). Why does organizational identification relate to reduced employee burnout? The mediating influence of social support and collective efficacy. *Work & Stress, 29*, 1–10.

Avanzi, L., Fraccaroli, F., Castelli, L., Marcionetti, J., Crescentini, A., Balducci, C., et al. (2018). How to mobilize social support against workload and burnout: The role of organizational Identification. *Teaching and Teacher Education, 69*, 154–167.

Barreto, M., Ryan, M. K., & Schmitt, M. (Hrsg.). (2009). *The glass ceiling in the 21st Century: Understanding barriers to gender equality* (Division 35 Book Series). London: APA.

Bizumic, B., Reynolds, K. J., Turner, J. C., Bromhead, D., & Subasic, E. (2009). The role of the group in individual functioning: School identification and the psychological well-being of staff and students. *Applied Psychology: An International Review, 58*, 171–192.

Branscombe, N. R., Schmitt, M. T., & Harvey, R. D. (1999). Perceiving pervasive discrimination among African Americans: Implications for group identification and well-being. *Journal of Personality and Social Psychology, 77*, 135–149.

Ellemers, N. (1993). The influence of socio-structural variables on identity enhancement strategies. *European Review of Social Psychology, 4*, 27–57.

Ertel, K., Glymour, M. M., & Berkman, L. F. (2008). Social integration and memory loss over six years of follow-up in the health and retirement study. *American Journal of Public Health, 98*, 1215–1220.

EU OSHA. (2014). Calculating the cost of work-related stress and psychosocial risks. https://osha.europa.eu/en/publications/calculating-cost-work-related-stress-andpsychosocial-risks. Zugegriffen am 15.02.2020.

Frisch, J. U., Häusser, J. A., Van Dick, R., & Mojzisch, A. (2014). Making support work: The interplay between social support and social identity. *Journal of Experimental Social Psychology, 55*, 154–161.

Haslam, C., Jetten, J., Cruwys, T., Dingle, G., & Haslam, S. A. (2018). *The new psychology of health. Unlocking the social cure, 2018*. London: Routledge.

Haslam, S. A. (2004). *Psychology in organizations: The social identity approach*. London: Sage.

Haslam, S. A., O'Brien, A., Jetten, J., Vormedal, K., & Penna, S. (2005). Taking the strain: Social identity, social support, and the experience of stress. *British Journal of Social Psychology, 44*, 355–370.

Haslam, S. A., & Reicher, S. D. (2006a). Stressing the group: Social identity and the unfolding dynamics of responses to stress. *Journal of Applied Psychology, 91*, 1037–1052.

Haslam, S. A., & Reicher, S. D. (2006b). Social identity and the dynamics of organizational life: Insights from the BBC Prison Study. In C. Bartel, S. Blader & A. Wrzesniewski (Hrsg.), *Identity and the modern organization*. New York: Erlbaum.

Haslam, S. A., Jetten, J., O'Brien, A., & Jacobs, E. (2004). Social identity, social influence, and reactions to potentially stressful tasks: Support for the self-categorization model of stress. *Stress and Health, 20*, 3–9.

Haslam, S. A., Jetten, J., & Waghorn, C. (2009). Social identification, stress, and citizenship in teams: A five-phase longitudinal study. *Stress and Health, 25*, 21–30.

Haslam, S. A., Reicher, S. D., & Platow, M. J. (2010). *The new psychology of leadership: Identity, influence and power*. Hove: Psychology Press.

Häusser, J. A., Kattenstroth, M., van Dick, R., & Mojzisch, A. (2012). ‚We' are not stressed. Social identity in groups buffers neuroendocrine stress reactions. *Journal of Experimental Social Pychology, 48*, 973–977.

Hersby, M. D., Ryan, M. K., & Jetten, J. (2009). Getting together to get ahead: The role of social structure on women's networking. *British Journal of Management, 20*, 415–430.

Jenkins, C. D., Zyzansky, S. J., & Rosenman, R. H. (1979). *The activity survey for health prediction: Form N*. New York: Psychological Corporation.

Junker, N. M., Van Dick, R., Avanzi, L., Häusser, J. A., & Mojzisch, A. (2019). Exploring the mechanisms underlying the social identity – ill-health link: Longitudinal and experimental evidence. *British Journal of Social Psychology, 58*, 991–1007.

Kaluza, A., Boer, D., Buengeler, C., & Van Dick, R. (2020). Leadership behaviour and leader self-reported well-being: A review, integration and meta-analytic examination. *Work and Stress.* https://doi.org/10.1080/02678373.2019.1617369.

Koppel, G. (Series producer) & Mirsky, N. (Executive producer) (2002, May 14, 15, 20, 21). *The experiment*. London: British Broadcasting Corporation.

Lazarus, R. S. (1966). *Psychological stress and the coping process*. New York: McGraw-Hill.

Lazarus, R. S., & Folkman, S. (1984). *Stress, appraisal and coping*. New York: Springer Publishing Company.

Lee, E. S., Park, T. Y., & Koo, B. (2015). Identifying organizational identification as a basis for attitudes and behaviors: A meta-analytic review. *Psychological Bulletin, 141*, 1049–1080.

Levine, R. M. (1999). Identity and Illness: The effects of identity salience and frame of reference on evaluation of illness and injury. *British Journal of Health Psychology, 4*, 63–80.

Levine, R. M., & Reicher, S. D. (1996). Making sense of symptoms: Self-categorization and the meaning of illness and injury. *British Journal of Social Psychology, 35*, 245–256.

Levine, R. M., Prosser, A., Evans, D., & Reicher, S. D. (2005). Identity and emergency intervention: How social group membership and inclusiveness of group boundaries shapes helping behavior. *Personality and Social Psychology Bulletin, 31*, 443–453.

McCann, R., & Giles, H. (2002). Ageism in the workplace: A communication perspective. In T. D. Nelson (Hrsg.), *Ageism: Stereotyping and prejudice against older persons* (S. 163–200). Cambridge: MIT Press.

Nadler, A., Fisher, J. D., & Streufert, S. (1974). Donors' dilemma: Recipients' reactions to aid from friend or foe. *Journal of Applied Social Psychology, 4*, 275–285.

Nowak, J., Emmermacher, A., Döbler, A. & Wegge, J. (submitted). Presenteeism and absenteeism in the manufacturing sector: A multilevel approach identifying underlying factors and relations to health.

O'Brien, A. T., & Haslam, S. A. (2003). *Shaping the future (Report in response to the issuing of a stress improvement notice from the UK health and safety executive)*. Exeter: School of Psychology, University of Exeter.

Postmes, T., Wichmann, L. J., van Valkengoed, A. M., & van der Hoef, H. (2019). Social identification and depression: A meta-analysis. *European Journal of Social Psychology, 49*, 110–126.

Pratt, M. G. (1998). To be or not to be? Central questions in organizational identification. In D. A. Whetten & P. C. Godfrey (Hrsg.), *Identity in organizations. Building theory through conversations* (S. 171–207). Thousand Oaks: Sage.

Pratt, M. G. (2001). Social identity dynamics in modern organizations: An organizational psychology/organizational behavior perspective. In M. A. Hogg & D. J. Terry (Hrsg.), *Social identity processes in organizational contexts* (S. 13–30). Philadelphia: Psychology Press.

Reicher, S. D., & Haslam, S. A. (2006). Rethinking the psychology of tyranny: The BBC Prison Study. *British Journal of Social Psychology, 45*, 1–40.

Ries, B. C., Diestel, S., Wegge, J., & Schmidt, K. H. (2010). Die Rolle von Alterssalienz und Konflikten in Teams als Mediatoren der Beziehung zwischen Altersheterogenität und Gruppeneffektivität. *Zeitschrift für Arbeits- und Organisationspsychologie, 54*, 117–130.

Selye, H. M. D. (1956). *The stress of life*. New York: McGraw-Hill.

Steffens, N. K., Haslam, S. A., Kerschreiter, R., Schuh, S. C., & van Dick, R. (2014). Leaders enhance group members' work engagement and reduce their burnout by crafting social identity. *German Journal of Human Resource Management, 28*, 173–194.

Steffens, N. K., Haslam, S. A., Schuh, S. C., Jetten, J., & Van Dick, R. (2017). A meta-analytic review of social identification and health in organizational contexts. *Personality and Social Psychology Review, 21*, 305–335.

Tajfel, H., & Turner, J. C. (1979). An integrative theory of intergroup conflict. In W. G. Austin & S. Worchel (Hrsg.), *The social psychology of intergroup relations* (S. 33–47). Monterey: Brooks/Cole.

Tajfel, H., & Turner, J. C. (1986). The social identity theory of intergroup behavior. In S. Worchel & W. G. Austin (Hrsg.), *Psychology of intergroup relations* (S. 7–24). Chicago: Nelson.

Turner, J. C., Hogg, M. A., Oakes, P. J., Reicher, S. D., & Wetherell, M. S. (1987). *Rediscovering the social group*. Oxford: Blackwell.

Underwood, P. W. (2000). Social support: The promise and reality. In B. H. Rice (Hrsg.), *Handbook of stress, coping and health* (S. 367–391). Newbury Park: Sage.

Van Dick, R. (2015). *Stress lass' nach! Wie Gruppen unser Stresserleben beeinflussen*. Heidelberg: Springer.

Van Dick, R. (2017). *Identifikation und Commitment fördern* (2., erw. Aufl.). Göttingen: Hogrefe.

Van Dick, R., & Wagner, U. (2002). Social identification among school teachers: Dimensions, foci, and correlates. *European Journal of Work and Organizational Psychology, 11*, 129–149.

Van Dick, R., Christ, O., Stellmacher, J., Wagner, U., Ahlswede, O., Grubba, C., et al. (2004). Should I stay or should I go? Explaining turnover intentions with organizational identification and job satisfaction. *British Journal of Management, 15*, 351–360.

Van Dick, R., Hirst, G., Grojean, M. W., & Wieseke, J. (2007). Relationships between leader and follower organizational identification and implications for follower attitudes and behaviour. *Journal of Occupational and Organizational Psychology, 80*, 133–150.

Van Dick, R., Ciampa, V., & Liang, S. (2018a). Shared identity in organizational stress and change. *Current Opinion in Psychology, 23*, 20–25.

Van Dick, R., Lemoine, J. E., Steffens, N. K., Kerschreiter, R., Akfirat, S. A., Avanzi, L., et al. (2018b). Identity leadership going global: Validation of the identity leadership inventory across 20 countries. *Journal of Occupational and Organizational Psychology, 91*, 697–728.

Watts, R. J., & Carter, R. T. (1991). Psychological aspects of racism in organizations. *Group and Organization Management, 16*, 328–344.

Wegge, J., van Dick, R., Fisher, G. K., Wecking, C., & Moltzen, K. (2006). Work motivation, organizational identification, and well-being in call centre work. *Work and Stress, 20*, 60–83.

Wegge, J., Schmidt, K.-H., Parkes, C. L., & van Dick, R. (2007). ,Taking a sickie': Job satisfaction and job involvement as interactive predictors of absenteeism. *Journal of Occupational and Organizational Psychology, 80*, 77–89.

Wegge, J., Schuh, S. C., & Van Dick, R. (2012). I feel bad – We feel good!? Emotions as a driver for personal and organizational identity and organizational identification as a resource for serving unfriendly customers. *Stress and Health, 28*, 123–136.

Wegge, J., Shemla, M., & Haslam, S. A. (2014). Leader behavior as a determinant of health at work: Specification and evidence of five key pathways. *German Journal of Human Resource Management, 28*, 6–23.

Wieseke, J., Ahearne, M., Lam, S. K., & Van Dick, R. (2009). The role of leaders in internal marketing. *Journal of Marketing, 73*, 123–145.

Yukl, G. (2010). *Leadership in organizations*. Englewood Cliffs: Prentice Hall.

Teil II

Forschungsmethoden, Assessment und Datenauswertung

Dealing with Methodological Pitfalls in Cross-Cultural Studies of Stress

Fons J. R. van de Vijver and Ype H. Poortinga

Contents

Abstract

This chapter deals with assessment of stress in different groups, across or within societies, and the comparison of scores. It is argued that scores on scales can be subject to various kinds of cultural bias. Three sources are distinguished: construct bias, method bias, and item bias. Bias can be avoided, in part, through careful development and transfer of instruments. Bias can be identified through various forms of analysis of equivalence.

Keywords

Cross-cultural research · Cultural bias · Equivalence · Test adaptation · Stress

Regrettably, Fons van de Vijver passed away shortly after completion of this chapter.

F. J. R. van de Vijver
Higher School of Economics, Moscow, Russland

Tilburg University, Tilburg, Niederlande

Y. H. Poortinga (✉)
Tilburg School of Social and Behavioral Sciences, Universiteit van Tilburg, Tilburg, Niederlande
e-mail: y.h.poortinga@tilburguniversity.edu

© Springer Fachmedien Wiesbaden GmbH, ein Teil von Springer Nature 2021   157
T. Ringeisen et al. (Hrsg.), *Handbuch Stress und Kultur*,
https://doi.org/10.1007/978-3-658-27789-5_2

1   Introduction

Suppose that we have administered a self-report questionnaire to measure work stress in Mexico and Germany. It turns out that the means are higher in the Mexican sample. What can be concluded from this finding? The most obvious interpretation would be to take the findings at face value and to conclude that the work stress is higher in this Mexican sample. However, various alternative interpretations can be envisaged. For example, some, most, or even all items may be more appropriate for Mexico than for Germany. The samples may have a different educational history that affects the way they respond to questionnaire items. The Mexican sample may have shown more extreme responding which affects the scores if the scale was not balanced (individuals in Central and South-American countries are known to be more inclined to choose extreme anchor points, such as strongly agree or disagree, than individuals in Western countries; e.g., Harzing 2006). These examples illustrate an important characteristic of cross-cultural studies: Cross-cultural differences in observed scores on measures of stress and coping often cannot be interpreted at face value. Psychological data obtained in different cultural populations may be lacking in comparability or equivalence. This has consequences for the use and adaptation of instruments across cultural populations and for the analysis of cross-cultural data sets. This chapter describes a taxonomy of these measurement problems in cross-cultural studies as well as solutions that have been proposed. The emphasis is on quantitative cross-cultural differences as they are found in responses to psychometric tests and scales, including standardized interviews, such as the Composite Intentional Diagnostic Interview (CIDI) (WHO 1990).

The main thrust of the cross-cultural literature on stress and coping is on understanding how these constructs are functioning in different cultures (John and Tang 2007; Wong and Wong 2006). The question is whether scores in a cross-cultural data set can be explained in the same way as we would interpret them in a data set obtained within a single cultural group (usually the society where the instrument was developed). There are three possible answers. One option is to accept the scores at face value and ignore questions about possible differences in their meaning. Despite serious challenges to this practice (outlined below), this choice continues to be made in many publications in which cross-cultural differences in scores are interpreted without any further question. Boer, Hanke, and He (2018) analyzed more than 500 culture-comparative quantitative studies in three outlets in cross-cultural, social, and developmental psychology. The authors found "a rather low penetration of invariance testing in cross-cultural research" (p. 713), thereby illustrating how common it is to simply ignore the problem. The second option is to reject the cross-cultural comparison of scores as a meaningless exercise. This option is found with researchers who have doubts about the use of standardized instruments and favor qualitative over quantitative methods (see Berry et al. 2011, Chaps. 1 and 12 for a summary). The endorsement of the position that cross-cultural comparisons are impossible as cultures cannot be compared seems to be waning. The third option, and the one explored in the present chapter, is to refrain from these ideology-based options and to let the answer depend on empirical evidence and to use psychometric standards, often combined with cultural and linguistic information, to decide on the comparability of concepts and scores. With this option, equivalence is tested and observing a threat to equivalence does not form the final conclusion, but should mark the beginning of efforts to find its sources and to evaluate its impact on outcomes.

In this chapter we first indicate how cross-cultural differences can be subject to all kinds of cultural bias. In the following section, we explore how effects of bias on scores can be decreased and perhaps avoided through the adaptation of instruments when they are transferred across cultures. Thereafter we discuss the identification and analysis of equivalence (i.e., the absence of bias from a data set). In the final section we draw conclusions.

2   Sources of Cultural Bias in Psychometric Scales

When an observed difference in scores on an instrument between two cultural samples does not correspond to a difference in the domain or construct it is supposed to assess, the instrument is said to be lacking in equivalence. Such a lack of equivalence is usually attributed to cultural bias in the instrument. Van de Vijver and Tanzer (2004; see also Van de Vijver 2015) have given a systematic overview of factors that may lead to bias, distinguishing between construct bias, method bias, and item bias.

Construct bias will often result from incomplete or differential coverage by items of the domain or concept that is the target of assessment of a scale. For example, in traditional societies where it is customary that old-aged parents live with their children, concern for parents includes a strong economic component of care-giving. In western countries concern for old aged parents is mainly expressed in non-material ways, through telephone calls and visits. In a scale for filial responsibility (e.g., Datta et al. 2005) items asking for economic support would be less relevant in affluent western societies, but their absence leads to inadequate domain representation in countries such as China and Korea. Especially, short scales developed in one society are likely to miss out on behaviors relevant in other societies. In the area of health there has been an extensive discussion on somatization. In some societies depressive symptoms are more manifest in bodily complaints (such as pain in the lower back), while elsewhere a depressive mood and negative emotions are more salient (e.g., Ryder et al. 2008). A measure of the prevalence of symptoms of posttraumatic stress syndrome or depression among migrants and refugees compared to a population at large is the rate of scores beyond a certain threshold level (e.g., Smits et al. 2005). Obviously, such an index may lead to systematic error when somatic complaints are underrepresented in the survey instrument. Various qualitative procedures can be employed to find evidence of construct bias, such as cognitive labs, ethnographic surveys, and think-aloud protocols (interviews in which participants are asked to read the items and indicate what they mean) (Benitez et al. 2016; Harkness 2003).

Method bias refers to a host of variables that affect responses to all or most items in a scale in a way that differs across cultural samples. Van de Vijver and Tanzer

(2004) mention three subcategories: sample bias, administration bias, and instrument bias. Sample bias occurs when the selected samples from different countries or cultural groups are unequally representative of their respective total populations. Differences in non-response in survey studies form a notorious example. Non-response is becoming an increasing challenge in survey research; for example, participation rates in countries like the Netherlands have dropped considerably (Couper and De Leeuw 2003). There are three procedures for tackling the problem. Firstly, large-scale international projects often specify how to reduce non-response in their operational manuals (e.g., the Teaching and Learning International Survey, http://www.oecd.org/education/talis/). Secondly, statistically sophisticated procedures have been developed in the last decades to conduct nonresponse bias analysis with the aim to identify and possibly correct for the bias in scores due to non-response (e.g., Olson 2006). Thirdly, the urgency of nonresponse bias analyses has decreased after empirical studies and a recent meta-analysis found evidence that the bias due to nonresponse is often limited (Groves 2006; Groves and Peytcheva 2008). It should be noted that all reported analyses are based on Western data and that the generalizability of these findings to all other parts of the world awaits future studies.

Administration bias refers to cross-cultural differences that result from the physical conditions under which scales are administered, the training and skills of the persons responsible for their administration, and interactions between respondents and interviewers/test administrators. The third subcategory, instrument bias, includes all factors related to the formulation of items or item content. Response styles, such as the tendency to use (or avoid) extreme response categories and acquiescence, belong here. Acquiescence, extremity scoring, and social desirability are known to be systematically related to country characteristics (Harzing 2006; He and Van de Vijver 2015; Van Herk et al. 2004); participants in less affluent countries tend to show more response styles and social desirability. Accounting for the influence of these variables is straightforward if measures of these constructs are included. Acquiescence and extremity scores can be computed if bipolar scales have been employed. In samples with low education even such a *simple* device as a rating scale may lead to difficulties. A good example is given by Seo et al. (2014). Using data from the California Health Interview Survey, which was administered in five languages, the authors analyzed variations in the five-category SRH items across non-Hispanic white, Latino, Chinese, Vietnamese, and Korean participants. Non-Hispanic whites were more likely to rate their health as excellent or very good and less likely to rate it as good, fair, or poor. The effect became smaller after correction for acculturation. Another source of bias can be subtle differences in the meaning of terms that are used to label response categories for questionnaire items. Familiarity with the testing language is frequently the most troublesome factor in this subcategory. This is not only a matter of less than thorough understanding of the meaning of items and instructions. It is known that even fully bilingual well-educated respondents are likely to obtain somewhat different scores for two carefully translated language versions of a scale. The reason is that respondents tend to tune their answers somewhat to the image that they have of a language and its associated culture (Bond 1983).

Item bias (or differential item functioning), the third category in the overview of Van de Vijver and Tanzer (2004), considers separate items rather than entire instruments. Idiomatic expressions in the wording of an item and subtle shifts in meaning can lead to differences in item responses between test takers that have the same standing on the target trait. Van de Vijver and Tanzer took an example from the State-Trait Anger Expression Inventory (STAXI; see Spielberger 1988), which measures three factors, Anger-in, Anger-out and Anger-control in the USA and elsewhere (e.g., Germany, Singapore, and Taiwan). However, the item "I am secretly quite critical of others" shifted in some studies from loading on the Anger-in factor to Anger-out, perhaps because there is some change in meaning, from bearing a grudge to talking behind a person's back.

In summary, there can be many reasons why the scores on a psychological measure do not mean the same thing in population A as in population B. There are two questions: How can we counter bias effects and what can we do to find out whether and to what extent scores are affected by bias. These questions are addressed in the following sections.

3   Transfer and Adaptation of Instruments

Many cultural idiosyncrasies can be avoided through careful construction of instruments. Ideally an instrument is constructed by a team of developers who are familiar with the various cultural contexts in which the instrument is to be used. In international studies of school performance (such as PISA and TIMMS) and large comparative surveys such as the ESS (European Social Survey, an attitudinal survey that involves many European countries), this is a standard procedure. Instrument development often starts with a meeting of experts of all participating countries in which decisions are made about the definition of constructs and measurement methods. In the instrument construction stage, a template is developed (usually in English as the scientific lingua franca). Experts provide feedback on aspects like appropriateness, applicability, and translatability of item and response stems. The main strength of this procedure is that the ample feedback on the instrument is likely to eliminate much bias in an early stage. Also, there are diagnostic instruments in the health area that were constructed in a broad consultation process, such as the CIDI (WHO 1990).

In many areas of psychology, including health, the most common practice is to make use of existing instruments. When transporting an instrument from the source population (i.e., the population for which it was developed) to some target population, often some kind of adaptation is required. This is most obviously the case when verbal items need to be translated into another language. However, also pictorial materials should be scrutinized carefully for familiarity and possible differences in connotative meanings of what is being depicted (Malda et al. 2008).

Transfer of tests may take various forms (Van de Vijver and Poortinga 2005; Van de Vijver 2016). Here we make a distinction between: adoption, revision, and assembly. As an aside, we note that the term revision rather than adaptation is used here to refer to this type of transfer. The term adaptation is avoided here as in the literature adaptations can refer both to the generic process of developing a suitable instrument for a new cultural context and to the more specific meaning called revision here. *Adoption* means that an instrument is administered in the target group staying close to the original. Item content and additional materials, such as instructions, remain the same, and translation is as precise as possible. In the case of *revision*, there is direct transfer of some test elements, whereas other elements that supposedly will not transfer well are changed or replaced. *Assembly* amounts to the new development of major parts or an entire test for the target culture. The link with the original instrument will consist of common themes and goals in the source and target versions, but the actual content of item, and perhaps even methods of administration can be substantially different.

The alternative to test transfer is to develop a new instrument. If cultural bias is likely to play a significant role, one may expect that a well-constructed local instrument will have a better cultural fit than an imported instrument. There are three reasons why, nevertheless, test transfer should be considered. Firstly, the development of an original instrument is costly and time consuming. Financial resources and time are limited, especially in low-income countries. Therefore, it is tempting to adapt an available instrument, even if this may not be in all respects the most optimal. Secondly, and most importantly, transfer of an instrument comes with a volume of research already conducted previously; in the case of well-known instruments this can amount to a considerable body of knowledge. If a transferred instrument is equivalent between a source and a target group (see below), it stands to reason that theoretical underpinnings and empirical interrelationships also apply in that group; at least this is a good starting proposition (Poortinga 1995). Thirdly, transfer of instruments adds to an accumulating body of knowledge more than a string of separate instruments developed independently of each other. Of course, the points mentioned are not an argument against the construction of a new instrument, but there should be reasonable expectations that it will lead to better results than the transfer of an existing one.

When it has been decided to transfer an instrument, the need for changes perceived by test developers will be the main factor in choosing which of the three approaches mentioned is going to be followed. The strategy in the case of adoption is to assure that everything stays the same as much as possible. The main concern is accurate translation. There are two ways to go about this: translation with independent back translation, and the committee approach where a group of experts comes to an agreement about the best translation. Close translation is a tricky matter and there are no rules for achieving this. However, it helps to follow a systematic approach, consisting of various stages of translation and back translation, checking, and pretesting (e.g., Brislin 1986; Van Ommeren et al. 2000).

Revision is followed as a strategy when there are reasons to believe that at least some of the items are less suitable for a target culture, or when a response format may not be optimal. Revision requires explicit theoretical notions about what is essential in an instrument and which changes are possible without affecting this essence (Malda et al. 2008; Van de Vijver 2016).

With the assembly of an instrument much of the work involved in original development has to be carried out. Here test developers have to consider what is to be gained with maintaining a link with the original. As mentioned, the alternative to construct an entirely new instrument is likely to lead to a product that is better geared to the cultural context where it is to be used. The advantages of assembly lie in the availability of an existing literature on the construct that is the target of assessment and its relationship with other variables. For such links to remain meaningful, the items and subscales in the new version have to represent the target trait in a similar way as the original instrument. An example of adaptation in which new elements are added to an instrument is found in studies with the Harvard Trauma Questionnaire (HTQ). It is recommended that for each new refugee population the HTQ is modified and adapted. Items are added to reflect the specific traumas and the social and political context in which they took place (Mollica et al. 2004; Shoeb et al. 2007).

There are numerous sources of information and professional practices that can inform the adaptation process. One such source is a set of guidelines for test adaptation put together by the International Test Commission (2017); the current version is the second edition, which is an update of the widely used and highly influential first edition. A guideline has the form of a short statement. With each explanation, steps how to meet it, common errors and a list of references are provided. The guidelines, which can be downloaded from www.intestcom.org, are divided in six categories:

1. Pre-Condition Guidelines (e.g., "Obtain the necessary permission from the holder of the intellectual property rights relating to the test before carrying out any adaptation");
2. Test Development Guidelines (e.g., "Ensure that the translation and adaptation processes consider linguistic, psychological, and cultural differences in the intended populations through the choice of experts with relevant expertise");
3. Confirmation Guidelines (e.g., "Provide relevant statistical evidence about the construct equivalence, method equivalence, and item equivalence for all intended populations");
4. Administration Guidelines (e.g., "Specify testing conditions that should be followed closely in all populations of interest");
5. Score Scales and Interpretation Guidelines (e.g., "Only compare scores across populations when the level of invariance has been established on the scale on which scores are reported and documentation guidelines");
6. Documentation Guidelines (e.g., "Provide documentation for test users that will support good practice in the use of an adapted test with people in the context of the new population").

In conclusion, developers and users of instruments have to decide beforehand whether transfer should take the form of adoption, revision, or assembly. In most reported studies in which transfer to a new target population is mentioned changes in content are not extensive, amounting to instrument adoption. Translation procedures often show that only a small proportion of the items need to be changed substantially. There tends to be a substantial probability of misfit and need for localized content mainly at the concrete level of object names, linguistic expressions, and specific cultural practices. However, it should be noted that the literature is likely to be skewed, most evidently by poorly reflecting the entire range of global variation; reports on transfer to and transfer among non-western, rural and illiterate societies are infrequent. The need for test adaptations increases with the scope of cultural differences between the countries involved. It is paradoxical that we have the least experience with test adaptations in contexts where these are needed most.

4   Equivalence of Cross-Cultural Data Sets

Initially, cross-cultural psychologists recognized only two options: Data either were assumed to be equivalent with score differences interpretable at face value, or they were seen as biased or inequivalent, ruling out any form of comparison. Over the last few decades more differentiated approaches have been developed with distinctions between levels of equivalence that imply various constraints on the interpretation of cross-cultural differences. There are numerous accounts in the literature on how to inspect a data set for lack of equivalence. We describe here two (overlapping) approaches that provide a set of categories for equivalence that are ordered hierarchically (i.e., they can be examined in a series of analyses that imply increasingly stricter conditions). In one tradition forms of equivalence are defined in terms of conditions of measurement invariance that may or may not be met by a cross-cultural data set. In the other tradition the focus is on the score scale of an instrument. Various measurement properties of this scale can be examined as to whether or not it can be taken to be the same across cultures (Van de Vijver and Poortinga 1982). We first present this second approach in somewhat more detail as it can be understood with only elementary knowledge of psychometrics. Four levels of invariance or equivalence are distinguished: conceptual equivalence, structural equivalence, metric equivalence, and full score (or scalar) equivalence (Van de Vijver 2015; Van de Vijver and Leung 1997).

Conceptual equivalence. The first question to be answered in culture-comparative research is whether a target concept or construct is in the same way part of the psychological make-up of all samples. Comparison always requires that there is equivalence of constructs; one cannot compare the proverbial apples and oranges. In the context of the present chapter the question is whether there is such a thing as stress (and/or coping) across all cultures, or a more specific thing such as work stress (Sawang et al. 2010). Stress was originally conceptualized by Selye (1936, 1956). He found that patients with a variety of diseases showed many similar symptoms, which he saw as a syndrome reflecting the reactions of the body against the stress of being ill. He referred to this syndrome as the General Adaptation Syndrome (GAS).

Few scholars would argue that such a syndrome could be absent in any human group.

In a review of the history of stress research, Levine (2005) refers to more recent definitions in which stress is seen as a real or interpreted threat that can lead not only to physiological but also to behavioral responses. The repertoire of such responses will vary across populations, particularly when covert responses like ideas and beliefs about stress and coping are included. The question then arises whether or not a concept characterized by partly different behaviors can be said to be the same. In recent cross-cultural work, it is argued that universality at an abstract level (e.g., the GAS is universal) is compatible with the position that operationalizations of the concept, including which behaviors or attitudes are associated with the abstract concept, can show cross-cultural variation. There are various domains in cross-cultural research where the presumed universality of psychological concepts at an abstract level is combined with cross-cultural variation at the level of specific behaviors or attitudes. For example, personality concepts such as Extroversion are universal but the appropriateness of items to measure the concept may be moderated by cultural factors (Fetvadjiev and Van de Vijver 2015); items dealing with assertiveness such as speaking up to parents may be tolerated in some populations and viewed as improper in others.

In the domain of stress, the concept of *anasakti* or *non-detachment* has been taken by some Indian researchers as the basis for a research program (Naidu 1983; Pande and Naidu 1992). This concept is best understood within the context of Hindu religion and philosophy where it is an important goal to reach a state of detachment and inner quietness. While in Western psychology control over the outcome of one's actions is seen as desirable, the ancient Hindu scriptures value detachment from the possible consequences of one's actions. Detachment implies giving up control voluntarily and this is assumed to have a positive effect on mental health. The answer to the question whether *anasakti* can be equated to stress in the sense of incapacity to detach is likely to differ between researchers; it depends on whether invariance across cultures or cultural specificity is being emphasized.

In recent decades there have been various comparative studies of Post-Traumatic Stress Disorder (PTSD). The DSM-5 Handbook specifies a set of characteristics of PTSD (exposure to trauma is a prerequisite for the diagnosis), such as intrusive thoughts, nightmares, and reliving trauma/flashbacks. Some research addresses the universality of PTSD and its symptoms. De Jong et al. (2003) assessed 3,048 respondents from post-conflict communities in Algeria, Cambodia, Ethiopia, and Palestine. PTSD was commonly reported in individuals exposed to violence associated with armed conflict, yet the authors also reported much comorbidity, which complicated an unambiguous assessment. In addition, frequencies in reported symptoms differed considerably across countries, leading to the conclusion that the universality of PTSD was supported even if full comparability of symptoms could not be established. In a review of the available literature, De Jong and Hinton (2018; see also De Jong in press) concluded that PTSD is a universally applicable diagnosis, but that the diagnosis lacks utility as there is much comorbidity and the diagnosis does not help the clinician to choose a treatment for a specific patient with specific symptoms in a specific cultural context. So, even if the label is universal, it has a limited practical value.

This latter conclusion would imply that invariance of PTSD instruments would be higher in groups that are culturally more similar. There is some evidence to support this implication. De Jong et al. (2003) found a lack of invariance in traumatized groups in very different cultures, whereas invariance studies of PTSD instruments in more closely related cultures related yielded more positive results. Thus, Orlando and Marshall (2002) studied item bias (differential item functioning) in the English and Spanish versions of the Posttraumatic Stress Disorder Checklist-Civilian Version with a group of bilingual and bicultural Latinos who sustained injuries inflicted by a non-family member. Each participant filled out one language version. Only a few of the 17 items were found to be biased in an analysis based on item response theory.

Some authors have addressed the temporal stability of PTSD symptoms using longitudinal designs. In line with the argument that more invariance would be expected in more similar samples, longitudinal designs can be expected to show high levels of invariance. Marshall et al. (2009) studied symptoms within days of trauma exposure (to physical trauma) and again at 6 and 12 months posttrauma, using the same instrument as in the previous study discussed. Participants came from three ethnic groups in the USA: Hispanics, (non-Hispanic) Caucasians, and African Americans. The global factor structure was temporally stable across the three groups, but there were ethnic differences (notably in comparisons involving Hispanics) in mean shifts in symptoms over time. Finally, Wang et al. (2012) addressed the stability of PTSD symptoms in a sample of middle school adolescents from Sichuan, China, at 5 and 11 months after a very strong earthquake in the area. The authors found considerable evidence for stability.

It can be concluded that the studies reported here are in line with the view that PTSD is a universal reaction to trauma (at least for a subsample of the victims) and that cross-cultural differences in the nature and intensity of symptoms increase with the cultural differences of the groups involved. So, measures of PTSD show conceptual equivalence, but a culture-sensitive approach is required in assessment, notably in non-Western countries and groups. PTSD is another example of a concept that combines a high level of universality at conceptual level with at least some cross-cultural variation at the level of behaviors to measure it.

Structural or *functional equivalence* implies that a test or questionnaire measures the same concept (or set of concepts) cross-culturally. Empirical evidence is acquired by examining whether or not across cultures the items define a more or less identical structure of underlying dimensions or factors. A frequently followed statistical procedure is to carry out principal component analysis or factor analysis on the items of an instrument. A strong association across cultures between factor loadings of items is pointing to structural equivalence; weaker associations suggest that a factor should not be taken as equivalent. A statistic for the strength of such associations is Tucker's phi (φ) (Van de Vijver and Leung 1997; Zegers and Ten Berge 1985). A value of $\varphi > .90$ (or $\varphi > .85$ according to some authors) is usually seen as a sufficient condition for accepting structural equivalence. Other criteria for structural equivalence derive from goodness of fit statistics in confirmatory factor analysis. For example, Bancila and Mittelmark (2009) found evidence of factorial invariance of the Bergen Social Relationships Scale (BSRS) across Norway, Romania, and Russia. However, not all studies find strong support for structural equivalence. Hudek-Knežević et al. (1999) who adapted the Ways of Coping Checklist (Folkman and Lazarus 1980) for Croatia established by means of confirmatory factor analysis that the original four factor structure fitted the Croatian data, but a further analysis suggested that two of these factors might be merged. The authors suggested that this finding might be explained by presumably very different dominant daily stressors in the lives of the respondents from the USA and Croatia.

It follows that there can be two reasons why psychometric conditions of structural equivalence are not met. It is possible that an instrument does not provide a corresponding operationalization in one or more of the populations studied of an identical domain or concept, in which case another instrument or the same instrument in a modified form may do better. It is also possible that there is a lack of conceptual equivalence. Psychometric analyses often cannot distinguish well between these two possibilities.

Metric or *measurement unit equivalence*. Even perfect structural equivalence does not rule out that quantitative differences in score levels between cultural samples are lacking in equivalence. An analog with which to illustrate differences in metric is the measurement of temperature with two thermometers based on the Fahrenheit scale and the Celsius scale, respectively. With a few exceptions the numerical values of readings on the two scales will differ for any given temperature. Moreover, an increase in temperature will lead to a smaller change in the number of degrees on the Celsius than on the Fahrenheit scale. In cross-cultural research, if an instrument satisfies conditions of metric equivalence a given difference between two scores has the same meaning, independent of the population in which that pair of scores was obtained. Metric equivalence is of importance for the measurement of change (longitudinal research). Examination of metric equivalence of an instrument can be conducted with Analysis of Variance or regression analysis (Van de Vijver and Leung 1997). In a first step the data are split in score levels (of, say, low, medium, and high scorers). Then an Analysis of Variance is conducted with culture and score level as independent variables. A statistically significant interaction effect between the factors culture and measurement condition (or culture and measurement occasion) provides negative evidence. In analyses that involve many countries and participants, traditional significance criteria for decisions about bias cannot be used as most and in some cases all items would be biased. In these cases, item bias can be estimated as an effect size (of the main effect or interaction component mentioned) that is at least of medium size (e.g., an eta square value of .06 or higher).

Scale equivalence or *full score equivalence*. A score of a given value on an instrument satisfying the condition of full score equivalence in all respects has the same meaning across the populations concerned. Comparisons can be made in the same way as with readings of temperature that all have been made on a Celsius scale. It is usually difficult to find convincing evidence for this last level of equivalence. Equal linear regression functions across cultural groups linking the score variable to a criterion variable support full score equivalence, but such equality implies absence of any cross-cultural differences in score levels. In practice it tends to remain difficult to distinguish between two interpretations of small observed differences in mean scores, either as evidence of lack of score equivalence or as a valid difference of the trait targeted by the instrument (McCrae and Terraciano 2008; Poortinga et al. 2002).

To decide between these two alternatives, ideally some common standard is needed against which psychological scores can be evaluated. In many areas of psychology where hypothetical constructs are being assessed it is not clear where such a standard might be found. In some areas such a standard may be provided by a criterion measure. Thus, selection instruments can be evaluated in terms of success on the job or success at school and diagnostic instruments can be evaluated in terms of success of treatment. However, criterion measures can themselves suffer from a lack of equivalence. For example, in a study of the usefulness of some existing symptom checklists in Afghanistan, Ventevogel et al. (2007) used a semi-structured psychiatric interview as a *gold standard* for evaluating the equivalence of two psychometric scales. Little justification was provided for these authors' trust in the validity of this interview. More convincing standards are psychophysiological indicators of stress, such as catecholamine levels, which have been used mainly in research on work stress (e.g., Backs and Boucsein 2000). When there is no gold standard, only psychometric evidence can be used. As this situation (without a gold standard) is so common in practice, standard procedures have been developed to deal with the absence. Sophisticated psychometric procedures are now available to enable conclusions about scalar invariance. These psychometric procedures focus on item bias analyses. Scalar invariance is taken to be supported if no items display item bias (and obviously, metric invariance is supported).

Item bias analysis. As we have seen already, a scale can show lack of equivalence because some of the items are biased. For example, items referring to stressors that are typical for some cultural context but rare elsewhere are likely to function differently across cultures. In a scale to assess reactions to stress or coping, inclusion of such items would be undesirable. In item bias analysis each item in turn is evaluated against all the other items that make up a scale. There is a variety of psychometric approaches to identify item bias and there is an extensive literature (for reviews see, e.g., Holland and Wainer 1993; Sireci 2011). Although there is overlap in outcomes, it should be noted that different procedures do not always flag the same items. Still, the removal or replacement of items that show evidence of item bias can be an important way to improve the equivalence of an instrument.

A major advantage of distinctions between levels of equivalence is that they provide guidelines as to what can be concluded in any comparison. If conditions for structural equivalence are satisfied, a researcher can reasonably conclude that an instrument will assess the same psychological domain or trait in individuals belonging to the populations included in the analysis. If conditions for structural equivalence are not met, we would argue that any form of comparison is likely to be misleading and hard to defend. If conditions for metric equivalence are satisfied, the instrument can be used to study shifts in scores over measurement occasions (e.g., the impact of a major disaster or war condition on stress level). If data are fully equivalent, a single score can be taken to have the same meaning independent of the background of the person who obtained that score. We caution restraint in assuming this level of precision for data sets assessing hypothetical constructs, including stress and coping, when populations show substantial differences in behavior repertoire. At the same time, we would argue that a major question in cross-cultural analysis is whether an instrument is assessing the same construct cross-culturally. To answer this question, evidence of structural equivalence is sufficient and more precise forms of equivalence, allowing comparison of score levels, are not needed.

At the beginning of this section we mentioned that there is another tradition in analysis of equivalence. Increasingly stringent statistical conditions can be tested that form a hierarchy of levels of measurement invariance (e.g., Vandenberg and Lance 2000). Such sets of tests are carried out with multivariate analysis. Vandenberg (2002) has described a series of steps in the analysis of bias in Structural Equation Modeling (SEM), which begins with a very strict test of invariance (equality of covariance matrices across cultures). When this test is not met (as usually will be the case), less restrictive conditions are examined, beginning with a test of *configural invariance* in which the pattern of factor loadings is tested across groups, with the factor on which an item should load being specified in advance, at least for some items. When this condition is met the next step is to test for identity of factor loadings for all items; in a confirmatory factor analysis this is called the measurement weights model. Thereafter quantitative aspects of score equivalence can be examined by analyzing the identity of the intercept when items are regressed on the latent variables that are specified in SEM.

This sophisticated kind of statistical analysis has gained much popularity because for each step there are various fit statistics that serve to evaluate equivalence. It is an important advantage of structural equation modeling that structural equivalence, metric equivalence, and scalar equivalence (item bias analysis) can be addressed in a single set of analyses. For example, Gomez et al. (2014) examined gender invariance of the Depression Anxiety Stress Scales-21, a self-report measure comprising 21 items, grouped into 7-item scales for depression, anxiety, and stress. Convenience samples of adults from each of two regions in Australia were recruited. After correcting for confounding age differences, the three-factorial structure showed scalar invariance across genders. Scalar invariance across genders was also found by Lavoie and Douglas (2012) for the Perceived Stress Scale, a 14-item measure addressing perceived difficulties in dealing with problems such as "How often did you feel unable to control the important things in life?". The invariance was found both in a US sample of psychiatric patients and a control sample from the local community.

Castillo et al. (2015) administered the Multidimensional Acculturative Stress Inventory to a US sample of about 2,900 participants that was sufficiently heterogeneous to address invariance on the basis of ethnicity (Latino and Asian Americans), gender, and place of birth (US- vs. foreign-born). Four types of acculturative stressors were identified: Heritage language competence pressure (e.g., being confronted with having poor skills in this language), English competence pressure (same for English), pressure to adjust to the US culture, and pressure to remain isolated from the US culture. The analyses showed a good fit for all levels of invariance, leading the authors to the conclusion that they could compare latent means of the factors for both ethnicities, gender, and countries of birth. It is rather uncommon in the literature to see such a thorough analysis of invariance.

The advantage of providing an omnibus test explains the popularity of structural equation models to address equivalence in cross-cultural studies. However, these techniques also have their problems (Van de Vijver 2018). We mention the most important substantive and statistical limitations. To start with the former, structural equation modeling cannot address all types of bias. For example, statistical analyses cannot show that an instrument provides an incomplete coverage of a construct. Pilot studies and ethnographic surveys remain needed to establish construct representation when structural equation modeling is used. Also, routine tests of equivalence do not address sources of method bias, such as acquiescence and interviewer effects. The main statistical limitation of omnibus tests is model evaluation. Fit statistics are often not easy to interpret. Although many fit tests are available, it is our experience that particularly in large-scale studies, it is difficult to decide whether a poor fit is due to model misspecifications (with substantive implications for the equivalence) or minor cross-cultural differences (without much implication for equivalence). Problems with interpreting fit of cross-cultural studies with confirmatory factor analysis modeling are indeed so pervasive that many alternative procedures have been proposed to avoid fit problems in large-scale assessment. Examples are the use of more lenient cut-off values of commonly used fit criteria (e.g., Rutkowski and Svetina 2013), Exploratory Structural Equating Modeling (Asparouhov and Muthén 2009), latent class analysis to identify subgroups within which scores show high levels of invariance, and Bayesian Structural Equation Modeling (descriptions of the latter two procedures can be found in Van de Vijver et al. 2019). The multiple alternatives available may incorrectly convey the impression that the problem of poor fit in large-scale assessment has been resolved. The field of fit testing in large-scale studies is still in flux; it is still largely unknown which approach is most viable and it will take more time, examples, and probably new procedures to settle the issue.

Finally, we like to point out that there are fairly close links between test transfer and adaptation on the one hand, and analysis of equivalence on the other hand. To begin with, the success of adaptation procedures that are meant to avoid bias should be checked by analysis of equivalence after the collection of data. There is also a link between the form of transfer and the level of equivalence that can be expected to be found. With assembly the transferred instrument should be conceptually equivalent to the original, even though this may be difficult to demonstrate. As we argued before, evidence of conceptual equivalence comes together with empirical evidence for structural equivalence. For successful transfer in the form of revision it is reasonable to expect (at least) structural equivalence. Finally, for an adopted instrument with only few changes, it should be reasonable to expect metric equivalence. If this cannot be established, either the adoption procedure has not been successful, or the extent of cross-cultural differences has been underestimated.

5   Conclusions

The reader may be impressed with how much can go wrong in cross-cultural assessment with psychometric scales. Yet, that is not what we see as the main message of our chapter. Rather, we would argue that sound cross-cultural research starts from a keen awareness of the concerns surrounding cross-cultural comparisons. It is not an option to refrain from the use of psychometric instruments and to rely exclusively on more subjective (qualitative) forms of assessment and diagnosis. Such a reaction may be understandable, but we consider it questionable. We recognize the need to seek information beyond standardized instruments and endorse the use of mixed methods to advance the quality of cross-cultural research (De Jong et al. 2010; Van de Vijver and Chasiotis 2010). However, it remains an intrinsic advantage to the use of standardized instruments that there is lasting record of the performance of each respondent on each item. The procedure is transparent and records are available for further analysis. This opens standardized instruments to the identification of systematic errors. With culture-specific approaches this is far less feasible.

In this chapter we first mentioned a categorization of cultural biases with construct bias, method bias, and item bias. It is our impression that method bias may well imply the most serious sources of bias, although it is ignored in analyses of equivalence focusing on separate items. Next we reviewed three ways in which the transfer of an instrument from the source population to a target population can be pursued. In the third section we discussed the analysis of equivalence, making distinctions between various constraints on how data can be compared across populations and referring occasionally to psychometric techniques for analysis.

We end with a caveat that is based on our experience as readers of the literature and as reviewers. We discussed two types of procedures to enhance the quality of cross-cultural studies: (i) design and adaptation issues, which are usually dealt with before the actual data collection, and (ii) analysis issues which are addressed after the collection of data. Both types of issues contribute independently to the quality of a study. So, it is important to consider both when conducting cross-cultural studies. Sophisticated test adaptations lose much of their value if the data they yield are not analyzed appropriately. Similarly, sophisticated analyses are no cure against poor design. In particular, the literature that uses structural equation modeling often employs instruments with few items. This choice of advanced statistical modeling and short instruments is understandable, given the sometimes huge problems of data collection. However, short instruments run the risk of providing only an incomplete picture of a psychological construct; this problem becomes even more pressing when evidence of item bias is found in some of the items. It is questionable whether the remaining instrument still covers the target construct adequately.

It is our impression that the methodological quality of cross-cultural studies has improved over the years. Still, we also see that some problems are persistent, such as the uncritical translation of instruments and poor testing of equivalence. We hope that the present chapter may help to reduce these errors. Awareness of the methodological problems of cross-cultural studies that may occur and the solutions that can be sought, both of which are described in this chapter, is essential in enhancing the quality of future research.

References

Asparouhov, T., & Muthén, B. (2009). Exploratory structural equation modeling. *Structural Equation Modeling: A Multidisciplinary Journal, 16*, 397–438.

Backs, R. W., & Boucsein, W. (Eds.). (2000). *Engineering psychophysiology. Issues and applications.* Mahwah: Erlbaum.

Bancila, D., & Mittelmark, M. B. (2009). Measuring interpersonal stress with the Bergen Social Relationships Scale: Psychometric properties in studies in Norway, Romania, and Russia. *European Journal of Psychological Assessment, 25*, 260–265.

Benítez, I., José-Luis Padilla, J.-L., Hidalgo Montesinos, M. D., & Sireci, S. G. (2014). Using mixed methods to interpret differential item functioning. *Applied Measurement in Education, 29*, 1–16.

Berry, J. W., Poortinga, Y. H., Breugelmans, S. M., Chasiotis, A., & Sam, D. L. (2011). *Cross-cultural psychology: Research and applications* (3. Aufl.). Cambridge: Cambridge University Press.

Boer, D., Hanke, K., & He, J. (2018). On detecting systematic measurement error in cross-cultural research: A review and critical reflection on equivalence and invariance tests. *Journal of Cross-Cultural Psychology, 49*, 713–734.

Bond, M. H. (1983). How language variation affects inter-cultural differentiation of values by Hong Kong bilinguals. *Journal of Language and Social Psychology, 2*, 57–76.

Brislin, R. W. (1986). The wording and translation of research instruments. In W. J. Lonner & J. W. Berry (Eds.), *Field methods in cross-cultural research* (pp. 137–164). Beverly Hills: Sage.

Castillo L. G., Cano M. A., Yoon M., Jung E., Brown E. J., Zamboanga B. L., Kim S. Y., Schwartz S. J., Huynh Q. L., Weisskirch R. S., & Whitbourne S. K. (2015). Factor structure and factorial invariance of the Multidimensional Acculturative Stress Inventory. *Psychological Assessment, 27*, 915-924.

Couper, M. P., & De Leeuw, E. D. (2003). Non-response in cross-cultural and cross-national surveys. In J. A. Harkness, F. J. R. Van de Vijver, & P. Ph. Mohler (Eds.), *Cross-cultural survey methods* (pp. 179–193). New York: Wiley.

Datta, P., Marcoen, A., & Poortinga, Y. H. (2005). Recalled early maternal bonding and mother- and self-related attitudes in young adult daughters: A cross-cultural study in India and Belgium. *International Journal of Psychology, 40*, 324–338.

De Boo, G. M., & Wicherts, J. M. (2009). Assessing cognitive and behavioral coping strategies in children. *Cognitive Therapy Research, 33*, 1–20.

De Jong, J., & D. Hinton (2018). Traumascape: An ecological–cultural–historical model for extreme stress. In D. Bhugra & K. Bui (Eds.), *Textbook of cultural psychiatry.* Cambridge: Cambridge University Press.

De Jong, J., Komproe, I., & Van Ommeren, M. (2003). Common mental disorders in postconflict settings. *Lancet, 361*(9375), 2128–2130.

De Jong, J., Reis, R., & Poortinga, Y. H. (2010). Onderzoeksmethodologie. In J. De Jong & S. Colijn (Eds.), *Handboek culturele psychiatrie en psychotherapie* (pp. 269–286). Urecht: De Tijdstroom.

Fetvadjiev, V., & Van de Vijver, F. J. R. (2015). Measures of personality across cultures. In G. J. Boyle, D. H. Saklofske, & G. Matthews (Eds.), *Measures of personality and social psychological constructs* (pp. 752–776). Amsterdam: Elsevier.

Folkman, S., & Lazarus, R. S. (1980). An analysis of coping behavior in a middle-aged community sample. *Journal of Health and Social Behavior, 21*, 219–239.

Gomez, R., Summers, M., Summers, A., Wolf, A., & Summers, J. (2014). Depression Anxiety Stress Scales-21: Measurement and structural invariance across ratings of men and women. *Assessment, 21*, 418–426.

Groves, R. M. (2006). Nonresponse rates and nonresponse bias in household surveys. *Public Opinion Quarterly, 70*, 646–675.

Groves, R. M., & Peytcheva, E. (2008). The impact of nonresponse rates on nonresponse bias: A meta-analysis. *Public Opinion Quarterly, 72*, 167–189.

Harkness, J. (2003). Questionnaire translation. In J. Harkness, F. J. R. Van de Vijver, & P. Ph. Mohler (Eds.), *Cross-cultural survey methods* (pp. 35–56). New York: Wiley.

Harzing, A.-W. (2006). Response styles in cross-national survey research. *International Journal of Cross Cultural Management, 6*, 243–266.

He, J., & Van de Vijver, F. J. R. (2015). Effects of a General Response Style on cross-cultural comparisons: Evidence from the Teaching and Learning International Survey. *Public Opinion Quarterly, 79*, 267–290.

Holland P. W., & Wainer, H. (Eds.) (1993). *Differential item functioning*. Hillsdale: Erlbaum.

Hudek-Knežević, J., Kardum, I., & Vukmirović, Ž. (1999). The structure of coping styles: A comparative study of Croatian sample. *European Journal of Personality, 13*, 149–161.

International Test Commission. (2017). *The ITC guidelines for translating and adapting tests* (2. Aufl.). Retrieved from https://www.intestcom.org/files/guideline_test_adaptation_2ed.pdf

John, P., & Tang, C. S. (Eds.). (2007). *Cross-cultural assessment of psychological trauma and PTSD*. New York: Springer.

Lavoie, J. A., & Douglas, K. S. (2012). The Perceived Stress Scale: Evaluating configural, metric and scalar invariance across mental health status and gender. *Journal of Psychopathology and Behavioral Assessment, 34*, 48–57.

Levine, S. (2005). Stress: An historical perspective. In T. Steckler, N. H. Kalin, & J. M. H. M. Reul (Eds.), *Handbook of stress and the brain* (Bd. 15, pp. 1–23). Amsterdam: Elsevier.

Malda, M., Van de Vijver, F. J. R., Srinivasan, K., Transler, C., Sukumar, P., & Rao, K. (2008). Adapting a cognitive test for a different culture: An illustration of qualitative procedures. *Psychology Science Quarterly, 50*, 451–468.

Marshall, G. N., Schell, T. L., & Miles, J. N. V. (2009). Ethnic differences in posttraumatic distress: Hispanics' symptoms differ in kind and degree. *Journal of Consulting and Clinical Psychology, 77*, 1169–1178.

McCrae, R. R., & Terraciano, A. (2008). The five-factor model and its correlates in individuals and cultures. In F. J. R. Van de Vijver, D. A. Van Hemert, & Y. H. Poortinga (Eds.), *Multilevel analysis of individuals and cultures* (pp. 249–283). New York: Erlbaum.

Mollica, R., McDonald, L., Massagli, M., & Silove, D. (2004). *Measuring trauma, measuring torture: Instructions and guidance on the utilization of the Harvard Program in Refugee Trauma's versions of the Hopkins Symptom Checklist-25 (HSCL-25) and the Harvard Trauma Questionnaire (HTQ)*. Cambridge, MA: Harvard Program in Refugee Trauma.

Naidu, R. K. (1983). *A developing program of stress research*. Paper presented at the seminar on Stress, Anxiety and Mental Health. Allahabad, December 1983.

Olson, K. (2006). Survey participation, nonresponse bias, measurement error bias, and total bias. *International Journal of Public Opinion Quarterly, 70*, 737–758.

Orlando, M., & Marshall, G. N. (2002). Differential item functioning in a Spanish translation of the PTSD Checklist: Detection and evaluation of impact. *Psychological Assessment, 14*, 50–59.

Pande, N., & Naidu, R. K. (1992). Anasakti and health: A study of non-attachment. *Psychology and Developing Societies, 4*, 91–104.

Poortinga, Y. H. (1995). Cultural bias in assessment: Historical and thematic issues. *European Journal of Psychological Assessment, 11*, 140–146.

Poortinga, Y. H., Van de Vijver, F. J. R., & Van Hemert, D. A. (2002). Cross-cultural equivalence of the Big Five: A tentative interpretation of the evidence. In R. R. McCrae & J. Allik (Eds.), *The Five-Factor Model across cultures* (pp. 271–293). New York: Kluwer.

Rutkowski, L., & Svetina, D. (2013). Assessing the hypothesis of measurement invariance in the context of large-scale international surveys. *Educational and Psychological Measurement, 74*, 31–57.

Ryder, A. G., Yang, J., Zhu, X., Yao, S., Yi, J., Heine, S. J., & Bagby, R. M. (2008). The cultural shaping of depression: Somatic symptoms in China, psychological symptoms in North America? *Journal of Abnormal Psychology, 117*, 300–313.

Sawang, S., Oei, T. P. S., Goh, Y. W., Mansoer, W., Markhum, E., & Ranawake, D. (2010). Confirmatory factor analysis of the Way of Coping Checklist-Revised (WCCL-R) in the Asian context. *Applied Psychology: An International Review, 59*, 202–219.

Selye, H. (1936). A syndrome produced by diverse nocuous agents. *Nature, 38*, 32.

Selye, H. (1956). *The stress of life*. New York: McGraw-Hill.

Seo, S., Chung, S., & Shumway, M. (2014). How good is "very good"? Translation effect in the racial/ethnic variation in self-rated health status. *Quality of Life Research, 23*, 593–600.

Shoeb, M., Weinstein, H., & Mollica, R. (2007). The Harvard Trauma Questionnaire: Adapting a cross-cultural instrument for measuring torture, trauma and posttraumatic stress disorder in Iraqi refugees. *International Journal of Social Psychiatry, 53*, 447–463.

Sireci, S. (2011). Evaluating test and survey items for bias across languages and cultures. In D. Matsumoto & F. J. R. van de Vijver (Eds.), *Cross-cultural research methods in psychology* (pp. 216–243). New York: Cambridge University Press.

Smits, C. H. M., De Vries, W. M., & Beekman, A. T. F. (2005). The CIDI as an instrument for diagnosing depression in older Turkish and Moroccan labour migrants: An exploratory study into equivalence. *International Journal of Geriatric Psychiatry, 20*, 436–445.

Spielberger, C. D. (1988). *State-trait anger expression inventory research edition. Professional manual*. Odessa: Psychological Assessment Resources.

Van de Vijver, F. J. R. (2015). Methodological aspects of cross-cultural research. In M. Gelfand, Y. Hong, & C. Y. Chiu (Eds.), *Handbook of advances in culture & psychology* (Bd. 5, pp. 101–160). New York: Oxford University Press.

Van de Vijver, F. J. R. (2016). Test adaptations. In F. T. L. Leong, D. Bartram, F. M. Cheung, K. F. Geisinger, & D. Iliescu (Eds.), *The ITC international handbook of testing and assessment* (pp. 364–376). New York: Oxford University Press.

Van de Vijver, F. J. R. (2018). Capturing bias in structural equation modeling. In E. Davidov, P. Schmidt, J. Billiet, & B. Meuleman (Eds.), *Cross-cultural analysis. Methods and applications* (2. Aufl., pp. 3–43). New York: Routledge.

Van de Vijver, F. J. R., & Chasiotis, A. (2010). Making methods meet: Mixed designs in cross-cultural research. In J. A. Harkness, M. Braun, B. Edwards, T. P. Johnson, L. Lyberg, P. P. Mohler, B. E. Pennell, & T. W. Smith (Eds.), *Survey methods in multinational, multiregional, and multicultural contexts* (pp. 455–473). Hoboken: Wiley.

Van de Vijver, F. J. R., & Hambleton, R. K. (1996). Translating tests: Some practical guidelines. *European Psychologist, 1*, 89–99.

Van de Vijver, F. J. R., & Leung, K. (1997). *Methods and data analysis for cross-cultural research*. Newbury Park: Sage.

Van de Vijver, F. J. R., & Poortinga, Y. H. (1982). Cross-cultural generalization and universality. *Journal of Cross-Cultural Psychology, 13*, 387–408.

Van de Vijver, F. J. R., & Poortinga, Y. H. (2005). Conceptual and methodological issues in adapting tests. In R. K. Hambleton, P. F. Merenda, & C. D. Spielberger (Eds.), *Adapting educational and psychological tests for cross-cultural assessment* (pp. 39–63). Mahwah: Erlbaum.

Van de Vijver, F. J. R., & Tanzer, N. (2004). Bias and equivalence in cross-cultural assessment: An overview. *Revue Européenne de Psychologie Appliquée, 54*, 119–135.

Van de Vijver, F. J. R., Avvisati, F., Davidov, E., Eid, M., Fox, J-P., Le Donné, N., Lek, K., Meuleman, B., Paccagnella, M., & Van de Schoot, R. (2019). *Invariance analyses in large-scale studies*. Paris: OECD.

Van Herk, H., Poortinga, Y. H., & Verhallen, T. M. M. (2004). Response styles in rating scales: Evidence of method bias in data from 6 EU countries. *Journal of Cross-Cultural Psychology, 35*, 346–360.

Van Ommeren, V., Sharma, B., Makaju, R., Thapa, S., & De Jong, J. T. V. M. (2000). Limited cultural validity of the composite international diagnostic interview's flow chart. *Transcultural Psychiatry, 37*, 119–129.

Vandenberg, R. J. (2002). Toward a further understanding of and improvement in measurement invariance methods and procedures. *Organizational Research Methods, 5*, 139–158.

Vandenberg, R. J., & Lance, C. E. (2000). A review and synthesis of the measurement invariance literature: Suggestions, practices, and recommendations for organizational research. *Organizational Research Methods, 2*, 4–69.

Ventevogel, P., De Vries, G., Scholte, W. F., Shinwari, N. R., Faiz, H., Nassery, N., Van den Brink, W., & Olff, M. (2007). Properties of the Hopkins Symptom Checklist-25 (HSCL-25) and the Self-Reporting Questionnaire (SRQ-20) as screening instruments used in primary care in Afghanistan. *Social Psychiatry and Psychiatric Epidemiology, 42*, 328–335.

Wang, M., Elhai, J. D., Dai, X., & Yao, S. (2012). Longitudinal invariance of posttraumatic stress disorder symptoms in adolescent earthquake survivors. *Journal of Anxiety Disorders, 26*, 263–270.

WHO. (1990). *Composite International Diagnostic Interview (CIDI)*. Geneva: World Health Organization.

Wong, P. T. P., & Wong, L. C. J. (Eds.). (2006). *Handbook of multicultural perspectives on stress and coping*. Dallas: Spring Publications.

Zegers, F. E., & Ten Berge, J. M. F. (1985). A family of association coefficients for metric scales. *Psychometrika, 50*, 17–24.

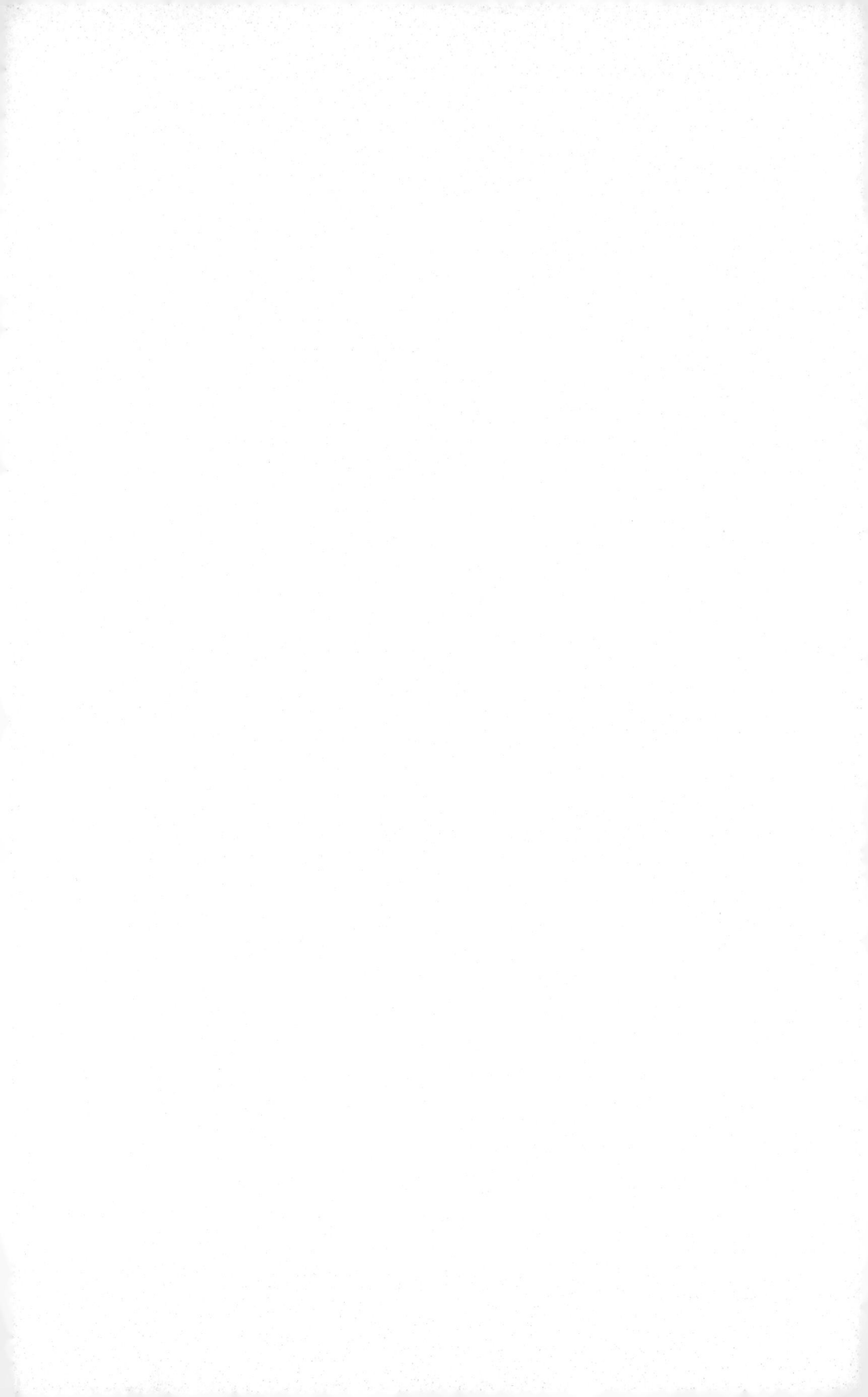

Statistische Methoden der Auswertung kulturvergleichender Studien

Michael Eid und Tanja Lischetzke

Inhalt

Zusammenfassung

Das Kapitel gibt einen Überblick über statistische Verfahren der Auswertung kulturvergleichender Studien. Es werden Verfahren der Multigruppenanalyse (für feste Gruppen) und der Mehrebenenanalyse (für zufällig gezogene Gruppen) behandelt. Im Rahmen der Multigruppenanalyse wird gezeigt, wie das allgemeine lineare Modell und Modelle mit latenten Variablen zur Analyse von Unterschieden zwischen Nationen herangezogen werden können. Modelle mit latenten Variablen werden danach unterschieden, ob mit ihnen kontinuierliche oder kategoriale manifeste bzw. latente Variablen modelliert werden. So werden Modelle der konfirmatorischen Faktorenanalyse für kontinuierliche und ordinale beobachtete Variablen sowie Modelle der latenten Klassen- und Profilanalyse behandelt. Die Grundideen dieser Modelle werden beschrieben und es wird erläutert, was in diesen einzelnen Modellklassen unter Messinvarianz verstanden wird und wie diese überprüft werden kann. Abschließend werden Modelle der Mehrebenenanalyse sowohl für manifeste als auch latente Variablen vorgestellt und ihre Anwendbarkeit im Bereich der kulturvergleichenden Forschung diskutiert.

M. Eid (✉)
Freie Universität Berlin, Berlin, Deutschland
E-Mail: eid@zedat.fu-berlin.de

T. Lischetzke
Universität Koblenz-Landau, Landau, Deutschland
E-Mail: lischetzke@uni-landau.de

© Springer Fachmedien Wiesbaden GmbH, ein Teil von Springer Nature 2021
T. Ringeisen et al. (Hrsg.), *Handbuch Stress und Kultur*,
https://doi.org/10.1007/978-3-658-27789-5_14

Schlüsselwörter

Allgemeines lineares Modell · Konfirmatorische Faktorenanalyse · Latente
Klassenanalyse · Latente Profilanalyse · Mehrebenenanalyse · Messinvarianz

Bei der Auswertung kulturvergleichender Studien lassen sich im Allgemeinen zwei
große Klassen von Verfahren unterscheiden (Fontaine 2008):

1. Verfahren, die sich auf den Vergleich einiger weniger Kulturen beziehen, die a
   priori nach spezifischen theoretischen Überlegungen ausgewählt wurden.
2. Verfahren, die sich auf den Vergleich von Kulturen beziehen, die aus einer
   Population von Kulturen per Zufall ausgewählt wurden.

Im Folgenden werden wir diese Verfahren anhand des Vergleichs verschiedener
Nationen darstellen, da der Begriff der Nation in diesem Zusammenhang einfacher
zu fassen ist als der Begriff der Kultur. In Bezug auf den Zusammenhang zwischen
kulturellen Einflussvariablen und Stresserleben würde man auf Verfahren der ersten
Gruppe zurückgreifen, wenn bspw. untersucht werden soll, ob bestimmte Dimensionen der Bewertung (Appraisal) stressrelevanter Reize in zwei verschiedenen
Nationen in unterschiedlicher Weise mit emotionalen Facetten des Stresserlebens
zusammenhängen. So könnte man an der Hypothese interessiert sein, dass die
Bewertung einer Situation als ehrbedrohend in der Türkei zu einer stärkeren Ärgerreaktion als in Deutschland führt. Methoden der Datenanalyse, die für solche
Fragestellungen geeignet sind, lassen sich unter dem Namen *Multigruppenanalyse*
zusammenfassen.

Zu einem Verfahren der zweiten Gruppe würde man hingegen aus zweierlei
Gründen greifen. Zum einen könnte man daran interessiert sein, wie groß der
Einfluss der Bewertung einer Situation als ehrverletzend auf die Intensität des
Ärgererlebens weltweit ist. Um diese Frage adäquat untersuchen zu können, muss
man auf eine bevölkerungsrepräsentative Stichprobe zurückgreifen. Aufgrund
organisatorischer und sprachlicher Zwänge würde man hierfür nicht eine einfache
Zufallsstichprobe der Bevölkerung ziehen, sondern man würde gestuft vorgehen,
indem man zunächst eine Zufallsstichprobe von Nationen und innerhalb jeder
Nation eine Zufallsstichprobe von Individuen ziehen würde. Statistische Verfahren
der Datenanalyse müssen die Abhängigkeiten, die durch ein solches mehrstufiges
Auswahlverfahren entstehen, berücksichtigen (Eid et al. 2017). Statistische Verfahren der Datenanalyse, die für solch mehrstufige Auswahlverfahren geeignet
sind, lassen sich unter dem Begriff der *Mehrebenenanalyse* zusammenfassen.
Häufig werden hierfür auch die Begriffe *Multilevelanalyse* oder *hierarchische
lineare Modelle* verwendet. Über die Schätzung des mittleren Einflusses (Effekts)
hinausgehend, werden Mehrebenenmodelle in der kulturvergleichenden Forschung zum anderen auch eingesetzt, um zu überprüfen, wie stark der Effekt
zwischen den Nationen schwankt und ob Unterschiede zwischen Nationen auf
Nationenmerkmale (z. B. Ausprägung ehrspezifischer Normen) zurückgeführt

werden können. Hierbei geht es um die Frage, inwieweit nationenspezifische Variablen internationale Unterschiede in den Effekten vorhersagen bzw. erklären können.

Im Folgenden werden wir die Grundprinzipien der beiden Verfahrensgruppen vorstellen, ihre Vor- und Nachteile für die kulturvergleichende Forschung beleuchten und auf weiterführende Arbeiten verweisen. Wir werden die Modelle als Populationsmodelle vorstellen. Aufgrund des zur Verfügung stehenden Platzes wird es uns nicht möglich sein, auf spezifische Anwendungsvoraussetzungen wie z. B. Verteilungsannahmen im Detail einzugehen. Hierzu verweisen wir auf die relevante Fachliteratur.

1   Verfahren der Multigruppenanalyse

Zum Vergleich verschiedener Gruppen verfügt die Datenanalyse über ein umfangreiches Instrumentarium, das sich nach der Art der abhängigen Variablen in verschiedene Verfahrensklassen unterteilen lässt (s. z. B. Eid et al. 2017). Beispiele für kontinuierliche abhängige Variablen sind die Varianzanalyse (bei normalverteilten abhängigen Variablen) oder der Friedman-Test (verteilungsfrei). Für kategoriale abhängige Variablen kann z. B. auf Logit-Modelle zurückgegriffen werden. Für kulturvergleichende Studien greifen diese Ansätze typischerweise zu kurz, da sie nur nominalskalierte unabhängige Variablen zulassen. Bei kulturvergleichenden Studien liegen jedoch üblicherweise nicht nur nominalskalierte unabhängige Variablen, sondern auch kontinuierliche Variablen vor. Eine Modellierung solcher Datenstrukturen erlauben das Allgemeine Lineare Modell (ALM) für stetige abhängige Variablen und die Generalisierten Linearen Modelle (GLM), die für diskrete abhängige Variablen geeignet sind. Modelle, die sich den Generalisierten Linearen Modellen unterordnen lassen, sind u. a. für dichotome abhängige Variablen (binäre logistische Regression), nominalskalierte abhängige Variablen (multinomiale logistische Regression), ordinalskalierte kategoriale abhängige Variablen (z. B. Proportional-Odds-Modell) oder Häufigkeitsdaten (Poisson-Regression) entwickelt worden (Eid et al. 2017; Cohen et al. 2003). Im Folgenden stellen wir die Grundprinzipien des Nationenvergleichs nur für das ALM vor. Das Grundprinzip lässt sich aber in analoger Weise auf die Generalisierten Linearen Modelle übertragen.

1.1   Allgemeines Lineares Modell (ALM)

Im ALM wird eine abhängige Variable Y additiv in eine Linearkombination von k unabhängigen Variablen X_j und eine Residualvariable ε zerlegt (Eid et al. 2017):

$$Y = \beta_0 + \beta_1 \cdot X_1 + \beta_2 \cdot X_2 + \ldots + \beta_j \cdot X_j + \ldots + \beta_k \cdot X_k + \varepsilon$$

Mit β_0 wird der Achsenabschnitt, mit β_j werden die Regressionsgewichte bezeichnet. Die unabhängigen Variablen X_j können kontinuierlicher oder kategorialer Natur sein. Um eine kategoriale unabhängige Variable, die die Zugehörigkeit zu verschiedenen Nationen erfasst, in das Modell aufnehmen zu können, muss diese zunächst in Kodiervariablen übertragen werden. Hat eine kategoriale Variable l Kategorien (z. B. Nationen), reichen l-1 Kodiervariablen aus. Im ALM lassen sich verschiedene Arten von Kodiervariablen unterscheiden (Eid et al. 2017). Ein Beispiel ist die Dummykodierung. Bei der Dummykodierung wird eine Nation als Referenznation ausgewählt. Dieser Nation wird auf jeder Kodiervariablen der Wert 0 zugeordnet. Jeder der anderen Nationen wird auf einer und nur einer der Kodiervariablen der Wert 1 zugeordnet und auf allen anderen Kodiervariablen der Wert 0. Darüber hinaus darf jede Kodiervariable nur für eine Nation den Wert 1 aufweisen und muss für alle anderen Nationen den Wert 0 zeigen. Will man bspw. drei Nationen vergleichen, benötigt man zwei Kodiervariablen X_1 und X_2. Diese können als unabhängige Variablen in das Modell aufgenommen werden.

Im Allgemeinen lassen sich drei Typen von Modellen unterscheiden. Enthält das Modell nur die Kodiervariablen als unabhängige Variablen, so können Unterschiede zwischen den Nationen in der abhängigen Variablen untersucht werden. In diesem Fall entspricht der Achsenabschnitt dem erwarteten Wert der Variablen Y in der Referenznation, die jeweils den Wert 0 auf allen Dummyvariablen aufweist. Das Regressionsgewicht einer Dummyvariablen entspricht der Differenz aus dem Wert der abhängigen Variablen Y, den man für die Nation mit dem Wert 1 auf der Dummyvariablen erwartet, und dem erwarteten Wert von Y für die Referenznation, die auf allen Dummyvariablen den Wert 0 aufweist. Sind die Regressionsgewichte von 0 verschieden, unterscheiden sich die untersuchten Nationen in ihren erwarteten Werten. Dieses erste Modell entspricht der *Varianzanalyse*.

Es lässt sich durch die Hinzunahme zusätzlicher unabhängiger Variablen erweitern. Sind die zusätzlichen unabhängigen Variablen kontinuierlich und die unabhängigen Variablen additiv-linear verknüpft, entspricht das Modell der *Kovarianzanalyse*. Es dient u. a. dazu zu untersuchen, ob ein Unterschied zwischen Nationen erhalten bleibt, wenn weitere unabhängige kontinuierliche Variablen (Kovariaten) mit in das Modell aufgenommen werden. Verschwindet ein signifikanter Nationenunterschied durch die Aufnahme von Kovariaten, so zeigt dies an, dass der Nationenunterschied in der abhängigen Variablen auf Nationenunterschiede in den Kovariaten zurückgeführt werden kann. Kovarianzanalytische Modelle werden daher zur Erklärung von Nationenunterschieden in der abhängigen Variablen herangezogen. Neben kontinuierlichen unabhängigen Variablen können auch andere, durch Kodiervariablen repräsentierte, kategoriale unabhängige Variablen zum selben Zweck in das Modell aufgenommen werden.

Neben einer rein additiv-linearen Verknüpfung der unabhängigen Variablen können diese auch multiplikativ verknüpft werden. Das Ziel ist hierbei zu untersuchen, ob es sich bei der kategorialen Variable Nation um eine Moderatorvariable für den Zusammenhang zwischen unabhängigen Variablen und der abhängigen Variablen handelt, d. h. ob sich das Regressionsgewicht einer unabhängigen Variablen zwischen den Nationen unterscheidet. Ein Beispiel: Die abhängige Variable sei die

Ärgerreaktion ($\ddot{A}R$), eine unabhängige Variable die Bewertung einer Situation als ehrverletzend (EV), die weitere unabhängige Variable erfasse die Nation mit drei Kategorien (Deutschland, Türkei, Spanien), die in Form von zwei Dummyvariablen vorliegt. Als Referenzkategorie wird Deutschland gewählt. Die erste Dummyvariable ($T\ddot{U}$) vergleicht die Türkei mit Deutschland, die zweite Dummyvariable (SP) Spanien mit Deutschland. Ein Modell zur Analyse dieser Daten lautet dann:

$$\ddot{A}R = \beta_0 + \beta_1 \cdot EV + \beta_2 \cdot T\ddot{U} + \beta_3 \cdot SP + \beta_4 \cdot EV \cdot T\ddot{U} + \beta_5 \cdot EV \cdot SP + \varepsilon$$

Aus dieser allgemeinen Gleichung ergeben sich durch Einsetzen der Werte der Nationen folgende drei nationenspezifische Gleichungen.
Referenznation Deutschland ($T\ddot{U} = 0$, $SP = 0$):

$$\ddot{A}R = \beta_0 + \beta_1 \cdot EV + \varepsilon$$

Aus dieser Gleichung lässt sich leicht die Bedeutung der Regressionskoeffizienten β_0 und β_1 erschließen. Der Achsenabschnitt β_0 entspricht dem erwarteten Wert der Ärgerreaktion (in der Referenznation) für einen Wert von $EV = 0$. Diese Interpretation setzt voraus, dass die Variable EV auch wirklich den Wert 0 annehmen kann, was man ggf. durch eine Rekodierung der Variablen EV erreichen kann. In einer empirischen Anwendung wird hierzu häufig die unabhängige Variable zentriert. Zentrierung anhand von Stichprobendaten bedeutet, dass von jedem Wert der Mittelwert der Variablen abgezogen wird. Entweder zentriert man die Variable in Bezug auf den Mittelwert der Gesamtgruppe oder aber in Bezug auf den Mittelwert der Referenznation. Letzteres erleichtert im vorliegenden Beispiel die Interpretation, da der geschätzte Achsenabschnitt $\widehat{\beta_0}$ dann den erwarteten Wert der Ärgerreaktion in der Referenznation für deren EV-Mittelwert widerspiegelt. Das geschätzte Regressionsgewicht $\widehat{\beta_1}$ spiegelt den Einfluss der Bewertung einer Situation als ehrverletzend auf die Ärgerreaktion in der Referenznation (Deutschland) wieder. Ist dieses geschätzte Regressionsgewicht signifikant von 0 verschieden, hat die EV-Variable in dieser Nation einen bedeutsamen Einfluss auf das Ärgererleben.
Für die Türkei ($T\ddot{U} = 1$, $SP = 0$) ergibt sich:

$$\ddot{A}R = \beta_0 + \beta_1 \cdot EV + \beta_2 \cdot 1 + \beta_3 \cdot 0 + \beta_4 \cdot EV \cdot 1 + \beta_5 \cdot EV \cdot 0 + \varepsilon$$
$$= \beta_0 + \beta_1 \cdot EV + \beta_2 + \beta_4 \cdot EV + \varepsilon$$
$$= (\beta_0 + \beta_2) + (\beta_1 + \beta_4) \cdot EV + \varepsilon$$

Der Regressionskoeffizient β_2 entspricht der Differenz des Achsenabschnitts der einfachen Regression von $\ddot{A}R$ auf EV in der Türkei und demjenigen (β_0) in Deutschland. Ist β_2 von 0 verschieden, unterscheiden sich die Achsenabschnitte in Deutschland und der Türkei. In analoger Weise entspricht β_4 der Differenz des Regressionsgewichts der einfachen Regression in Deutschland und der Türkei. Ist das Regressionsgewicht von 0 verschieden, unterscheiden sich die Regressionsgewichte in beiden Nationen und es liegt ein Moderatoreffekt vor.

Für Spanien ($T\ddot{U} = 0$, $SP = 1$) ergibt sich:

$$\ddot{A}R = \beta_0 + \beta_1 \cdot EV + \beta_2 \cdot 0 + \beta_3 \cdot 1 + \beta_4 \cdot EV \cdot 0 + \beta_5 \cdot EV \cdot 1 + \varepsilon$$
$$= \beta_0 + \beta_1 \cdot EV + \beta_3 + \beta_5 \cdot EV + \varepsilon$$
$$= (\beta_0 + \beta_3) + (\beta_1 + \beta_5) \cdot EV + \varepsilon$$

Der Regressionskoeffizient β_3 entspricht der Differenz des Achsenabschnitts der einfachen Regression von $\ddot{A}R$ auf EV in Spanien und demjenigen (β_0) in Deutschland. Der Regressionskoeffizient β_5 entspricht der Differenz des Regressionsgewichts der einfachen Regression in Deutschland und Spanien. Ist β_5 von 0 verschieden, unterscheiden sich die Regressionsgewichte zwischen Deutschland und Spanien und es liegt ein Moderatoreffekt vor.

Das Modell lässt sich in entsprechender Weise leicht auf mehr als drei Nationen und mehr als eine weitere unabhängige Variable erweitern und erlaubt somit eine flexible Modellierung von internationalen Unterschieden. Ein Nachteil des ALM besteht allerdings darin, dass das Modell davon ausgeht, dass die unabhängigen Variablen messfehlerfrei erfasst wurden. Dies ist insbesondere für die kontinuierlichen unabhängigen Variablen in der kulturvergleichenden Psychologie häufig nicht der Fall, wohingegen bei einigen kategorialen Variablen wie Nation, Geschlecht, Schulabschluss etc. der Messfehler von geringerer Bedeutung ist. Aufgrund der Messfehlerabhängigkeit können die Regressionsgewichte nicht nur der messfehlerbehafteten unabhängigen Variablen, sondern auch der kategorialen unabhängigen Variablen – wie der Nation – verzerrt geschätzt werden. Dies hat zur Folge, dass sich allein aufgrund des Messfehlers signifikante Nationenunterschiede in einer Anwendung auch dann ergeben können, wenn diese gar nicht vorhanden sind. Eid et al. (2017) haben dies ausführlich für den Schulvergleich (Schule als kategoriale unabhängige Variable) gezeigt. Ihre Simulationen lassen sich aber direkt auf den Nationenvergleich übertragen. Für den Vergleich von Nationen ist es daher sinnvoll, auf Modelle mit latenten Variablen zurückzugreifen, die die Messfehlerbehaftetheit berücksichtigen.

1.2 Modelle mit latenten Variablen

Modelle mit latenten Variablen lassen sich aus mindestens zwei Gründen gewinnbringend in der kulturvergleichenden Forschung einsetzen. Zum einen erlauben sie, den Messfehler zu berücksichtigen und somit Verzerrungen und artifizielle Effekte zu vermeiden, die durch den Messfehler bedingt sind. Zum anderen ermöglichen sie es, die Messäquivalenz zwischen Kulturen und Nationen zu überprüfen. Moderne Verfahren der Analyse latenter Variablen gestatten es, beide Fragestellungen simultan zu untersuchen, indem die Messäquivalenz über Gruppen hinweg angenommen und gleichzeitig Beziehungen zwischen latenten Variablen modelliert und spezifische Hypothesen über Gleichheit vs. Verschiedenheit von Mess- und Zusammenhangsstrukturen über Gruppen hinweg konfirmatorisch getestet werden können.

In Modellen mit latenten Variablen wird zwischen beobachteten und latenten Variablen unterschieden. Die beobachteten (manifesten) Variablen sind die gemessenen Variablen, die latenten Variablen sind die messfehlerfreien Variablen, die in einem Messmodell anhand ihrer Verknüpfung mit den beobachteten Variablen definiert werden. Unterscheidet man sowohl auf der Ebene der beobachteten Variablen als auch auf der Ebene der latenten Variablen in kategoriale und kontinuierliche Variablen, so lassen sich nach Bartholomew et al. (2011) grob vier Klassen von Messmodellen unterscheiden:

1. Modelle für kontinuierliche manifeste und kontinuierliche latente Variablen
2. Modelle für kategoriale manifeste und kontinuierliche latente Variablen
3. Modelle für kategoriale beobachtete und kategoriale latente Variablen
4. Modelle für kontinuierliche beobachtete und kategoriale latente Variablen

Die Messmodelle können in einem Strukturmodell verknüpft werden, in dem sowohl gerichtete als auch ungerichtete Zusammenhänge modelliert werden können. Im Folgenden sollen die vier Klassen von Messmodellen beschrieben und ihre Konsequenzen für die kulturvergleichende Forschung erörtert werden. Moderne Ansätze zur Modellierung latenter Variablen erlauben es inzwischen, die verschiedenen Messmodelle in einem einzigen Modell zu kombinieren, so dass vielfältige Forschungsfragen analysiert werden können.

1.3   Kontinuierliche manifeste und kategoriale latente Variablen

Geht man von kontinuierlichen manifesten Variablen aus und nimmt man an, dass die latenten Variablen ebenfalls kontinuierlich sind, so erhält man als Messmodell ein Modell der konfirmatorischen Faktorenanalyse für kontinuierliche beobachtete Variablen (Eid et al. 2017). Im Multigruppenmodell der Faktorenanalyse wird innerhalb jeder Gruppe (Nation) g eine beobachtete Variable Y_{ig} in eine Linearkombination von k Faktoren (η_{jg}), die mit Ladungen (λ_{ijg}) gewichtet werden, zerlegt:

$$Y_{ig} = \alpha_{ig} + \lambda_{i1g} \cdot \eta_{1g} + \ldots + \lambda_{ijg} \cdot \eta_{jg} + \ldots + \lambda_{ikg} \cdot \eta_{kg} + \varepsilon_{ig}$$

Der Index i zeigt an, dass nun mehrere abhängige Variablen betrachtet werden. In dieser Gleichung bezeichnet α_{ig} den Achsenabschnitt und ε_{ig} die Residualvariable, die den Messfehler und spezifische Anteile, die nicht mit anderen beobachteten Variablen geteilt werden, umfasst. Im Rahmen von linearen Strukturgleichungsmodellen kann der Zusammenhang zwischen Faktoren untersucht werden, wobei man komplexe pfadanalytische Beeinflussungsstrukturen untersuchen kann. In Multigruppen-Strukturgleichungsmodellen kann in jeder Gruppe (Nation) ein lineares Strukturgleichungsmodell spezifiziert werden. Anhand spezifischer Restriktionen können Parameter zwischen Nationen gleichgesetzt werden. Führt die Gleichsetzung von Parametern nicht zu einer signifikant schlechteren Modellanpassungsgüte, wird die Nullhypothese der Parametergleichheit in verschiedenen

Nationen nicht verworfen. In der kulturvergleichenden Forschung will man meist Messäquivalenz zwischen den Nationen sicherstellen, so dass die Faktoren in den verschiedenen untersuchten Nationen dieselbe psychometrische Bedeutung haben. Dies ist eine Voraussetzung dafür, um die Zusammenhänge zwischen den Faktoren auf Gleichheit zwischen den Nationen zu überprüfen. Je nach theoretischer Fragestellung kann die Gleichheit oder die Verschiedenheit postuliert werden. In der kulturvergleichenden Forschung wird hierbei in mehreren Schritten vorgegangen:

1. *Überprüfung der generellen Modellstruktur.* Es wird zunächst überprüft, ob dieselbe generelle Struktur zwischen den Nationen gültig ist. In den Modellen der verschiedenen Nationen soll die Anzahl der Faktoren und die generelle Ladungsstruktur (welche beobachteten Variablen auf welchen Faktoren laden) gleich sein. Um die Frage der Messäquivalenz angemessen überprüfen zu können, bietet es sich an, zunächst alle Faktoren miteinander korrelieren zu lassen. Das Strukturmodell enthält somit keine Restriktionen. In diesem Schritt dürfen die Parameter des Modells zwischen den verschiedenen Nationen variieren. Aus Gründen der Identifizierbarkeit muss in jeder Gruppe für jeden Faktor eine Ladung auf einen Wert (typischerweise 1) fixiert werden. Darüber hinaus müssen die Erwartungswerte der Faktoren auf 0 fixiert werden, damit die Achsenabschnitte identifiziert sind. Muss diese generelle Modellspezifikation nicht verworfen werden, kann in einem nächsten Schritt die Messäquivalenz überprüft werden.

2. *Überprüfung der Messäquivalenz zwischen den Gruppen.* Die Messäquivalenz betrifft die Frage, ob die Faktoren in den verschiedenen Gruppen (Nationen) dasselbe messen. Im Allgemeinen lassen sich drei verschiedene Typen von Messäquivalenz unterscheiden, und zwar die schwache, starke und strikte Messäquivalenz (Widaman und Reise 1997; Millsap und Meredith 2007). Die schwache Messäquivalenz ist dann erfüllt, wenn sich die Faktorladungen zwischen den Nationen nicht unterscheiden. Die starke Messäquivalenz erfordert darüber hinaus, dass sich die Achsenabschnitte zwischen den Nationen nicht unterscheiden. Liegt starke Messäquivalenz vor, können die Erwartungswerte der Faktoren geschätzt werden, mit Ausnahme der Erwartungswerte innerhalb der Nation, die als Referenzgruppe gewählt wurde, und in der die Erwartungswerte der Faktoren weiterhin auf 0 fixiert werden müssen. Strikte Messäquivalenz ist schließlich gegeben, wenn darüber hinaus die Residualvarianzen in den verschiedenen Nationen gleich sind und somit der Messfehlereinfluss bei der Messung der latenten Variablen in allen Nationen gleich ist. Häufig ist die Annahme der Messäquivalenz nicht für alle Indikatoren eines Faktors erfüllt. Ist die Messäquivalenz für mindestens zwei Indikatoren eines Faktors erfüllt, liegt partielle Messäquivalenz vor. Aus psychometrischer Sicht haben die Faktoren in den verschiedenen Nationen dieselbe Bedeutung, wenn mindestens die starke Messäquivalenz partiell gegeben ist. In diesem Fall wird die Bedeutung des Faktors über die Indikatoren bestimmt, die Messäquivalenz aufweisen. Die verschiedenen Hypothesen der Messäquivalenz können anhand des Likelihood-Ratio-Differenzen-Tests überprüft werden. Dieser testet die Modellpassung von ineinander

verschachtelten Modellen gegeneinander (Eid et al. 2017). Zwei Modelle sind ineinander verschachtelt, wenn das eine Modell durch spezifische Restriktionen aus dem anderen Modell hervorgeht. Ist die starke Messinvarianz nicht erfüllt, kann anhand bayesianischer Schätzverfahren überprüft werden, ob zumindest approximative Messinvarianz gegeben ist (Lek und Van de Schoot 2019). Eine Alternative ist die Anwendung des Alignment-Verfahrens, einer Art Rotationstechnik, bei der das Multigruppen-Faktormodell so bestimmt wird, dass die Unterschiede zwischen den Nationen auf möglichst vielen Modellparametern minimiert werden. Dadurch ist ein Vergleich der Erwartungswerte der Faktoren auch dann möglich, wenn keine starke Messinvarianz gegeben ist (Asparouhov und Muthén 2014; Davidov und Meuleman 2019). Das Alignment-Verfahren kann auch mit bayesianischen Ansätzen zur Modellierung approximativer Messinvarianz verknüpft werden, um die Vorteile beider Ansätze zu kombinieren (Lek und van de Schoot 2019).

3. *Überprüfung von Hypothesen im Strukturmodell.* Ist die schwache Messäquivalenz zumindest partiell gegeben, können spezifische Hypothesen, die sich auf Pfadkoeffizienten des Strukturmodells beziehen, überprüft werden. Ist starke Messinvarianz zumindest partiell gegeben, können darüber hinaus Hypothesen in Bezug auf die latente Mittelwertstruktur überprüft werden. Hierzu kann nun zunächst das Strukturmodell in gleicher Weise in allen Nationen spezifiziert werden, wobei zunächst noch die Parameter zwischen den Nationen variieren dürfen. Passt die generelle Struktur, können im nächsten Schritt die Parameter zwischen den Nationen gleichgesetzt werden. Das Modell mit diesen Gleichheitsrestriktionen im Strukturmodell kann dann gegen das Modell ohne diese Restriktionen mit dem Likelihood-Ratio-Differenzen-Test getestet werden.

Kategoriale manifeste und kontinuierliche latente Variablen

Die beobachteten Variablen sind häufig nicht kontinuierlicher Natur, sondern kategorial. Geht man davon aus, dass das zugrunde liegende Merkmal kontinuierlich ist, so sind die beobachteten kategorialen Variablen typischerweise entweder dichotome Variablen oder mehrkategoriale Variablen mit geordneten Antwortkategorien. Ein Beispiel hierfür sind Ratingskalen. Messmodelle für solche Variablenkombinationen wurden im Rahmen der Item-Response-Theorie (Rost 2004) und der konfirmatorischen Faktorenanalyse für ordinale Variablen (Muthén 1983) entwickelt. Das Messmodell der konfirmatorischen Faktorenanalyse und das Graded-Response-Modell der Item-Response-Theorie (Samejima 1969) können ineinander überführt werden (Eid 1995; Takane und de Leeuw 1987). Wir werden uns auf die Darstellung der konfirmatorischen Faktorenanalyse für ordinale Variablen beschränken, da sie einfach zu linearen Strukturgleichungsmodellen erweitert werden kann. Zur Anwendung von Modellen der Item-Response-Theorie in der kulturvergleichenden Forschung sei u. a. auf Fox (2019) und Janssen (2018) verwiesen. Alignment-Verfahren für Modelle der Item-Response-Theorie werden von Muthén und Asparouhov (2014) dargestellt.

Das Modell der konfirmatorischen Faktorenanalyse für ordinale Variablen entspricht dem Modell der konfirmatorischen Faktorenanalyse für kontinuierliche

Variablen, mit der Ausnahme, dass die abhängigen Variablen Y_{ig}^* nun latente kontinuierliche Antwortvariablen sind, die den kategorialen Variablen zugrunde liegen:

$$Y_{ig}^* = \alpha_{ig} + \lambda_{i1g} \cdot \eta_{1g} + \ldots + \lambda_{ijg} \cdot \eta_{jg} + \ldots + \lambda_{ikg} \cdot \eta_{kg} + \varepsilon_{ig}$$

Die kontinuierlichen Variablen Y_{ig}^* sind über eine Schwellenwertrelation mit den ordinalen beobachteten Variablen Y_{ig} verknüpft (Eid et al. 2017; Millsap und Yun-Tein 2004; Muthén 1983):

$$Y_{ig} = 0, \text{ falls } Y_{ig}^* \leq \kappa_{i1g}$$
$$Y_{ig} = s, \text{ falls } \kappa_{isg} < Y_{ig}^* \leq \kappa_{i(s+1)g}, \text{ für } 0 < s < w - 1$$
$$Y_{ig} = w, \text{ falls } \kappa_{i(w-1)g} < Y_{ig}^*$$

Mit κ_{isg} werden die $(w-1)$ Schwellenparameter bezeichnet, die die kontinuierliche Variable Y_{ig}^* in w Kategorien zerlegt. Den Kategorien werden die Werte 0, 1, ..., $w-1$ zugeordnet. Von den Variablen Y_{ig}^* wird angenommen, dass sie multivariat normalverteilt sind.

Die konfirmatorische Faktorenanalyse für ordinale Variablen wurde zu Strukturgleichungsmodellen für ordinale Variablen erweitert, was die Überprüfung derselben Fragestellungen wie im Falle kontinuierlicher beobachteter Variablen erlaubt. Im Multigruppenmodell können sowohl Hypothesen in Bezug auf die Messäquivalenz als auch Hypothesen zum Zusammenhang zwischen den latenten Variablen überprüft werden. In Bezug auf ordinale Variablen wird typischerweise nicht zwischen verschiedenen Stufen der Messinvarianz unterschieden. Messinvarianz ist dann gegeben, wenn folgende Bedingungen erfüllt sind (Millsap und Tein 2004):

1. Die Schwellenparameter κ_{isg} unterscheiden sich nicht zwischen den Gruppen.
2. Die Faktorladungen λ_{ijg} unterscheiden sich nicht zwischen den Gruppen.
3. Die Varianz-Kovarianz-Matrix der Residualvariablen ε_{ig} unterscheidet sich nicht zwischen den Gruppen.

Aus Gründen der Identifizierbarkeit müssen zusätzlich folgende Restriktionen vorgenommen werden:

1. Alle Achsenabschnitte α_{ig} müssen (in allen Gruppen) auf 0 fixiert werden.
2. Pro Faktor muss eine Faktorladung auf einen Wert größer als 0 (typischerweise 1) fixiert werden.
3. Die Varianzen der Residualvariablen ε_{ig} müssen auf einen Wert (typischerweise 1) fixiert werden.
4. In einer Gruppe, die als Referenzgruppe ausgewählt wurde, müssen die Erwartungswerte der Faktoren auf einen Wert (typischerweise 0) fixiert werden.

Ist Messinvarianz gegeben, können die Erwartungswerte der Faktoren zwischen den Gruppen verglichen werden und Zusammenhänge zwischen den Faktoren, denen nun in den verschiedenen Gruppen dieselbe psychometrische Bedeutung zukommt, analysiert werden.

Kategoriale beobachtete und kategoriale latente Variablen

Geht man davon aus, dass sowohl die beobachteten als auch die latenten Variablen kategorialer Natur sind, kann als Messmodell auf das Modell latenter Klassen (Latent-Class-Analyse, LCA) zurückgegriffen werden. In der Multigruppen-LCA wird angenommen, dass sich eine Gruppe (Nation) in eine begrenzte Anzahl von latenten Klassen einteilen lässt, die disjunkt und exhaustiv sind. Disjunkt bedeutet, dass eine Person einer und nur einer Klasse angehören kann. Unter exhaustiv versteht man, dass die gesamte Population in latente Klassen zerlegt wird. Jede latente Klasse ist durch die klassenbedingten Wahrscheinlichkeiten für die Antwortkategorien der beobachteten Variablen gekennzeichnet. Die latenten Klassen unterscheiden sich in den Wahrscheinlichkeitsprofilen für die Antwortkategorien der verschiedenen beobachteten Variablen. Alle Personen innerhalb einer Klasse weisen dieselben Kategorienwahrscheinlichkeiten auf. Zur formalen Definition des Multigruppen-LCA-Modells sei auf Eid (2019), Eid et al. (2003) sowie Kankaras et al. (2018) verwiesen. Mit der Multigruppen-LCA können in der kulturvergleichenden Forschung verschiedene Hypothesen untersucht werden (Eid 2019; Eid et al. 2003). So ist Messäquivalenz dann gegeben, wenn sich die klassenspezifischen bedingten Antwortwahrscheinlichkeiten zwischen den Nationen nicht unterscheiden. Darüber hinaus kann untersucht werden, ob die Klassen, die denselben Typus repräsentieren, in den verschiedenen Nationen denselben Umfang aufweisen (d. h., ob die Klassengrößen zwischen den Nationen gleich sind). Kankaras et al. (2018) zeigen darüber hinaus, wie durch spezielle Parametrisierungen des Multigruppen-LCA-Modells verschiedene Stufen der Messinvarianz definiert und geprüft werden können.

Es ist im Rahmen der LCA auch möglich, die Annahme der Messäquivalenz nur für einen Teil der Klassen zu spezifizieren, die dann in allen Nationen vorkämen und somit universell wären. Der andere Teil der Klassen, für den die Messäquivalenz nicht gültig wäre, wäre dann nationenspezifisch. Es ist darüber hinaus auch möglich, dass einzelne Klassen nur in einigen, nicht aber in allen Nationen vorhanden sind. Eid und Diener (2001) zeigen anhand eines Beispiels aus der kulturvergleichenden Emotionsforschung, wie diese verschiedenen Möglichkeiten gewinnbringend genutzt werden können. Mehrebenenmodelle der latenten Klassenanalyse (Multilevel LCA) erlauben es, Nationen in Bezug auf die Wahrscheinlichkeitsverteilung von latenten Klassen zu gruppieren und Cluster von Nationen zu finden, die sich in Bezug auf die Verteilung des latenten kategorialen Merkmals strukturell gleichen (Eid 2019; Vermunt 2003). Die Möglichkeiten und Grenzen der LCA für die kulturvergleichende Forschung diskutieren u. a. Eid (2019), Eid et al. (2003) sowie Kankaras et al. (2018). In linearen Multigruppen-Strukturgleichungsmodellen ist es inzwischen auch möglich, latente Klassenvariablen sowohl als abhängige Variablen als auch als unabhängige Variablen aufzunehmen, wodurch vielfältige Zusammenhangs- und Beeinflussungshypothesen im Kulturvergleich untersucht werden können.

Kontinuierliche beobachtete und kategoriale latente Variablen

Ist die latente Variable wie bei der LCA kategorial und sind die beobachteten Variablen jedoch kontinuierlich, ist das angemessene Verfahren die latente Profilanalyse (LPA). In der Multigruppenerweiterung wird wie bei der LCA angenommen, dass sich jede Gruppe (Nation) in eine Menge disjunkter Klassen vollständig zerlegen lässt. Die Klassen sind nun nicht durch klassenbedingte Wahrscheinlichkeiten für die einzelnen Antwortkategorien gekennzeichnet, sondern durch das Profil der Erwartungswerte der beobachteten Variablen. Messäquivalenz ist dann gegeben, wenn sich die latenten Klassen in ihren Erwartungswertprofilen zwischen den Gruppen (Nationen) nicht unterscheiden. Morin et al. (2016) zeigen, wie im Rahmen der Multigruppen-LPA verschiedene Stufen der Messinvarianz unterschieden werden können und schlagen vor, sechs verschiedene Stufen der Messinvarianz zu überprüfen. Olivera-Aguilar und Rikoon (2018) untersuchen anhand von Simulationsstudien, unter welchen Bedingungen Verletzungen der Messinvarianzannahme durch statistische Tests aufgedeckt werden können. Eine Anwendung der latenten Profilanalyse in der kulturvergleichenden Forschung ist z. B. die Arbeit von Matsunaga und Imahori (2009) zu Vorstellungen idealer familiärer Kommunikation in Japan und den USA.

2   Verfahren der Mehrebenenanalyse

Wie wir bisher gesehen haben, greift man auf die Multigruppenanalyse dann zurück, wenn wenige Nationen ausgewählt und verglichen werden sollen, um spezifische Unterschiede zwischen den ausgewählten Nationen zu untersuchen. Hat man hingegen viele Nationen, die man per Zufall ausgewählt hat, ist die Mehrebenenanalyse die Auswertungsmethode der Wahl. Wie bei den Multigruppenmodellen unterscheidet man zwei Klassen von Modellen, die wir getrennt darstellen werden, und zwar Modelle, die ausschließlich von beobachteten Variablen ausgehen, und Modelle, die auch latente Variablen umfassen.

2.1   Mehrebenenanalyse für beobachtete Variablen

Die Mehrebenenanalyse kann als eine Erweiterung der Allgemeinen und Generalisierten Linearen Modelle verstanden werden, in der nun zusätzlich die Abhängigkeiten zwischen den Individuen berücksichtigt werden, die derselben zufällig ausgewählten Gruppe angehören. Man unterscheidet verschiedene Ebenen der Stichprobenziehung. In der kulturvergleichenden Psychologie würde man zunächst aus der Population der Nationen eine Zufallsstichprobe von Nationen ziehen und dann innerhalb jeder einzelnen Nation eine Zufallsstichprobe von

Individuen. Die Individuen wären dann Elemente der Ebene 1 („level-1 units"), wohingegen die verschiedenen Nationen Elemente der Ebene 2 („level-2 units") wären. Wir werden uns auf den Fall kontinuierlicher abhängiger Variablen beschränken.

Anhand mehrebenanalytischer Modelle lassen sich verschiedene Fragestellungen der kulturvergleichenden Forschung untersuchen. Bezogen auf unser Beispiel der Bewertung einer Situation als ehrverletzend und der Intensität der Ärgerreaktion sind u. a. folgende Fragen interessant:

1. Wie hoch ist über alle Nationen hinweg der Einfluss der Bewertungsvariable auf die Ärgerreaktion?
2. Wie stark unterscheiden sich Nationen im Einfluss, den die Bewertungsvariable auf die Ärgerreaktion hat?
3. Ist der Einfluss der Bewertungsvariablen auf die Ärgerreaktion größer in Nationen, in denen der Ehrbedrohung eine größere Bedeutung für die Regulation sozialer Beziehungen zukommt, als in Nationen, in denen Ehrbedrohungen von geringerer Bedeutung sind?
4. Sind Nationen, in denen Personen im Mittel ehrbedrohende Situationen als stärker ehrbedrohend bewerten, auch Nationen, die sich durch stärkere Ärgerreaktionen auszeichnen?

Wir wollen die Grundidee der Mehrebenenanalyse zunächst anhand des Random-Coefficients-Modells vorstellen, um danach zu zeigen, wie unabhängige Variablen, die auf Nationenebene gemessen wurden, integriert werden können. Wir lehnen uns hierbei an die Notation von Eid et al. (2017) an.

Random-Coefficients-Modell

Im Random-Coefficients-Modell lassen sich Modelle für die verschiedenen Ebenen voneinander unterscheiden. Für den einfachsten Fall von zwei Ebenen mit Individuen (Ebene 1) geschachtelt in Nationen (Ebene 2) lassen sich ein Level-1-Modell und ein Level-2-Modell unterscheiden. Im Level 1-Modell wird die Regression einer abhängigen Variablen Y auf k unabhängige Variablen X innerhalb einer Nation g betrachtet. Bezeichnet m eine Person innerhalb einer Nation, so lässt sich das Level-1-Modell wie folgt definieren (Eid et al. 2017):

$$y_{mg} = \beta_{0g} + \beta_{1g} \cdot x_{1mg} + \beta_{2g} \cdot x_{2mg} + \ldots + \beta_{jg} \cdot x_{jmg} + \ldots + \beta_{kg} \cdot x_{kmg} + \varepsilon_{mg}$$

Dieses Modell entspricht einem Modell der multiplen Regressionsanalyse mit dem Unterschied, dass die Variablen und die Regressionsparameter mit einem Index g für Nation versehen sind. Dies bedeutet, dass sich die Regressionsparameter zwischen den Nationen unterscheiden dürfen. Die nationenspezifischen Regressionsparameter lassen sich wie folgt im Level-2-Modell zerlegen (Eid et al. 2017):

$$\beta_{0g} = \gamma_{00} + \upsilon_{0g}$$

$$\beta_{1g} = \gamma_{10} + \upsilon_{1g}$$

$$\beta_{2g} = \gamma_{20} + \upsilon_{2g}$$

$$\dots$$

$$\beta_{jg} = \gamma_{j0} + \upsilon_{jg}$$

$$\dots$$

$$\beta_{kg} = \gamma_{k0} + \upsilon_{kg}$$

In diesem Modell repräsentiert γ_{00} den erwarteten Wert für β_{0g} über alle Nationen hinweg und somit den erwarteten Achsenabschnitt des Regressionsmodells (mittlerer Achsenabschnitt). Da dieser Achsenabschnitt nicht von der Nation abhängt, handelt es sich um einen sog. *festen Effekt*. Ein Wert υ_{0g} bezeichnet die Abweichung des Achsenabschnitts einer Nation g vom erwarteten Achsenabschnitt γ_{00}. Da der Residualwert υ_{0g} von der zufällig ausgewählten Nation g abhängt, heißt er *zufälliger Achsenabschnitt* („random intercept"). Schwanken die Werte υ_{0g} zwischen den Nationen, so kennzeichnet die Varianz dieser Residualwerte das Ausmaß internationaler Unterschiede in den Achsenabschnitten.

In analoger Weise bezeichnet der Parameter γ_{10} den erwarteten Wert für β_{1g}. Ein Residualwert υ_{0g} entspricht der Differenz des Regressionsgewichts einer Level-2-Einheit vom erwarteten (mittleren) Regressionsgewicht. Somit ist γ_{10} wiederum ein fester Effekt und υ_{1g} ein *zufälliges Regressionsgewicht* („random slope"). Die Varianz der zufälligen Regressionsgewichte zeigt an, wie stark sich die Nationen in ihren Regressionsgewichten unterscheiden. Der Wert ε_{mg} ist der Residualwert eines Individuums m in einer Nation g (Level-1-Residuum). Bezogen auf unser Beispiel lässt sich anhand dieses Modells bspw. untersuchen, wie groß das Regressionsgewicht der Bewertungsvariablen im Allgemeinen ist (γ_{10}) und wie homogen die Nationen in Bezug auf das Regressionsgewicht sind (Schwankungen von υ_{1g}). Die Werte υ_{0g} und υ_{1g} sind Realisierungen von Zufallsvariablen, deren Varianzen und Kovarianzen in einer Varianz-Kovarianz-Matrix angeordnet werden können. Für den Fall einer unabhängigen Variablen ergibt sich:

$$\boldsymbol{\Sigma}_{\upsilon} = \begin{bmatrix} \sigma_{\upsilon_0}^2 & \sigma_{\upsilon_0 \upsilon_1} \\ \sigma_{\upsilon_0 \upsilon_1} & \sigma_{\upsilon_1}^2 \end{bmatrix}$$

Eine positive Kovarianz $\sigma_{\upsilon_0 \upsilon_1}$ zeigt bspw. an, dass Nationen, die einen größeren Achsenabschnitt aufweisen, auch tendenziell ein größeres Regressionsgewicht haben.

Das Level-1- und das Level-2-Modell lassen sich zu einem Gesamtmodell zusammenfügen, indem man die Level-2-Gleichungen in die Level-1-Gleichung einsetzt:

$$y_{mg} = \gamma_{00} + \gamma_{10} \cdot x_{1mg} + \gamma_{20} \cdot x_{2mg} + \dots + \gamma_{j0} \cdot x_{jmg} + \dots + \gamma_{k0} \cdot x_{kmg}$$

$$+ \upsilon_{0g} + \upsilon_{1g} \cdot x_{1mg} + \upsilon_{2g} \cdot x_{2mg} + \dots + \upsilon_{jg} \cdot x_{jmg} + \dots + \upsilon_{kg} \cdot x_{kmg} + \varepsilon_{mg}$$

Dieses Modell enthält sowohl die festen Effekte (alle γ_{j0}) als auch die zufälligen Effekte (Level-1-Residuum sowie Level-2-Residuen).

In der kulturvergleichenden Forschung ist man häufig nicht nur daran interessiert, ob sich die Nationen in den Achsenabschnitten und den Regressionsgewichten unterscheiden, sondern man möchte darüber hinaus wissen, worauf die Unterschiede zwischen den Nationen zurückgeführt werden können. Diese Frage kann man durch die Aufnahme von Level-2-Prädiktorvariablen überprüfen. Level-2-Prädiktorvariablen sind unabhängige Variablen, die Nationenmerkmale kennzeichnen. Diese werden wir mit Z notieren. Für den einfachsten Fall einer einzigen unabhängigen Level-2-Variablen lässt sich das Random-Coefficients-Modell wie folgt erweitern (Eid et al. 2017):

$$\beta_{0g} = \gamma_{00} + \gamma_{01} \cdot z_g + \upsilon_{0g}$$
$$\beta_{1g} = \gamma_{10} + \gamma_{11} \cdot z_g + \upsilon_{1g}$$

Mit γ_{00} wird der erwartete Wert von β_{0g} für den Fall $z_g = 0$ bezeichnet. γ_{01} spiegelt den Effekt der Level-2-Variablen wieder, d. h. die erwartete Veränderung in β_{0g}, wenn sich z_g um eine Einheit erhöht. Die Varianz der Residualwerte kennzeichnet den Anteil der Varianz zwischen den Nationen in den Achsenabschnitten, der nicht durch die unabhängige Variable Z erklärt werden kann. In entsprechender Weise lassen sich die Parameter γ_{10} und γ_{11} sowie die Residualwerte υ_{1g} interpretieren. Das heißt, bei dieser Modellerweiterung werden somit die Level-1-Regressionskoeffizienten regressiv zerlegt.

Setzt man nun dieses erweiterte Level-2-Modell in das Level-1-Modell ein, erhält man folgendes Gesamtmodell für den Fall einer unabhängigen Variable X auf Level 1 und einer unabhängigen Variablen Z auf Level 2 (Eid et al. 2017):

$$y_{mg} = \gamma_{00} + \gamma_{10} \cdot x_{mg} + \gamma_{01} \cdot z_g + \gamma_{11} \cdot x_{mg} \cdot z_g + \upsilon_{0g} + \upsilon_{1g} \cdot x_{mg} + \varepsilon_{mg}$$

An dem Ausdruck $\gamma_{11} \cdot x_{mg} \cdot z_g$ erkennt man, dass in diesem Modell eine Interaktion zwischen einer Level-1 Variablen (X) und einer Level-2 Variablen (Z) modelliert wird. Man nennt eine solche Interaktion eine *Cross-Level-Interaktion*. Bezogen auf unser Beispiel könnte es sich bei der Variablen Z um eine Variable handeln, die die Bedeutung von Ehrbedrohungen in einer Nation erfasst. Ist die Variable X die Bewertung einer Situation als ehrbedrohend, so würde ein positives Regressionsgewicht der Cross-Level-Interaktion anzeigen, dass der Einfluss der Bewertungsvariablen umso größer ist, je größer die Bedeutung der Ehrbedrohung in einer Nation ist.

Zur Frage der für einen bestimmten Typus von inhaltlicher Fragestellung geeigneten Zentrierungsart der unabhängigen Variablen auf Level 1 (Zentrierung auf den Gruppenmittelwert vs. Zentrierung auf den Gesamtmittelwert) verweisen wir auf den Artikel von Enders und Tofighi (2007). Mit spezifischen Fragen, die sich auf die Anwendung der Mehrebenenanalyse in der kulturvergleichenden Forschung beziehen, beschäftigt sich das Buch von van de Vijver et al. (2008).

2.2   Mehrebenenanalyse mit latenten Variablen

Wie regressionsanalytische Modelle setzen auch die im letzten Abschnitt behandelten mehrebenenanalytischen Modelle voraus, dass die unabhängigen Variablen messfehlerfrei gemessen wurden. Ist dies nicht der Fall, kann der Messfehler zur verzerrten Schätzung der Modellparameter und ihrer Standardfehler führen. Es ist daher auch in mehrebenenanalytischen Modellen sinnvoll, den Messfehler zu kontrollieren. Multilevel-Strukturgleichungsmodelle (Muthén 1994) erlauben eine Berücksichtigung des Messfehlers sowohl auf Ebene der Individuen als auch auf Ebene der Nationen. In Multilevel-Strukturgleichungsmodellen werden sowohl die Messmodelle als auch die Strukturmodelle auf den verschiedenen Ebenen getrennt spezifiziert und analysiert. Sie erlauben es, sowohl Beziehungen auf Ebene 1, also innerhalb von Nationen, als auch auf Ebene 2, also zwischen Nationen, vom Messfehler bereinigt zu analysieren und konfirmatorisch zu testen. Allerdings setzen Multilevel-Strukturgleichungsmodelle Messäquivalenz zwischen den Nationen voraus, ohne eine Möglichkeit zu bieten, diese zentrale Annahme empirisch zu testen (Selig et al. 2008).

3   Schlussfolgerungen

Inzwischen existieren vielfältige Modelle der Datenanalyse, die für die kulturvergleichende Forschung gewinnbringend genutzt werden können. Für den Vergleich spezifisch ausgewählter Nationen sind Modelle mit latenten Variablen derzeit die Modelle der Wahl, da sie einerseits erlauben, die Frage der Messäquivalenz statistisch zu testen, andererseits Artefakte, die durch den Messfehler erzeugt werden können, zu vermeiden. Moderne Ansätze erlauben es inzwischen, Messmodelle für kontinuierliche und kategoriale beobachtete und latente Variablen zu kombinieren, so dass mannigfaltige Möglichkeiten der Überprüfung von spezifischen Hypothesen ermöglicht werden. Diese können sich u. a. auf die Frage der vollständigen oder partiellen Messäquivalenz beziehen, das Aufdecken von universellen und kulturspezifischen Teilpopulationen und die Testung der Universalität versus Kulturspezifität von Zusammenhangs- und Beeinflussungsstrukturen. Auch existieren inzwischen Schätz- und Testmethoden, die herangezogen werden können, wenn verschiedene Verteilungsformen vorliegen. Je nachdem, welche Verteilungsvoraussetzungen vorliegen und auf welche Schätzmethoden zurückgegriffen wird, unterscheiden sich die Anforderungen an die geforderte Stichprobengröße (zum Überblick s. Eid et al. 2017). Darüber hinaus spielt bei der Bestimmung der Stichprobengröße die gewünschte Power eine Rolle. Zentral für die Multigruppenanalyse ist die Stichprobengröße innerhalb der Nationen.

Hat man viele Nationen untersucht und sieht man sie als eine Zufallsstichprobe aus der Population von Nationen an, so ist die Methode der Wahl die Mehrebenenanalyse. Die Stärke der Mehrebenenanalyse liegt darin, dass Unterschiede zwischen den Nationen durch nationenspezifische unabhängige Variablen (Nationenmerkmale) vorhergesagt werden können. Aufgrund der Zufallsziehung der Nationen stellen die

Regressionskoeffizienten Zufallsvariablen dar, deren Variation erklärt werden kann. Allerdings setzen mehrebenenanalytische Modelle implizit voraus, dass Messäquivalenz gegeben ist, was auch mittels Multilevel-Strukturgleichungsmodellen nicht getestet werden kann (Selig et al. 2008). Die einzige derzeit verfügbare Methode besteht darin, anhand der Multigruppenanalyse die Messäquivalenz zwischen Nationen zu untersuchen, obwohl die Multigruppenanalyse von anderen Annahmen (Nationen = fester Faktor) als die Mehrebenenanalyse ausgeht (Nationen = zufälliger Faktor). Eine Kombination beider Methoden derart, dass zunächst anhand von Multigruppenmodellen Messäquivalenzannahmen getestet und dann internationale Unterschiede anhand von Mehrebenenmodellen untersucht werden, scheint derzeit ein sinnvoller, wenn auch beim Vorliegen vieler Nationen womöglich wenig gangbarer Weg zu sein.

Während bei Multigruppenmodellen die Stichprobengrößen innerhalb von Nationen von großer Bedeutung für die Validität der Parameterschätzungen und der Modellüberprüfungskriterien sind, ist bei Mehrebenenmodellen die Stichprobengröße auf Ebene 2 (Nationen) von größerer Bedeutung. Die Stichprobengröße hängt zum einen davon ab, ob man akkurate Parameterschätzungen erhalten oder eine gewünschte Teststärke sicherstellen möchte, um einen Effekt aufzudecken. Darüber hinaus spielen die Komplexität des Modells, das analysiert werden soll, und die Erfüllung von Verteilungsannahmen eine Rolle. McNeish und Stapleton (2016) geben einen Überblick über die Ergebnisse von Simulationsstudien, die untersucht haben, unter welchen Bedingungen eine akkurate Parameterschätzung möglich ist. Sie zeigen, dass die notwendige Stichprobengröße von der zu schätzenden Parameterart abhängt. Ist man z. B. nur an festen Effekten von Level-1-Prädiktorvariablen interessiert, kann die Anzahl der Level-2-Einheiten deutlich geringer sein als wenn man an den zufälligen Effekten interessiert ist. Zur Analyse von festen Effekten auf Level 1 können – ihrem Überblick zufolge – unter Umständen schon 5 Level-2 Einheiten reichen, während feste Effekte auf Level 2 schon 15 Level-2-Einheiten erfordern. Ist man an Standardfehlern von Level-2-Varianzen interessiert, kann dies schon 50 Level-2-Einheiten notwendig machen. Bei Verletzung der Normalverteilungsannahmen der Level-2-Residualvariablen sind Simulationsstudien zufolge mindestens 100 Gruppen notwendig (Maas und Hox 2003, 2004, 2005). Ist man daran interessiert, Parameterschätzungen inferenzstatistisch abzusichern, werden typischerweise größere Stichproben gebraucht, um eine angemessene Teststärke zu erhalten (s. z. B. Bell et al. 2014). Die wenigen bisher durchgeführten Simulationsstudien zeigen, dass auch bei Multilevel-Strukturgleichungsmodellen mindestens 100 Gruppen benötigt werden (Hox und Maas 2001; Meuleman und Billiet 2009). Dadurch sind der Anwendung von Mehrebenen-Strukturgleichungsmodellen in der kulturvergleichenden Forschung Grenzen gesetzt. Hierbei muss allerdings beachtet werden, dass die benötigte Stichprobengröße aber immer auch von der Komplexität der betrachteten Modelle abhängt, so dass es sich bei der Planung einer groß angelegten kulturvergleichenden Studie anbieten würde, die benötigte Stichprobengröße zuvor anhand von Monte-Carlo-Simulationsstudien zu erkunden (Bandalos und Leite 2013; Muthén und Muthén 2002). Diese sollten auf dem zuvor spezifizierten Modell basieren und analysieren, wie groß die Stichprobengröße sein muss, damit die Schätz- und Testmethoden zu adäquaten Ergebnissen kommen. Darüber hinaus sollten anhand einer A-priori-Poweranalyse die optimale Stichprobengröße bestimmt werden (Hancock und French 2013). Dies gilt nicht nur für die Mehrebenenmodelle, sondern auch für die Multigruppenmodelle. Schließlich sollte untersucht werden, inwieweit moderne Resampling-Methoden wie das Bootstrapping herangezogen werden können, um auch bei kleineren Stichproben zu verlässlichen Schätzungen der Standardfehler und der Modellgütekoeffizienten zu kommen (Feskens und Hox 2018).

Literatur

Asparouhov, T., & Muthén, B. (2014). Multiple-group factor analysis alignment. *Structural Equation Modeling, 21*, 1–14.

Bandalos, D. L., & Leite, W. (2013). The use of Monte Carlo studies in structural equation modeling research. In G. R. Hancock & R. O. Mueller (Hrsg.), *Structural equation modeling: A second course* (2. Aufl., S. 625–666). Greenwich: Information Age Publishing.

Bartholomew, D. J., Knott, M., & Moustaki, I. (2011). *Latent variable models and factor analysis* (3. Aufl.). London: Arnold.

Bell, B. A., Morgan, G. B., Schoeneberger, J. A., Kromrey, J. D., & Ferron, J. M. (2014). How low can you go? An investigation of the influence of sample size and model complexity on point and interval estimates in two-level linear models. *Methodology European Journal of Research Methods for the Behavioral and Social Sciences, 10*, 1–11.

Cohen, J., Cohen, P., West, S. G., & Aiken, L. S. (2003). *Applied multiple regression/correlation analysis for the behavioral sciences*. Mahwah: Erlbaum.

Davidov, E., & Meuleman, B. (2019). Measurement invariance analysis using multiple group confirmatory factor analysis and alignment optimisation. In F. J. R. van de Vijver, F. Avvisati, E. Davidov, M. Eid, J.-P. Fox, N. le Donné, K. Lek, B. Meuleman, M. Paccagnella & R. van de Schoot (Hrsg.), *Invariance analysis in large-scale studies* (S. 13–20). OECD Education Working Papers No. 201. Paris: OECD.

Eid, M. (1995). *Modelle der Messung von Personen in Situationen*. Weinheim: PVU.

Eid, M. (2019). Multigroup and multilevel latent class analysis. In F. J. R. van de Vijver, F. Avvisati, E. Davidov, M. Eid, J.-P. Fox, N. le Donné, K. Lek, B. Meuleman, M. Paccagnella & R. van de Schoot (Hrsg.), *Invariance analysis in large-scale studies* (S. 70–90). OECD Education Working Papers No. 201. Paris: OECD.

Eid, M., & Diener, E. (2001). Norms for experiencing emotions in different cultures: Inter- and intranational differences. *Journal of Personality and Social Psychology, 81*, 869–885.

Eid, M., Langeheine, R., & Diener, E. (2003). Comparing typological structures across cultures by latent class analysis: A primer. *Journal of Cross-Cultural Psychology, 34*, 195–210.

Eid, M., Gollwitzer, M., & Schmitt, M. (2017). *Statistik und Forschungsmethoden* (5., korr. Aufl.). Weinheim: Beltz.

Enders, C. K., & Tofighi, D. (2007). Centering predictor variables in cross-sectional multilevel models: A new look at an old issue. *Psychological Methods, 12*, 121–138.

Feskens, R., & Hox, J. (2018). Multilevel structural equation modeling for cross-cultural research: Exploring resampling methods to overcome small sample size problems. In E. Davidov, P. Schmidt & J. Billiet (Hrsg.), *Cross-cultural analysis. Methods and applications* (2. Aufl., S. 347–362). New York: Routledge.

Fontaine, J. R. J. (2008). Traditional and multilevel approaches in cross-cultural research: An integration of methodological frameworks. In F. J. R. van de Vijver, D. A. van Hemert & Y. H. Poortinga (Hrsg.), *Multilevel analysis of individuals and cultures* (S. 65–92). New York: Erlbaum.

Fox, J.-P. (2019). Cross-cultural comparability in questionnaire scales: Bayesian marginal measurement invariance testing. In F. J. R. van de Vijver, F. Avvisati, E. Davidov, M. Eid, J.-P. Fox, N. le Donné, K. Lek, B. Meuleman, M. Paccagnella & R. van de Schoot (Hrsg.), *Invariance analysis in large-scale studies* (S. 36–69). OECD Education Working Papers No. 201. Paris: OECD.

Hancock, G. R., & French, B. F. (2013). Power analysis in covariance structure models. In G. R. Hancock & R. O. Mueller (Hrsg.), *Structural equation modeling: A second course* (2. Aufl., S. 117–159). Greenwood: Information Age Publishing.

Hox, J. J., & Maas, C. J. M. (2001). The accuracy of multilevel structural equation modeling with pseudobalanced groups and small samples. *Structural Equation Modeling, 8,* 157–174.

Janssen, R. (2018). Using a differential item functioning approach to investigate measurement invariance. In E. Davidov, P. Schmidt & J. Billiet (Hrsg.), *Cross-cultural analysis. Methods and applications* (S. 415–432). New York: Routledge.

Kankaras, M., Moors, G., & Vermunt, J. K. (2018). Testing for measurement invariance with latent class analysis. In E. Davidov, P. Schmidt & J. Billiet (Hrsg.), *Cross-cultural analysis. Methods and applications* (S. 393–419). New York: Routledge.

Lek, K., & van de Schoot, S. (2019). Bayesian approximate measurement invariance. In F. J. R. van de Vijver, F. Avvisati, E. Davidov, M. Eid, J.-P. Fox, N. le Donné, K. Lek, B. Meuleman, M. Paccagnella & R. van de Schoot (Hrsg.), *Invariance analysis in large-scale studies* (S. 21–35). OECD Education Working Papers No. 201. Paris: OECD.

Maas, C. J. M., & Hox, J. J. (2003). The influence of violations of assumptions on multilevel parameter estimates and their standard errors. *Computational Statistics & Data Analysis, 46,* 427–440.

Maas, C. J. M., & Hox, J. J. (2004). Robustness issues in multilevel regression analysis. *Statistica Neerlandica, 58,* 127–137.

Maas, C. J. M., & Hox, J. J. (2005). Sufficient sample sizes for multilevel modeling. *Methodology, 1,* 86–92.

Matsunaga, M., & Imahori, T. T. (2009). Profiling family communication standards: A U.S.-Japan comparison. *Communication Research, 36,* 3–31.

McNeish, D. M., & Stapleton, L. M. (2016). The effect of small sample size on two-level model estimates: A review and illustration. *Educational Psychology Review, 28,* 295–314.

Meuleman, B., & Billiet, J. (2009). A Monte Carlo sample size study: How many countries are needed for accurate multilevel SEM? *Survey Research Methodology, 3,* 45–58.

Millsap, R. E., & Meredith, W. (2007). Factorial invariance: Historical perspectives and new problems. In R. Cudeck & R. MacCallum (Hrsg.), *Factor analysis at 100: Historical developments and future directions* (S. 130–152). Mahwah: Lawrence Erlbaum Associates.

Millsap, R. E., & Tein, J.-Y. (2004). Assessing factorial invariance in ordered-categorical measures. *Multivariate Behavioral Research, 39,* 479–515.

Morin, A. J. S., Meyer, J. P., Creusier, J., & Biétry, F. (2016). Multiple-group analysis of similarity in latent profile solutions. *Organizational Research Methods, 19,* 231–254.

Muthén, B. (1983). Latent variable structural equation moderling with categorical data. *Journal of Econometrics, 22,* 48–65.

Muthén, B. (1994). Multilevel covariance structure analysis. *Sociological Methods & Research, 22,* 376–398.

Muthén, B., & Asparouhov, T. (2014). IRT studies of many groups: The alignment method. *Frontiers in Psychology, 5,* 978.

Muthén, L. K., & Muthén, B. O. (2002). How to use a Monte Carlo study to decide on sample size and determine power. *Structural Equation Modeling, 4,* 599–620.

Olivera-Aguilar, M., & Rikoon, S. H. (2018). Assessing measurement invariance in multiple-group latent profile analysis. *Structural Equation Modeling, 25,* 439–452.

Rost, J. (2004). *Lehrbuch Testtheorie – Testkonstruktion* (2., vollst. überarb. Aufl.). Bern: Huber.

Samejima, F. (1969). Estimation of ability using a response pattern of graded scores. *Psychometrika*, Monograph Supplement No. 17.

Selig, J. P., Card, N. A., & Little, T. (2008). Latent variable structural equation modeling in cross-cultural research: Multigroup and multilevel approaches. In F. J. R. van de Vijver, D. A. van

Hemert & Y. H. Poortinga (Hrsg.), *Multilevel analysis of individuals and cultures* (S. 93–119). New York: Erlbaum.

Takane, Y., & De Leeuw, J. (1987). On the relationship between item response theory and factor analysis of discretized variables. *Psychometrika, 52,* 393–408.

Van de Vijver, F. J. R., van Hemert, D. A., & Poortinga, Y. H. (Hrsg.). (2008). *Multilevel analysis of individuals and cultures.* New York: Erlbaum.

Vermunt, J. (2003). Multilevel latent class models. *Sociological Methodology, 33,* 213–239.

Widaman, K. F., & Reise, S. P. (1997). Exploring the measurement invariance of psychological instruments: Applications in the substance use domain. In K. J. Bryant, M. Windle & S. G. West (Hrsg.), *The science of prevention: Methodological advances from alcohol and substance abuse research* (S. 281–324). Washington, DC: American Psychological Association.

Evaluating Measurement Equivalence in Cross-Cultural Stress Research

Frederick T. L. Leong, Zornitsa Kalibatseva and Ajay Somaraju

Contents

Abstract

It is proposed that cultural validity is an essential element of the assessment of stress across cultures. The use of tests and measures needs to be evaluated in terms of their measurement equivalence. From the perspective of cross-cultural psychology, measurement equivalence needs to be examined in terms of linguistic equivalence, functional equivalence, conceptual equivalence and metric equivalence. The definitions, methods, and challenges of each of these equivalences are discussed in relation to the relevant measures and cross-cultural studies. Non-equivalence of the measures across these dimensions can affect both the assessment of stress and our conclusions regarding their antecedents and consequences. Finally, it is noted that there are two forms of validity related to tests and measures, namely internal validity and external validity. In examining the measurement equivalence of stress measures, this chapter deals mainly with the internal validity aspects.

F. T. L. Leong (✉)
Department of Psychology, Michigan State University, East Lansing, MI, USA
e-mail: fleong@msu.edu

Z. Kalibatseva
Stockton University, Galloway, NJ, USA
e-mail: Zornitsa.Kalibatseva@stockton.edu

A. Somaraju
Michigan State University, East Lansing, MI, USA
e-mail: somaraju@msu.edu

© Springer Fachmedien Wiesbaden GmbH, ein Teil von Springer Nature 2021
T. Ringeisen et al. (Hrsg.), *Handbuch Stress und Kultur*,
https://doi.org/10.1007/978-3-658-27789-5_13

Keywords

Cross-cultural · MGCFA · Measurement equivalence · Assessment of stress · Cultural validity

1   Introduction

The assessment of stress across cultures introduces similar challenges to clinical diagnosis across cultures. Garfield (1984) observed that validity had been a neglected issue because of the difficulties in securing adequate criteria for comparison and the absence of accepted criteria against which to evaluate clinical diagnoses. The lack of validity in clinical diagnosis has important consequences. Errors in diagnosis usually have costs associated with them either in the form of not receiving available treatment or receiving inappropriate treatment. Rosenhan's (1973) famous study with pseudopatients illustrating the lack of validity in clinical diagnosis also illustrates the costs of diagnostic errors. These pseudopatients were kept in psychiatric hospitals ranging from 7 to 52 days after totally relinquishing their *symptoms*. Despite these problems, the clinical diagnosis of psychological problems remains an important part of psychotherapy since it can serve as a valuable guide to treatment when it is performed reliably and accurately.

In addition to the lack of homogeneity, reliability, and validity in clinical diagnosis, there is a related, but often neglected problem of cultural validity. This problem involves the influence of cultural differences on the clinical diagnosis of psychopathology. Although intended primarily for cross-cultural psychopathology, the model of cultural validity (Leong and Kalibatseva 2016) has a great deal of relevance for the cross-cultural assessment of stress as well. Indeed, the clinical diagnosis of Post-Traumatic Stress Disorder (PTSD) spans the two related areas of psychopathology and psychological stress studies and exemplifies the need for cultural validity in stress research. In a recent article by Hinton and Lewis-Fernandez (2011), the authors addressed criticisms of PTSD as a culture-bound Western disorder. While the authors found that the construct of PTSD held cross-cultural validity, the indicators of PTSD (e.g., dreams, future-orientation) varied across cultures. Moreover, culture-specific syndromes influenced the salience and comorbidity of PTSD symptoms, suggesting that more attention be paid to the relationships between PTSD and other disorders.

Whether it is the clinical or non-clinical assessment of stress, ensuring cultural validity is still critical when assessing stress constructs across cultures. The issue of cultural validity in the assessment of stress would then include an exploration of errors and inaccuracies due to differences in culture, race, ethnicity or nationality. According to Anastasi (1976), the validity of a procedure concerns *what* the procedure measures and *how well* it does so (p. 134). Inasmuch as reliability is concerned with the consistency of a particular procedure, validity is concerned with its accuracy. The issue of cultural validity is therefore concerned with the accuracy of the assessment of stress across different cultural groups. To address this issue of the cultural validity of existing stress measures and problems in using them in cross-cultural stress research, we will discuss the challenges and recommendations related to the evaluation of measurement equivalence.

2   Evaluating Measurement Equivalence in Cross-Cultural Stress Research

Leong et al. (2010) suggested that one of the fundamental problems in cross-cultural research related to the measurement equivalence of the tests and measures we use. Hult et al. (2008) noted that elements of research designs do not always transfer across cultures. When measures are not equivalent across cultures, cross-group differences can reflect aspects of the measurement such as item interpretation, which are unrelated to the focal construct of stress (Vandenberg and Lance 2000; Drasgow 1984). Therefore, cross-cultural researchers need to be familiar with the various types of measurement equivalence and implement them in their studies.

In a chapter about methodology in cross-cultural psychology, Berry (1980) reviewed critical issues of comparability and equivalence. Berry argued that the demonstration of a dimensional identity or a common underlying process was a prerequisite in order to compare two phenomena. Establishing such a dimensional identity was possible by "demonstrating an underlying *universal* or by searching for *equivalences*" (Berry 1980, p. 8, italics in the original). Thus, the lack of measurement equivalence may pose a threat to cross-cultural validity.

Unfortunately, there are many reasons for measures being nonequivalent across cultures. Robert et al. (2006) outline several threats to measurement equivalence that can impact cross-cultural research. Specifically, these threats relate to differences in language, conceptualization, and measurement of latent constructs. Respectively, these threats occur when individuals misinterpret or do not understand survey items or instructions, when individuals do not conceptualize a construct in the same way, and when the levels or scale units of the survey differ across cultures. Byrne (2016) also describes three other biases that can occur during cross-cultural research. For example, there is construct bias, which can occur when measures do not assess the full range of construct-relevant behaviors across cultures. Furthermore, there is the issue of sample bias, whereby the sampled individuals (e.g., college students) do not accurately represent the cultural population of interest (van de Vijver and Leung 2011).

Finally, there can also be discrepancies in the development and administration of the measure, which will cause differences in interpretation of items across cultures as well (Byrne 2016). Integrating these typologies with earlier research (e.g., Johnson 1998), we describe four common criteria researchers must consider when evaluating the cultural validity of their measure: linguistic, functional, conceptual, and measurement equivalence. A note on differential use of terminology is needed here. In the field of cross-cultural psychology, measurement equivalence is used broadly to represented different types of equivalence such as linguistic equivalence, functional equivalence, conceptual equivalence and metric equivalence. Among measurement specialists, the term measurement equivalence is often used to refer to what cross-cultural psychologists refer to as metric equivalence. As cross-cultural psychologists, we believe that metric equivalence represents only one of the types of measurement equivalence. Therefore, we will continue to define each of the four major types of measurement equivalence and provide examples related to stress research.

2.1 Linguistic Equivalence

Linguistic equivalence refers to the translation of measures from one language to another and the preservation of the words' meaning in the second language. Simply translating a questionnaire has proved to be inadequate and insufficient for achieving linguistic equivalence. Over the past three decades, test translation and adaptation methodology has significantly evolved (International Test Commission [ITC] 2018). Subsequently, the back-translation method is more widely used in cross-cultural research. In order to verify whether the original meaning of the words is preserved, the measure is translated into a different language and then back-translated in the original language by a different translator who ideally has expertise in the two languages and cultures, the subject matter and test construction (TD-1, ITC 2018). The back-translated version is compared with the original version and any differences and inaccuracies are resolved on an item-by-item basis until consensus is reached among the translators.

A major obstacle in the advancement of methodologically sound cross-cultural research has been the lack of a *standard*, or conventional procedures for evaluating different types of measurement equivalence. The procedure of back-translation has been an exception for assessing linguistic or translational equivalence (Leong et al. 2010). The ITC (2018) guidelines for translation and adaptation of tests provide detailed explanations and suggestions for practice related to pre-condition, test development, confirmation (empirical analyses), administration, score scales and interpretation, and documentation. The identification and use of these recommended procedures for linguistic and other types of measurement equivalence is important for advancing the field of cross-cultural psychology and stress research.

2.2 Linguistic Equivalence and Stress

According to Sanchez et al. (2006), most stress research instruments were created in English and in Western countries (e.g., the United Kingdom, the United States, Canada). The authors provided some examples of measurement issues and language bias. An illustration of potential linguistic non-equivalence would be the translation of anchors for job stress questionnaires. For instance, when translating from English to Spanish "very much agree", "muy de acuerdo" captures the meaning. However, translating "slightly agree" is more difficult because there is no immediate synonym of the word "slightly" in Spanish (Sanchez et al. 2006).

Mimura and Griffiths (2008) validated the Japanese version of the Perceived Stress Scale (PSS). In their study, the researchers followed the European Research Group on Health Outcome recommendations (Meadows et al. 1996) and the International Test Commission Guidelines (van de Vijver and Hambelton 1996) for the translation of the English version of PSS. The authors described using a forward-backward translation procedure, where in Phase 1 four married couples of Japanese and British origin were asked to separately translate the original scale into Japanese and discuss the conceptual, semantic, and content equivalence between the two versions of the scale. With the help of one of the researchers, in Phase 2 a single version was created among the four couples and a fifth couple was asked to back-translate the Japanese version to English. Then, in Phase 3 five English native speakers compared the original scale and the back-translation for semantic inaccuracies. In Phase 4, one of the authors changed the Japanese expression of the distorted parts detected in Phase 3. The final version was re-translated into English by the couple from Phase 2 and checked for discrepancy by one of the participants in Phase 3.

Jun et al. (2018) developed a new shortened version of the Depression, Anxiety, and Stress Scale (DASS-21) in Korean and assessed it among Korean workers. The authors followed Beaton, Bombardier, Guillemin, and Ferraz' (2000) guidelines for adapting self-report measures cross-culturally. Jun et al. (2018) started out by (1) forward translation of DASS-21 (from English to Korean) by two bilingual Korean nationals residing in Australia. Only one of the translators had background in healthcare; thus, only partially following the ITC (2018) guidelines that all translators be familiar with the subject matter. The next step was to (2) synthesize the forward translation by comparing discrepancies and resolving them via discussion between the two translators and a recording observer to ensure agreement in the translated version. Next, (3) two professional interpreters in Korea completed the back translation (Korean to English). The original and new back-translated English versions were compared for accuracy and any discrepancies were corrected to ensure linguistic equivalence. Another back translation was undertaken by a third translator to evaluate the accuracy. At the next step, (4) an expert committee consisting of health professionals, linguistics expert, and all translators reviewed the new translation and resolved disparities through discussion and reaching consensus. In order to reach consensus, four considerations were important: "semantic equivalence (the meaning of the words), idiomatic equivalence (equivalent expression for idioms and colloquialisms), experiential equivalence (Korean cultural context), and conceptual equivalence (the validity of the concept)" (p. 95). Therefore, establishing linguistic equivalence is often the first step in the test translation and adaptation process and is intrinsically connected to all other types of equivalence.

Finally, the pre-final version of the Korean DASS-21 was tested in a pilot study with 34 participants from the target population. After completing the questionnaire online, each participant answered questions in a phone interview about each item's meaning and level of difficulty understanding the item. Based on this feedback, item #5 (initiative to do things) may have been misunderstood as *doing a new event* instead of *doing things*. However, the small number of participants who reported this item as ambiguous understood the meaning upon further explanation from the interviewer and agreed with its intended meaning. Therefore, the translated version was deemed acceptable. The study provided evidence for good internal consistency, item loadings consistent with the original DASS-21, and convergent validity (Jun et al. 2018).

2.3   Functional Equivalence

Functional equivalence refers to the ability of a construct in one culture to serve the same function in another culture. However, if the construct carries out a different or additional function, an issue of functional difference occurs. Functional equivalence is also associated with Cronbach and Meehl's (1955) concept of a nomological network of relations linked to construct validity. To illustrate this, an instrument demonstrates functional equivalence when the target measure and other constructs in the nomological network relate similarly across cultures. Leong et al. (2010) provided as example nudity, which may be strongly associated with embarrassment and shame in one culture but not in another as a result of functional difference.

Three ways to assess the functional equivalence of instruments have been listed: via cross-cultural criterion-related validity studies, via meta-analyses of effect sizes of these studies across cultures, and as a specific program of research (Leong et al. 2010). Evidence of criterion-related validity suggests the presence of functional equivalence. For example, if depression and suicide are related in one culture, they would be expected to correlate in another culture, too. Like criterion-related validity studies, concurrent validity studies can provide evidence for the functional equivalence of a target measure or a construct. For instance, the relationship of a new measure of perceived stress and the Perceived Stress Scale is expected to be the same cross-culturally. If a lack of consistency is observed, the functional equivalence of the new measure should be questioned. Meta-analyses of effect sizes across cultures also provide information about the functional equivalence of measures and variations in effect sizes may suggest functional differences. Lastly, researchers who encounter differences across cultures in the constructs they study may decide to devote their careers in understanding these variations.

2.4   Functional Equivalence and Stress

According to Sawang et al. (2010), past research evidence from studies conducted in Western countries suggests that coping strategies are related to stress levels. In a confirmatory factor analysis of the Way of Coping Checklist-Revised (WCCL-R) in five Asian countries, Sawang and colleagues found that two particular coping strategies, problem-focused coping and seeking social support, revealed a strong negative association with occupational stress levels across the five samples. This finding has been supported in previous studies and, thus, it could serve as evidence for the criterion-related validity and functional equivalence of the two WCCL-R subscales, problem-focused coping and seeking social support.

Nastasi et al. (2007) used a mixed-methods approach to examine how Sri Lankan adolescents understand and react to stress. The authors used factor analysis and qualitative data to construct a pilot assessment approach for the measurement of stress and coping reactions in this specific population. Interestingly, suicidal ideation in all of the used stressful scenarios loaded on the factor describing externalizing behaviors for adjustment difficulties. Thus, suicide in Sri Lankan culture may reflect an externalizing, acting-out, and antisocial behavior instead of an internalizing behavior typical of depression. This finding suggests that suicide may have a different function in Sri Lanka.

Finally, Klassen et al. (2010) examined the relationship among teachers' collective efficacy, job stress, collectivism, and job satisfaction among Canadian, South Korean, and U.S. teachers. Job stress was negatively correlated with job satisfaction in the U.S. and Canada but not in Korea. A multigroup path analysis showed that collectivism was significantly correlated with job satisfaction for Korean teachers but not for U.S. and Canadian teachers. In other words, North American teachers' perception of job stress may reduce their job satisfaction, whereas job stress did not have the same function for Korean teachers and collectivistic were positively associated with job satisfaction (Klassen et al. 2010).

2.5   Conceptual Equivalence

Past research has shown that culture shapes how information is interpreted, organized, and evaluated by its members (Nishida 1999), resulting in variations in cognitive schema between members of culturally different groups. For example, Goh and Park (2009) examined how culture influences visual perceptions using neuro-imaging techniques, and found Westerners to pay greater attention to foreground objects in the visual field, reflecting a tendency towards object-processing, when compared to East Asians who had a greater tendency towards holistic processing and attention to contextual features. Due to cross-cultural differences in cognitive schemas, as well as other cultural features, one cannot assume an equivalent conceptual frame of reference will be employed by members of different cultural groups.

The issue of differing conceptual frames of reference in measurement has been referred to by Usunier (1998) as *conceptual equivalence*. Broadly speaking, conceptual equivalence refers to the question, "do respondents from different cultures interpret a given measure in a conceptually similar manner?" (Vandenberg and Lance 2000, p. 5). According to Usunier (1998), conceptual non-equivalence may occur due to cross-cultural variations in the specific meaning of words, both literally and figuratively, sentence structure (i.e., how words are assembled), and culture-bound worldviews. From this perspective, importing concepts, and their associated measures, from one culture to another without carefully examining how concepts are understood by members of the recipient culture can result in culturally biased findings, especially when different language versions of a given instrument is used.

The goal of assessing conceptual equivalence is to determine whether a construct under investigation is conceptually understood in similar ways by both comparison groups. If conceptual meaning is determined to be similar, the concept is considered *etic*-based in that the construct has universal applicability. Usunier (1998) describes *trust* as a concept that has a similar core meaning (e.g., "reliance and confidence in people") across cultures, even though different facets of its core meaning are emphasized to a higher or lesser degree depending on the culture. For example, the *reliance on* aspect of *trust* has been found to be more emphasized in English definitions compared to definitions from German, French, and Japanese dictions.

In contrast to *etic*-based constructs, some concepts may be indigenous to a particular culture or *emic*-based, and cannot be understood without considering the historical and cultural context from which the concept arises. An example of an *emic*-based concept is the notion of *Haan* in Korean culture. The literal translation of *Haan* is *repressed anger*, but the true meaning of this concept is much more complex. Korean tendency to restrict their negative emotion can be explained by *Haan*. Korea has a long history of being invaded and occupied by neighboring countries due to its geographic location as a strategic military bridge between the Russia, China, and Japan. This sociopolitical climate made it dangerous for Koreans to openly express their grievances against the more powerful neighboring countries, which in turn elicited a constellation of shared feelings among Koreans comprised of suppressed anger, indignation, and despair. Despite the negative connotation of its literal translation, Koreans embrace *Haan* because it serves as a source of motivation to endure and persevere through hardships (Kim et al. 2006). Suffice to say, measuring *Haan* or any other *emic*-based construct without considering the cultural genesis of such constructs can result in insufficient conceptualizations of the constructs being measured.

While standard procedures and statistical methods exist to evaluate other forms of measurement equivalence, establishing conceptual equivalence is more complex and requires knowledge of the culture's conceptual frame of reference. Incorporating the notions of *etic* and *emic*, Usunier (1998) recommended one method to identify concepts that have conceptual equivalence across cultures by incorporating a cross-cultural research team and multiple languages in defining a construct. This procedure begins with researchers identifying a broad, *etic* concept that is believed to be universal to nearly all cultures. Next, native language speakers of the cultures under investigation are asked to generate an exhaustive list of words that relate to this concept from their cultural frame of reference. Third, the cross-cultural research team work together to identify the most frequently cited words related to the concept within the languages and cultures. Through a back-translation procedure, the words are translated into the same language. The words that appear more often would be considered to possess a lower degree of *emicity* and have greater cross-cultural applicability.

2.6 Conceptual Equivalence and Stress

The conceptual equivalence of stress across cultures has been examined by Laungani (1996) who stated that early conceptions of stress tended to be restrictive, reductionistic, and focused largely on physiological and neuro-physiological components of stress. However, more recent conceptual models of stress pay greater attention to the role of psychological factors consisting of multiple dimensions, such as 1) stressors and stressful life events, 2) behavioral and physiological responses, and 3) perceptual and cognitive appraisals of stress.

Using this general stress model as a framework, researchers have investigated how each dimension of stress may be defined similarly or differently across cultures. The dimensions of stress that are relevant and defined similarly across the cultural groups are considered *etic*-based. While the *etic*-based aspects of stress may be amenable to conceptual equivalence, Laungani (1996) warns against solely relying on *etic*-based measurements of stress that do not take into consideration the cultural context. To support this point, Laungani states that stress in traditional Indian culture is perceived in relation to two other indigenous concepts, *Klesha* – "life's unavoidable and inevitable vicissitudes" (p. 31) and *Dukha* – "the range of sorrowful experiences which individuals go through in the course of their interactions with the world around them" (p. 31). In traditional Indian culture, both concepts suggest that stressful life events are accepted as a fundamental aspect of the human condition. From this perspective, examining only *etic*-based conceptions of stress in cross-cultural comparisons, without *emic*-based within-group evaluations, may not fully capture how stress is experienced among traditional Indians.

To construct culture-specific measures of stress, several studies have applied a cultural adaptation model. For example, Laungani (1996) conducted a review of studies that utilized the U.S. based the Social Readjustment Rating Scale (Holmes and Rahe 1967) in India and found that these studies differentiated and retained the culturally relevant items, while the culturally irrelevant items were dropped and replaced by items relevant to Indian culture (e.g., stressful life events pertaining to tradition of dowries, extended family networks, and the caste system). In another study that examined stress measurement among Taiwanese elderly, Lin et al. (1996) identified common stressors among Taiwanese elders through interviews conducted in their native language, and identified stressors that were universal across cultures (e.g., changes in sleeping habits) and those that were culture specific to Taiwan (e.g., political issues). Following the interview stage, Lin and Snyder developed the Taiwanese Elderly Stressor Inventory that included items representing both universal and culture-specific stressors.

The cultural adaptation model has also been applied when examining diverse cultural groups within a country. In the U.S., Romero and Roberts (2003) adapted an existing stress scale for Hispanic adolescents by adding items that considered the bicultural context of stress, such as items related to intergenerational conflict, discrimination, monolingual stressors, and peer pressure. Another study created a culture-specific measure for Hispanics called the Hispanic Stress Inventory (Cervantes et al. 1990) by similarly including items representing common stressors among this cultural group. These *emic*-based measures may be used to better understand the culture-specific reasons for differences found between cultural groups using *etic*-based measures that are conceptually equivalent.

In a recent study related to conceptual equivalence in the measurement of PTSD, Hecker et al. (2016) found that pathological spirit possession is a broad explanatory framework for various subjectively mental and physical health problems, including but not limited to trauma-related disorders in the Eastern Democratic Republic of the Congo. Since spirit possession is a frequent phenomenon in war-torn countries and has been shown to be an idiom of distress including dissociative symptoms, the study sought to explore the subjective disease models and the relationship between pathological spirit possession and trauma-related disorders. The study found significant correlations between spirit possession over lifetime and PTSD symptom severity, feelings of shame and guilt, depressive symptoms, somatic complaints, and psychotic symptoms. In addition, spirit possession during the preceding 4 weeks was associated with PTSD symptom severity, impairment of psychosocial functioning, and psychotic symptom severity. Since spirit possession is not common in Western cultures, the authors suggest that understanding pathological spirit possession as a subjective disease model for PTSD should be part of a culturally sensitive treatment approaches for affected individuals. Hence, the Western model and measurement of PTSD may not be conceptually equivalent in cultures that include the common experience of spirit possession in relation to trauma.

2.7   Metric Equivalence

A primary objective of cross-cultural psychology is to identify distributional differences (e.g., mean, standard deviation) between cultural groups on a given construct that has been found to have conceptual equivalence. However, in order to make cross-group comparisons, researchers must first ensure that the psychometric properties (e.g., reliability and validity) of their instrument generalize across populations. In cross-cultural psychology, this is referred to as metric equivalence since it is concerned with scores on the test. In mainstream psychology, it is usually referred to as measurement equivalence which is too broad. From a cross-cultural perspective, measurement equivalence also includes issues of conceptual, functional and linguistic equivalence which all influences the quality of the measure. For present purposes, metric equivalence occurs when individuals from different subgroups who have equal standing on a latent trait show equal expected observed scores on a measure assessing that trait (Drasgow 1984).

Metric equivalence is often assessed using multiple-groups confirmatory factor analysis (MGCFA; Vandenberg and Lance 2000). In this approach, items are regressed onto a latent factor (Eq. 1), which produces a regression equation relating the observed item score (y) to the factor loadings (Λ), latent factor scores (ξ), item intercepts (τ), and error terms (ε).

For the item's observed score to be unbiased, each component (especially the factor loading and item intercept) should be equal across all cultural groups. If the components are equal across groups, then the only difference in observed item scores will be due to differences in the latent factor scores. However, if the components are not equivalent across groups, then differences in the observed item scores are confounded with differences in factor loadings and intercepts (Drasgow 1984). In this case, researchers will not be able to interpret differences in observed item scores across groups, because differences in item scores across groups will not accurately reflect differences in latent factor scores.

$$y = \tau + \Lambda\xi + \varepsilon \qquad (1)$$

Step 1: Establish Configural Equivalence. To test metric equivalence, researchers must engage in a sequence of tests, which we describe below. First, conceptual or configural equivalence is tested by estimating the factor structure and pattern of zero and non-zero item loadings across groups (Vandenberg and Lance 2000; Schmitt and Kuljanin 2008). If the constrained model fits worse than the unconstrained model, then the construct may not be conceptualized the same across cultures.

Step 2: Identify the Referent Item. After establishing configural equivalence, researchers need to fix a referent item's loading to be equal across groups for the purposes of model identification. To select the appropriate referent item, Stark et al. (2006) suggest that researchers should compare the model fit for a constrained-baseline model to that of an augmented model. In the constrained-baseline model, loadings and intercepts for all items are constrained to be equal across groups. In the augmented model, loadings and intercepts for all items, except for one item, are constrained to be equal. Put differently, in the augmented model, one item (e.g., Item 1) is freed, and the rest are constrained to be equal. Model fit between the constrained and augmented models is compared. If the augmented model does not fit worse than the constrained model, the item that is freed in the augmented model is a suitable referent. If the initial augmented model does fit worse, then the next item (e.g., Item 2) is freed, and the rest of the items are constrained. This process is repeated until a suitable referent item is identified.

Step 3: Establish Scalar Equivalence. Once the referent item is identified, researchers can move forward by testing scalar equivalence. Scalar equivalence is tested by constraining both the factor loadings and intercepts to be equal across cultures (Vandenberg and Lance 2000). If the constrained model fits worse than the unconstrained model, then the manifestation of the construct and the interpretation of the scale units differ across groups. In this case, the item scores and latent means are biased. It is important to note that metric equivalence is *only* established when scalar equivalence exists (Stark et al. 2006). Stark et al. (2006) suggest that to test equivalence, researchers utilize a free-baseline technique. In this approach, a completely unconstrained model is estimated. Then, a single item (in addition to the referent) is constrained to be equal across groups. This process is iterated across all items in the scale. For each constrained item, model fit is evaluated. If the constrained item produces a measurement model with an equivalent fit to the original unconstrained model, then that item is equivalent. The sequence of these steps is illustrated in Fig. 1.

2.8   Considerations During the Evaluation of Metric Equivalence

Evaluating Model Fit. To determine whether a constrained model (i.e., a model where an item has its loadings and intercepts fixed to be equal across groups) fits "worse" than the configural model, researchers need to assess changes in model fit

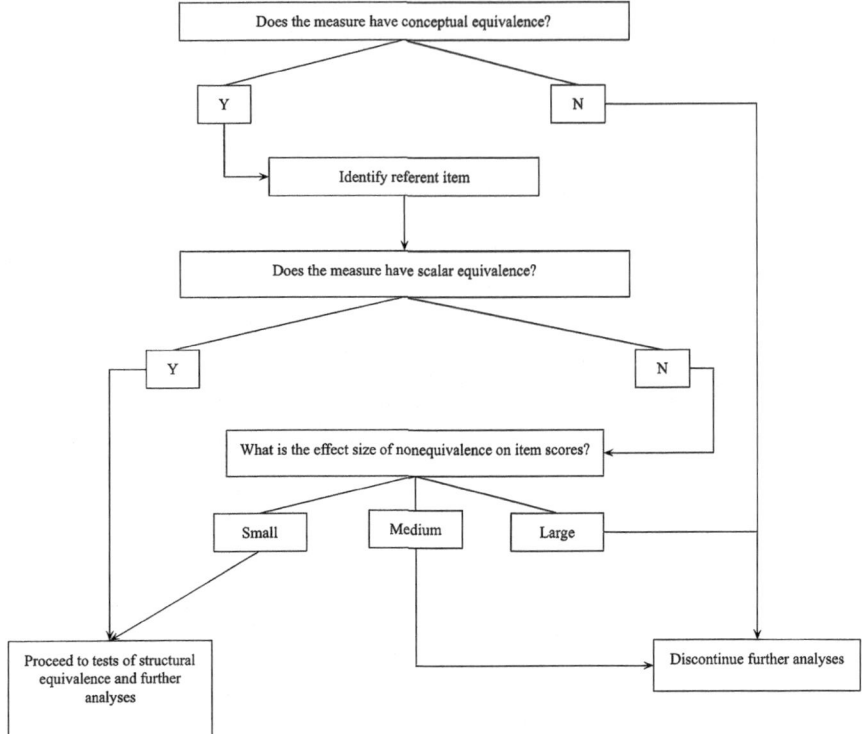

Fig. 1 Steps to assess metric equivalence

indices. Traditionally, changes in model fit have been evaluated using χ^2 tests. However, there have been a number of simulation studies which have suggested that the χ^2 test is not very useful, because it is highly sensitive to the sample size of the model (West et al. 2012). When sample sizes are large, the χ^2 test will show significant differences in model fit between the constrained and configural models, even when the differences are trivial. For this reason, many researchers have advocated for the use of the Comparative Fit Index (CFI) in assessing changes to model fit (Cheung and Rensvold 2002; Meade et al. 2008; Chen 2007). Specifically, Meade et al. (2008) showed that a 0.002 decrease in CFI from the unconstrained to constrained model was the best approach for detecting nonequivalence.

Estimating the Effect Size of Nonequivalence. Finally, when nonequivalence is found, researchers should estimate the extent of the nonequivalence in an item to determine whether the amount of nonequivalence biases parameter estimates (Nye and Drasgow 2011). One effect size statistic of nonequivalence is dMACS. To calculate this effect size, researchers should first estimate a configural model, calculate pooled standard deviations for each item, and plug values from both into the dMACS program provided by Nye and Drasgow (2011). Generally, nonequivalence effect sizes of 0.4, 0.6, and 0.8 respectively suggest small, medium and large effects on study results (Nye et al. 2019). Note that dMACS offers estimates of nonequivalence at both the item and scale level. It can be the case that bias at the item level cancels itself out at the scale level. In other words, some items may favor one group and other items may favor the other group. In such an instance, the aggregate scale score may be unbiased.

2.9   Structural Equivalence

While metric equivalence focuses item-construct relationships, structural equivalence focuses on cross-construct relationships (Nye et al. 2010). Although traditionally the two have been described together, we describe them separately because the sequence of tests is important. Structural equivalence should *only* be tested once metric equivalence is established (Drasgow 1984). Nonequivalence in the measurement model can lead to biased estimates in the structural model, which will either inflate or decrease the relationships at the structural level. As a result, without metric equivalence, differences in the structural model are uninterpretable across cultural groups. However, if metric equivalence exists, then researchers can test structural equivalence by constraining different components of the structural model to be equal across groups. These components include latent factor variances and covariances, latent factor means, and the relationships between the latent factor (e.g., stress) and external variables (e.g., occupation). The latter component is the same as *functional equivalence*, which was described earlier. When testing equivalence across each of these structural components, the fit of the constrained model is compared to the fit of the scalar equivalence model.

2.10   Measurement Equivalence, Structural Equivalence, and Stress

Due to recent developments of metric equivalence methodologies (e.g., Vandenberg and Lance 2000), more studies investigating the metric equivalence of stress measures across different populations is needed. A literature search revealed that the majority of existing studies examining stress measures have conducted confirmatory factor analyses to investigate measurement invariance, and structural equation modeling has been used to investigate structural invariance. A summary of metric equivalence studies for three commonly used stress measures is provided in the following section.

Response to Stress Questionnaire (RSQ). The metric equivalence of the Response to Stress Questionnaire (Connor-Smith et al. 2000) was investigated by several studies that examined psychometric properties of scale between Native American adolescents (Wadsworth et al. 2004), and Spanish and White American college students (Connor-Smith and Calvete 2004). These studies found that the original five-factor structure, consisting of primary control engagement coping, secondary control engagement coping, disengagement coping, involuntary engagement, and involuntary disengagement fitted the data for each cultural group (i.e., configural and metric invariance). Furthermore, the studies found that a similar pattern of factor covariance (i.e., invariant factor variances) fitted the data from the different populations based on several model fit indices. Consistent with theory, Wadsworth et al. (2004) found that the RSQ was positively related to depression for the Native American group lending support for the validity of the scale for this population. Finally, the internal consistency values were adequately high for each group indicating that the scale may be reliable for these groups (i.e., invariant uniqueness).

COPE. A confirmatory factor analysis was also employed by Prelow et al. (2000) to investigate the metric equivalence of the COPE (Carver et al. 1989) between White middle-class divorced models with low income and Mexican American and Mexican immigrant mothers. The study found that the variance-covariance matrices between the groups were equivalent using a Box's M test for all subscales (i.e., invariant covariance). The study also investigated configural, metric, and scalar invariance by first testing if a hypothesized factor structure fit for each ethnic group, then examining the equivalence of factor loadings across the groups, and finally examining the equivalency of factor intercepts. This procedure revealed that seven of the 12 COPE subscales were measuring the same constructs across the groups. The study investigated equivalency of factor intercepts for only the subscales that had equivalent factor loadings and found that none of the of the seven subscales had equivalent intercepts, suggesting that the magnitude of the construct based on a factor score is different across groups. The study also examined structural invariance by investigating the relationship between factors, and found that the relationship (e. g., invariant factor covariance) of active coping and positive reinterpretation and between active coping and acceptance was stronger for the Mexican mothers.

Perceived Stress Scale (PSS). Preliminary metric equivalence analyses were conducted on the Perceived Stress Scale (Cohen et al. 1983) by Mimura and Griffiths (2004) who examined the factor structure of the original English version of the scale based on data from native Englanders from London and a Japanese version of the scale based on Japanese native speakers from Japan. The study found that the factor structure and pattern of factor loadings was similar to the one found in a previous PSS factor analytic study (Hewitt et al. 1992). Mimura and Griffiths (2004) found high internal consistency values across the two groups (i.e., invariant uniqueness) and an equivalent factor structure. In another study, internal consistency and concurrent validity of the European Spanish version of the PSS was examined by Remor (2006) among a sample consisting of four different groups: parents of chronically-ill children, substance abusers, undergraduate students, and HIV-positive individuals. The study found adequate reliability across the groups and concurrent validity in relation to distress and anxiety. The factor structure of the European Spanish version of the PSS was examined on a sample from Mexico and was found to corroborate the original two factor structure (Ramirez and Hernandez 2007).

Depression Anxiety Stress Scale-21 (DASS-21). Several recent studies examined the metric equivalence of stress and anxiety measures across cultures. Oei et al. (2013) examined the metric equivalence of the Depression Anxiety Stress Scale 21 (DASS-21) across several cultures. The DASS-21 is a well-established instrument for measuring depression, anxiety, and stress with good reliability and validity reported from Hispanic American, British, and Australian adults. It had not yet been validated with Asian populations. Concerned with how Western-based clinical measures used with Asian samples without appropriate validation can create problems, the authors conducted a series of test to examine the measurement equivalence of the DASS-21. They performed factor analyses followed by multigroup analysis across six nations to evaluate the consistency of the measure. These nations included Indonesia, Malaysia, Singapore, Sri Lanka, Thailand, and Taiwan. Based on these analyses, they presented a revised DASS-18 stress scale with fewer items and a cleaner factorial structure. The authors argued that the revised scale which had smaller interfactor correlations are more suitable for Asian populations.

Another study also examined metric equivalence of the Depression Anxiety Stress Scale-21 (DASS-21) in China. In their Study 1, Wang et al. (2016) administered the DASS-21 to 1,815 Chinese college students and found acceptable internal consistency indices (Cronbach's alpha) for the Depression, Anxiety, and Stress subscales as well as the total DASS. Test–retest reliability over a 6-month interval was 0.39–0.46 for each of the 3 subscales and 0.46 for the total DASS. Confirmatory factor analyses supported the original 3-factor model with 1 minor change (with a non normed fit index [NNFI] = 0.964, comparative fit index [CFI] = 0.968, and root mean square error of approximation [RMSEA] = 0.079). In Study 2, the authors examined the clinical utility of the Chinese DASS-21 in 166 patients with schizophrenia and 90 matched healthy controls. Patients had higher Depression and Anxiety, but not on subscale scores, when compared to healthy controls. A discriminant function composed of the linear combination of 3 subscale scores correctly discriminated 69.92% of participants. The author concluded that their findings supported the cross-cultural validity and equivalence of the DASS-21 for use in China.

In another study of a stress measure, Toderi et al. (2013) used multiple-group confirmatory factor analysis to investigate the measurement equivalence of the Italian version of the Health and Safety Executive Stress Indicator Tool. The HSE is a short questionnaire developed in the UK for the screening of common psychosocial risk factors leading to work-related stress. Based on two samples of workers (1,298 Italian employees and 7,589 UK employees) a 7-factor solution of the Indicator Tool was found to be equivalent across the Italian and UK samples. Furthermore, the analyses supported factor variance and factor covariance equivalence in addition to metric equivalence. The Indicator Tool subscales also showed significant correlations in the expected direction with stress-related outcomes.

Liu et al. (2018) examined the measurement equivalence of the Organizational Stressor Indicator for Sport Performers (OSI-SP) translated into Chinese and used in a sample in Taiwan. Study 1 examined the psychometric properties of the items and the underlying structure of the translated Chinese OSI-SP whereas Study 2 used confirmatory factor analysis to examine the factorial structure and examined measurement invariance across genders. In Study 3, the concurrent and discriminant validity via correlations among the Chinese OSI-SP, coping self-efficacy, perceived stress, and burnout were evaluated in relation to criterion validity. Across these phases, results indicated that a 5-factor, 16-item Chinese OSI-SP had adequate factor structure, measurement invariance, criterion validity, and reliabilities. The authors concluded that future studies could use this revised Chinese OSI-SP in Taiwan and other Chinese athletic settings.

In general, it appears that more and more studies have been investigating the metric equivalence of stress measures across cultures. However, most of these studies do not follow the systematic approach to evaluating metric equivalence as recommended by either Vandenberg and Lance (2000) or Schmitt and Kuljanin (2008). Hence, there has been some progress in attention to this aspect of measurement equivalence but the picture emerging is not a comprehensive one because only one or two types of equivalence are usually examined (e.g., scalar or configural).

3 Conclusion

In this chapter, we have identified and discussed the challenges of evaluating and establishing measurement equivalence in cross-cultural research on stress. In an earlier review of measurement equivalence research on racial and ethnic minority groups, Leong et al. (2010) had also pointed out that linguistic equivalence has received the most attention and that the back translation method has come close to becoming a *standard procedure* and technique of choice in cross-cultural research (Brislin 1970, 1980). The most recent ITC Guidelines (2018) provide detailed steps for translation and adaptation of tests. Employing these recommended procedures in cross-cultural stress research will help to ensure linguistic, functional, conceptual, and metric equivalence.

Lately, metric equivalence has also received considerable attention and the integrated approaches of Stark et al. (2006) and Vandenberg and Lance (2000) appear quite promising. Unfortunately, such standard operating procedures or best practices are relatively underdeveloped for functional and conceptual equivalence which will require more attention in future research. In order to advance sound cross-cultural research, we need to identify standard procedures or best practices for establishing for all four major types of equivalence.

From linguistic to functional and from conceptual to metric equivalence, problems created by the nonequivalence along any one of these dimensions can threaten the validity and utility of our research findings in stress research. At the same time, it is important to note that measurement equivalence is only one dimension of cultural validity; there are others. Cultural validity refers to "the effectiveness of a measure … to address the existence and importance of essential cultural factors." (p. 58; Leong and Kalibatseva 2016). Leong and Kalibatseva (2016) examined threats to cultural validity in clinical diagnosis and assessment, which may be relevant to stress research, too. For example, there may be pathoplasticity of stress as stress may present differently based on the cultural context. Similarly, cultural factors (e.g., collectivism, acculturation) may influence the presentation of stress (Leong and Kalibatseva 2016). Other challenges to cultural validity in stress research include exporting Eurocentric measures to non-European contexts and missing culture-specific or emic elements in our models. Therefore, Cheung et al. (2011) recommended the use of indigenous psychologies and the combined etic-emic approach as they bring an important value in cross-cultural research.

Finally, it is important to note that there are two main forms of validity, namely internal validity and external validity. Internal validity is primarily concerned with the internal structure of a test such as its metric equivalence (e.g., configural, scalar, structural equivalences). In structural equations modeling (SEM) paradigm this is referred to as the measurement model. External validity is concerned with external aspects of the tests such as its concurrent, predictive or criterion-related validity. Our present discussion of measurement equivalence in the measurement of stress has addressed primarily internal validity. Both internal and external validity are important aspects of psychological tests and measures.

References

Anastasi, A. (1976). *Psychological testing* (4. Aufl.). New York: Macmillan.

Beaton, D. E., Bombardier, C., Guillemin, F., & Ferraz, M. B. (2000). Guidelines for the process of cross-cultural adaptation of self-report measures. *Spine, 25,* 3186–3191.

Berry, J. W. (1980). Introduction to methodology. In H. Triandis & J. Berry (Eds.), *Handbook of cross-cultural psychology: Vol. 2. Methodology* (pp. 1–28). Boston: Allyn and Bacon.

Brislin, R. (1970). Back translation for cross-cultural research. *Journal of Cross-Cultural Psychology, 1,* 185–216.

Brislin, R. (1980). Translation and content analysis of oral and written materials. In H. Triandis & J. Berry (Eds.), *Handbook of cross-cultural psychology: Vol. 2. Methodology* (pp. 389–444). Boston: Allyn and Bacon.

Byrne, B. M. (2016). Adaptation of assessment scales in cross-national research: Issues, guidelines, and caveats. *International Perspectives in Psychology: Research, Practice, Consultation, 5,* 51–65.

Carver, C. S., Scheier, M. F., & Weintraub, J. K. (1989). Assessing coping strategies: A theoretically based approach. *Journal of Personality and Social Psychology, 58,* 844–854.

Cervantes, R. C., Padilla, A. M., & Salgado de Snyder, N. (1990). Reliability and validity of the Hispanic Stress Inventory. *Hispanic Journal of Behavioral Sciences, 121,* 76–82.

Chen, F. F. (2007). Sensitivity of goodness of fit indexes to lack of measurement invariance. *Structural Equation Modeling: A Multidisciplinary Journal, 14*(3), 464–504.

Cheung, G. W., & Rensvold, R. B. (2002). Evaluating goodness-of-fit indexes for testing measurement invariance. *Structural Equation Modeling: A Multidisciplinary Journal, 9*(2), 233–255.

Cheung, F. M., van de Vijver, F. J. R., & Leong, F. T. L. (2011). Toward a new approach to the study of personality in culture. *American Psychologist, 66,* 593–603.

Cohen, S., Kamarck, T., & Mermelstein, R. (1983). A global measure of perceived stress. *Journal of Health and Social Behavior, 24,* 385–396.

Connor-Smith, J., & Calvete, E. (2004). Cross-cultural equivalence of coping and involuntary responses to stress in Spain and the United States. *Anxiety, Stress, and Coping, 17,* 163–185.

Connor-Smith, J. K., Compas, B. E., Wadsworth, M. E., Thomsen, A. H., & Saltzman, H. (2000). Responses to stress in adolescence: Measurement of coping and involuntary responses to stress. *Journal of Consulting and Clinical Psychology, 68,* 976–992.

Cronbach, L. J., & Meehl, P. E. (1955). Construct validity in psychological tests. *Psychological Bulletin, 52*(4), 281–302.

Drasgow, F. (1984). Scrutinizing psychological tests: Measurement equivalence and equivalent relations with external variables are the central issues. *Psychological Bulletin, 95*(1), 134–135. https://doi.org/10.1037/0033-2909.95.1.134.

Garfield, S. (1984). Methodological problems in clinical diagnosis. In H. E. Adams & P. B. Sutker (Eds.), *Comprehensive handbook of psychopathology* (pp. 27–44). New York: Plenum.

Goh, J. O., & Park, D. C. (2009). Culture sculpts the perceptual brain. *Progress in Brain Research, 178*, 95–111.

Hecker, T., Barnewitz, E., Stenmark, H., & Iversen, V. (2016). Pathological spirit possession as a cultural interpretation of trauma-related symptoms. *Psychological Trauma: Theory, Research, Practice, and Policy, 8*, 468–476.

Hewitt, P. L., Flett, G. L., & Mosher, S. W. (1992). The Perceived Stress Scale: Factor structure and relation to depression symptoms in a psychiatric sample. *Journal of Psychopathology and Behavioral Assessment, 14*, 247–257.

Hinton, D. E., & Lewis-Fernández, R. (2011). The cross-cultural validity of posttraumatic stress disorder: implications for DSM-5. *Depression and Anxiety, 28*(9), 783–801.

Holmes, T. H., & Rahe, R. H. (1967). The social readjustment rating scale. *Journal of Psychosomatic Research, 11*, 213–218.

Hult, G. T. M., Ketchen, D. J. Jr, Griffith, D. A., Finnegan, C.A., Gonzalez-Padron, T., Harmancioglu, N., Huang, Y., Talay, M. B., & Cavusgil, S. T. (2008). Data equivalence in cross-cultural international business research: Assessment and guidelines. *Journal of International Business Studies, 39*(6), 1027–1044.

International Test Commission (2018). ITC guidelines for translating and adapting tests. *International Journal of Testing, 18*, 101–134.

Johnson, T. P. (1998). Approaches to equivalence in cross-cultural and cross-national survey research. ZUMA-Nachrichten Spezial Band 3: Cross-Cultural Survey Equivalence. Retrieved Feb 9, 2002, from https://www.ssoar.info/ssoar/handle/document/49730

Jun, D., Johnston, V., Kim, J.-M., & O'Leary, S. (2018). Cross-cultural adaptation and validation of the Depression, Anxiety and Stress Scale-21 (DASS-21) in the Korean working population. *Work: Journal of Prevention, Assessment & Rehabilitation, 59*(1), 93–102.

Kim, I., Kim, L. I. C., & Kelly, J. G. (2006). Developing cultural competence in working with Korean immigrant families. *Journal of Community Psychology, 34*(2), 149–165.

Klassen, R. M., Usher, E. L., & Bong, M. (2010). Teachers' collective efficacy, job satisfaction, and job stress in cross-cultural context. *Journal of Experimental Education, 78*(4), 464–486.

Laungani, P. (1996). Cross-cultural investigations of stress: Conceptual and methodological considerations. *International Journal of Stress Management, 3*, 25–35.

Leong, F. T. L., & Kalibatseva, Z. (2016). Threats to cultural validity in clinical diagnosis and assessment: Illustrated with the case of Asian Americans. In N. Zane, G. Bernal, & F. T. L. Leong (Eds.), *Culturally informed evidence nased practices for ethnic minorities: Challenges and solutions* (pp. 57–74). Washington, DC: American Psychological Association.

Leong, F. T. L., Leung, K., & Cheung, F. M. (2010). Integrating cross-cultural psychology research methods into ethnic minority psychology. *Cultural Diversity and Ethnic Minority Psychology, 16*(4), 590–597.

Lin, L.-C., Snyder, M., & Egan, E. C. (1996). The development of the Taiwanese Elderly Stressor Inventory. *International Journal of Nursing, 33*, 29–36.

Liu, H. Y., Lu, F. J. H., Zhang, X., Gill, D. L., Chiu, Y. H., & Chan, S. W. (2018). Cross-cultural adaptation of the Organizational Stressor Indicator for Sport Performers (OSI-SP) in Taiwan. *Measurement in Physical Education and Exercise Science, 22*, 263–274.

Meade, A. W., Johnson, E. C., & Braddy, P. W. (2008). Power and sensitivity of alternative fit indices in tests of measurement invariance. *Journal of Applied Psychology, 93*(3), 568.

Meadows, K., Bentzen, N., & Touw-Otten, F. (1996). Cross-cultural issues: An outline of the important principles in establishing cross-cultural validity in health outcome assessment. In A. Hutchinson, N. Bentzen, & C. König-Zahn (Eds.), *Cross cultural health outcome assessment: A user's guide* (pp. 34–40). Odense: European Research Group on Health Outcomes.

Mimura, C., & Griffiths, P. (2004). A Japanese version of the Perceived Stress Scale: Translation and preliminary test. *International Journal of Nursing Studies, 41*, 379–385.

Mimura, C., & Griffiths, P. (2008) A Japanese version of the perceived stress scale: Cross-cultural translation and equivalence assessment. *BMC Psychiatry, 8*, Article 85.

Nastasi, B. K., Hitchcock, J. H., Burkholder, G., Varjas, K., Sarkar, S., & Jayasena, A. (2007). Assessing adolescents' understanding of and the reactions to stress in different cultures: Results of a mixed-methods approach. *School Psychology International, 28*(2), 163–178.

Nishida, H. (1999). A cognitive approach to intercultural communication based on schema theory. *International Journal of Intercultural Relations, 23*, 753–777.

Nye, C. D., & Drasgow, F. (2011). Effect size indices for analyses of measurement equivalence: Understanding the practical importance of differences between groups. *Journal of Applied Psychology, 96*(5), 966.

Nye, C. D., Brummel, B. J., & Drasgow, F. (2010). Too good to be true? Understanding change in organizational outcomes. *Journal of Management, 36*(6), 1555–1577.

Nye, C. D., Bradburn, J., Olenick, J., Bialko, C., & Drasgow, F. (2019). How big are my effects? Examining the magnitude of effect sizes in studies of measurement equivalence. *Organizational Research Methods, 22*(3), 678–709.

Oei, T. P. S., Sawang, S., Goh, Y. W., & Mukhtar, F. (2013). Using the Depression Anxiety Stress Scale 21 (DASS-21) across cultures. *International Journal of Psychology, 48*, 1018–1029.

Prelow, H. M., Tein, J.-Y., Roosa, M. W., & Wood, J. (2000). Do coping styles differ across socio-cultural groups? The role of measurement equivalence in making this judgment. *American Journal of Community Psychology, 28*, 225–244.

Ramirez, M. T. G., & Hernandez, R. L. (2007). Factor structure of the Perceived Stress Scale (PSS) in a sample from Mexico. *Spanish Journal of Psychology, 10*, 199–206.

Remor, E. (2006). Psychometric properties of a European Spanish version of the Perceived Stress Scale (PSS). *The Spanish Journal of Psychology, 9*, 86–93.

Robert, C., Lee, W. C., & Chan, K. Y. (2006). An empirical analysis of measurement equivalence with the indcol measure of individualism and collectivism: Implications for valid cross-cultural inference. *Personnel Psychology, 59*(1), 65–99.

Romero, A. J., & Roberts, R. E. (2003). Stress within a bicultural context for adolescents of Mexican descent. *Cultural Diversity and Ethnic Minority Psychology, 9*, 171–184.

Rosenhan, D. L. (1973). On being sane in insane places. *Science, 179*, 250–258.

Sanchez, J. I., Spector, P. E., & Cooper, C. L. (2006). Frequently ignored methodological issues in cross-cultural stress research. In P. T. P. Wong & L. C. J. Wong (Eds.), *Handbook of multicultural perspectives on stress and coping* (pp. 187–201). New York: Springer.

Sawang, S., Oei, T. P. S., Goh, Y. W., Mansoer, W., Markhum, E., & Ranawake, D. (2010). Confirmatory factor analysis of the Way of Coping Checklist-Revised (WCCL-R) in the Asian context. *Applied Psychology: An International Review, 59*(2), 202–219.

Schmitt, N., & Kuljanin, G. (2008). Measurement invariance: Review of practice and implications. *Human Resource Management Review, 18*, 210–222.

Stark, S., Chernyshenko, O. S., & Drasgow, F. (2006). Detecting differential item functioning with confirmatory factor analysis and item response theory: Toward a unified strategy. *Journal of Applied Psychology, 91*(6), 1292.

Toderi, S., Balducci, C., Edwards, J. A., Sarchielli, G., Broccoli, M., & Mancini, G. (2013). Psychometric properties of the UK and Italian versions of the HSE Stress Indicator Tool: A cross cultural investigation. *European Journal of Psychological Assessment, 29*, 72–79.

Usunier, J. C. (1998). *International & cross-cultural management research*. London: Sage.

van de Vijver, F. J. R., & Hambelton, R. K. (1996). Translating tests: Some practical guidelines. *European Psychology, 1*, 89–99.

van de Vijver, F. J. R., & Leung, K. (2011). Equivalence and bias: A review of concepts, models, and data analytic procedures. In D. Matsumoto & F. J. R. van de Vijver (Eds.), *Culture and psychology. Cross-cultural research methods in psychology* (pp. 17–45). Cambridge: Cambridge University Press.

Vandenberg, R. J., & Lance, C. E. (2000). A review and synthesis of measurement invariance literature: Suggestions, practices, and recommendations for organizational research. *Organizational Research Methods, 3*, 4–70.

Wadsworth, M. E., Rieckmann, T., Benson, M. A., & Compas, B. E. (2004). Coping and responses to stress in Navajo adolescents: Psychometric properties of the Responses to Stress Questionnaire. *Journal of Community Psychology, 32*, 391–411.

Wang, K., Shi, H.-S., Geng, F.-L., Zou, L.-Q., Tan, S.-P., Wang, Y., & Chan, R. C. K. (2016). Cross-cultural validation of the Depression Anxiety Stress Scale-21 in China. *Psychological Assessment, 28*, 88–100.

West, S. G., Taylor, A. B., & Wu, W. (2012). Model fit and model selection in structural equation modeling. *Handbook of Structural Equation Modeling, 1*, 209–231.

Item-Response-Modelle zur Analyse von Daten aus kulturvergleichenden Studien

Otto B. Walter

Inhalt

Zusammenfassung

Die Gruppe der Item-Response-Modelle umfasst Verfahren, bei denen die Wahrscheinlichkeit, eine bestimmte Antwortoption bei einem Item zu wählen, als eine Funktion von Item- und Personeneigenschaften beschrieben wird. Typischerweise wird eine solche Modellierung dafür verwendet, bei einem Test oder Fragebogen aus den Antworten eines Individuums die Merkmalsausprägung eines psychologischen Konstrukts für dieses Individuum abzuschätzen. Item-Response-Modelle erlauben es jedoch auch, Gruppenunterschiede direkt auf der Itemebene zu erfassen. Damit wird Testautoren beispielsweise die Möglichkeit gegeben, faire und auf verschiedene Kulturen anwendbare Instrumente zu konstruieren.

Schlüsselwörter

Item-Response-Theorie · Item-Response-Modelle · Testkonstruktion · Gruppenunterschiede · Kulturvergleich · Latente Variablen

O. B. Walter (✉)
Charité Universitätsmedizin Berlin, Medizinische Klinik mit Schwerpunkt Psychosomatik, Berlin, Deutschland
E-Mail: otto.walter@charite.de

© Springer Fachmedien Wiesbaden GmbH, ein Teil von Springer Nature 2021   217
T. Ringeisen et al. (Hrsg.), *Handbuch Stress und Kultur*,
https://doi.org/10.1007/978-3-658-27789-5_15

1   Einleitung

Die Erfassung von psychologischen Konstrukten und Einstellungen mittels Fragebögen ist ein integraler Bestandteil jeglicher interkulturellen Forschung. Wie in anderen Bereichen der Psychologie zielen die hierbei eingesetzten Instrumente darauf ab, bestimmte psychologische Eigenschaften in einer abgestuften Weise zu erfassen. Die erfassten Aspekte bzw. Teilaspekte werden typischerweise in *Skalen* zusammengefasst. Eine Skala in einem Fragebogen besteht aus einer Menge von Items, die einen (Teil)aspekt der Situation abbilden, und einer Verrechnungsvorschrift, wie aus dem Antwortverhalten einer Person ein dazugehöriger Zahlenwert zu berechnen ist, mit dem die zu erfassende psychologische Eigenschaft quantifiziert werden kann. Bei Tests, bei denen zwischen richtigen und falschen Antworten unterschieden wird, kann ein solcher Zahlenwert etwa durch Auszählen der richtig bearbeiteten Aufgaben gewonnen werden. Instrumente, die in der klinischen Psychologie oder Persönlichkeitspsychologie eingesetzt werden, verwenden hingegen in der Regel abgestufte Antwortmöglichkeiten. Hat ein Item m Antwortmöglichkeiten, können den m Antwortoptionen Zahlen zwischen 1 und m (oder auch zwischen 0 und $m-1$) zugeordnet werden. Diese Zahlen können so gewählt werden, dass 1 (bzw. 0) der Antwortoption entspricht, bei der mit der *schwächsten* Ausprägung des zu erfassenden Konstrukts zu rechnen ist; m (bzw. $m-1$) wird der Antwortmöglichkeit zugewiesen, die eine *maximale* Ausprägung der zu messenden Eigenschaft für dieses Item erwarten lässt. Durch diese Codierung der Antwortmöglichkeiten kann auch bei Persönlichkeitstests durch Aufsummieren der von einer Testperson gewählten Antwortoptionen ein Zahlenwert berechnet werden, der als Maß für die Ausprägung der interessierenden Eigenschaft der Testpersonen interpretiert werden kann. Diese Vorgehensweise, durch Aufsummieren des codierten Antwortvektors einer Testperson einen *Summenscore* als Maßzahl für die Merkmals- oder Fähigkeitsausprägung zu berechnen, ist typisch für Tests, die nach dem Komponentenmodell der Klassischen Testtheorie konstruiert sind. Nach diesem Ansatz ergibt sich der beobachtete Testwert X als Summe eines wahren Testwerts T (*true score*) und eines Messfehlers E (*error*). Der wahre Testwert und damit auch der beobachtete Testwert sind abhängig von dem verwendeten Test. Beispielsweise wird eine Person einer bestimmten Fähigkeit bei einem Leistungstest, der diese Fähigkeit erfassen soll, in der Regel einen höheren Summenscore zeigen, wenn dieser Test überwiegend aus leichten Aufgaben zusammengesetzt ist, als wenn dieser Test die gleiche Anzahl schwierigerer Aufgaben enthält. Dies stellt eine grundsätzliche Einschränkung der Klassischen Testtheorie dar.

Einen Ansatz, diese und andere Einschränkungen zu überwinden, stellt die *Item-Response-Theorie* (IRT) zur Verfügung. Item-Response-Modelle beschreiben über ein mathematisches Modell den Zusammenhang zwischen der Fähigkeit und dem Antwortverhalten (*item responses*) einer Testperson. Die Fähigkeit ist nicht direkt beobachtbar und stellt damit eine *latente Variable* dar. Beobachtbar ist hingegen das Antwortverhalten einer Testperson, in dem sich die Ausprägung der Fähigkeit widerspiegelt. Die Antworten einer Testperson auf eine Menge von Items sind die *manifesten* (beobachteten) Variablen eines *Messmodells* für die latente Fähigkeit, die in der IRT als testunabhängig angesehen wird (Embretson und Reise 2000). Ein auf der Grundlage der IRT konstruierter Test liefert somit eine Schätzung für die zu erfassende Fähigkeit θ („theta"), die im Gegensatz zum wahren Wert T nicht von bestimmten Items abhängig ist. Der entscheidende Vorteil dieses Ansatzes besteht somit darin, dass Schätzungen für die Fähigkeit selbst dann berechnet werden können, wenn Testpersonen unterschiedliche Items oder unterschiedlich viele Items bearbeitet haben.

Um einen solchen Ansatz anwenden zu können, sind einige Voraussetzungen zu prüfen, die für die IRT grundlegend sind. Sieht man die Fähigkeit als unabhängig von den dargebotenen Items an, setzt das für die überwiegend in der IRT verwendeten Modelle voraus, dass die Items Indikatoren für nur *eine* Fähigkeit sind. Diese in der psychometrischen Terminologie als *Unidimensionalität* bezeichnete Eigenschaft wäre beispielsweise verletzt, wenn ein Leistungstest für mathematische Grundfertigkeiten nicht nur von der Ausprägung dieser Fähigkeit, sondern etwa auch vom kulturellen Vorwissen oder vom Leseverständnis der Testpersonen abhängen würde. Unidimensionalität ist somit eine Voraussetzung, dass vom Antwortverhalten einer Testperson auch tatsächlich auf die Ausprägung des zu erfassenden Konstrukts geschlossen werden kann. Eine weitere Voraussetzung, die auf der Grundlage der IRT konstruierte Tests erfüllen müssen, berührt ebenfalls direkt die Gültigkeit der Fähigkeitsschätzungen aus dem beobachteten Antwortverhalten. Die Voraussetzung der *lokalen Unabhängigkeit* besagt, dass die Antwort einer Testperson zu einem Item nicht durch die Antworten dieser Testperson zu anderen Items beeinflusst wird. Diese Voraussetzung ist beispielsweise verletzt, wenn ein Item Lösungshinweise für ein anderes Item enthält. In einem solchen Fall hängt das Antwortverhalten und damit die Fähigkeitsschätzung nämlich nicht mehr alleine von der Fähigkeit der Testperson ab, sondern wäre auch durch das Vorhandensein oder Nichtvorhandensein von Lösungshinweisen beeinflusst.

2   Item-Response-Modelle

Sollen die Daten eines Fragebogens auf der Grundlage der IRT analysiert werden, ist zunächst ein geeignetes Item-Response-Modell auszuwählen. Für Fähigkeits- und Leistungstests wird hierbei insbesondere auf *dichotome* Item-Response-Modelle zurückgegriffen, bei denen Itemantworten lediglich zwei Klassen, typischerweise *richtig* oder *falsch*, zugeordnet werden. Für die Modellierung des Antwortverhaltens von Testpersonen, bei denen zwischen mehr als zwei Antwortoptionen unterschieden werden soll, stehen *polytome* Item-Response-Modelle zur Verfügung. Diese Modelle bieten sich damit für Einstellungs- und Persönlichkeitstests an, da bei diesen Tests in der Regel mehrfach abgestufte Antwortmöglichkeiten verwendet werden.

Unter den dichotomen Modellen dominiert in Anwendungen die Familie der *logistischen* Item-Response-Modelle. Diese Modelle enthalten jeweils einen Modellparameter, mit dem die Fähigkeit der Testpersonen beschrieben wird. Als weitere Modellparameter sind ein bis drei Parameter enthalten, die der Charakterisierung von Itemeigenschaften dienen. Die Bezeichnung der Modelle richtet sich nach der

Anzahl der verwendeten Itemparameter; so spricht man vom logistischen Ein-Parameter- (*one parameter logistic model*; 1PLM), Zwei-Parameter- (2PLM) und Drei-Parameter-Modell (3PLM). Item- und Personenparameter sind in den logistischen Modellen Bestandteil einer Funktion, mit der die Wahrscheinlichkeit berechnet werden kann, dass eine Person mit einer bestimmten Fähigkeit ein durch die jeweiligen Itemparameter charakterisiertes Item richtig löst.

Mit dem einen Itemparameter des (logistischen) Ein-Parameter-Modells (1PLM) wird die *Schwierigkeit* eines Items beschrieben. Dieses Modell wird auch nach dem dänischen Mathematiker Georg Rasch als *Rasch-Modell* bezeichnet und weist messtheoretisch besonders vorteilhafte Eigenschaften auf (Rasch 1960; Boone et al. 2014). In Anwendungen wird es jedoch gelegentlich als Nachteil gesehen, dass für die Modellierung von Itemeigenschaften lediglich ein Parameter zur Verfügung steht Das logistische Zwei-Parameter-Modell (2PLM) erweitert das 1PLM um einen *Trennschärfeparameter*, doch wird die gewonnene Flexibilität in der Beschreibung von Itemeigenschaften durch einen Verlust der messtheoretisch günstigen Eigenschaften des 1PLM erkauft, sodass manche Autor*innen die Verwendung des restriktiveren 1PLM empfehlen (z. B. Wright 1995). Zudem kann eine präzise Schätzung des Trennschärfeparameters Schwierigkeiten bereiten (Baker und Kim 2004). Inhaltlich beschreibt der Trennschärfeparameter, in welchem Fähigkeitsbereich die Lösungswahrscheinlichkeit von etwas über 0 (d. h. das Item wird mit großer Wahrscheinlichkeit nicht gelöst) auf nahezu 1 (d. h. das Item wird sehr wahrscheinlich richtig beantwortet) ansteigt. Bei trennscharfen Items ist der Fähigkeitsbereich, in dem niedrige in hohe Lösungswahrscheinlichkeiten übergehen, *schmal*. Das logistische Drei-Parameter-Modell (3PLM) erweitert das 2PLM noch um einen dritten Itemparameter, mit dem bei Multiple-Choice-Aufgaben das Erraten einer richtigen Lösung modelliert werden kann.

In den letzten Jahrzehnten wurden eine ganze Reihe von Item-Response-Modellen für Items mit abgestuften (geordneten) Antwortoptionen vorgestellt (Übersichten in Thissen und Steinberg 1986; van der Linden und Hambleton 1997; Nering und Ostini 2015; van der Linden 2016). Die vorliegenden Erfahrungsberichte beschränken sich jedoch auch hier, ähnlich wie bei den dichotomen Item-Response-Modellen, auf eine vergleichsweise kleine Zahl von Modellen. Als ein grundlegendes Unterscheidungskriterium kann herangezogen werden, ob diese polytomen Item-Response-Modelle einen Trennschärfeparameter zur Itemcharakterisierung enthalten oder nicht. Das *Partial Credit Model* (PCM; Masters 1982, 2016) kann als eine Verallgemeinerung des 1PLM gesehen werden. Ein Trennschärfeparameter ist nicht enthalten, sodass in diesem Modell (wie beim 1PLM) für alle Items die gleiche Trennschärfe angenommen wird. Hingegen können das *Graded Response Model* (GRM; Samejima 1969, 2016) und das *Generalized Partial Credit Model* (GPCM; Muraki 1992; Muraki und Muraki 2016) als polytome Erweiterungen des 2PLM aufgefasst werden, die es ermöglichen, unterschiedliche Trennschärfen für die Items anzunehmen. Es liegen unterschiedliche Meinungen darüber vor, welcher Modellgruppe der Vorzug zu geben ist. Aufgrund der variierenden Trennschärfe gelingt mit den polytomen Erweiterungen des 2PLM mitunter eine bessere Beschreibung der Daten als mit dem in dieser Hinsicht unflexibleren PCM (Edelen und Reeve 2007).

Als Argumente für das PCM wurden neben der Sparsamkeit in der Modellbildung die messtheoretisch günstigen Eigenschaften dieses Modells angeführt (Masters 2016). Die Wahl zwischen dem GRM und dem GPCM hat demgegenüber nur geringe praktische Auswirkungen, da bei diesen Modellen mit sehr ähnlichen Ergebnissen zu rechnen ist (Edelen und Reeve 2007; Bjorner et al. 2007). Generell kommt bei den genannten Modellen der Prüfung der Unidimensionalität eine zentrale Rolle zu (Ostini et al. 2015).

3   Itemkalibrierung und Schätzung der Personenparameter

Als *Itemkalibrierung* bezeichnet man das Schätzen der Itemparameter aus einer Stichprobe. Eine präzise Schätzung erfordert große Stichproben. Als Anhaltspunkt wurde von Wainer und Mislevy (2000) ein Umfang von 1000 Personen genannt, doch kann bei komplexeren Modellen mit einer größeren Anzahl von Modellparametern eine Korrektur dieser Empfehlung nach oben erforderlich sein. Im Rahmen der Kalibrierung ist sicherzustellen, dass die Items den Voraussetzungen einer Modellierung auf der Grundlage der Item-Response-Theorie genügen und dass sich mit dem gewählten Modell das Antwortverhalten der Testpersonen in adäquater Weise beschreiben lässt. Typischerweise werden hierbei nicht modellkonforme Items von der weiteren Analyse ausgeschlossen.

Zur Schätzung der Personenparameter (Fähigkeiten) stehen verschiedene Verfahren zur Verfügung. Bei der *Maximum-Likelihood-Schätzung* wird davon Gebrauch gemacht, dass sich bei einem beobachteten Antwortverhalten auf eine Menge von Items die Wahrscheinlichkeit für dieses Antwortmuster als eine Funktion der Fähigkeit ausdrücken lässt. Als Schätzung für die Fähigkeit wird derjenige Wert verwendet, bei dem die Wahrscheinlichkeit für das beobachtete Antwortmuster maximal wird. Ein Nachteil der Maximum-Likelihood-Schätzung ist darin zu sehen, dass dieser Ansatz für extreme Antwortmuster, d. h. Antworten, die beispielsweise ausschließlich aus falschen oder nur aus richtigen Antworten bestehen, keinen endlichen Wert liefert. Aus diesem Grund wird insbesondere bei Tests, bei denen mit einem starken Boden- oder Deckeneffekt zu rechnen ist, auf Schätzverfahren zurückgegriffen, mit denen auch bei extremen Antwortmustern ein endlicher Wert als Fähigkeitsschätzung angegeben werden kann. Zu diesen Verfahren zählt beispielsweise die *expected a posteriori estimation* (EAP; Bock und Aitken 1981; Bock und Mislevy 1982).

4   Erfassung von Gruppenunterschieden mit Item-Response-Modellen

Wird ein Test mit k Items n Personen vorgelegt, ergibt sich eine Antwortmatrix mit $k \cdot n$ Einträgen. Aus dieser Antwortmatrix können mit den im vorangegangenen Abschnitt beschriebenen Methoden die Itemparameter und die Fähigkeiten der Personen geschätzt werden. In Anwendungen stehen typischerweise die geschätzten

Personenparameter als ein Maß für die Fähigkeit der Testpersonen im Mittelpunkt des Interesses, d. h., man betrachtet die Fähigkeitsschätzung, die sich ergibt, wenn ein Individuum k Items beantwortet hat. In der interkulturellen Forschung verschiebt sich diese Perspektive und entspricht der Sichtweise, die bei der Untersuchung von Testfairness vorherrscht. Hier untersucht man die Antworten auf Itemebene für zwei oder mehrere Gruppen. Zentral für diese Betrachtung ist hierbei die Frage, ob *Itembias* vorhegt. Von Itembias spricht man, wenn Personen mit der gleichen Fähigkeit, aber aus verschiedenen Gruppen eine unterschiedliche Wahrscheinlichkeit zeigen, dieses Item bei Leistungstests richtig zu lösen bzw. im Falle von Einstellungsmessungen und Persönlichkeitstests eine bestimmte Antwortkategorie zu wählen (Hulin et al. 1983, S. 152).

Methoden, mit denen Itembias erfasst werden kann, werden in der Literatur oft unter dem Stichwort *differential item functioning* (DIF) behandelt Die Prüfung auf Itembias entspricht in dieser Terminologie der Frage, ob ein Item „DIF zeigt". DIF eines Items aus einem Leistungstest kann beispielsweise darauf zurückzuführen sein, dass die Aufgabenbeschreibung Wörter enthält, die in der einen Gruppe einen höheren Bekanntheitsgrad aufweisen als in der anderen Gruppe. Aus Ursache für DIF von Items eines Instruments, das für zwei Sprachen konstruiert wurde, wäre u. a. eine nicht-adäquate Übersetzung der Items zu diskutieren. Bereits diese beiden Beispiele machen deutlich, dass der Prüfung auf Itembias/DIF eine entscheidende Rolle für die Gewährleistung von *Testfairness* zukommt. Vor diesem Hintergrund überrascht es nicht, dass sich die Forschung in den letzten Jahrzehnten intensiv mit diesem Problem auseinandergesetzt und eine ganze Reihe von Methoden bereitgestellt hat, mit denen das Vorliegen von DIF überprüft werden kann (Übersichten bei Holland und Wainer 1993; Camilli und Shephard 1994; Zumbo 2007; Camilli und Penfield 2007; Gamerman et al. 2018). Die Vielzahl der zur Verfügung stehenden Methoden erklärt sich zum einen aus unterschiedlichen Ansätzen. Hier lassen sich grob IRT-basierte Verfahren von nicht-IRT-basierten Verfahren unterscheiden. Zum anderen wurden diverse Methoden auch deshalb entwickelt, um DIF für bestimmte dichotome bzw. polytome Item-Response-Modelle zu überprüfen. So gibt es beispielsweise für die Familie der logistischen dichotomen Item-Response-Modelle Verfahren, die speziell auf das 1PLM, 2PLM oder 3PLM zugeschnitten sind. Ein Prinzip von IRT-basierten Verfahren zur Erkennung von Itembias/DIF beruht darauf, den Verlauf der *item characteristic curves* (ICCs) zu untersuchen (z. B. Linn et al. 1981; Raju 1988). Unter den item characteristic curves versteht man die Funktionen, welche die Auswahlwahrscheinlichkeit für eine bestimmte Antwortoption (etwa die richtige Lösung eines Items in einem Leistungstest) in Abhängigkeit von der Fähigkeit beschreiben. DIF liegt demnach dann vor, wenn Unterschiede im Verlauf der ICCs zwischen zwei oder mehreren Gruppen nicht auf Stichprobenschwankungen zurückzuführen sind.

Die Möglichkeit, Gruppenunterschiede direkt auf der Itemebene erfassen zu können, ist ein entscheidender Vorteil einer DIF-Analyse gegenüber globalen Strategien wie regressionsanalytischen Ansätzen (Cleary 1968), die auf dem Summenscore basieren. Solche globalen, d. h. den gesamten Test betreffenden Indikatoren, sind von geringerem diagnostischen Wert als Verfahren, die auf der Itemebene ansetzen. Items, die DIF zeigen, können einer gezielten inhaltlichen und formalen Inspektion unterzogen werden, um die Ursachen für den beobachteten Itembias aufzuklären. Dies betrifft die Identifikation und Eliminierung von Störfaktoren, die sich zum Vor- oder Nachteil von einer Gruppe gegenüber den anderen Gruppen auswirken und damit sowohl die Vergleichbarkeit der Testergebnisse als auch insgesamt die Testfairness in Frage stellen. Damit wird die Kenntnis über DIF-induzierende Mechanismen für Testautoren zu einer zentralen Voraussetzung, um faire und auf verschiedene Kulturen anwendbare Instrumente überhaupt konstruieren zu können.

5   Fazit

Item-Response-Modelle erlauben es, direkt das Antwortverhalten von Testpersonen als eine Funktion von Item- und Personeneigenschaften darzustellen. Diese Herangehensweise überwindet eine Reihe von Einschränkungen der Klassischen Testtheorie und ermöglicht es, Tests zu entwickeln, deren Ergebnisse über verschiedene Kulturen vergleichbar sind. Item-Response-Modelle haben in der interkulturellen Forschung noch ein beträchtliches Entwicklungspotenzial. Dies ist auch darauf zurückzuführen, dass die systematische Vermittlung von Grundkenntnissen in Item-Response-Theorie, den *new rules of measurement* (Embretson 1996), an den Hochschulen noch nicht den Stellenwert erhalten hat, welcher der Bedeutung dieser Verfahren entspricht. Besonders wertvoll für die Entwicklung von Instrumenten für die interkulturelle Forschung ist die Erfassung von Itembias/DIF. Hier wäre es allerdings wünschenswert, wenn Anwendern bei der Wahl zwischen den zur Verfügung stehenden Verfahren vermehrt nach statistischen und inhaltlichen Kriterien ausgerichtete Entscheidungshilfen an die Hand gegeben würden. Die Verfügbarkeit bzw. Nichtverfügbarkeit von Software spielt bei der Entscheidung für oder gegen ein bestimmtes Verfahren gewiss eine nicht zu unterschätzende Rolle. Erfreulicherweise sind in den letzten Jahren für die freie und quelloffene Statistiksoftware R diverse Pakete entstanden, mit denen eine Reihe von gängigen IRT-Modellen geschätzt werden können, was bislang den Einsatz von spezieller (kommerzieller) Software erforderte (Baker und Kim 2017; Rusch et al. 2018; Paek und Cole 2020). Allerdings sollte die Frage nach der Möglichkeit einer Umsetzung eines Analyseproblems nicht den Blick auf die viel entscheidendere Frage verstellen, ob nämlich die gewählte Umsetzung überhaupt für das Problem angemessen ist. Statistische Verfahren haben Voraussetzungen, die in der Praxis oft nicht oder nur teilweise erfüllt sind. Welche Konsequenzen bei einer (teilweisen) Verletzung dieser Voraussetzungen für die aus den Daten gezogenen Schlussfolgerungen zu erwarten sind, ist in vielen Fällen nur lückenhaft bekannt. Diese Lücke könnte und sollte durch Simulationsstudien geschlossen werden. Auf der Grundlage der bereits vorliegenden Erfahrungsberichte könnten so unter realistischen, d. h. praxistypischen Bedingungen Empfehlungen für die Praxis der interkulturellen Forschung abgeleitet werden. Item-Response-Modelle haben gerade in diesem Bereich der Forschung ein beträchtliches Potenzial, das sich bislang nur im Ansatz entfalten konnte.

Literatur

Baker, F. B., & Kim, S.-H. (2004). *Item response theory. Parameter estimation techniques* (2. Aufl.). New York: Marcel Dekker.

Baker, F. B., & Kim, S.-H. (2017). *The basics of item response theory using R.* New York: Springer.

Bjorner, B. B., Chang, C. H., Thissen, D., & Reeve, B. B. (2007). Developing tailored instruments: Item banking and computerized adaptive assessment. *Quality of Life Research, 16*, 95–108.

Bock, R. D., & Aitken, M. (1981). Marginal maximum likelihood estimation of item parameters: Application of an EM algorithm. *Psychometrika, 46*, 443–459.

Bock, R. D., & Mislevy, R. J. (1982). Adaptive EAP estimation of ability in a microcomputer environment. *Applied Psychological Measurement, 6*, 431–444.

Boone, W. J., Staver, J. R., & Yale, M. S. (2014). *Rasch analysis in the human sciences.* Dordrecht: Springer.

Camilli, G., & Penfield, R. D. (2007). Differential item functioning and item bias. In C. R. Rao & S. Sinharay (Hrsg.), *Handbook of statistics, Bd. 26: Psychometrics* (S. 125–167). Amsterdam: North Holland.

Camilli, G., & Shephard, L. A. (1994). *Methods for identifying biased test items.* Newbury Park: SAGE.

Cleary, T. A. (1968). Test bias: Prediction of grades of Negro and white students in integrated Colleges. *Journal of Educational Measurement, 5*, 115–124.

Edelen, M. O., & Reeve, B. B. (2007). Applying item response theory (IRT) modeling to questionnaire development, evaluation, and refinement. *Quality of Life Research, 16*, 5–18.

Embretson, S. E. (1996). The new rules of measurement. *Psychological Assessment, 8*, 341–349.

Embretson, S. E., & Reise, S. P. (2000). *Item response theory for psychologists.* London: Lawrence Erlbaum Associates.

Gamerman, D., Gonçalves, F. B., & Soares, T. M. (2018). Differential item functioning. In W. J. van der Linden (Hrsg.), *Handbook of item response theory. Volume three: Applications* (S. 67–86). Boca Raton: CRC Press.

Holland, P. W., & Wainer, H. (1993). *Differential item functioning.* Hillsdale: Erlbaum.

Hulin, C. L., Dragsow, F., & Parsons, C. K. (1983). *Item response theory.* Homewood: Dow Jones Irwin.

Linden, W. J. van der, & Hambleton, R. K. (Hrsg.). (1997). *Handbook of modern item response theory.* Berlin: Springer.

Linden, Wim J. van der (Hrsg.). (2016). *Handbook of item response models. Volume one: models.* Boca Raton: CRC Press.

Linn, R. L., Levine, M. V., Hastings, C. N., & Wardrop, J. L. (1981). Item bias in a test of reading comprehension. *Applied Psychological Measurement, 5*, 159–173.

Masters, G. N. (1982). A Rasch model for partial credit scoring. *Psychometrika, 47*, 149–174.

Masters, G. N. (2016). Partial credit model. In W. J. van der Linden (Hrsg.), *Handbook of item response theory. Volume one: models* (S. 109–126). Boca Raton: CRC Press.

Muraki, E. (1992). A generalized partial credit model: Application of an EM-algorithm. *Applied Psychological Measurement, 16*, 159–176.

Muraki, E., & Muraki, M. (2016). Generalized partial credit model. In W. J. van der Linden (Hrsg.), *Handbook of item response theory. Volume one: Models* (S. 127–137). Boca Raton: CRC Press.

Nering, M. L., & Ostini, R. (2015). *Handbook of polytomous item response theory models.* New York: Routledge.

Ostini, R., Finkelman, M., & Nering, M. (2015). Selecting among polytomous IRT models. In S. P. Reise & D. A. Revicki (Hrsg.), *Handbook of item response theory modeling* (S. 285–304). New York: Routledge.

Paek, I., & Cole, K. (2020). *Using R for item response theory model applications.* London: Routdledge.

Raju, N. S. (1988). The area between two item characteristic curves. *Psychometrika, 53*, 495–502.

Rasch, G. (1960). *Probabilistic models for some intelligence and attainment tests.* Chicago: University of Chicago Press.

Rusch, T., Mair, P., & Hatzinger, R. (2018). IRT packages in R. In W. J. van der Linden (Hrsg.), *Handbook of item response theory. Volume three: Applications* (S. 407–420). Boca Raton: CRC Press.

Samejima, F. (1969). Estimation of latent ability using a response pattern of graded scores. *Psychometrika Monograph Supplement, 34*, 110–114.

Samejima, F. (2016). Graded response models. In W. J. van der Linden (Hrsg.), *Handbook of item response theory. Volume one: models* (S. 95–107). Boca Raton: CRC Press.

Thissen, D., & Steinberg, L. (1986). Taxonomy of item response models. *Psychometrika, 51*, 567–577.

Wainer, H., & Mislevy, R. J. (2000). Item response theory, item calibration, and proficiency estimation. In H. Wainer (Hrsg.), *Computerized adaptive testing: A primer* (2. Aufl., S. 61–100). Mahwah: Erlbaum.

Wright, B. D. (1995). 3PL or Rasch? *Rasch Measurement Transactions, 9*, 408–409.

Zumbo, B. D. (2007). Three generations of DIF analyses: Considering where it has been, where it is now, and where it is going. *Language Assessment Quarterly, 4*, 223–233.

Kultursensitive Befragungen und Diagnostik: Gestaltung und Anwendung von Verfahren im interkulturellen Setting

Débora B. Maehler, Dorothée Behr und Silke L. Schneider

Inhalt

Zusammenfassung

Das Kapitel dient als Einführung in das Thema kultursensitive Befragung bzw. Diagnostik und skizziert grundlegende Aspekte, um dieses Ziel zu erreichen. Der Fokus liegt dabei auf der Gestaltung und der Anwendung von Verfahren im interkulturellen Setting. Als Grundlage zur Gestaltung von Verfahren wird die Erfassung des Migrationshintergrunds, die Rolle der Sprache und Übersetzungsprozedur sowie die Erfassung des zentralen sozio-demografischen Indikators Bildung erörtert. Die Anwendung von Verfahren im interkulturellen Setting wird anhand der klinischen Diagnostik skizziert.

Schlüsselwörter

Kultursensitive Diagnostik · Erfassung von Migrationshintergrund · Übersetzung · Bildungshintergrund

D. B. Maehler (✉) · D. Behr · S. L. Schneider
GESIS – Leibniz-Institut für Sozialwissenschaften, Mannheim, Deutschland
E-Mail: debora.maehler@gesis.org; dorothee.behr@gesis.org; Silke.Schneider@gesis.org

© Springer Fachmedien Wiesbaden GmbH, ein Teil von Springer Nature 2021
T. Ringeisen et al. (Hrsg.), *Handbuch Stress und Kultur*,
https://doi.org/10.1007/978-3-658-27789-5_16

1   Einleitung

Mit der Zunahme der weltweiten Migrationsströme ist ein relevantes Thema in den
Fokus der Wissenschaft und Praxis geraten: kultursensitive sowie kulturell mess-
äquivalente Verfahren zur Befragung und Diagnostik von Personen mit Migrationshintergrund (bzw. Zuwanderer). Eine Herausforderung, die Einwanderungsge-
sellschaften zu lösen haben, liegt in der Bereitstellung von Verfahren in
unterschiedlichen Sprachen sowie in der Berücksichtigung verschiedener kultureller
und sozio-ökonomischer Hintergründe, die mit der Sprachenvielfalt einhergehen.
Hieraus ergibt sich besonders dringlich die Notwendigkeit einer kultursensitiven
Befragung bzw. Diagnostik, die sprachliche und kulturelle Prägungen des zu messenden Konstrukts berücksichtigt. Solche Verfahren setzen außer der adäquaten Übersetzung auch die Messäquivalenz[1] voraus. Verfahren, für die diese Messäquivalenz
gegeben ist, lassen sich in der Psychologie bisher vorwiegend im klinischen Bereich
(für einen Überblick siehe Nesterko und Glaesmer 2018), in der Persönlichkeitspsychologie (für einen Überblick siehe Krumm et al. 2018) sowie in internationalen
Large-scale Assessments (siehe z. B. Maehler et al. 2017) finden. Der vorliegende
Beitrag fokussiert auf der Gestaltung und Anwendung von kultursensitiven Verfahren,
während die kulturelle Messäquivalenz im Beitrag von Eid & Lischetzke in diesem
Band behandelt wird.

Kultur kann allgemein beschrieben[2] werden als „ein universelles, für die Gesell-
schaft, Organisation und Gruppe aber sehr typisches Orientierungssystem. Dieses
Orientierungssystem wird aus spezifischen Symbolen gebildet und in der jeweiligen
Gesellschaft usw. tradiert. Es beeinflusst das Wahrnehmen, Denken, Werten und
Handeln aller Mitglieder und definiert somit deren Zugehörigkeit zur Gesellschaft"
(Thomas 1994, S. 380). Ähnlich definiert Straub (2003) Kultur übergreifend als
Zeichen-, Wissens- und Orientierungssystem, das die soziale Praxis und das Handeln
der zugehörigen Individuen strukturiert, ordnet und bestimmt. Unter dem Begriff
Kultur können dementsprechend Merkmale wie Sprache, Religion, Familienstruk-
turen, Rituale, aber auch moralische Überzeugungen in dem jeweiligen sozialen und
rechtlichen Lebensraum zusammengefasst werden.

Bei der Anwendung von Verfahren bei zugewanderten Personen kommt den
Sprachkenntnissen eine besondere Rolle zu (siehe auch Abschn. 2). Diese geht mit
Testfairness (siehe auch International Test Commission 2018) einher, denn bei
Personen, die z. B. über unzureichende Deutschkenntnisse verfügen, ist von einer
hohen Fehlerquote auszugehen (z. B. Items, die seltene Formulierungen enthalten,
sodass Fragen nicht richtig verstanden werden können). Ein fairer Test zeichnet sich
dadurch aus, dass für alle Testpersonen dasselbe intendierte Konstrukt erfasst wird
(und nicht etwa gleichzeitig auch eine mangelnde Sprachkompetenz). Dabei soll

---

[1]D. h. es muss der Nachweis erbracht werden, dass die Items einer Skala in verschiedenen Kulturen
und unter bestimmten Bedingungen dasselbe Konstrukt erfassen.

[2]Bisher liegt keine einheitlichen Auffassung des Konzeptes Kultur in der Psychologie vor (u. a.
Jahoda 1984; Poortinga 1992; Thomas 2003).

weiter berücksichtigt werden, dass auch die Rahmenbedingungen, wie zum Beispiel die Testinstruktion, nicht zu Verzerrungen der Messergebnisse führen. Daher wird der Einsatz von sogenannten kulturfairen Testverfahren (culture fair tests) empfohlen, die so konzipiert sind, dass die Aufgaben der Instrumente möglichst ohne das Beherrschen sprachlicher Kompetenzen (zum Beispiel anhand geometrischer Figuren oder Symbole) bearbeitet werden können. Sprachfreie Testverfahren werden im deutschen Sprachraum oft im Rahmen der (Entwicklungs-)Diagnostik bei zugewanderten Kindern und Jugendlichen eingesetzt (z. B. nonverbaler Intelligenztest SON-R 21/2 oder Wechsler nonverbal Scale of Ability; siehe Macha und Pertermann 2018).[3] Allerdings konnte bisher eine Abhängigkeit solcher Verfahren von sprachlichen Kompetenzen bzw. vom kulturellen Hintergrund nicht gänzlich ausgeschlossen werden. Auch lassen sich nicht alle Fragestellungen mit sprachfreien Verfahren beantworten.

Im vorliegen Beitrag wird zunächst auf grundlegende Aspekte im Rahmen der *Gestaltung von Verfahren* eingegangen, die als wichtige Eckpfeiler einer kultursensitiven Befragung und Diagnostik dienen: die Rolle der Sprache und Kultur in Verfahren, sowie die Erfassung des Migrationshintergrunds und des zentralen sozio-demografischen Merkmals des erreichten Bildungsniveaus. Diese Aspekte wurden als grundlegend identifiziert, da sie sich maßgeblich auf die Gestaltung von Verfahren auswirken können und gleichzeitig entscheidende Größen bei der Analyse der Ergebnisse sind bzw. zu starken Messverzerrungen oder fehlerhaften Diagnosen führen können (u. a. Behr 2018; Haug et al. 2019; ITC 2018; Maehler et al. 2018; Survey Research Center 2010). Anschließend werden Aspekte skizziert, die bei der *Anwendung von Verfahren* im Rahmen eines interkulturellen Settings berücsichtig werden sollten. Während sich die Darstellungen zur Gestaltung von Verfahren auf Aspekte beziehen, die sowohl für individuelle als auch für bevölkerungsrepräsentative Befragungen von Bedeutung sind sowie inhaltlich verschiedene thematische Schwerpunkte tangieren, fokussiert der Abschnitt zur Anwendung von Verfahren auf den klinischen psychologischen Bereich, der sich stark mit der Thematik auseinandergesetzt hat – die dargestellten Aspekte sind jedoch ebenso auf andere Bereiche wie allgemeine Umfragen übertragbar.

2   Gestaltung von Verfahren im interkulturellen Setting: Rolle der Sprache und Kultur

Die Rolle von Sprache und Kultur soll hier im Kontext der Übersetzung, einschließlich Adaptation, von Verfahren beleuchtet werden. Allerdings ist es zu kurz gedacht, diese Aspekte erst bei der eigentlichen Übersetzung eines Verfahrens zu berücksich-

---

[3]Für einen Überblick zu diagnostischen Verfahren im Bereich der pädagogisch-psychologischen Diagnostik bei Kindern und Jugendlichen sowie im Bereich der klinischen, Persönlichkeits- und berufsbezogenen Diagnostik bei Erwachsenen wird auf Maehler et al. (2018) verwiesen.

tigen. Vielmehr muss es oberstes Ziel sein, bei Verfahren, die *neu* entwickelt werden, die unterschiedlichen sprachlichen und kulturellen Zielgruppen bereits von Beginn der ausgangssprachlichen Entwicklung an zu berücksichtigen. Zentrale Fragestellungen beziehen sich hierbei auf die kulturelle Relevanz und Passung von Konstrukten, Operationalisierungen und Items für die jeweilige Zielgruppe der zugewanderten Personen sowie auf die Übersetzerbarkeit von Items. Hierfür ist es angeraten, Vertreter der jeweiligen kulturellen und/oder sprachlichen Gruppen in den Entwicklungsprozess von Verfahren miteinzubeziehen sowie verschiedene Entwürfe an der Zielgruppe zu testen (International Test Commission 2018; Poortinga und van de Vijver 2013; Smith 2003). Gerade in empirischen Pretests mit der Zielgruppe lässt sich erkennen, ob zugewanderte Personen mit den gängigen Fragetypen, Instruktionen usw. in Verfahren vertraut sind und ob die Items eines Messinstruments die intendierte Funktion erfüllen (s. zu Problemen z. B. Formea et al. 2014; Haug et al. 2019 oder Röder 2018).

Die Übersetzbarkeit kann konkret durch sogenannte *Translatabilty Assessments* (Acquadro et al. 2018) oder *Advance Translations* (Dorer 2015) vor einer Finalisierung eines Verfahrens untersucht werden. Modifizierungen von Item-Formulierungen und zusätzliche Übersetzungs- oder Adaptationsanweisungen für die Übersetzer (Behr und Scholz 2011) können im Anschluss dazu beitragen, ein Verfahren in der Ausgangssprache vor Beginn der Übersetzung zu optimieren. Stathopoulou, Menold, Krajčeva und Dept (2019) definieren beispielsweise Flucht-bezogene Termini eines Instruments für die Übersetzer, sodass zentrale Konzepte im Sinne der Konstrukte übersetzt werden.

Bei der eigentlichen Übersetzung eines Instruments sind die angewandten Übersetzungs- und Prüfprozesse sowie die beteiligten Personen von entscheidender Bedeutung. Zielführend sind Übersetzungsprozesse, die mehrstufig sind und Personen mit unterschiedlicher Expertise bzw. unterschiedlichem Hintergrund einbinden. Das sogenannte TRAPD-Verfahren (Harkness 2003; Mohler et al. 2016) gilt in der *Cross-Cultural Survey Methodology* als wegweisend: Es werden zunächst zwei unabhängige Übersetzungen durch zwei Übersetzer erstellt (*Translation*), wobei hier auch *Split*-Verfahren möglich sind (siehe weiter unten). Die Übersetzer kommen im Anschluss mit Fachexpert*innen, Fragebogenexpert*innen usw. zusammen, um aus den Erstversionen in gemeinsamer Diskussion eine finale Lösung zu erstellen (*Review, Adjudication*).[4] Eine solche Team-Diskussion ist zentral für das TRAPD-Modell. Die Übersetzung wird anschließend an der Zielgruppe getestet, sei es im Rahmen von kognitiven und/oder durch quantitative Methoden (*Pretest*).[5] Der

---

[4]Zabal und Behr (2018) liefern zu diesem Prozess eine anwendungsorientierte Einführung.

[5]Hadler et al. (2017) liefern informative Beispiele zu Übersetzungs- und kulturellen Problemen, die bei einem Pretest eines gesundheitsbezogenen Fragebogens, dessen Zielgruppe Asylsuchende waren, identifiziert werden konnten.

Gesamtprozess der Übersetzung, aber auch einzelne Probleme und besondere Entscheidungen auf Item-Ebene, werden sowohl für das Projekt als auch für externe Nachnutzer dokumentiert (*Documentation*).[6] Die an der Übersetzung beteiligten Personen sollten in ihrer Gesamtheit Übersetzungs-, Fach- und Methodenkompetenz vereinen. Übersetzungskompetenz, die weit über bilinguale Kompetenz hinausgeht (Behr 2018), sollte hierbei auch durch erfahrene Übersetzer*innen in den Prozess eingebracht werden. Des Weiteren kann es hilfreich sein, Personen in den Übersetzungsprozess einzubinden, die konkrete Erfahrung im Umgang mit der Zielgruppe haben und somit auch die Sprachverwendung von Zugewanderten einschätzen können.

Weiterhin kann nur adäquat übersetzt bzw. überprüft werden, wenn alle beteiligten Personen entsprechend instruiert werden. Hierzu zählen insbesondere Informationen zur Zielpopulation (siehe Abschn.3), zu Ziel und Funktion des Verfahrens, zum Erhebungsmodus und zu bestimmten Anforderungen, die sich aus dem Ausgangsinstrument ergeben. Die genaue Definition der Zielpopulation – Sprache, regionale Herkunft usw. – ist besonders hervorzuheben, da beispielsweise die arabische Übersetzung in einer Flüchtlingsstudie daraufhin ausgelegt werden sollte, aus welchen Regionen die Zielpopulation kommt (wenn dies spezifiziert werden kann). Dies hat auch Auswirkungen auf die Auswahl der geeigneten Übersetzer. Ähnliches ist aus dem US-amerikanischen Kontext mit Spanisch bekannt (Behr et al. 2018a, b; Brzoska 2018; Jacobsen 2018; Jesske 2018).

Wurde ein Verfahren für eine mehrsprachige Anwendung neu entwickelt, wie oben beschrieben, sind mögliche kulturelle Anpassungen (sogenannte Adaptationen) oft bereits berücksichtigt, sodass Übersetzungsteams konkrete Anweisungen zur Adaptation von Items oder zur kultursensitiven Operationalisierung von Konstrukten erhalten.[7] Soll ein Verfahren aus einem anderen Kultur- und Sprachkreis übernommen werden, muss während des Übersetzungsprozesses gleichzeitig sehr kritisch auf die Relevanz und Passung der Items auf die neue Zielgruppe geschaut werden. Kulturelle und sprachliche Anpassungen verschiedenster Art sind ggf. vorzunehmen. Formea et al. (2014) dokumentieren sehr ausführlich einen Übersetzungsprozess für Englisch-Somali im amerikanischen Kontext und berichten beispielsweise von Adaptationen bei Likert-Skalen, um die mangelnde Vertrautheit der Zielpopulation mit diesen Skalen aufzufangen, sowie von Item-Modifizierungen bedingt durch den kulturellen und religiösen Hintergrund der Zielpopulation.

Unabhängig von der Entwicklung des Ausgangsfragebogens sollte eine Übersetzung mit Sorgfalt vorgenommen werden. Kleine Missverständnisse und Formu-

---

[6]Näheres zum Thema Dokumentation ist Behr et al. (2018b) zu entnehmen.

[7]Siehe zum Beispiel Fragebögen im European Social Survey, verfügbar unter https://www.euro peansocialsurvey.org/methodology/ess_methodology/source_questionnaire/.

lierungsänderungen sowie kultureller Hintergrund können die Qualität der Messung gefährden. Die verschiedenen Anforderungen an Messinstrumente auf sprachlicher und inhaltlicher Ebene, aber auch in Bezug auf eine für den geplanten Erhebungsmodus geeignete Gestaltung und Formulierung, können bestmöglich in mehrstufigen Teamprozessen, einschl. Pretests an der Zielpopulation, erfüllt werden.[8]

In der konkreten Praxis sind die beschriebenen Übersetzungsprozesse mit einem durchaus hohen zeitlichen und finanziellen Aufwand verbunden. Da diese Aspekte in Forschungsanträgen häufig ignoriert werden, soll an dieser Stelle explizit auf entsprechende Berücksichtigung verwiesen werden. Bedingt durch Ressourcenknappheit und andere praktische Erwägungen sind jedoch auch Abwandlungen des oben beschriebenen Übersetzungsprozesses zielführend, so beispielsweise eine *Split*-Übersetzung, bei der die Erstübersetzung auf unterschiedliche Übersetzer aufgeteilt wird und alle Übersetzer zu einer Diskussion zusammenkommen (Martinez et al. 2006). Auch Goerman, Meyers und García Trejo (2018) oder Formea et al. (2014) beschreiben Diskussionsprozesse, die auf einer einzelnen extern erstellten Übersetzung aufbauen. Die drei genannten Studien können den Zeit- und Budgetaufwand auf der Stufe der Erstübersetzung reduzieren, bestätigen jedoch zugleich auch die Bedeutung von Kollaboration im Kontext von Prüfprozessen. Nicht verschwiegen werden sollte an dieser Stelle auch die Tatsache, dass die Suche nach professionellen bzw. erfahrenen Übersetzern nicht immer leicht ist, sei es, weil es für die jeweiligen Sprachen nicht ausreichend Übersetzer gibt oder weil die vorhandenen Übersetzer bereits ausgelastet sind. Hier können neben der Suche in Übersetzerdatenbanken von Übersetzervereinigungen auch Kontakte in die jeweiligen Communities der Zugewanderten bzw. zu Sozialarbeiterinnen und Sozialarbeitern, ähnlichen Personengruppen oder Institutionen im Bereich der Migration oder Flüchtlingshilfe möglicherweise helfen.

Abschließend ist festzuhalten, dass mehrstufige und kollaborative Übersetzungsprozesse zentral für die Übersetzungsqualität und somit die Validität und Vergleichbarkeit von Verfahren sind. Wo immer möglich, sollte bereits in ausgangssprachlichen Entwicklungsprozessen von Verfahren die jeweilige kulturelle und sprachliche Expertise eingebunden werden.

Im nächsten Abschnitt wird auf messmethodischen Aspekte eingegangen, der bei kultursensitive Befragungen und Diagnostik berücksichtig werden sollte: die Erfassung des Migrations- und Bildungshintergrunds bei migrierten Personen.

---

[8]Es sei in diesem Zusammenhang auf Pan, Sha und Park (2020) hingewiesen, die den Themenkomplex Fragenbogenübersetzung aus unterschiedlichen Perspektiven beleuchten und dabei vor allem Arabisch, Chinesisch und Koreanisch in den Fokus nehmen, d. h. Sprachen von Zugewanderten in den USA.

3 Gestaltung von Verfahren im interkulturellen Setting: Erfassung von Migrations- und Bildungshintergrund

3.1 Erfassung von Migrationshintergrund

In der psychologischen sowie interdisziplinären Forschungsliteratur und Praxis können bzw. werden verschiedene Indikatoren herangezogen, um den Migrationshintergrund einer Person zu operationalisieren. Der Migrationshintergrund kann einerseits einen starken Einfluss auf die Ergebnisse haben oder gar zu Messverzerrungen führen, wenn die befragten Personen zum Beispiel aufgrund ihres kulturellen Hintergrunds die Fragestellung anders verstanden haben. Andererseits kann er auch zur falschen Einbettung von diagnostischen Befunden führen, wenn Personen zum Beispiel in einem anderen kulturellen Setting sozialisiert wurden und Verhaltensweisen zeigen, die zwar nicht für das aktuelle Umfeld passen, jedoch im ursprünglichen gängig sind. Die Auswahl eines Indikators in Forschung und Praxis steht im engen Zusammenhang mit der zu beantwortenden Fragestellung, dem fokussierten Personenkreis und den zugrunde liegenden theoretischen Annahmen über den Integrationsverlauf. Zum Einsatz kommen vorwiegend folgende Indikatoren:

- Geburtsland der Zielperson und ihrer Eltern bzw. Großeltern (d. h. Herkunftsland, manchmal aber auch nur Unterscheidung von In- und Ausland);[9]
- Staatsangehörigkeit der Zielperson und ihrer Eltern bzw. Großeltern (manchmal auch spezifisch die Staatsangehörigkeit zum Zeitpunkt der Geburt);
- Sprachhintergrund bzw. Sprachgebrauch (z. B. Muttersprache, Erstsprache, Familiensprache, Mehrsprachigkeit).

In Abhängigkeit der Operationalisierung kann einer Person folglich ein unterschiedlicher Status zugeschrieben werden (Maehler et al. 2015): Falls eine Person zuhause überwiegend Deutsch spricht, jedoch nicht die deutsche Staatsangehörigkeit besitzt, kann sie einerseits als Person ohne Migrationshintergrund (Indikator: gesprochene Sprache bzw. die Erstsprache) und andererseits als Person mit Migrationshintergrund (Indikator: deutsche Staatsangehörigkeit) betrachtet werden. Ähnlich kann es sich in Bezug auf Geburtsort und Sprache verhalten: Ist eine Person in Deutschland geboren, spricht zuhause jedoch überwiegend kein Deutsch, kann sie einerseits als Person ohne Migrationshintergrund (Indikator: Geburtsort Inland) und andererseits als Person mit Migrationshintergrund (Indikator: anderer Sprachhintergrund) betrachtet werden. Mit jeder dieser Operationalisierungen können Messfehler einhergehen, z. B. wenn eine ausländische Staatsangehörigkeit über mehrere Generationen bestehen bleibt, obwohl der Bezug zum Herkunftsland nur noch sehr

---

[9]Hierbei sollen die für die Zielperson relevantesten Grenzverläufe zugrunde gelegt werden. Beispielsweise sollen Personen, die in ehemals deutschen Gebieten im heutigen Polen geboren wurden, als Geburtsland „Deutschland" (und nicht Polen) angeben, wenn das Gebiet zum Zeitpunkt der Geburt zu Deutschland zählte. Bei Personen aus dem ehemaligen Jugoslawien wären aber wohl die Nachfolgestaaten die relevante Größe.

schwach ausgeprägt ist, oder wenn aufgrund eines Partners bzw. einer Partnerin mit Migrationshintergrund eine andere als die deutsche Sprache Kommunikationssprache in der Familie wird.

Des Weiteren ist zu berücksichtigen, dass die verschiedenen Indikatoren im Zeitverlauf stabil oder variabel sein können. So ist es beispielsweise möglich, dass sich die Staatsangehörigkeit (z. B. durch Einbürgerung) oder die deutschen Sprachkenntnisse und der Sprachgebrauch über die Zeit verändern. Demgegenüber können sich der Geburtsort, die Staatsangehörigkeit zum Zeitpunkt der Geburt und die Erstsprache über die Zeit nicht verändern. Das Geburtsland wird daher sehr häufig als Hauptindikator verwendet, aber auch hier ist es möglich, dass ein Kind deutscher Eltern, welches später in Deutschland *nicht* als Person mit Migrationshintergrund betrachtet werden würde, im Ausland geboren wurde. In Ländern mit ausgeprägter kolonialer Vergangenheit oder ausgeprägter Emigration und Re-migration ist das Geburtsland daher ein eher fehleranfälliger Indikator, was insbesondere in international vergleichenden Erhebungen zu Problemen führen kann (Heath et al. 2016). Bei Ländern mit ausgeprägter Diaspora und vielen *Rückkehrer*innen* hingegen ist das Geburtsland häufig ein besserer Indikator für den Migrationshintergrund als die gesprochene Sprache oder Staatsbürgerschaft (zu der dann häufig ein vereinfachter Zugang besteht), wie am Beispiel der Spätaussiedler in Deutschland ersichtlich ist.

Im Rahmen der Gestaltung von Verfahren sowie deren Anwendung im interkulturellen Setting sind zwei Faktoren von besonderer Bedeutung: der Geburtsort sowie die Herkunftskultur. Besonders bei Personen, die in einem Lebensumfeld sozialisiert wurden, das sich von dem unterscheidet, indem sie aktuell leben (das Umfeld kann vorwiegend durch den Indikator Geburtsort: In- bzw. Ausland und ggf. Zuzugsjahr[10] erfasst werden), können kulturelle Prägungen eine Rolle bei der Bearbeitung von Befragungsinstrumenten und diagnostischen Verfahren spielen. Damit einhergehend ist es relevant, die spezifische Herkunftskultur bzw. das Herkunftsland zu kennen, denn Merkmale, die kennzeichnend für die entsprechende Kultur sind (z. B. traditionelle versus säkular-rationale Wertvorstellungen oder Existenzsicherungs- versus Selbstentfaltungswertvorstellungen), können sich ebenfalls auf die Bearbeitung von diagnostischen Verfahren, Befragungen sowie Interviews auswirken.

Sprache und Kultur prägen nicht nur die Operationalisierung und Erfassung des Migrationshintergrunds, sondern sie spielen auch eine zentrale Rolle bei der Gestaltung der eigentlichen Verfahren, wie im Folgenden dargestellt.

3.2   Erfassung des Bildungsniveaus im interkulturellen Setting

Bildung ist ein wichtiges Hintergrundmerkmal in standardisierten Umfragen und psychologischer Diagnostik. Je nach Bildungsniveau der Zielperson können sehr

---

[10]Personen, die vor dem Eintritt in die Schule zugewandert sind, werden häufig nicht der ersten, sondern der zweiten Migrant*innengeneration zugeordnet, da sie einen Großteil ihrer Sozialisation, insbesondere ihre Schulbildung, in Deutschland erfahren haben.

unterschiedliche Sozialisationserfahrungen vorliegen und unterschiedliche Maßnahmen zielführend sein. Dabei ist das Bildungsniveau selbst meist Indikator für andere, empirisch schwieriger zu fassende Merkmale, beispielsweise kognitive Kompetenzen oder sozialen Status. Wenn es um Empfehlungen für (Weiter-)Bildungsmaßnahmen oder die Platzierung im Arbeitsmarkt geht, ist das erreichte Bildungsniveau aber auch von direkter Relevanz.

Die Erfassung des Bildungsniveaus von (erwachsenen) Zugewanderten wird durch die Verschiedenartigkeit der Bildungsstrukturen in den Herkunftsländern im Vergleich zum deutschen Bildungssystem stark erschwert (siehe Schneider 2018). Bildungsinstitutionen haben keinen universellen, sondern einen hochgradig kontextuellen Charakter. Das deutsche Bildungssystem zeichnet sich durch einen hohen Grad der Stratifizierung und beruflichen Spezialisierung aus, der den meisten Bildungssystemen fremd ist. Auch ist das Bildungsniveau in Deutschland im Vergleich zu vielen Herkunftsländern von Zugewanderten deutlich höher, sodass typisch deutsche Instrumentarien im unteren Bildungsbereich nicht ausreichend kultursensitiv sind. Zugewanderte, die bisher nur wenig Kontakt zum deutschen Bildungswesen hatten, können die Bezeichnungen der deutschen Bildungseinrichtungen und -abschlüsse auch noch nicht zuordnen. Aus diesen Gründen ist es problematisch, neu Zugewanderten Bildungsfragen vorzulegen, die für Absolventen des deutschen Bildungssystems entworfen wurden. Welche Alternativen gibt es?

In internationalen Umfragen werden meist für jedes beteiligte Land eigene Bildungsitems verwendet. Die daraus resultierenden Daten werden dann *nach* der Erhebung entsprechend der *vor* der Erhebung gestalteten Vorgaben vergleichbar gemacht, d. h. *harmonisiert*, häufig im Rückgriff auf die Internationale Standardklassifikation im Bildungswesen ISCED (UNESCO-UIS 2012; Schneider 2013). Eine Möglichkeit in der kultursensitiven Diagnostik wäre der Rückgriff auf Items, die das spezifische Bildungssystem im Herkunftsland abbilden. Dazu kann z. B. auf die (nationalen) Fragebögen internationaler Umfragen und deren Vorgaben zur internationalen Harmonisierung zurückgegriffen werden.[11] Im Projekt „Computer-assisted measurement and coding of education in surveys" (CAM-CES) wurde darüber hinaus ein adaptives Tool entwickelt, das für computergestützte Fragebögen nach Identifizierung des Herkunftslandes die relevanten Bildungskategorien zur Auswahl durch die Zielperson selbst anbietet (siehe Schneider et al. 2018).[12]

Wenn die Einbindung solcher Tools nicht möglich ist, z. B. bei telefonischen Umfragen oder papierbasierten Fragebögen, muss eine technisch weniger anspruchsvolle Lösung gefunden werden. Befragungen, die speziell auf Zugewanderte zuge-

---

[11]Siehe zum Beispiel die Dokumentation nationaler Antwortkategorien und Harmonisierungen im European Social Survey (https://www.europeansocialsurvey.org/docs/round9/survey/ESS9_appen dix_a1_e01_0.pdf).

[12]Siehe https://www.surveycodings.org/levels-education. Die internationale Harmonisierung der resultierenden Daten wird durch bereitgestellte Skripte stark vereinfacht. Dieses Tool liegt inzwischen auch als App vor: https://www.surveycodings.org/survey-implementation/app.

schnitten sind, haben entsprechende Instrumente entwickelt (z. B. das IAB/SOEP-Migrationssample, Brücker et al. 2014). Kritisch ist in diesem Zusammenhang die Verwendung von Begriffen, die in verschiedenen Bildungskontexten eine sehr unterschiedliche Bedeutung haben (z. B. *Grundschule*). In vielen Ländern gibt es keine 4- bis 6-jährige Grundschule wie in Deutschland, sondern eine gemeinsame und verpflichtende Schule für alle Schüler*innen bis zur 8. oder gar 10. Klasse, die im dortigen nationalen Kontext dann als *Grundschule* bezeichnet wird. Daher sollte erwogen werden, eher die abgeschlossenen Schuljahre bzw. Klassenstufen und ergänzende Informationen (z. B. ob ein Schulabschluss vorliegt, ob dieser zur Aufnahme eines Studiums berechtigen würde, ob darüber hinaus eine berufliche Ausbildung oder ein Studium absolviert wurden etc.) in einer Weise zu erfragen, die von konkreten Bildungsinstitutionen abstrahiert.

4   Anwendung von Verfahren im interkulturellen Setting: Rahmenbedingungen für eine kultursensitive Diagnostik

Maßnahmen wie der Einsatz von zweisprachigen Interviewern und die Passung von Interviewer und Befragungsperson (vor allem bei sensiblen Themen) sind grundlegend für die Anwendung von kultursensitiven Verfahren. Im Kontext von Interviewer-administrierter Befragung bzw. Diagnostik von Zugewanderten ist es des Weiteren unabdingbar, dass ausgewählte Interviewer über grundlegende Kenntnisse der Zielpopulation mit Migrationshintergrund (also Befragungsperson bzw. Person in Behandlung) und eine bestimmte Sensibilität für kulturelle Unterschiede verfügen (Lewis-Fernández et al. 2014; Stiegler und Biedinger 2015). Kenntnisse und Sensibilisierung für die Thematik können unter anderem durch die Teilnahme an Interviewer-Schulungen, durch Seminare zur Förderung interkultureller Kompetenz oder auch durch selbstständige kritische Reflexionen des Handelnden unterstützt werden.

Kulturelle Normen und Wertvorstellungen von zugewanderten Personen können sich im Vergleich zu Personen ohne Migrationshintergrund erheblich unterscheiden. Daher kann es von Vorteil sein, im Rahmen z. B. von Interviewer-administrierten Befragungen gezielt auf eine Passung (*Matching*) von Interviewer- und Befragungsperson bzw. Patienten-Charakteristika zu achten (siehe Survey Research Center 2010). So kann eine Verständigung zwischen Interviewer*in und befragter Person bzw. Person in Behandlung erleichtert werden, wenn sie den gleichen migrationsbezogenen Hintergrund haben (z. B. van Heelsum 2013).[13] Méndez und Font (2013) empfehlen außerdem, mit Interviewern zu arbeiten, die im Idealfall die Sprache der Zuwanderungsgruppe und der Mehrheitsbevölkerung sprechen (bzw. zweisprachig sind), um übersetzte Fragebögen optimal einzusetzen. Auch wenn der Fokus auf dem kulturellen Aspekt liegt und ein sprachlich oder ethnisch basiertes Matching zwischen Interviewer*in und befragter Person bzw. Person in Behandlung gewähr-

---

[13]„Gleich" sollte sich hier nicht notwendigerweise auf das Herkunftsland beschränken – z. B. wäre es ungünstig, eine kurdische Zielperson mit einem türkischen Interviewer zu „matchen".

leistet ist, liegen jedoch möglicherweise Herausforderungen bezüglich der Professionalität und Erfahrung des Interviewers vor. Darüber hinaus können noch Kovariate wie z. B. das Alter oder das Geschlecht des*r Interviewer*in bei der spezifischen Befragung eine Rolle spielen. Beim Matching kann es zudem problematisch werden, dass eine wertfreie und objektive Position seitens des Interviewers eingehalten werden muss, vor allem wenn es sich um sensible Fragen handelt (Sánchez-Ayala 2012). Darüber hinaus liegt beim Matching eine hohe Wahrscheinlichkeit zur sozialen Erwünschtheit bei sensiblen Fragen vor (Méndez und Font 2013).

Im Kontext der klinischen Diagnosestellung werden beispielsweise im Zusammenhang mit der fünften Version des Diagnostic and Statistical Manual of Mental Disorders-5 (DSM-5) Rahmenbedingungen[14] für eine kultursensitive Diagnostik aufgestellt (z. B. solche, die bei Fragebögen, Protokollen oder halbstrukturierten Interviews zu berücksichtigen sind) und ein *Cultural Information Interview* (CFI) zur Operationalisierung bereitgestellt (siehe APA 2013; Lewis-Fernández et al. 2014). Wie Literaturreviews gezeigt haben (Lewis-Fernández et al. 2014), liegen hohe Fehlerraten bei der Diagnosestellung von zugewanderten Personen vor und die diagnostische Messgenauigkeit kann bei Berücksichtigung kultureller Hintergrundinformationen gesteigert werden. Dabei heben die Rahmenbedingungen folgende vier Aspekte hervor (zur konkreten Operationalisierung siehe das CFI), die bei der Befragung von Patienten und Patientinnen zu berücksichtigen sind:

(a) die kulturelle Identität einer Person. Verschiedene Faktoren werden unter kultureller Identität zusammenfasst: die Bestimmung der kulturellen Gruppe(n), mit der sich die Befragungsperson bzw. Person in Behandlung (bzw. Patient oder Patientin) identifiziert, sowie die Bedeutung, die dieser Identifizierung zugeschrieben wird; die Einschätzung des Sprachgebrauchs; die Ermittlung der Interaktion bzw. Einbettung (wie auch damit einhergehende Erfahrungen) in die Herkunfts- sowie Aufnahmekultur der Person in Behandlung. Des Weiteren werden auch Aspekte wie Religion, Herkunftsort, Genderrollen sowie sexuelle Orientierung der kulturellen Identität zugeordnet.
(b) die kulturell gebundenen Leidenskonzepte. Aufgrund von vorhandenen kulturellen Schemata oder Skripten (bzw. Denkmustern) werden Krankheitsrepräsentationen mit spezifischen Formen der Selbstbewältigung und Hilfesuche in Zusammenhang gebracht (ebenso die wahrgenommene Relevanz und Wirksamkeit von Behandlungen für die psychische Gesundheit). Die Berücksichtigung solcher kulturgebundener Skripte kann zu einer höheren Teilnahmemotivation bei Personen in Behandlung und zu besseren Behandlungsergebnissen führen (Lewis-Fernández et al. 2014). Ein Ansatz, um solche Skripte zu verstehen, ist es, dass Personen in Behandlung darum gebeten werden, die Ansichten anderer in ihrem sozialen Netzwerk zu beschreiben, um die Perspektive der Person in Behandlung im familiären und gemeinschaftlichen Kontext zu verorten. Ein

---

[14]Outline for Cultural Formulation.

weiterer relevanter Aspekt in diesem Zusammenhang ist die Erörterung von bisherigen Erfahrungen mit der Versorgung sowie Behandlungserwartungen.

(c) psychosoziale Stressoren und kulturelle Besonderheiten von Vulnerabilität und Resilienz. Hervorgehoben werden unter diesem Aspekt die kulturellen Interpretationen der Stressfaktoren sowie Unterstützungsmaßnahmen, die mit der Krankheit der Person in Behandlung einhergehen und das Funktionsniveau beeinflussen. Im Fokus stehen hier die Beschreibung des Kontextes, in dem die Krankheit aufgetreten ist, und der aktuelle Zustand durch die Perspektive der Person in Behandlung und anderer nahestehender Personen. Die subjektive Beschreibung aus der Sicht der Person in Behandlung erlaubt es dem/der Behandelnden, kulturelle Determinanten zu deuten und das Problemausmaß einzuschätzen. Als Stressor wird insbesondere der Migrationsstatus (z. B. als Geflüchtete) identifiziert, der mit einer Reihe von weiteren Faktoren wie niedrigem sozioökonomischen Status, keine angemessenen Wohnverhältnisse, Arbeitslosigkeit, unzureichenden Sprachkenntnissen, Diskriminierung, Statusverlust und Anpassungsstress korreliert ist und somit ein erhöhtes Risiko für psychische Erkrankungen darstellt (Lewis-Fernández et al. 2014). Um soziale Stressoren und Unterstützung angemessen zu erheben, ist es, besonders bei der Zielgruppe der Minderjährigen sowie älteren Erwachsenen, unabdingbar, zusätzliche Informationen direkt vom sozialen Netzwerk der Person in Behandlung zu erhalten. Hierbei können Dolmetscher eine besondere Rolle spielen. Des Weiteren heben die Autor*innen in diesem Zusammenhang hervor, dass Personen in Behandlung sich möglicherweise der Religion bzw. Religiosität zuwenden, um mit der psychischen Erkrankung umzugehen (Lewis-Fernández et al. 2014). Daher ist es für eine erfolgreiche Behandlung wichtig zu verstehen und zu berücksichtigen, wie Religiosität und Krankheitserfahrung einhergehen, insbesondere wenn eine Religionsgemeinschaft Unterstützung leistet.

(d) kulturelle Hintergrundaspekte mit Einfluss auf die Beziehungen zwischen der Person in Behandlung und dem/der Behandelnden. Die interkulturelle Beziehung zwischen der Person in Behandlung und dem/der Behandelnden kann von verschiedenen Herausforderungen begleitet sein, wie zum Beispiel der Auswahl der Behandlungsform (biomedizinisch oder andere Formen), Kommunikationsschwierigkeiten oder der fehlenden Bereitstellung von Dolmetschern durch das Gesundheitssystem (Lewis-Fernández et al. 2014). Auch die Wahrnehmung der Person in Behandlung als Individuum oder Teil einer sozialen Gruppe kann eine Rolle für eine erfolgreiche Behandlung spielen. In dieser Zusammenfassung wird daher die Bedeutung der Selbstreflexion von kulturellen Gegebenheiten des/der Behandelnden für die Behandlung diskutiert, um möglichst früh falsche Annahmen zu revidieren.

5 Fazit

Der vorliegende Beitrag dient als allgemeine Einführung in den Themenbereich kultursensitive Befragung und Diagnostik. Dabei wurden zum einem grundlegende Aspekte für die Gestaltung von Verfahren im interkulturellen Setting skizziert: die

Erfassung des Migrationshintergrunds, die Rolle der Sprache (sowie Übersetzungs-prozedur) und die Erfassung des Bildungsniveaus. Zum anderem wurde hinsichtlich der Anwendung von Verfahren im interkulturellen Setting die von der klinischen Psychologie vorgeschlagenen Rahmenbedingungen für eine kultursensitive Diagnostik umrissen. Eine Literaturübersicht (siehe Maehler et al. 2018) zeigt auf, dass bisher jedoch kaum diagnostische Verfahren für die Bevölkerung mit Migrationser-fahrung vorliegen, die zum Beispiel kulturell faire und valide diagnostische Aussa-gen erlauben. Als Ausblick in diesem Zusammenhang sei auf ein längsschnittliches Projekt „Diagnostics Across Borders"[15] hingewiesen, das zum Ziel hat, Entwick-lungen in diesem Bereich (z. B. Adaptationen und Neuentwicklungen von Testver-fahren für die Zielgruppe) für Wissenschaft und Praxis darzustellen.

Angesichts der Tatsache, dass derzeit (d. h. 2020) viele interkulturelle Projekte in Deutschland initiiert werden, empfiehlt es sich, dass Forschungsprojekte Erfahrungen und Herausforderungen ausführlich dokumentieren (z. B. notwendige kulturellen Anpas-sungen von Verfahren; Besonderheiten bei bestimmten Sprachen, Konzepten oder bei der Datenerhebung). Dieser Wissenstransfer kann über technische Berichte und/oder Open-Access Publikationen (z. B. in auf Messinstrumente spezialisierten Zeitschriften wie MISS - Measurement Instruments in the Social Sciences) erfolgen. Auf diese Art und Weise kann das Wissen an Folgestudien weitergegeben, der Austausch in der Profession gefördert, Forschungsfragen spezifiziert und die Qualität von Folgestudien potenziell verbessert werden (siehe auch Maehler et al. 2020).

Literatur

Acquadro, C., Patrick, D. L., Eremenco, S., Martin, M. L., Kuliś, D., Correia, H., & International Society for Quality of Life Research. (2018). Emerging good practices for translatability assessment (TA) of patient-reported outcome (PRO) measures. *Journal of Patient-reported Outcomes, 2*(1), 8.

American Psychiatric Association (APA). (2013). *Diagnostic and statistical manual of mental disorders* (5. Aufl.). Washington, DC: Author.

Behr, D. (2018). Translating questionnaires for cross-national surveys – A description of a genre and its particularities based on the ISO 17100 categorization of translator competences. *Translation & Interpreting, 10*(2), 5–20.

Behr, D., & Scholz, E. (2011). Questionnaire translation in cross-national survey research: On the types and value of annotations. *Methods, Data, Analyses, 5*(2), 157–179.

Behr, D., Brzoska, P., & Schoua-Glusberg, A. (2018a). Linguistic and cultural aspects in migrant surveys: Introduction and overview. In D. Behr (Hrsg.), *Surveying the migrant population: Consideration of linguistic and cultural aspects* (S. 5–12). Köln: GESIS – Leibniz-Institut für Sozialwissenschaften.

Behr, D., Dept, S., & Krajĉeva, E. (2018b). Documenting the survey translation and monitoring process. In T. P. Johnson, B.-E. Pennell, I. Stoop & B. Dorer (Hrsg.), *Advances in comparative survey methods: Multinational, multiregional and multicultural contexts (3MC)* (S. 341–356). New York: Wiley.

Brücker, H., Kroh, M., Bartsch, S., Goebel, J., Kühne, S. Liebau, E., & Schupp, J. (2014). *The new IAB-SOEP migration sample: An introduction into the methodology and the contents.* SOEP Survey Papers Series C – Data Documentations, Nr. 216. Berlin: DIW/SOEP.

---

[15]Weitere Informationen unter: https://www.fu-berlin.de/en/sites/diagnostics-across-borders.

Brzoska, P. (2018). Surveying immigrants: The role of language attrition and language change in the application of questionnaires. In D. Behr (Hrsg.), *Surveying the migrant population: Consideration of linguistic and cultural aspects* (S. 95–105). Köln: GESIS – Leibniz-Institut für Sozialwissenschaften.

Dorer, B. (2015). Carrying out ‚advance translations' to detect comprehensibility problems in a source questionnaire of a cross-national survey. In K. Maksymski, S. Gutermuth & S. Hansen-Schirra (Hrsg.), *Translation and comprehensibility* (S. 77–112). Berlin: Frank & Timme.

Formea, C. M., Mohamed, A. A., Hassan, A., Osman, A., Weis, J. A., Sia, I. G., & Wieland, M. L. (2014). Lessons learned: Cultural and linguistic enhancement of surveys through community-based participatory research. *Progress in Community Health Partnerships: Research, Education, and Action, 8*(3), 331–336.

Hadler, P., Neuert, C., Lenzner, T., Stiegler, A., Sarafoglou, A., Bous, P., Reisepatt, N., & Menold, N. (2017). *RESPOND – Improving regional health system responses to the challenges of migration through tailored interventions for asylum-seekers and refugees. Kognitiver Pretest.* GESIS Projektbericht. Version: 1.0. GESIS – Pretestlabor. https://doi.org/10.17173/pretest69.

Harkness, J. A. (2003). Questionnaire translation. In J. A. Harkness, F. van de Vijver & P. Mohler (Hrsg.), *Cross-cultural survey methods* (S. 19–34). Hoboken: Wiley.

Haug, S., Lochner, S., & Huber, D. (2019). Methodological aspects of a quantitative and qualitative survey of asylum seekers in Germany – A field report. *Methods, Data, Analyses, 13*(2), 321–340.

Heath, A. F., Schneider, S. L., & Butt, S. (2016). *Developing a measure of socio-cultural origins for the European Social Survey.* GESIS Papers 2016(16). Cologne: GESIS – Leibniz-Institut für Sozialwissenschaften. https://doi.org/10.21241/ssoar.49503.

Heelsum, A. van (2013). The influence of interviewers' ethnic background in a survey among Surinamese in the Netherlands. In J. Font & M. Méndez (Hrsg.), Surveying ethnic minorities and immigrant populations: Methodological challenges and research strategies (S. 111–130). Amsterdam: Amsterdam University Press.

International Test Commission. (2018). ITC guidelines for the large-scale assessment of linguistically and culturally diverse populations. http://www.InTestCom.org.

Jacobsen, J. (2018). Language barriers during the fieldwork of the IAB-BAMF-SOEP Survey of Refugees in Germany. In D. Behr (Hrsg.), *Surveying the migrant population: Consideration of linguistic and cultural aspects* (S. 75–84). Köln: GESIS – Leibniz-Institut für Sozialwissenschaften.

Jahoda, G. (1984). Do we need a concept of culture? *Journal of Cross-Cultural Psychology, 15,* 139–151.

Jesske, B. (2018). Surveying migrants in the context of the low income panel PASS. In D. Behr (Hrsg.), *Surveying the migrant population: Consideration of linguistic and cultural aspects* (S. 85–94). Köln: GESIS – Leibniz-Institut für Sozialwissenschaften.

Krumm, S., Detel, S., Schröder-Abé, M., Ziegler, M., & Zimmermann, J. (2018). Berufliche Eignungstests. In D. B. Maehler, A. Shajek & H. U. Brinkmann (Hrsg.), *Diagnostik bei Migrantinnen und Migranten. Ein Handbuch* (S. 339–390). Göttingen: Hogrefe.

Lewis-Fernández, R., Aggarwal, N., Bäärnhielm, S., Rohlof, H., Kirmayer, L., & Lu, F. (2014). Culture and psychiatric evaluation: Operationalizing cultural formulation for DSM-5. *Psychiatry, 77*(2), 130–154. https://doi.org/10.1521/psyc.2014.77.2.130

Macha, T., & Pertermann, F. (2018). Entwicklungsdiagnostik. In D. B. Maehler, A. Shajek & H. U. Brinkmann (Hrsg.), *Diagnostik bei Migrantinnen und Migranten. Ein Handbuch* (S. 57–94). Göttingen: Hogrefe.

Maehler, D. B., Teltemann, J., Rauch, D., & Hachfeld, A. (2015). Interdisziplinäre Operationalisierung des Migrationshintergrunds. In D. B. Maehler & H. U. Brinkmann (Hrsg.), *Methoden der Migrationsforschung. Ein Interdisziplinärer Forschungsleitfaden* (S. 263–282). Wiesbaden: Springer VS.

Maehler, D. B., Martin, S., & Rammstedt, B. (2017). Coverage of the migrant population in largescale assessment surveys. Experiences from PIAAC in Germany. *Large-scale Assessments in Education, 5*(9). https://doi.org/10.1186/s40536-017-0044-8.

Maehler, D. B., Shajek, A., & Brinkmann, H. U. (Hrsg.). (2018). *Diagnostik bei Migrantinnen und Migranten. Ein Handbuch*. Göttingen: Hogrefe.

Maehler, D.B., Pötzschke, S., Ramos, H., Pritchard, P., & Fleckenstein, J. (2020). Studies on young refugees: A scoping review in educational research. *Adolescent Research Review*, Online first, 1–17. https://doi.org/10.1007/s40894-019-00129-7.

Martinez, M., Marin, V., & Schoua-Glusberg, A. (2006). Translating from English to Spanish: The 2002 National Survey of Family Growth. *Hispanic Journal of Behavioral Sciences, 28*(4), 531–545.

Méndez, M., & Font, J. (2013). Surveying immigrant populations: Methodological strategies, good practices and open questions. In J. Font & M. Méndez (Hrsg.), *Surveying ethnic minorities and immigrant populations: Methodological challenges and research strategies* (S. 271–290). Amsterdam: Amsterdam University Press.

Mohler, P., Dorer, B., de Jong, J., & Hu, M. (2016). *Translation: Overview. Guidelines for best practice in cross-cultural surveys*. Ann Arbor: Survey Research Center, Institute for Social Research, University of Michigan. http://www.ccsg.isr.umich.edu/

Nesterko, Y., & Glaesmer, H. (2018). Kultursensible klinische Psychodiagnostik bei Erwachsenen. In D. B. Maehler, A. Shajek & H. U. Brinkmann (Hrsg.), *Diagnostik bei Migrantinnen und Migranten. Ein Handbuch* (S. 245–286). Göttingen: Hogrefe.

Pan, Y., Sha, M., & Park, H. (2020). *The sociolinguistics of survey translation*. Abingdon: Routledge.

Poortinga, Y. H. (1992). Towards a conceptualization of culture for psychology. In S. Iwa-waki, Y. Kashima & K. Leung (Hrsg.), *Innovations in cross-cultural psychology* (S. 3–17). Amsterdam: Swets & Zeitlinger.

Poortinga, Y. H., & van de Vijver, F. J. (2013). Der Umgang mit methodischen Stolperfallen in der kulturvergleichenden Stressforschung. In P. Genkova, T. Ringeisen & F. T. L. Leong (Hrsg.), *Handbuch Stress und Kultur* (S. 153–171). Wiesbaden: Springer VS.

Röder, A. (2018). Methodische Herausforderungen quantitativer Befragungen von Geflüchteten am Beispiel einer Vorstudie in Sachsen. *Z'Flucht Zeitschrift für Flüchtlingsforschung, 2*(2), 313–329.

Sánchez-Ayala, L. (2012). Interviewing techniques for migrant minority groups. In J. Font & M. Méndez (Hrsg.), *Surveying ethnic minorities and immigrant populations: Methodological challenges and research strategies* (S. 117–136). Amsterdam: Amsterdam University Press.

Schneider, S. L., Briceno-Rosas, R., Ortmanns, V., & Herzing, J. (2018). Measuring migrants educational attainment: The CAMCES tool in the IAB-SOEP migration sample. In D. Behr (Hrsg.), *Surveying the migrant population: Consideration of linguistic and cultural aspects* (S. 43–74). Köln: GESIS – Leibniz-Institut für Sozialwissenschaften.

Schneider, S. L. (2013). The International Standard Classification of Education 2011. In G. E. Birkelund (Hrsg.), *Class and stratification analysis. Comparative social research* (S. 365–379). Bingley: Emerald.

Schneider, S. L. (2018). Das Bildungsniveau von Migrantinnen und Migranten: Herausforderungen in Erfassung und Vergleich. In D. B. Maehler, A. Shajek & H. U. Brinkmann (Hrsg.), *Diagnostik bei Migrantinnen und Migranten* (S. 47–56). Göttingen: Hogrefe.

Smith, T. W. (2003). Developing comparable questions in cross-national surveys. In J. Harkness, F. J. R. van de Vijver & P. P. Mohler (Hrsg.), *Cross-cultural survey methods* (S. 69–91). Hoboken: Wiley.

Stathopoulou, T., Menold, N., Krajčeva, E., & Dept, S. (2019). Questionnaire design and translation for refugee populations: Lessons learnt from the REHEAL Study. *Journal of Refugee Studies, 32*(1), i105–i121. https://doi.org/10.1093/jrs/fez045.

Stiegler, A., & Biedinger, N. (2015). *Interviewer Qualifikation und Training (Version 1.1)* (GESIS Survey Guidelines). Mannheim: GESIS – Leibniz-Institut für Sozialwissenschaften. https://doi.org/10.15465/gesis-sg_013.

Straub, J. (2003). Psychologie und die Kulturen in einer globalisierten Welt. In A. Thomas (Hrsg.), *Kulturvergleichende Psychologie* (S. 543–566). Göttingen: Hogrefe.

Survey Research Center. (2010). *Guidelines for best practice in cross-cultural surveys*. Ann Arbor: Survey Research Center, Institute for Social Research, University of Michigan.

Thomas, A. (1994). *Psychologie und multikulturelle Gesellschaft*. Göttingen: Verlag für Angewandte Psychologie.

Thomas, A. (2003). *Kulturvergleichende Psychologie*. Göttingen: Hogrefe.

UNESCO Institute for Statistics. (2012). *International Standard Classification of Education – ISCED 2011*. Montreal: UNESCO Institute for Statistics.

Zabal, A., & Behr, D. (2018). Anwendungsorientierte Einführung in die Übersetzung und Adaptation von Messinstrumenten. In D. B. Maehler, A. Shajek & H. U. Brinkmann (Hrsg.), *Diagnostik bei Migrantinnen und Migranten* (S. 32–46). Göttingen: Hogrefe.

Erfassung von Stress im Kontext von Migration und Akkulturation

Johanna Braig, Pia Schmees und Heike Eschenbeck

Inhalt

Zusammenfassung

Menschen werden mit zahlreichen Anforderungen konfrontiert. Dieser Beitrag liefert einen Einblick in das Stressgeschehen und legt den Schwerpunkt auf die Betrachtung von Stressoren im Kontext von Migration und Akkulturation. Dabei lassen sich Stressoren vor (Prä-Migrationsstressoren), während (migrationsbezogene Stressoren) und nach der Migration (Post-Migrationsstressoren und akkulturationsbezogene Stressoren) unterscheiden. Vorgestellt werden unterschiedliche diagnostische Verfahren. Herausforderungen und Empfehlungen für die Erfassung migrationsbezogener Stressoren werden formuliert.

Johanna Braig und Pia Schmees teilen sich die Erstautorinnenschaft dieses Beitrags.

J. Braig · P. Schmees (✉) · H. Eschenbeck
Abteilung für Pädagogische Psychologie und Gesundheitspsychologie, Pädagogische Hochschule Schwäbisch Gmünd, Schwäbisch Gmünd, Deutschland
E-Mail: johanna.braig@ph-gmuend.de; pia.schmees@ph-gmuend.de; heike.eschenbeck@ph-gmuend.de

© Springer Fachmedien Wiesbaden GmbH, ein Teil von Springer Nature 2021
T. Ringeisen et al. (Hrsg.), *Handbuch Stress und Kultur*,
https://doi.org/10.1007/978-3-658-27789-5_42

Schlüsselwörter

Stress · Stressoren · Messinstrumente · Migration · Akkulturation

1 Einleitung: Migration, Akkulturation und Stress

Zahlreiche Menschen sind in den letzten Jahrzehnten migriert (Bundesamt für Migration und Flüchtlinge 2006). Der Anteil an international (über Staatsgrenzen hinweg) migrierten Personen an der Weltbevölkerung stieg von 2,8 % im Jahr 2000 auf 3,4 % im Jahr 2017. Das entspricht 258 Millionen Menschen im Jahr (UN DESA 2017, S. 4–5). Binnenmigration, also Migration innerhalb der Landesgrenzen, ist nochmals häufiger, mit geschätzten 740 Millionen Personen im Jahr 2009 (UNDP 2009, S. 21). Menschen die migriert sind, erleben viele Belastungsfaktoren, die Stress auslösen können und sich in Folge nachteilig auf die physische und psychische Gesundheit auswirken können (Porter und Haslam 2005; Steffen et al. 2006). Deshalb ist die Erfassung der potenziell stressauslösenden Belastungsfaktoren relevant. Im Folgenden sollen zunächst die zentralen Begriffe geklärt werden. Es folgt eine kurze Abhandlung zum Thema Stress mit Bezug zu Migration. Nach der Klassifikation von Stressoren gehen wir getrennt auf Prä- und Post-Migrationsstressoren und jeweils beispielhafte diagnostischen Verfahren ein.

1.1 Begriffsbestimmungen

Gründe für die Migration (d. h. die räumliche Verlegung des Lebensmittelpunkts, Bundesamt für Migration und Flüchtlinge 2006) können sehr vielfältig und vielschichtig sein und auf einem Kontinuum zwischen proaktiv und reaktiv abgebildet werden (Richmond 1993). Vereinfachend für dieses Kontinuum wird im Folgenden von freiwilliger Migration gesprochen, wenn die Gründe auf dem Kontinuum eher in Richtung proaktiver Migration einzuordnen sind (z. B. Arbeitsmigration, Bildungsmigration, Familienmigration) und von unfreiwilliger Migration, wenn eine Person durch äußere Einflüsse (z. B. aufgrund von Hunger und Naturkatastrophen, asylsuchend) zur Flucht gezwungen wird, also reaktiv migriert.

Wenn Menschen migrieren, treffen Individuen verschiedener Kulturen aufeinander. Ergeben sich durch den – in Folge der Migration entstehenden – Kontakt der Kulturen Veränderungen in kulturellen Mustern, kann nach einer Definition von Redfield et al. (1936, S. 149) von *Akkulturation* gesprochen werden.

Migration und Akkulturation gehen mit zahlreichen Veränderungen und anderen Anforderungen an die Person einher. Das Erleben von Stress kann die Folge sein. *Stress* bezeichnet ein Muster spezifischer und unspezifischer psychischer und körperlicher Reaktionen eines Individuums auf Reizsituationen, die das Gleichgewicht stören, die Fähigkeiten zur Bewältigung beanspruchen oder überschreiten und somit Anpassungsleistungen verlangen (Gerrig 2016). So entsteht Stress, wenn die

Anforderungen an das Individuum dessen Ressourcen und Bewältigungsmöglichkeit übersteigen (Lazarus und Folkman 1984).

2   Stress: Stressoren, Bewertungen und Stressfolgen

Bei der Betrachtung von Stress spielen unterschiedliche Aspekte eine Rolle: Zum einen die Anforderungen bzw. die Stressoren, zum anderen deren Bewertung und die wahrgenommenen Bewältigungspotenziale und damit einhergehend die Frage nach den Stressreaktionen und Stressfolgen.

2.1   Was kann Stress auslösen?

Im Laufe unseres Lebens begegnen wir vielen *Anforderungen*, die potenziell Stress auslösen können: *Alltagsstressoren*, sogenannte *daily hassles* (Kanner et al. 1981), sind alltägliche Spannungen und Probleme wie beispielsweise Konflikte am Arbeitsplatz oder in der Familie sowie Leistungs- oder Zeitdruck. Für Menschen, die migriert sind, kommen zusätzlich migrationsspezifische Alltagsprobleme hinzu. Diese können beispielsweise Stressoren im Zusammenhang mit dem Aufenthalt und der Unterbringung sein (z. B. Langeweile, Lärm, fehlende Privatsphäre) oder *akkulturationsbezogene Stressoren*, die sich durch das Zusammentreffen unterschiedlicher Kulturen ergeben. Als eine weitere Kategorie an Anforderungen sind an das Lebensalter gebundene normative Anforderungen zu unterscheiden, sog. *Entwicklungsaufgaben* (Havighurst 1953). Hierzu zählen beispielsweise die Entwicklung der Identität, der Einstieg in den Beruf oder die Entwicklung eines individuellen Normen- und Wertesystems. Mit Blick auf Migration und Akkulturation können entwicklungsbezogene Anforderungen kulturabhängig variieren (z. B. Umgang mit Medienangeboten). Ferner werden kulturabhängige Unterschiede im Umgang mit der Anforderung oder dem typischen Zeitfenster für die Aufgabe angenommen (z. B. Eschenbeck und Knauf 2018). *Traumatische Ereignisse* (z. B. Krieg, Unfall, Gewalterfahrung) stellen eine außergewöhnliche Bedrohung für die betroffenen Personen dar, d. h. sie sind lebensgefährlich oder bedrohen die körperliche Unversehrtheit und gehen mit starker Angst und Hilflosigkeit einher. *Kritische Lebensereignisse* sind einschneidende (jedoch nicht notwendigerweise negative) Ereignisse wie der Tod einer engen Bezugsperson, Arbeitsplatzverlust, Scheidung, Hochzeit oder Schwangerschaft. Auch Migration ist ein kritisches Lebensereignis. Sind Menschen unfreiwillig migriert, haben sie zudem weitere kritische oder traumatische Ereignisse erlebt, wie z. B. einen bewaffneten Konflikt. Kritische Lebensereignisse erfordern in der Folge vom betroffenen Individuum eine extreme Änderung von Alltagsroutinen und ein hohes Maß an Wiederanpassung (Holmes und Rahe 1967).

Zusammenfassend ist somit anzunehmen, dass Personen mit Migrationserfahrung zusätzlichen Stressquellen, d. h. Anforderungen sowohl mit als auch ohne direkten Bezug zu Migration und Akkulturation ausgesetzt sind (siehe Tab. 1). Dabei sind die

Tab. 1 Potentielle Stressoren: Beispiele für Anforderungen mit bzw. ohne Bezug zu Migration und Akkulturation

Anforderungen	migrationsspezifisch	unspezifisch
Alltagsstressoren	Schwierigkeiten mit der Sprache des neuen Landes, fehlende Privatsphäre	Streitigkeiten, viele Termine, Lärm
Entwicklungsaufgaben	Identitätsfindung, Autonomieentwicklung	Identitätsfindung, Berufseinstieg, Gründen einer Familie, Autonomieentwicklung
Kritische Lebensereignisse	Migration	Tod einer geliebten Person, Hochzeit
Traumatische Ereignisse	Krieg, Folter, Flucht	Unfall, Gewalterfahrung, Krieg, Folter

unterschiedlichen Anforderungen nicht isoliert oder unabhängig voneinander, vielmehr können sie sich (auch in Abhängigkeit von den Lösungsversuchen) wechselseitig beeinflussen und ggf. im Kontext von Migration und Akkulturation komplexer sein.

2.2   Wann empfinden wir Stress?

Im vorausgegangenen Abschnitt wurde herausgearbeitet, mit welchen zusätzlichen Anforderungen Menschen die migriert sind, konfrontiert sein können. Jedoch entscheidet nicht die Menge der Anforderungen alleine, ob diese tatsächlich eine Stressreaktion auslösen. Ob eine Anforderung als Belastung wahrgenommen und somit stressauslösend wirken kann, hängt von Faktoren, wie der Bewertung der wahrgenommenen Verfügbarkeit von Ressourcen und der Bewältigungsmöglichkeiten sowie den Merkmalen der Situation ab. Dies ist die Grundidee der transaktionalen Stresstheorie (Lazarus und Folkman 1984). *Persönliche Bewertungen* bestimmen mit, ob Situationen (z. B. ein Behördentermin) als *stressig* wahrgenommen werden und Stressreaktionen ausgelöst oder verstärkt werden. Bewertungen beziehen sich einerseits auf die Person-Umwelt-Konstellation im Hinblick auf das eigene Wohlergehen (z. B. Wahrnehmung von Bedrohung, da der Aufenthaltstitel in Gefahr sein könnte) und andererseits auf die Einschätzung der individuellen und sozialen *Ressourcen bzw. Bewältigungspotenziale*. Durch den Prozess der Migration und Akkulturation können individuelle oder soziale Ressourcen einer Person nicht verfügbar sein, insbesondere in der Phase nach der Migration (Ryan et al. 2008). Beispiele für potenziell nach der Migration nicht verfügbare Ressourcen sind Kenntnisse der Landessprache oder soziale Unterstützung durch Freund*innen und Familie. Anzumerken ist, dass migrierte Personen nicht generell über weniger Ressourcen verfügen. Die Identifikation mit dem Herkunftsland oder die Mehrsprachigkeit können Beispiele für Ressourcen sein, auf die migrierte Personen, nicht aber nicht-migrierte Personen zugreifen können (z. B. Bialystok 1988; Marley und Mauki 2019; Uslucan 2011).

Ferner bestimmen *Merkmale der Situation* mit, ob eine Person Stress erlebt. Zur Charakterisierung von Anforderungen hat sich in der Bewältigungsforschung die Berücksichtigung inhaltlicher und formaler *Parameter der Anforderungssituation* bewährt (Krohne 2010). Die inhaltliche Beschreibung bezieht sich auf den Bereich, aus dem die Situation stammt (z. B. physische, selbstwertrelevante oder soziale Stressoren). Formale Parameter sind die zeitliche Nähe und die Dauer des stressbezogenen Ereignisses (z. B. zeitlich begrenzt oder chronisch andauernd), die Beeinflussbarkeit einer Situation und die zur Verfügung stehende Information über die Situation (Vorhersagbarkeit bzw. Unsicherheit). Situationen werden insbesondere dann als stressig wahrgenommen und lösen unterschiedliche Stressreaktionen und Bewältigungsmaßnahmen aus, wenn es sich um wiederkehrende Ereignisse handelt, die über längere Zeiträume anhalten, wenn die Situationen unmittelbar bevorstehen, sie als nur wenig beeinflussbar und kontrollierbar erlebt werden, der Ausgang unvorhersehbar scheint und die Person sie als wichtig und bedeutsam bewertet. Was bedeutet das für die Entstehung von Stress im Kontext von Migration? Es besteht die Möglichkeit, dass ein potenzieller Stressor wie ein Behördentermin zwar im gewohnten Umfeld einer Person nicht zu einer Stressreaktion geführt hätte, in Folge der Migration – und damit einhergehend einer Einschätzung der Situation als weniger kontrollierbar, persönlich aber hoch bedeutsam bei gleichzeitig geringerer Verfügbarkeit von Ressourcen – jedoch zu einer Stressreaktion führt.

2.3 Was können Stressfolgen sein?

Stressreaktionen können sich auf der physiologisch-vegetativen (z. B. durch Aktivierung des Organismus, Erschöpfung, Kopf- und Bauchschmerzen), der kognitiv-emotionalen (z. B. durch belastende Gedanken, Antriebslosigkeit, kognitive Leistungsbeeinträchtigung) und der verhaltensbezogenen Ebene äußern (z. B. durch Unruhe, Konzentrationsschwierigkeiten, Veränderung des Sozialverhaltens; für eine Übersicht siehe z. B. Kaluza 2018). Während Stress über einen kurzen Zeitraum die Leistungsfähigkeit des Organismus erhöhen kann, ist es mittlerweile gut belegt, dass chronischer Stress sich negativ auf Gesundheit und Wohlbefinden auswirken kann (McEwen 2008). So ist in der Gruppe der migrierten Personen aufgrund der zusätzlichen, nicht selten mit physischer Bedrohung einhergehenden und häufig über längere Zeit persistierenden, migrationsbezogenen Stressoren, mit vermehrten negativen gesundheitlichen Stressfolgen zu rechnen.

Traumatische Ereignisse können (abhängig von u. a. der Schwere des Ereignisses und psychologischer Verarbeitungsmechanismen; z. B. Ehlers und Clark 2000) Auslöser für eine Posttraumatische Belastungsstörung (PTBS; Dilling et al. 1991) sein. Bei der PTBS handelt es sich um eine psychische Störung, die in Folge von extrem belastenden Ereignissen auftreten kann. PTBS geht beispielsweise mit sich aufdrängenden, belastenden Erinnerungen an das traumatische Ereignis, einem andauernden Gefühl von Betäubtsein, Schlafstörungen, Konzentrationsstörungen, Angst oder Depression einher. Die Prävalenzrate von PTBS liegt laut einer Metaanalyse von Steel et al. (2009) bei geflüchteten und von Konflikten betroffenen Personen bei 30,6 %. Entsprechend hat sich gezeigt, dass mit zunehmender Anzahl traumatischer Ereignisse, die Wahrscheinlichkeit für posttraumatische Belastungssymptome steigt, was als Dosis-Wirkungseffekt bezeichnet wird (Neuner et al. 2004).

Dass *akkulturationsbezogene Stressoren* für die Gesundheit bedeutsam sein können, wird beispielsweise in einer Metaanalyse von Steffen et al. (2006) deutlich. Basierend auf 125 Studien konnten die Autor*innen zeigen, dass die Akkulturationserfahrung bei Migration in eine westliche Kultur mit einem Anstieg des Blutdrucks zusammenhing. Dabei waren die Veränderungen im Blutdruck mit der Länge des Aufenthalts in der neuen Kultur assoziiert (und unabhängig von Cholesterolwerten oder Körpergewicht): die Effekte für den Blutdruckanstieg waren am stärksten bei der Ankunft im neuen Land und fielen dann innerhalb der ersten drei Jahre wieder deutlich ab.

3   Migrationsstressoren und akkulturationsbezogene Stressoren: Klassifikation

Kenntnisse über die Anzahl und die Schwere von Stressoren liefern Hinweise, ob eine Person möglicherweise besonders belastet ist und ob sie daher besonderen Unterstützungsbedarf hat. Setzt die Unterstützung frühzeitig ein, kann die Wahrscheinlichkeit, dass eine Stressreaktion ausgelöst wird oder langfristig anhält, verringert werden. Um entsprechend handeln zu können, ist die Erfassung der migrations- und akkulturationsspezifischen Stressoren ein wichtiger erster Schritt.

Um diese Migrationsstressoren einzuordnen wird im Folgenden die Klassifikation aus Abb. 1 angewendet und orientiert am Zeitverlauf zwischen Stressoren vor, während und nach der Migration differenziert.

So kann die Vorbereitung auf eine geplante Migration Stress auslösen, beispielsweise weil von Angehörigen Abschied genommen werden muss (sog. *Prä-Migrationsstressoren*). Während der Migration können unter anderem Erfahrungen in einem Aufnahmelager oder die Erfahrungen auf einem Boot zur Überquerung des Mittelmeers Stressoren darstellen (sog. *migrationsbezogene Stressoren*). Ein Stressor in der Phase nach der Migration ist beispielsweise die Sorge um die Familie im Herkunftsland (sog. *Post-Migrationsstressoren*). Häufig wird weiterführend differenziert und von den allgemeinen Post-Migrationsstressoren die sogenannten *akkulturationsbezogenen Stressoren* abgegrenzt. Diese treten in der Regel auch in der Phase nach der Migration auf und umfassen alle Stressoren, die mit der Begegnung der Kultur des Aufnahmelandes verbunden sind. Zahlreiche diagnostische

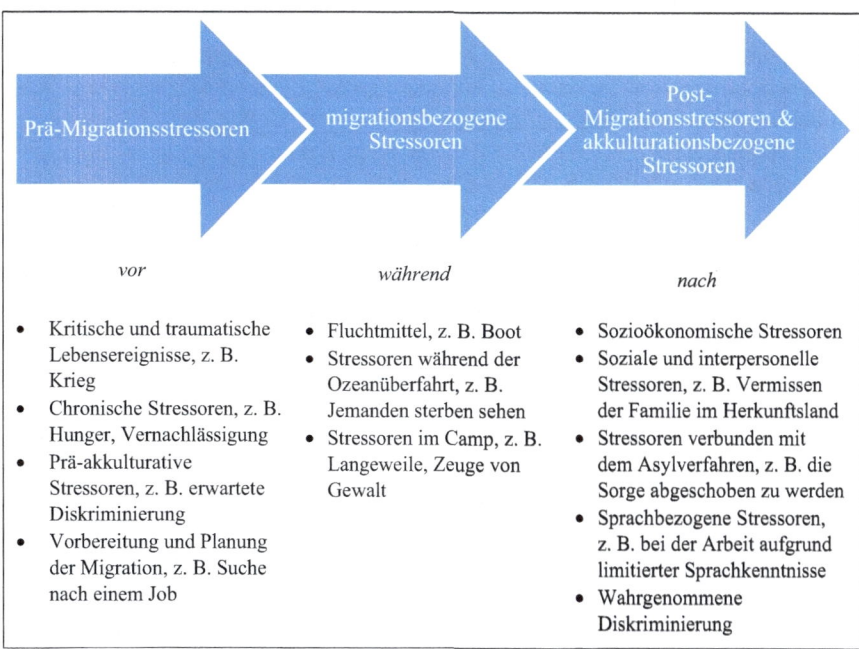

Abb. 1 Beispiele für Migrationsstressoren und akkulturationsbezogene Stressoren im zeitlichen Verlauf

Verfahren zur Erfassung von Migrationsstressoren bauen auf der hier vorgestellten Klassifikation auf.

4 Herausforderungen bei der Erfassung von Migrationsstressoren und akkulturationsbezogenen Stressoren

Die Erfassung von Migrationsstressoren und akkulturationsbezogenen Stressoren geht mit zahlreichen Herausforderungen einher, die im Folgenden erläutert werden sollen.

Zunächst muss entschieden werden, ob der *Stressor*, die *Stresswahrnehmung*, die *Stressbewertung* oder die *Stressreaktion* im Fokus stehen sollen. Es wird jedoch schnell deutlich, dass die Differenzierung zwischen den genannten Aspekten herausfordernd ist und viele Verfahren die Aspekte konfundiert erfassen. Dies liegt einerseits daran, dass die Verfahren meist als Selbstbericht konzipiert sind, und andererseits daran, dass in den Verfahren durch die verwendeten Formulierungen teilweise bereits nach der Stresswahrnehmung oder Stressreaktion gefragt wird. Beispielsweise fragt die unten vorgestellte *Post-Migration Living Difficulties Checklist* (Silove et al. 1997) danach, welche Post-Migrationsstressoren als Problem erlebt wurden. Diese Checkliste erfasst somit Stressoren und Stresswahrnehmungen sowie die Situationsbewertung, welche mit der Stressreaktion konfundiert ist. Die Nutzung weiterer Informationsquellen (z. B. biologische Marker, politische Lageberichte, Fremdbericht, Gesetzesänderungen) können eine Möglichkeit sein, um diese Konfundierung aufzulösen. Diese werden aufgrund methodischer und ökonomischer Gesichtspunkte jedoch meist nicht mit einbezogen. Bei der Interpretation der Ergebnisse sollte eine mögliche Konfundierung von Stressor, Stresswahrnehmung und Stressreaktion jedoch nichtsdestotrotz berücksichtigt werden.

Wenn die Stresswahrnehmung und die Stressreaktion untersucht werden sollen, ist es weiterführend bedeutsam die *verfügbaren Ressourcen, die wahrgenommenen Bewältigungspotenziale* sowie *die Merkmale der Situation* zu erfassen, weil diese Aspekte (wie oben beschrieben) relevant dafür sein können, ob eine Stressreaktion ausgelöst wird oder nicht. Für die Erfassung dieser Aspekte gibt es jedoch wenige migrationsspezifische Messinstrumente.

4.1 Auswahl, Entwicklung und Adaptierung eines passenden Verfahrens

Für alle diagnostischen Verfahren, und damit auch für die Verfahren zur Erfassung von Migrationsstressoren und akkulturationsbezogenen Stressoren, sind die *allgemeinen Testgütekriterien* wie Objektivität, Reliabilität, Validität aber auch Testökonomie und Zumutbarkeit relevant (Moosbrugger und Kelava 2008). Darüber hinaus ist für die hier behandelten Verfahren die *interkulturelle Validität* relevant, da mindestens eine, häufig jedoch mehrere, Herkunfts- und Aufnahmekultur(en) betrachtet werden. Flaherty et al. (1988, S. 258) haben fünf Dimensionen zur Bestimmung der interkulturellen Äquivalenz von Messinstrumenten postuliert. Dies sind: 1. *Inhaltliche Äquivalenz* (Ist jedes Item relevant für das entsprechende Phänomen in den untersuchten Kulturen?), 2. *Semantische Äquivalenz* (Ist die Bedeutung von jedem Item nach der Übersetzung in die verschiedenen Sprachen in jeder Kultur die gleiche?), 3. *Technische Äquivalenz* (Ist die Methode der Erhebung in jeder der Kulturen vergleichbar?), 4. *Kriteriumsäquivalenz* (Bleibt die Interpretation der Messergebnisse der Variablen die gleiche, wenn sie mit den Normen für jede der untersuchten Kulturen verglichen wird?) und 5. *Konzeptuelle Äquivalenz* (Misst das Instrument dasselbe theoretische Konstrukt in jeder Kultur?).

Für den praktischen Einsatz bedeutet dies, dass Messinstrumente in verschiedenen Sprachversionen vorliegen sollten, oder – wenn dies (noch) nicht der Fall ist – diese in aufwendigen Übersetzungsverfahren zunächst erstellt werden müssen. Dabei sind die Dimensionen interkultureller Äquivalenz (Flaherty et al. 1988) zu berücksichtigen. Im Kontext interkultureller Forschung sind zur Erstellung valider Sprachversionen Rückübersetzungsverfahren zu empfehlen (Brislin 1970; Su und Parham 2002). Darüber hinaus sollten die Sprachversionen eines Messinstruments auch in verschiedenen Kulturen und Bevölkerungsgruppen validiert werden, um sicherzustellen, dass die Methoden, die Konzepte und die Inhalte über die Kulturen hinweg vergleichbar sind.

Weitere *Adaptierungen* sind gegebenenfalls nötig, damit das diagnostische Verfahren für den interessierenden Kontext passend ist. So können sich die Stressoren je nach Migrationsart (z. B. freiwillig oder erzwungen), Herkunfts- und Aufnahmekultur, politischer Situation in Herkunfts- und Aufnahmeland etc. zum Teil deutlich unterscheiden. Die Zahl der vorhandenen Instrumente, welche Migrationsstressoren und akkulturationsbezogene Stressoren erfassen, ist daher groß, die Verfahren untereinander sehr heterogen. Normdaten liegen häufig nicht vor. Ein Vergleich der Instrumente und Ergebnisse ist entsprechend schwierig.

4.2   Auswertung und Interpretation

Besondere Herausforderungen stellen sich nicht nur bei der Auswahl bzw. Entwicklung oder Adaptierung von Verfahren zur Erfassung von Migrationsstressoren und akkulturationsbezogenen Stressoren, sondern auch bei der *Auswertung und Interpretation* der Daten. Da die Erfassung von Migrationsstressoren und akkulturationsbezogenen Stressoren häufig in sehr heterogenen Stichproben erfolgt (z. B. Unterschiede in kulturellen Hintergründen oder sozioökonomischem Status), ist es wichtig, mögliche relevante Einflussgrößen als *Kontrollvariablen* zu erfassen. Ohne die Erhebung entsprechender Kontrollvariablen besteht die Gefahr, dass beispielsweise Auswirkungen eines niedrigen sozioökonomischen Status fälschlicherweise als Akkulturationseffekte interpretiert werden (Rudmin 2009). Hier wird zudem eine weitere Herausforderung deutlich: Ein niedriger sozioökonomischer Status kann, wie viele weitere Stressoren (z. B. innerfamiliäre Konflikte, Liebeskummer, Schwangerschaft), zwar im Kontext der Migration erlebt werden, kann jedoch auch unabhängig von einer Migrationserfahrung vorkommen. Bei der Interpretation der Ergebnisse sollte daher geprüft werden, ob ein Stressor als migrationsspezifisch anzusehen ist oder nicht.

Des Weiteren ist zu berücksichtigen, dass die Stressoren nicht immer zeitlich abgegrenzt sind, sondern über die in diesem Beitrag verwendeten *Klassifikationsgrenzen* (vor, während, nach der Migration) hinweg existieren. Häufig wird jedoch davon ausgegangen, dass Messinstrumente, welche Stressoren in einer dieser Kategorien erfassen, tatsächlich nur Stressoren aus diesen Phasen erfassen. Beispielsweise werden traumatische Erfahrungen meist zeitunspezifisch erfragt, sodass die erfassten traumatischen Erfahrungen nicht eindeutig als Prä-Migrationsstressoren klassifiziert werden können, obgleich diese in der wissenschaftlichen Praxis häufig als solche interpretiert werden. Traumatische Erfahrungen können auch während der Migration, im Aufnahmeland oder auch ohne Bezug zur Migrationserfahrung erlebt werden.

Bei der Auswahl und Interpretation eines diagnostischen Verfahrens zu migrations- und akkulturationsbezogenen Stress sollten daher insbesondere folgende Fragen gestellt werden: *Sollen Stressoren, Stresswahrnehmung, Stressreaktion oder Stressbewältigung erfasst werden? Sind allgemeine Testgütekriterien ausreichend erfüllt? Ist das Verfahren angemessen und passend für den Kontext und die Zielgruppe? Ist interkulturelle Validität gegeben? Liegt das Verfahren in allen benötig-*

ten Sprachen vor und ist die Übersetzung von ausreichender Qualität? Liegen Normdaten vor? Werden relevante Kontrollvariablen erfasst? Ist eine Interpretation als migrationsspezifischer Stressor angemessen? Ist eine zeitliche Zuordnung der Stressoren angemessen?

5 Prä-Migrationsstressoren und Stressoren während der Migration

Stressoren, welche vor bzw. während einer Migrationserfahrung erlebt werden, unterscheiden sich meist stark abhängig von der *Art der Migration.* Personen, die freiwillig migrieren, erleben meist deutlich weniger Prä-Migrationsstressoren als Personen, welche unfreiwillig migrieren müssen.

Für die Gruppe der erzwungenermaßen migrierten Personen findet sich im Zeitraum vor der Migration häufig eine hohe Anzahl potenziell traumatischer Erfahrungen. Zahlreiche Studien zeigen, dass *traumatische Erfahrungen vor der Migration* die psychische Gesundheit nach der Migration vorhersagen können (z. B. Bogic et al. 2015). Die Auswirkungen der Prä-Migrationsstressoren sollten jedoch immer im Zusammenhang mit Post-Migrationsstressoren und im Kontext der spezifischen Gruppe von Geflüchteten betrachtet werden (Hollifield et al. 2018; Perera et al. 2013). Darüberhinaus sind Menschen, die migrieren, möglicherweise einer Reihe *chronischer Stressoren vor der Migration* ausgesetzt, indem sie z. B. mit Armut und Hunger oder Missbrauch zu kämpfen hatten. Gemessen werden können diese Stressoren beispielsweise durch Fragebögen, die unter anderem körperliche Vernachlässigung oder Misshandlung erfassen. Die Auswirkungen dieser Prä-Migrationsstressoren werden in der Migrationsforschung jedoch bislang meist nicht berücksichtigt.

Auch mit Blick auf Stressoren *während der Migration* erleben Personen, die unfreiwillig migrieren, häufig mehr Stressoren, als freiwillig migrierte Personen. Rothe et al. (2002) sammelten *Stressoren von geflüchteten kubanischen Kindern und Jugendlichen* nach der Gefangenschaft in einem Lager für Geflüchtete. Diese Stressoren umfassen das Fluchtmittel (z. B. ein selbst gebautes Floß), Stressoren während der Ozeanüberfahrt (z. B. Jemanden ertrinken sehen oder Gedanken daran, während der Überfahrt sterben zu müssen) und Stressoren während der Gefangenschaft im Lager (z. B. Zeuge eines Gewaltakts werden oder Getrennt-werden von der Familie). Ein Review über die Auswirkungen eines Migrationsaufnahmelagers auf die mentale Gesundheit zeigt die Bedeutsamkeit der Berücksichtigung des Aufenthalts in einem Aufnahmelager: Ob eine Person in einem Migrationsaufnahmelager war sowie die Dauer der Aufenthalts, hängen positiv mit der Symptomschwere zusammen (von Werthern et al. 2018).

Migrationsbezogene Stressoren, die auch häufig von Personen erlebt werden, die freiwillig migrieren, können sich auf die *Planung und Vorbereitung der Migration* (z. B. die Suche nach einem Job oder einer Wohnung) beziehen. Chou et al. (2011) zeigten an einer Stichprobe von Menschen, die vom chinesischen Festland nach Hongkong migrierten, dass eine wenig geplante Migration depressive Symptome bei erst kürzlich migrierten Personen vorhersagt. Außerdem verstärkt eine wenig geplante Migration den negativen Effekt von akkulturationsbezogenem Stress und schlechter Lebensqualität auf depressive Symptome (Chou et al. 2011). Wenige Studien untersuchten bislang die Auswirkungen von *Prä-akkulturativem Stress*, also dem Stress, der durch das Antizipieren des Ankommens in einer anderen Kultur entsteht. Jasinskaja-Lahti und Yijälä (2011) erstellten hierzu ein Modell und adaptierten dazu Messinstrumente zur Erfassung der erwarteten Diskriminierung, der erwarteten Dauer der Anpassung an das neue Land und der erwarteten soziokulturellen Unterschiede. Mähönen und Jasinskaja-Lahti (2012) zeigten in einer Längsschnittstudie, dass vermehrter Prä-akkulturativer Stress schlechtes Wohlbefinden nach der Migration vorhersagt. Die Prä-Migrations-Faktoren *erwartete Diskriminierung* sowie *erwartete soziokulturelle Unterschiede* beeinflussten demnach die tatsächlichen Akkulturationserfahrungen nach der Migration und diese wiederum das Wohlbefinden nach der Migration.

5.1   Diagnostische Verfahren

Im Folgenden werden beispielhafte diagnostische Verfahren zur Erfassung von Stressoren vor und während der Migration vorgestellt. Um Prä-Migrationsstressoren zu erfassen, werden häufig Verfahren angewendet, die traumatische Erfahrungen erfragen. Ein bekanntes und häufig im Zusammenhang mit unfreiwilliger Migration eingesetztes Verfahren ist der *Harvard Trauma Questionnaire* (HTQ; Mollica et al. 1992). Der HTQ wurde für erwachsene Geflüchtete aus Kambodia, Laos und Vietnam entwickelt und besteht aus drei Teilen: Teil 1 erfasst mit 17 Items verschiedene traumatische Ereignisse (z. B. Folter, Vergewaltigung, Mangel an Essen oder Wasser). Zur Beantwortung steht eine vierstufige Antwortskala zur Verfügung: *experienced (erfahren), witnessed (gesehen), heard about (davongehört), oder no (nichts).* Mehrfachantworten sind möglich. Im zweiten Teil wird mit einer offenen Frage nach den schlimmsten traumatischen Ereignissen bezogen auf die Fluchterfahrung gefragt. Teil 3 erhebt anhand von 30 Items Traumasymptome. Mit Blick auf die Gütekriterien zeigten sich für die HTQ-Skala zu traumatischen Ereignissen (Teil 1) eine hohe Interraterreliabilität ($r = 0{,}93$) wie auch eine gute interne Konsistenz (Cronbachs $\alpha = 0{,}90$). Verschiedene Sprachversionen des HTQ wurden für entsprechende Stichproben kulturspezifisch adaptiert und validiert (z. B. für Geflüchtete aus dem Irak; Shoeb et al. 2007). Eine öffentlich zugängliche deutsche Version des HTQ existiert von Maercker und Bromberger (2005). Der HTQ differenziert nicht zwischen dem Zeitpunkt des Erlebens der traumatischen Erfahrungen (z. B. vor, während oder nach der Migration).

Hollifield et al. (2005) entwickelten das *Comprehensive Trauma Inventory-104* (CTI-104), ein Inventar zur Erfassung von kriegsbezogenen Ereignissen für in einem Camp lebende Geflüchtete. Mit 104 Items erfasst das CTI zwölf Ereignisarten (z. B. physische Verletzung, Missbrauch in Gefangenschaft und im internationalen Raum, Trennung und Isolierung, Schwierigkeiten während der Migration). Der zeitliche Aspekt der Erfahrung wird damit teilweise berücksichtigt. Im Selbstbericht wird erfragt, ob das Ereignis erlebt wurde. Wenn dies der Fall ist, wird auf einer vierstufigen Antwortskala das Ausmaß erfasst, in dem das Ereignis Auswirkungen hat (von *ein bisschen Angst und Bedrohung bis sehr viel Angst und Bedrohung*). Die Reliabilität kann als sehr gut beurteilt werden, da die internen Konsistenzen über alle Faktoren hinweg bei Cronbachs $\alpha = 0{,}99$ und für die einzelnen Faktoren zwischen $\alpha = 0{,}68$ bis $0{,}98$ lagen (Hollifield et al. 2006).

Der *Childhood Trauma Questionnaire* (CTQ; Bernstein und Fink 1998) wurde für Erwachsene und Jugendliche (ab 12 Jahre) entwickelt, um Vernachlässigung und Missbrauch in der Kindheit retrospektiv und im Selbstbericht zu erfassen. Neben einer Langversion (70 Items) liegt eine Kurzversion des CTQ vor (Bernstein et al. 2003). Diese erfasst mit jeweils fünf Items emotionalen Missbrauch (Cronbachs $\alpha = 0{,}84$–$0{,}89$), physischen Missbrauch ($\alpha = 0{,}81$–$0{,}86$), sexuellen Missbrauch ($\alpha = 0{,}92$–$0{,}95$), emotionale Vernachlässigung ($\alpha = 0{,}85$–$0{,}91$) sowie physische Vernachlässigung ($\alpha = 0{,}61$–$0{,}78$). Außerdem werden mit drei Items Bagatellisierungs- und Leugnungstendenzen erfasst. Die internen Konsistenzen der einzelnen Subskalen können als ausreichend bis gut bewertet werden. Die deutschsprachige Version der Kurzversion des CTQ wurde von Wingenfeld (2010) teststatistisch evaluiert. Eine arabische Version des Fragebogens existiert von Mansour et al. (2010). Mit dem CTQ können Vernachlässigung und Missbrauch während der Kindheit im Herkunftsland erfasst werden. Insbesondere für Personen, die gezwungen durch Gewalt oder Hunger migrieren, kann die Erfassung dieser Konstrukte sinnvoll sein.

Die *Detention Experience Checklist* (Steel et al. 2004) erfasst 64 mögliche Probleme in einem Migrationsaufnahmelager auf einer vierstufigen Antwortskala (von *überhaupt nicht bis extrem*). Häufig genannte Probleme sind Langeweile, Isolation, schlechtes Essen, das Beobachten von Selbstverletzung und das Beobachten von Suizidversuchen (Steel et al. 2004).

Die Gründe für Migration sind jedoch nicht immer Krieg, Gewalt oder Vernachlässigung, noch lässt sich Migration immer den Kategorien freiwillige Migration versus unfreiwillige Migration zuordnen. Die vielfältigen Gründe einer Migration und die Planung der Migration können auch als potenzielle Prä-Migrationsstressoren aufgefasst werden. Das Forschungsteam um Wong und Song (2008) entwickelten die *Meaning of Migration Scale (MMS)* an einer Stichprobe von Personen, welche von Provinzen in China nach Shanghai migrierten. Mit 16 Items wir das Ausmaß der Zustimmung zu den Gründen der Migration auf einer vierstufigen Antwortskala erfasst. Die Items lassen sich vier Faktoren zuordnen: persönliche Hoffnungen und Erfolg (Cronbachs $\alpha = 0{,}81$), bessere Zukunft für sich selber und Kinder ($\alpha = 0{,}71$), besseres Leben als im Dorf ($\alpha = 0{,}62$) und mehr finanzielle und materielle Gewinne ($\alpha = 0{,}67$). Die Reliabilitäten der Subskalen als auch der Gesamtskala ($\alpha = 0{,}87$) können als adäquat bewertet werden.

Ryan et al. (2006) entwickelten einen *Fragebogen zur Erfassung der Vorbereitung der Migration*, welcher aus acht Fragen (dichotomes Antwortformat) besteht. Die Fragen beziehen sich beispielsweise darauf, ob eine Beschäftigung oder eine Unterkunft schon im Voraus organisiert und ob die Entscheidung bezüglich der Migration mit der Familie abgesprochen wurde. Für die Auswertung wird über alle Antworten ein Summenwert gebildet. Eine moderate interne Konsistenz wurde sowohl in einer Stichprobe von in Großbritannien lebenden Iren erzielt (Cronbachs $\alpha = 0,58$; Ryan et al. 2006) als auch in einer Stichprobe von kürzlich aus China nach Hongkong migrierten Personen ($\alpha = 0,72$; Chou et al. 2011).

6 Post-Migrationsstressoren und akkulturationsbezogene Stressoren

Der Begriff Post-Migrationsstressoren umfasst alle Stressoren, die zeitlich nach der Migration auftreten und in Bezug zu einer vergangenen Migrationserfahrung stehen. Post-Migrationsstressoren lassen sich vereinfachend folgenden Bereichen zuordnen (Li et al. 2016): Sozioökonomische Faktoren (z. B. finanzielle Unsicherheit), soziale und interpersonelle Faktoren (z. B. Trennung von der Familie), Faktoren aus dem Bereich des Asylverfahrens und der Immigrationspolitik (z. B. Unsicherheit bezüglich des Aufenthaltsstatus). Bei der Betrachtung dieser drei Themenbereiche wird deutlich, dass sich auch hier die potenziellen Stressoren je nach Migrationsart (z. B. freiwillige vs. unfreiwillige Migration) deutlich unterscheiden können. So wurden in einer Studie von Silove et al. (1998) Stressoren aus dem Bereich des Asylverfahrens und der Immigrationspolitik, wie beispielsweise die Angst wieder ins Herkunftsland zurückgeschickt zu werden, häufiger von Asylsuchenden im Vergleich zu migrierten Personen als ein schwerwiegendes Problem berichtet.

Als Untergruppe der Post-Migrationsstressoren können akkulturationsbezogene Stressoren verstanden werden. Beispiele für akkulturationsbezogene Stressoren sind sprachbezogene Probleme (z. B. Schwierigkeiten bei der Arbeit aufgrund limitierter Sprachkenntnisse) oder Schwierigkeiten in interkulturellen Beziehungen. Redfield et al. (1936, S. 149) betonen in ihrer auch eingangs aufgeführten Definition von Akkulturation, dass die Änderungen kultureller Muster im Kontext der Akkulturation in einer oder aber auch in beiden Gruppen auftreten können. Im Folgenden werden vereinfachend nur die akkulturationsbezogenen Stressoren betrachtet, die von migrierten Personen erlebt werden.

Wie wirken sich die Stressoren nach der Migration aus? Während sich die Stress- und Migrationsforschung lange auf Stressoren vor der Migration fokussiert hat, insbesondere auf potenziell traumatische Erfahrungen, zeigen neuere Arbeiten, welche bedeutsame Rolle auch Post-Migrationsstressoren für die psychische Gesundheit spielen. In einem Review von Bogic et al. (2015) zur psychischen Gesundheit von Geflüchteten, die von Krieg betroffen waren, zeigte sich beispielsweise, dass neben traumatischen Erfahrungen vor der Migration, auch Post-Migrationsstressoren mit psychischen Erkrankungen (unspezifische Angst, Depression, PTSD) einhergehen. Ein weiteres Beispiel für den Zusammenhang von Post-Migrationsstressoren und psychischer Gesundheit findet sich in der Metaanalyse von Porter und Haslam et al. (2005). Hier zeigte sich ein Zusammenhang für die Wohnbedingungen nach Migration mit der psychischen Gesundheit, wobei Geflüchtete, die in einer dauerhaften privaten Unterkunft lebten, eine signifikant bessere psychische Gesundheit aufwiesen als solche, die institutionell untergebracht waren oder nur vorübergehend in einer privaten Unterkunft lebten. Auch wenn

aufgrund der korrelativen Befunde keine abschließende Aussage zur Kausali-
tätsrichtung des Zusammenhangs von Post-Migrationsstressoren und psychischer
Gesundheit getroffen werden kann, spricht beispielsweise die Längsschnittstudie
von Schick et al. (2018) dafür, dass Post-Migrationsstressoren eine ursächliche Rolle
bei der Entwicklung von Angst und Depression einnehmen können.

Diese zeigt auch eine Längsschnittstudie zu depressiven Symptomen und akkul-
turativen Anforderungen (Keles et al. 2017). Im Rahmen dieser in Norwegen durchgeführten Studie wurden 918 unbegleitete minderjährige Geflüchtete drei Mal in
einem Zeitraum von ungefähr drei Jahren zu depressiven Symptomen sowie *daily
hassles* und akkulturationsbezogenen Stressoren befragt. Die Ergebnisse sprechen
dafür, dass akkulturationsbezogene Stressoren depressive Symptome vorhersagen.

6.1 Diagnostische Verfahren

Im Folgenden werden beispielhafte diagnostische Verfahren zur Erfassung von Post-
Migrationsstressoren und akkulturationsbezogenen Stressoren vorgestellt. Es existieren verschiedene, überwiegend englischsprachige Instrumente zur Erfassung von
Stressoren im Anschluss an die Migration. Ein Verfahren speziell für Geflüchtete ist
die *Post-Migration Living Difficulties Checklist* (Silove et al. 1997). Dabei handelt
es sich um eine Checkliste, die typische Probleme erfasst, wie sie von Geflüchteten
nach der Migration berichtet wurden. Auf einer fünfstufigen Skala (von *gar kein
Problem bis sehr ernstes Problem*) wird abgefragt, inwiefern verschiedene Anforderungen im letzten Jahr als ein Problem wahrgenommen wurden. Die erfassten
Stressoren sind u. a. Schwierigkeiten im Bereich Arbeit, Zugang zu medizinischer
Versorgung, Trennung von der Familie und Sorgen um die Familie, Angst davor,
nach Hause geschickt zu werden, Armut sowie Isolation, Einsamkeit und Langeweile. Die Skala wurde ursprünglich für migrierte tamilische Personen in Australien
entwickelt und umfasst in ihrer Originalversion 23 Items. Es existiert eine adaptierte,
deutschsprachige Version mit 17 Items, die z. B. auch in Englisch, Türkisch und
Arabisch vorliegt (Schick et al. 2018).

Neben Skalen speziell für Geflüchtete wurden auch Verfahren zur Erfassung von
Post-Migrationsstressoren für freiwillig migrierte Menschen entwickelt, wie beispielsweise für Menschen, die aufgrund der Arbeit oder der Bildung migriert sind
(Wong und Song 2008; Yang und Clum 1995). Unseren Recherchen nach existiert
keine entsprechende deutschsprachige Skala.

Beispielhaft für ein Verfahren zur Erfassung von akkulturationsbezogenen Stressoren wird das *Riverside Acculturation Stress Inventory* vorgestellt (Benet-Martinez
2003). Das Verfahren erfasst mit insgesamt 15 Items (fünfstufiges Antwortformat
von *stimme absolut nicht zu bis stimme sehr zu*) Einschätzungen zum Vorliegen
akkulturationsbezogener Probleme. Diese lassen sich fünf Bereichen zuordnen:
Sprachkenntnisse, Diskriminierung, interkulturelle Beziehungen, kulturelle Isolation sowie Arbeit. Die Reliabilität für die einzelnen Skalen erwies sich bei 133
bikulturellen chinesisch-amerikanischen Personen als befriedigend bis gut (Cronbachs $\alpha = 0{,}68\text{--}0{,}80$; Benet-Martinez und Haritatos 2005). Die Fünf-Faktoren-

Struktur wurde in einer weiteren Studie bestätigt (Miller et al. 2011). Die Skala zu akkulturationsbezogenen Stressoren fokussiert nicht auf eine bestimmte ethnische Herkunft, so dass eine Anwendung in verschiedenen kulturellen Kontexten möglich erscheint.

Speziell für Kinder wurde das *Acculturative Stress Inventory for Children (ASIC)* entwickelt (Suarez-Morales et al. 2007). Die ASIC-Skala beschränkt sich auf die beiden Faktoren *wahrgenommene Diskriminierung* (8 Items, Cronbachs $\alpha = 0{,}79$) und *immigrationsbezogener Stress* (4 Items, $\alpha = 0{,}72$; Gesamtskala: $\alpha = 0{,}84$). Damit umfasst sie im Unterschied zum beschriebenen *Riverside Acculturation Stress Inventory* für Erwachsene weniger Aspekte akkulturationsbezogener Stressoren. Auch die Autor*innen merken an, dass weitere Quellen von akkulturativem Stress, wie z. B. die Trennung von der Großfamilie, zukünftig ergänzt werden könnten (Suarez-Morales et al. 2007, S. 222).

Ein Beispiel für ein auch in deutscher Sprache vorliegendes Verfahren zur Erfassung von akkulturationsbezogenen Stressoren von Jugendlichen ist der *Acculturative Hassles Questionnaire* von Titzmann et al. (2011). Die Skala wurde erstmalig in einer Studie mit Immigrant*innen aus der ehemaligen Sowjetunion in Deutschland und Israel angewendet und besteht aus drei Subskalen: Die Subskala „*language hassles*" (6 Items; Cronbachs $\alpha = 0{,}76$–$0{,}85$) erfasst negative Erfahrungen, die im Zusammenhang mit eingeschränkten sprachlichen Fähigkeiten auftreten können. Die Subskala „*discrimination hassles*" (6 Items; $\alpha = 0{,}85$–$0{,}83$) dient der Erfassung von wahrgenommener Diskriminierung aufgrund der ethnischen Herkunft. Die Subskala „*familiy hassles*" (3 Items; $\alpha = 0{,}60$–$0{,}61$) erfasst elterliche Einwände gegenüber der kulturellen Anpassung des Jugendlichen an die Aufnahmekultur. Für alle Items wird auf einer fünfstufigen Skala angegeben, wie oft ein „*hassle*" im letzten Jahr erlebt wurde (von *nie bis öfter als 10 Mal*).

7   Fazit

Bei der Erfassung von Stress ist zwischen Stressauslösern, sog. Stressoren, und der eigentlichen Stressreaktion zu unterscheiden. Neben Merkmalen der Stresssituation sind die Wahrnehmung und die Bewertung der Stressoren wie auch die verfügbaren Bewältigungspotenziale entscheidend dafür, ob eine Stressreaktion ausgelöst wird. In der wissenschaftlichen Praxis stellt diese Differenzierung für die Diagnostik jedoch eine enorme Herausforderung dar. Viele Verfahren differenzieren nicht ausreichend zwischen Stressor, Stressbewertung und Stressreaktion. Auch werden zusätzliche für das Stresserleben relevante Aspekte, wie z. B. die subjektiv empfundene Kontrollierbarkeit oder die zeitliche Nähe eines Stressors, selten berücksichtigt.

In diesem Kapitel lag der Fokus auf der Erfassung von Migrationsstressoren, wobei diese nach dem zeitlichen Verlauf in Stressoren vor, während und nach der Migration unterschieden wurden. Diese Einteilung ist einerseits hilfreich, um Verfahren zu systematisieren. Andererseits ist diese Klassifikation artifiziell, da nicht immer genau erkennbar ist, wann eine Migration beginnt bzw. abgeschlossen ist.

Auch können Stressoren über die Zeit hinweg persistieren und sich gegenseitig beeinflussen.

Hinsichtlich der Prä-Migrationsstressoren werden häufig traumatische Lebensereignisse erfasst. Messinstrumente, die chronische Stressoren vor der Migration, die Umstände der Migrationsplanung sowie Stressoren während der Migration erfassen, werden selten eingesetzt. Zur Erfassung der Stressoren nach der Migration sind Checklisten verbreitet.

Aufgrund der heterogenen Stresskonzeptionen sowie der notwendigen Adaptation und Übersetzung der Verfahren für den Einsatz im Kontext Migration und Akkulturation, gibt es verschiedenste diagnostische Instrumente. Dies bedeutet auch eine reduzierte Vergleichbarkeit der Ergebnisse über Studien hinweg. Bei der Auswahl, Adaptation und Übersetzung des Verfahrens ist insbesondere die interkulturelle Validität zu berücksichtigen.

Trotz der in diesem Beitrag vorgenommenen Fokussierung auf die Stressoren im Zusammenhang mit Migration und Akkulturation, sind migrierte Personen nicht dem Stigma einer besonders *kranken* Personengruppe zu unterwerfen. Wahrgenommene Bewältigungspotenziale und Ressourcen sind für die möglichen gesundheitlichen Folgen von Stress unbestritten. Diesem Stigma ist zudem die Diskussion um den healthy migrant effect (dem Befund, dass migrierte Personen ein geringeres Mortalitätsrisiko als die Gastpopulation haben) entgegenzustellen. So wird davon ausgegangen, dass aufgrund von Selbstselektionsprozessen besonders gesunde Menschen migrieren (z. B. Razum et al. 2000).

7.1   Ausblick

Für die Zukunft ist es wünschenswert, Verfahren für die Erfassung von Stress im Kontext von Migration und Akkulturation zu etablieren, welche ausreichend zwischen Stressoren, Stressbewertung und Stressreaktion sowie zwischen dem Zeitpunkt des Auftretens eines Stressors (vor, während, nach der Migration) differenzieren. Um der umfangreichen Menge an verschiedenen Verfahren mit unzureichender Überprüfung der Güte entgegenzuwirken und um eine Vergleichbarkeit zwischen Ergebnissen zu ermöglichen, ist es erstrebenswert einzelne Verfahren zur Erfassung von Stress im Kontext von Migration und Akkulturation zu etablieren. Diese sollten ausreichend zwischen den oben genannten Aspekten differenzieren und hinreichend validiert werden. In einer Art Baukastenprinzip könnten diese etablierten Verfahren durch ergänzende Subskalen für die entsprechende Zielgruppe angepasst werden. Die Anpassungen und Übersetzungen dieser Verfahren sollten in hinreichender Qualität erstellt und mit Blick auf die interkulturelle Validität getestet werden.

Zudem bietet die Etablierung von einzelnen Verfahren die Möglichkeit, die Anwendung von Verfahren zur Erfassung von Stress im Kontext von Migration und Akkulturation, nicht nur in der Forschung, sondern auch in der Praxis zu erleichtern. Eine Erfassung von Stressoren im Kontext von Migration und Akkulturation in der Praxis ist beispielsweise hilfreich, um Risikogruppen von belasteten Personen oder Merkmale von besonders belastenden Situationen identifizieren zu können. Metaanalysen verdeutlichten, dass sowohl Prä- als auch Post-Migrationsstressoren mit eingeschränkter psychischer Gesundheit in Zusammenhang stehen. Dementsprechend könnten auf Basis der Ergebnisse gezielte Interventionen für besonders belastete Personen angeboten werden, sodass Ressourcen der betroffenen Personen gezielt gefördert oder Situationsmerkmale verändert werden können.

Literatur

Benet-Martinez, V. (2003). The Riverside Acculturation Stress Inventory (RASI): Development and psychometric properties. Technical Report. Department of Psychology, University of California at Riverside.

Benet-Martinez, V., & Haritatos, J. (2005). Bicultural Identity Integration (BII): Components and psychosocial antecedents. *Journal of Personality, 73*(4), 1015–1050.

Bernstein, D., & Fink, L. (1998). *Childhood Trauma Questionnaire: A retrospective self-report*. San Antonio: The Psychological Corporation.

Bernstein, D. P., Stein, J. A., Newcomb, M. D., Walker, E., Pogge, D., Ahluvalia, T., Zule, W., et al. (2003). Development and validation of a brief screening version of the Childhood Trauma Questionnaire. *Child Abuse & Neglect, 27*(2), 169–190.

Bialystok, E. (1988). Levels of bilingualism and levels of linguistic awareness. *Developmental Psychology, 24*, 560–567.

Bogic, M., Njoku, A., & Priebe, S. (2015). Long-term mental health of war-refugees: A systematic literature review. *BMC International Health and Human Rights, 15*(1), 29.

Brislin, R. W. (1970). Back-translation for cross-cultural research. *Journal of Cross-Cultural Psychology, 1*(3), 185–216.

Bundesamt für Migration und Flüchtlinge. (2006). Migrationsbericht 2005. Nürnberg.

Chou, K. L., Wong, W. K., & Chow, N. W. (2011). Interaction between pre- and post-migration factors on depressive symptoms in new migrants to Hong Kong from Mainland China. *Community Mental Health Journal, 47*, 560–567.

Dilling, H., Mombour, W., & Schmidt, M. H. (Hrsg.). (1991). *Weltgesundheitsorganisation: Internationale Klassifikation psychischer Störungen. ICD-10 Kapitel V (F) Klinisch-diagnostische Richtlinien*. Bern: Hans Huber.

Ehlers, A., & Clark, D. M. (2000). A cognitive model of posttraumatic stress disorder. *Behaviour Research and Therapy, 38*(4), 319–345.

Eschenbeck, H., & Knauf, R. K. (2018). Entwicklungsaufgaben und ihre Bewältigung. In A. Lohaus (Hrsg.), *Entwicklungspsychologie des Jugendalters* (S. 23–50). Heidelberg: Springer.

Flaherty, J. A., Gaviria, F. M., Pathak, D., Mitchell, T., Wintrob, R., Richman, J. A., & Birz, S. (1988). Developing instruments for cross-cultural psychiatric research. *The Journal of Nervous and Mental Disease, 176*(5), 257–263.

Gerrig, R. J. (2016). *Psychologie*. München: Pearson.

Havighurst, R. J. (1953). *Human development and education*. New York: David McKay.

Hollifield, M., Eckert, V., Warner, T. D., Jenkins, J., Krakow, B., Ruiz, J., & Westermeyer, J. (2005). Development of an inventory for measuring war-related events in refugees. *Comprehensive Psychiatry, 46*(1), 67–80.

Hollifield, M., Warner, T. D., Jenkins, J., Sinclair-Lian, N., Krakow, B., Eckert, V., Westermeyer, J., et al. (2006). Assessing war trauma in refugees: Properties of the comprehensive trauma inventory-104. *Journal of Traumatic Stress, 19*(4), 527–540.

Hollifield, M., Warner, T. D., Krakow, B., & Westermeyer, J. (2018). Mental health effects of stress over the life span of refugees. *Journal of Clinical Medicine, 7*(2), 25.

Holmes, T. H., & Rahe, R. H. (1967). The social readjustment rating scale. *Journal of Psychosomatic Research, 11*(2), 213–218.

Jasinskaja-Lahti, I., & Yijälä, A. (2011). The model of pre-acculturative stress – A pre-migration study of potential migrants from Russia to Finland. *International Journal of Intercultural Relations, 35*(4), 499–510.

Kaluza, G. (2018). *Gelassen und sicher im Stress: Das Stresskompetenz-Buch Stress erkennen, verstehen, bewältigen* (7. Aufl.). Berlin: Springer.

Kanner, A. D., Coyne, J. C., Schaefer, C., & Lazarus, R. S. (1981). Comparison of two modes of stress measurement: Daily hassles and uplifts versus major life events. *Journal of Behavioral Medicine, 4*(1), 1–39.

Keles, S., Idsøe, T., Friborg, O., Sirin, S., & Oppedal, B. (2017). The longitudinal relation between daily hassles and depressive symptoms among unaccompanied refugees in Norway. *Journal of Abnormal Child Psychology, 45*(7), 1413–1427.

Krohne, H. W. (2010). *Psychologie der Angst.* Stuttgart: Kohlhammer.

Lazarus, R. S., & Folkman, S. (1984). *Stress, appraisal, and coping.* New York: Springer Publishing Company.

Li, S. S. Y., Liddell, B. J., & Nickerson, A. (2016). The relationship between post-migration stress and psychological disorders in refugees and asylum seekers. *Current Psychiatry Reports, 18*(9), 82.

Maercker, A., & Bromberger, F. (2005). Checklisten und Fragebogen zur Erfassung traumatischer Ereignisse in deutscher Sprache. *Trierer Psychologische Berichte, 32*(2), 10–15.

Mähönen, T. A., & Jasinskaja-Lahti, I. (2012). Acculturation expectations and experiences as predictors of ethnic migrants' psychological well-being. *Journal of Cross-Cultural Psychology, 44*(5), 786–806.

Mansour, K., Roshdy, E., & Daoud, O. A. (2010). Child abuse and its long-term consequences: An exploratory study on Egyptian university students. *The Arab Journal of Psychiatry, 21*(2), 137–163.

Marley, C., & Mauki, B. (2019). Resilience and protective factors among refugee children post-migration to high-income countries: A systematic review. *European Journal of Public Health, 29*(4), 706–713.

McEwen, B. S. (2008). Central effects of stress hormones in health and disease: Understanding the protective and damaging effects of stress and stress mediators. *European Journal of Pharmacology, 583*(2–3), 174–185.

Miller, M. J., Kim, J., & Benet-Martínez, V. (2011). Validating the riverside acculturation stress inventory with Asian Americans. *Psychological Assessment, 23*(2), 300–310.

Mollica, R. F., Caspi-Yavin, Y., Bollini, P., Truong, T., Tor, S., & Lavelle, J. (1992). The Harvard Trauma Questionnaire: Validating a cross-cultural instrument for measuring torture, trauma, and posttraumatic stress disorder in Indochinese refugees. *The Journal of Nervous and Mental Disease, 180*(2), 111–116.

Moosbrugger, H., & Kelava, A. (2008). Qualitätsanforderungen an einen psychologischen Test (Testgütekriterien). In H. Moosbrugger & A. Kelava (Hrsg.), *Testtheorie und Fragebogenkonstruktion* (S. 7–26). Berlin/Heidelberg: Springer.

Neuner, F., Schauer, M., Karunakara, U., Klaschik, C., Robert, C., & Elbert, T. (2004). Psychological trauma and evidence for enhanced vulnerability for posttraumatic stress disorder through previous trauma among West Nile refugees. *BMC Psychiatry, 4*, 34.

Perera, S., Gavian, M., Frazier, P., Johnson, D., Spring, M., Westermeyer, J., et al. (2013). A longitudinal study of demographic factors associated with stressors and symptoms in African refugees. *The American Journal of Orthopsychiatry, 83*(4), 472–482.

Porter, M., & Haslam, N. (2005). Predisplacement and postdisplacement factors associated with mental health of refugees and internally displaced persons: A meta-analysis. *JAMA: The Journal of the American Medical Association, 294*(5), 602–612.

Razum, O., Zeeb, H., & Rohrmann, S. (2000). The ‚healthy migrant effect'–not merely a fallacy of inaccurate denominator figures. *International Journal of Epidemiology, 29*(1), 191–192.

Redfield, R., Linton, R., & Herskovits, M. J. (1936). Memorandum for the study of acculturation. *American Anthropologist, 38*(1), 149–152.

Richmond, A. H. (1993). Reactive migration: Sociological perspectives on refugee movements. *Journal of Refugee Studies, 6*(1), 7–24.

Rothe, E. M., Lewis, J., Castillo-Matos, H., Martinez, O., Busquets, R., & Martinez, I. (2002). Posttraumatic stress disorder among Cuban children and adolescents after release from a refugee camp. *Psychatric Services, 53*(8), 970–976.

Rudmin, F. (2009). Constructs, measurements and models of acculturation and acculturative stress. *International Journal of Intercultural Relations, 33*(2), 106–123.

Ryan, D., Dooley, B., & Benson, C. (2008). Theoretical perspectives on post-migration adaptation and psychological well-being among refugees: Towards a resource-based model. *Journal of Refugee Studies, 21*(1), 1–18.

Ryan, L., Leavey, G., Golden, A., Blizard, R., & King, M. (2006). Depression in Irish migrants living in London: Case-control study. *The British Journal of Psychiatry, 188*, 560–566.

Schick, M., Morina, N., Mistridis, P., Schnyder, U., Bryant, R. A., & Nickerson, A. (2018). Changes in post-migration living difficulties predict treatment outcome in traumatized refugees. *Frontiers in Psychiatry, 9*, 476.

Shoeb, M., Weinstein, H., & Mollica, R. (2007). The Harvard Trauma Questionnaire: Adapting a cross-cultural instrument for measuring torture, trauma and posttraumatic stress disorder in Iraqi refugees. *The International Journal of Social Psychiatry, 53*(5), 447–463.

Silove, D., Sinnerbrink, I., Field, A., Manicavasagar, V., & Steel, Z. (1997). Anxiety, depression and PTSD in asylum-seekers: Associations with pre-migration trauma and post-migration stressors. *The British Journal of Psychiatry, 170*, 351–357.

Silove, D., Steel, Z., McGorry, P., & Mohan, P. (1998). Trauma exposure, postmigration stressors, and symptoms of anxiety, depression and post-traumatic stress in Tamil asylum-seekers: Comparison with refugees and immigrants. *Acta Psychiatrica Scandinavica, 97*(3), 175–181.

Steel, Z., Momartin, S., Bateman, C., Hafshejani, A., & Silove, D. M. (2004). Psychiatric status of asylum seeker families held for a protracted period in a remote detention centre in Australia. *Australian and New Zealand Journal of Public Health, 28*(6), 527–536.

Steel, Z., Chey, T., Silove, D., Marnane, C., Bryant, R. A., & van Ommeren, M. (2009). Association of torture and other potentially traumatic events with mental health outcomes among populations exposed to mass conflict and displacement: A systematic review and meta-analysis. *JAMA: The Journal of the American Medical Association, 302*(5), 537–549.

Steffen, P. R., Smith, T. B., Larson, M., & Butler, L. (2006). Acculturation to Western society as a risk factor for high blood pressure: A meta-analytic review. *Psychosomatic Medicine, 68*(3), 386–397.

Su, C.-T., & Parham, L. D. (2002). Case report – Generating a valid questionnaire translation for cross-cultural use. *American Journal of Occupational Therapy, 56*, 581–585.

Suarez-Morales, L., Dillon, F. R., & Szapocznik, J. (2007). Validation of the acculturative stress inventory for children. *Cultural Diversity & Ethnic Minority Psychology, 13*(3), 216–224.

Titzmann, P. F., Silbereisen, R. K., Mesch, G. S., & Schmitt-Rodermund, E. (2011). Migration-specific hassles among adolescent immigrants from the former Soviet Union in Germany and Israel. *Journal of Cross-Cultural Psychology, 42*(5), 777–794.

United Nations, Department of Economic and Social Affairs (UN – DESA), Population division. (2017). *International migration report 2017: Highlights*. New York: United Nations.

United Nations Development Programme (UNDP). (2009). *Overcoming Barriers: Human mobility and development. Human development report*. New York: United Nations.

Uslucan, H.-H. (2011). Resilienzpotenziale bei Jugendlichen mit Migrationshintergrund. In M. Zander (Hrsg.), *Handbuch Resilienzförderung* (S. 555–575). Wiesbaden: VS Verlag für Sozial-wissenschaften.

Von Werthern, M., Robjant, K., Chui, Z., Schon, R., Ottisova, L., Mason, C., & Katona, C. (2018). The impact of immigration detention on mental health: A systematic review. *BMC Psychiatry, 18*(1), 382.

Wingenfeld, K., Spitzer, C., Mensebach, C., Grabe, H. J., Hill, A., Gast, U., Driessen, M., et al. (2010). Die deutsche Version des Childhood Trauma Questionnaire (CTQ): Erste Befunde zu den psychometrischen Kennwerten [The German version of the Childhood Trauma Question-naire (CTQ): Preliminary psychometric properties]. *Psychotherapie, Psychosomatik, medizini-sche Psychologie, 60*(11), 442–450.

Wong, D. F. K., & Song, H. X. (2008). The resilience of migrant workers in Shanghai China: The roles of migration stress and meaning of migration. *The International Journal of Social Psychiatry, 54*(2), 131–143.

Yang, B., & Clum, G. A. (1995). Measures of life stress and social support specific to an Asian student population. *Journal of Psychopathology and Behavioral Assesments, 17*(1), 51–67.

Messung von Stressbewältigung im Selbstbericht

Tobias Ringeisen und Saskia Schubert

Inhalt

Zusammenfassung

Um Art und Häufigkeit von Stressbewältigungsstrategien in unterschiedlichen Kulturkreisen erfassen und vergleichen zu können, bedarf es äquivalenter Selbstberichtsinstrumente. In der Praxis werden jedoch häufig Fragebögen verwendet, denen der Nachweis transkultureller Validität fehlt. Das vorliegende Kapitel erläutert zunächst die Varianten und methodischen Herangehensweisen zur Überprüfung der Messäquivalenz, anhand derer der Nachweis kulturübergreifender Validität erbracht werden kann. Im Anschluss werden drei in der Forschungspraxis häufig genutzte Konzeptualisierungen von Stressbewältigung eingeführt, zugehörige Selbstberichtsverfahren für den Einsatz bei Erwachsenen vorgestellt und Befunde zu deren Äquivalenz für ausgewählte kulturelle Gruppen und Kulturkreise zusammengefasst. Zu jedem der drei Ansätze wird der Forschungsstand abschließend kritisch reflektiert.

T. Ringeisen (✉) · S. Schubert
Department of General Administration, Berlin School of Economics and Law, Berlin, Deutschland
E-Mail: tobias.ringeisen@hwr-berlin.de; SaskiaJudith.Schubert@hwr-berlin.de

© Springer Fachmedien Wiesbaden GmbH, ein Teil von Springer Nature 2021
T. Ringeisen et al. (Hrsg.), *Handbuch Stress und Kultur*,
https://doi.org/10.1007/978-3-658-27789-5_17

Schlüsselwörter

Stressbewältigung · Selbstbericht · Messäquivalenz · Transkulturelle Validität ·
Diagnostik

1   Einführung

Möchten Forscher*innen beispielsweise die Qualität und Nutzungshäufigkeit von
Stressbewältigung bei deutschen und südafrikanischen Studierenden im Kontext von
Prüfungen untersuchen, so stellt sich die Frage, inwiefern sich die genutzten Strategien kulturübergreifend messen und vergleichen lassen (Ringeisen 2008). Stressbewältigung (Englisch: Coping) bezeichnet Gedanken und Verhaltensweisen, die
genutzt werden, um inneren und äußeren Anforderungen zu begegnen, die als
belastend erlebt werden (Lazarus und Folkman 1984). In der kulturvergleichenden
Forschungspraxis finden zur Messung von Stressbewältigung häufig (sprachliche)
Adaptationen des gleichen Selbstberichtsverfahrens Anwendung. Die kulturübergreifende Gültigkeit, Vergleichbarkeit und somit Einsetzbarkeit dieser Adaptationen
wird oftmals a priori angenommen, ohne ausreichende empirische Nachweise zu
erbringen (Tweed und DeLongis 2006).

Ein solches Vorgehen ist problematisch, da Bedeutung, Kontextangemessenheit
und/oder Einsatzbreite von Stressbewältigung aufgrund kultureller Einflüsse variieren
können. Somit ist unter Umständen keine Vergleichbarkeit der eingesetzten Strategien
gegeben. Beispielsweise ist es möglich, dass deutsche und südafrikanische Studierende die gleichen Verhaltensmuster kennen und nutzen, die entsprechenden Strategien also transkulturelle Validität besitzen. Ebenso wäre denkbar, dass universell
nachweisbare Strategien eine kulturspezifische Ausformung annehmen, beispielsweise in Verbindung mit Merkmalen des Bildungssystems auf der nationalen Ebene.
Alternativ ist vorstellbar, dass sich anhand von demografischen (z. B. ethnische Zugehörigkeit) und/oder psychologischen Variablen (z. B. Selbstkonzept) Studierenden-
gruppen identifizieren lassen, die jeweils kultur- und/oder gruppenspezifische Strategien einsetzen (Ringeisen 2008). Trifft eine der beiden letztgenannten Optionen zu, so
lassen sich Strategien der Stressbewältigung nicht oder nur eingeschränkt anhand von
sprachlichen Adaptionen eines Selbstberichtsverfahrens erfassen.

Das vorliegende Kapitel vermittelt einen Überblick über ausgewählte Konzeptualisierungen von Stressbewältigung und stellt zugehörige Selbstberichtsinstrumente vor, die zur Messung der entsprechenden Strategien im Kulturvergleich bei
Erwachsenen eingesetzt werden können. Näher betrachtet werden das transaktionale
Stress- und Copingmodell (Lazarus und Folkman 1984), das Modell des Collective
Coping (Yeh et al. 2006) und das multiaxiale Copingmodell (Hobfoll 1998). Für
jeden Ansatz wird der Forschungsstand zur transkulturellen Validität der vorgestellten Instrumente zusammengefasst und kritisch reflektiert. Eine Darstellung von
Selbstberichtsverfahren zur kulturvergleichenden Diagnostik von Stressbewältigung
bei Kindern und Jugendlichen findet sich im Beitrag von Kohlmann und Eschenbeck
(2020) in diesem Handbuch.

2 Äquivalenz von Selbstberichtsverfahren

Vertreter*innen eines universalistischen Verständnisses von Stressbewältigung gehen davon aus, dass Menschen im Umgang mit Belastungen weltweit ähnliche Grundmuster der Stressbewältigung nutzen, wobei Qualität, Häufigkeit und Ausprägungsstärke dieser Muster durch kulturelle Faktoren geprägt sein können (für einen Überblick siehe Schubert und Ringeisen 2020, in diesem Handbuch). Eine Überprüfung dieser Annahme setzt voraus, dass die interessierenden Copingstrategien kulturübergreifend eine vergleichbare Bedeutung aufweisen (Was wird gemessen?) und anhand äquivalenter Items mit hoher Genauigkeit (Wie gut wird gemessen?) erfasst werden. Dieser Aspekt wird als *transkulturelle Validität* bezeichnet (z. B. Meadows et al. 1996). Transkulturelle Validität liegt vor, wenn dieselbe Variante der Bewältigung in mehreren Stichproben auf äquivalente Weise erfasst wird (Leong et al. 2010).

Aus Sicht der kulturvergleichenden Psychologie umfasst *Messäquivalenz* die vier Aspekte der sprachlichen, funktionalen, konzeptuellen und metrischen Äquivalenz, welche hohe Anforderungen an die Qualität der Messinstrumente nach sich ziehen (Leong et al. 2010). Aus statistisch-messmethodischer Perspektive hingegen wird Messäquivalenz enger konzeptualisiert und konzentriert sich auf den Aspekt der metrischen Äquivalenz (Eid und Lischetzke 2020, in diesem Handbuch). Für eine ausführliche Beschreibung der Äquivalenzkriterien und der zugehörigen Validierungsansätze sei an dieser Stelle auf Leong et al. (2020) und Maehler et al. (2020, beide in diesem Handbuch) verwiesen.

Wird ein Instrument von einer Sprache in eine andere übertragen, ohne die inhaltliche Bedeutung der Items zu verändern, so spricht man von sprachlicher Äquivalenz. Funktionale Äquivalenz beschreibt, wenn das übergeordnete Konstrukt, welches anhand der Items operationalisiert wird, in zwei oder mehr Kulturen dieselbe psychologisch-funktionale Bedeutung innehat. Funktionale Äquivalenz kann angenommen werden, wenn sich für das interessierende Zielkonstrukt im Rahmen einer Konstruktvalidierung in verschiedenen Kulturen ähnliche Beziehungsmuster mit anderen Konzepten in einem nomologischen Netzwerk zeigen. Konzeptuelle Äquivalenz liegt vor, wenn Stichproben aus verschiedenen Kulturen ein vorliegendes Selbstberichtsverfahren in konzeptuell vergleichbarer Weise interpretieren, also über ein ähnliches Verständnis des zu erfassenden Konstrukts verfügen (Vandenberg und Lance 2000). Fehlende konzeptuelle Äquivalenz manifestiert sich u. a. aufgrund kultureller Variation in der Bedeutung von Wörtern oder auch Satzkonstruktionen. Dies gilt insbesondere, wenn verschiedene Sprachversionen desselben Instruments Anwendung finden. Ist die konzeptuelle Bedeutung der konstituierenden Items ähnlich, so besitzt das Konstrukt für die betrachteten Kulturen eine universalistische Bedeutung. Mithilfe kulturvergleichender Studien kann im Anschluss die metrische Äquivalenz der zugehörigen Selbstberichtsverfahren untersucht werden. Vereinfacht gesprochen liegt metrische Äquivalenz vor, wenn sich die psychometrischen Eigenschaften eines Messinstrumentes auf andere Kulturen übertragen lassen und somit Messinvarianz besitzen. Mindestvoraussetzung für die Annahme metrischer Äquivalenz ist, dass das jeweilige Instrument das latente

Konstrukt in allen kulturellen Vergleichsgruppen mit derselben Anzahl an äquivalenten Item-Indikatoren und vergleichbaren Faktorladungen repräsentiert (Vandenberg und Lance 2000).

Bevor die Ausprägungen einer Strategie oder deren Zusammenhänge mit anderen Variablen wie dem Stresserleben in einer kulturvergleichenden Studie somit untersucht und interpretiert werden können, ist eine Überprüfung der vier vorgestellten Varianten der Messäquivalenz für die eingesetzten Selbstberichtsverfahren erforderlich.

3   Selbstberichtsverfahren zum transaktionalen Stress- und Copingmodell

3.1   Konzeptualisierung von Stressbewältigung

Nach den Annahmen des transaktionalen Stress- und Copingmodells ergeben sich Verhaltensoptionen zur Stressbewältigung aus dem Wechselspiel zwischen situativen Gegebenheiten und den Eigenschaften einer Person (Lazarus 1991; Lazarus und Folkman 1984). Lazarus und Kollegen nehmen an, dass das Bewältigungsverhalten einer Person aus der subjektiven Wahrnehmung und Bewertung („Appraisal") von situativen Bedingungen und den eigenen Bewältigungskapazitäten resultiert, wobei dispositionale Faktoren wie beispielsweise Copingstile in einem gewissen Ausmaß den Umgang mit belastenden Situationen bestimmen (Carver und Scheier 1994). Ein Copingstil beschreibt die überdauernde Tendenz, auf eine bestimmte Konstellation von Stimuli (z. B. Prüfungssituationen) mit einem bestimmten Verhaltensmuster zu reagieren (z. B. Flucht). Copingverhalten hingegen charakterisiert die Reaktion auf einen auftretenden Stressor und wird primär durch die situativen Anforderungen geprägt (für ein Review, siehe Parker und Endler 1992).

Lazarus und Folkman (1984) haben zwei generelle Bewältigungsmodi identifiziert, die jeweils eine Reihe von untergeordneten Strategien umfassen. *Emotionsbezogenes Coping* beschreibt die Bemühungen einer Person, mit (negativen) Emotionen umzugehen, die sich aus der Konfrontation mit einem Stressor ergeben. Beispiele umfassen *positive reframing, humor* oder *acceptance*. *Problemorientiertes Coping* steht für Strategien, die eine Person anwendet, um einen aufgetretenen Stressor und seine Auswirkungen zu beseitigen. Beispiele umfassen *planning* oder *initiation of action*. Endler und Parker (1990; Parker und Endler 1992) haben mit *Vermeidung* (Englisch: avoidance) eine Variante des emotionsbezogenen Copings abgegrenzt, bei der negative Emotionen durch eine geistige oder verhaltensmäßige Umgehung der Stress auslösenden Situation und ihrer Konsequenzen reguliert werden. Beispiele umfassen *denial, disengagement* oder s*elf-blame*.

3.2   Transkulturelle Validität der Selbstberichtverfahren

Die kulturübergreifend am häufigsten eingesetzten Instrumente zur Erfassung der drei vorgestellten Bewältigungsmodi umfassen den *COPE* (Carver et al. 1989) bzw.

seine Kurzfassung *Brief COPE* (Carver 1997), die *Ways of Coping Checklist-Revised* (WCCL-R; Folkman und Lazarus 1985; Folkman et al. 1986) sowie den *Response to Stress Questionnaire* (RSQ; Connor-Smith et al. 2000). Zum Beispiel weisen *COPE* und *Brief COPE* 14 Subskalen mit jeweils zwei oder mehr Items auf, die sich mit Hilfe dimensionsreduzierender Methoden zu übergeordneten Faktoren zusammenfassen lassen. Diese Faktoren bilden idealerweise emotionsorientiertes Coping (Subskalen: *self-distraction, positive reframing, acceptance, humor, religion, use of emotional support, venting*), problemorientiertes Coping (Subskalen: *active coping, planning, use of instrumental support*) und vermeidendes Coping ab (Subskalen: *denial, substance use, behavioral disengagement, self-blame*).

Zur Überprüfung ihrer transkulturellen Validität wurde die faktorielle Struktur der genannten Fragebogenverfahren wiederholt mit Stichproben aus unterschiedlichen Kulturkreisen auf der Länderebene untersucht. Einige Studien wiesen kulturübergreifend strukturell-funktionale Äquivalenz von Copingstrategien nach. Beispielsweise konnten Sawang et al. (2010) auf Basis von fünf ostasiatischen Länderstichproben für die *WCCL-R* zeigen, dass sowohl die Faktorstruktur der Subskalen als auch deren Zusammenhänge mit Indikatoren des Stresserlebens mit den Befunden aus früheren Studien an anglo-amerikanischen Stichproben übereinstimmen. Vergleichbare Befunde erbrachten kulturvergleichende Studien für den *RSQ*. Beim Vergleich von spanischen und US-amerikanischen Studierenden (hier: Native und Caucasian Americans) berichteten Connor-Smith und Kollegen, dass die fünf Subskalen des *RSQ* kulturübergreifende Validität aufweisen und das Kriterium der metrischen Äquivalenz erfüllen (Wadsworth et al. 2004; Connor-Smith und Calvete 2004).

Andere Studien hingegen identifizierten kulturelle Unterschiede in der Struktur und/oder Bedeutung von Stressbewältigung. So zeigte sich bei einer Überprüfung der Adaptationen des *COPE*, dass von den mehr als 30 verfügbaren Sprachversionen etwa ein Drittel abweichende Muster bei Faktorstrukturen, Itemzuordnungen und/oder Interkorrelationen mit Validierungskriterien im Vergleich zur englischen Ursprungsversion aufwiesen (z. B. Ashktorab et al. 2017; Hudek-Knezevic et al. 1999; Kallasmaa und Pulver 2000; Lyne und Roger 2000; Perczek et al. 2000; Sica et al. 1997; Taylor et al. 2004). Beispielsweise zeigten sich für die Sprachversion Mandarin bei einer chinesischen Stichprobe (Yu et al. 2019), für die Sprachversionen Swahili and Kikuyu bei einer kenianischen Stichprobe (Kimemia et al. 2011) und die Sprachversion Tamil bei einer indischen Stichprobe (Mohanraj et al. 2014) fünf korrelierte Faktoren des COPE, deren inhaltlich-semantischer Gehalt jedoch sowohl untereinander als auch vom englischen Original abwich. Der französische COPE (Baumstarck et al. 2017) umfasst mit *problem solving, positive thinking, social support* und *avoidance* nur vier korrelierte Faktoren, die sich wiederum von der vier-faktoriellen rumänischen Version unterscheiden, bei der problemorientierte und emotionsorientierte Bewältigung in einen gemeinsamen Copingstil zusammengefasst sind, welcher als *engagement style of coping* bezeichnet wurde (Crasovan und Sava 2019).

Ähnliche Ergebnismuster fanden sich beim Vergleich des englischen Originals der *WCCL-R* (Folkman et al. 1986) mit einer französischen (Cousson-Gélie et al.

2010) und einer japanischen Sprachversion (Tweed et al. 2004). Die englische
WCCL-R umfasst acht Subskalen, die sich in problemorientierte Strategien (Subskalen: *confrontive coping, planful problem solving*), emotionsorientierte Strategien
(Subskalen: *emotional self-control, accepting responsibility, positive reappraisal*)
und vermeidende Strategien (Subskalen: *distancing, escape and avoidance*) gruppieren lassen. Die achte Subskala *seeking social support* enthält Items, die sowohl
emotionale als auch instrumentelle Unterstützung erfassen und sich somit weder
eindeutig emotionsorientiertem noch problemorientiertem Coping zuordnen lassen.
Die Faktorstruktur des englischen Originals ergab bei konfirmatorischer Prüfung
keine Passung für die französische Sprachversion (Cousson-Gélie et al. 2010).
Daher teilten die Autor*innen die Stichprobe per Zufall in zwei Hälften. Anhand
explorativer Faktorenanalysen zeigten sich für die erste Hälfte mit *seeking social
support, problem-focused coping* sowie *self-blame and avoidance* drei Metafakto-
ren, auf denen sich 21 Items verteilten. Diese dreifaktorielle Struktur konnte anhand
konfirmatorischer Faktorenanalysen für die zweite Stichprobenhälfte repliziert werden. Bei der Überprüfung einer japanischen Sprachversion der *WCCL-R* (Tweed
et al. 2004) konnte zwar die achttfaktorielle Struktur des englischen Originals
(Folkman et al. 1986) anhand explorativer Faktorenanalysen weitgehend bestätigt
werden, doch wiesen einige Items Ladungen <0,40 und/oder Doppelladungen auf
anderen Faktoren auf. Die Subskala *emotional self-control* konnte nicht repliziert
werden.

Eine Reihe weiterer Studien untersuchte die Äquivalenz von Bewältigungsmustern beim Vergleich ethnischer Gruppen innerhalb eines Landes. Beispielsweise
konnten Prelow et al. (2000) anhand von Strukturgleichungsmodellen aufzeigen,
dass die Subskalen des *COPE* sowohl für Caucasian Americans als auch für
Hispanic Americans das Kriterium der metrischen Äquivalenz erfüllen, aber nur
sieben der 12 Subskalen kulturübergreifend eine äquivalente Bedeutung aufweisen.
Zudem zeigten sich über die Substichproben hinweg unterschiedliche Interkorrela-
tionsmuster der Subskalen. In einer Metaanalyse zum Zusammenhang von Coping
und persönlichkeitsbezogenen Stressindikatoren zeigten sich für den *COPE* und die
WCCL-R ebenfalls Unterschiede für die betrachteten Bewältigungsstrategien, wobei
Muster und Stärke des Zusammenhangs je nach ethnischer Zusammensetzung der
Stichprobe variierten (Connor-Smith und Flachsbart 2007).

3.3   Kritik

Nach Auffassung von Hobfoll (1998, 2002) repräsentiert das transaktionale Modell
ein westliches Verständnis von Stressbewältigung, bei dem eine Person darauf
bedacht ist, ihre persönlichen Ziele zu erreichen und ihre Unabhängigkeit von
anderen zu erhalten. Copingbemühungen bewegen sich dabei auf einer Aktiv-Pas-
siv-Dimension, wobei problemorientiertes Coping den aktiven Pol und Vermeidung
den passiven Pol repräsentiert. Emotionsorientiertes Coping liegt in etwa dazwi-
schen. Hobfoll kritisiert, dass im Modell gemeinschaftliche Bemühungen fehlen,
einen Stressor durch sozial adaptive Strategien innerhalb eines sozialen Gefüges zu

bewältigen. Gemeinsame Bewältigung wird nur dann als Coping konzeptualisiert, wenn aktiv die Hilfe von anderen zur Lösung eigener Probleme mobilisiert wird. *Seeking social support* ist das bekannteste Beispiel einer solcher Strategie (Hobfoll 1998). Gnilka et al. (2015) vertreten hingegen die Auffassung, dass ausreichend Belege für die transkulturelle Validität des transaktionalen Modells vorliegen und dieses sich beispielsweise gut eignet, um kompetenzstärkende Interventionen für Studierende mit unterschiedlichen kulturellen Hintergründen in interkulturellen Hochschulkontexten zu implementieren.

4   Selbstberichtsverfahren zum Modell des Collective Coping

4.1   Konzeptualisierung von Stressbewältigung

Als Antwort auf die kritisierte, anglo-amerikanisch geprägte Konzeptualisierung von Stressbewältigung gab es Bemühungen, die Rolle und Wirkung von Kultur auf die Ausprägung und Nutzung von Bewältigungsstrategien für kollektivistisch geprägte Gemeinschaften näher zu bestimmen (Aldwin 2007; Heppner 2008; Kuo 2011, 2014; Wong und Wong 2006). Beispielsweise haben verschiedene Forscher*innen begonnen, bestehende Unterschiede und Besonderheiten in den Bewältigungsmustern und -präferenzen einzelner Bevölkerungsgruppen sowie Migrant*innen in ausgewählten Ländern und über ethnische Grenzen hinweg zu untersuchen (z. B. Kuo 2011, 2012, 2014). Andere Ansätze wie das *Transactional Model of Cultural Stress and Coping* (Chun et al. 2006) schlagen hingegen vor, das transaktionale Stress- und Copingverständnis (Lazarus 1991; Lazarus und Folkman 1984) zu erweitern und kulturelle Einflüsse auf die Stressbewältigung beispielsweise anhand des Konstruktes *Individualismus-Kollektivismus* (z. B. Triandis 1995) abzubilden. Eine solche Erweiterung des transaktionalen Modells kann helfen, das Verständnis von Bewältigung im kulturellen Kontext zu erweitern und soziale Variationen von Coping innerhalb einer, oder zwischen Kulturen, besser wahrzunehmen (Chun et al. 2006; Kuo 2011).

Unabhängig vom jeweiligen nomologischen Netzwerk lassen sich anhand der vorgestellten Ansätze sozial orientierte Verhaltensmuster konzeptualisieren, die einen zentralen Teil des Bewältigungsrepertoires von vielen Menschen abbilden und in kollektivistischen Werten verwurzelt sind. Beispiele umfassen Gruppen mit unterschiedlicher religiöser Identität wie Muslim*innen oder Christ*innen, die gemeinschaftlich Rituale des Betens entwickelt haben und praktizieren (Fischer et al. 2010). Diese Strategien lassen sich unter dem Begriff *Collective Coping* zusammenfassen (Yeh et al. 2006; Kuo 2012). Als Hinweis auf ihre inkrementelle Validität – als Ergänzung zu individuell ausgerichteten Bewältigungsformen – liegen Befunde vor, dass kollektive Copingstrategien einen maßgeblichen Einfluss auf das physische und psychische Wohlbefinden bei den Mitgliedern kollektivistisch geprägter Gemeinschaften haben (z. B. Inman und Yeh 2007; Utsey et al. 2000).

4.2   Transkulturelle Validität und Äquivalenz der Selbstberichtverfahren

Trotz einer qualitativ unterschiedlichen Phänomenologie der Strategien und einer Vielfalt an zugrunde liegenden Ansätzen (Chun et al. 2006; Heppner 2008; Kuo 2011, 2014) weisen die Bewältigungsformen des Collective Coping Gemeinsamkeiten auf. Grob lassen sich die Strategien anhand von fünf Dimensionen charakterisieren: (1) *acceptance, reframing and striving*, (2) *family support*, (3) *religion and spirituality*, (4) *avoidance and detachment* sowie (5) *private emotional outlet*. Um diese Strategien trotz gruppenspezifischer Variationen kulturübergreifend messen zu können, wurde das *Collectivist Coping Styles Inve*ntar (CCS) von Heppner et al. (2006) für den Einsatz an ostasiatischen Stichproben und Asian Americans entwickelt. Die Items orientieren sich an den Werten des *primary control* (Kontrolle durch aktive Einflussnahme), *secondary control* (Kontrolle durch Akzeptanz und Umbewertung) sowie der *problem resolution*. In einer Studie mit über 3000 Teilnehmer-*innen konnten Heppner et al. (2006) multiple Belege für die Validität und Reliabilität des CCS liefern. Asiatische Proband*innen stuften Copingstrategien, die mit *acceptance*, *reframing* und *striving* gekoppelt waren, am wirkungsvollsten zur Reduktion des Stresserlebens ein.

Weiterhin konnten drei Studien mit chinesischen Studierenden in Hong Kong (Siu und Chang 2011), einer multi-ethnischen Stichprobe von Asian Americans (Wei et al. 2010) sowie polynesischen US-Amerikaner*innen (Allen und Smith 2015) die fünffaktorielle Struktur des CCS bestätigen. In alle drei Studien stuften die Befragten *family support* als bedeutsame Strategie im Umgang mit Stressoren ein. Bei beziehungsbezogenem Stress bevorzugten die chinesischen Studierenden am stärksten *avoidance and detachment* zur Stessreduktion. Im Vergleich zu den Referenzstichproben bei Heppner et al. (2006) berichteten polynesischen US-Amerikaner*innen bei Allen und Smith (2015) eine höhere Nutzung von *family support* und *religion and spirituality,* jedoch eine geringere Nutzung von *private emotional outlet*.

4.3   Kritik

Die vorgestellten kollektivistischen Gruppen unterscheiden sich in ökologischen, sozialen und religiösen Merkmalen sowie in Bezug auf die Qualität von auftretenden Stresssituationen und den dort angesprochenen Werten (Allen und Smith 2015; Wei et al. 2010; Siu und Chang 2011). Diese Unterschiede sprechen gegen die Annahme universeller, transkulturell valider kollektivistischer Strategien. Stattdessen erscheint es im Sinne einer relativistischen Betrachtung von Stressbewältigung wahrscheinlicher, dass die einzelnen Varianten eine kulturspezifische Ausformung zeigen (für einen Überblick siehe Schubert und Ringeisen 2020, in diesem Handbuch). Eine solche kulturspezifische Differenzierung lässt sich anhand der Items des CCS (Heppner et al. 2006) allerdings nur bedingt erfassen und erfordert eine offenere und flexiblere Erfassung der jeweiligen Strategien, die Merkmale des Erhebungssettings, Sprache und Ausdrucksweise der Befragten sowie das Wissen um kulturelle

Praktiken berücksichtigen (für einen Überblick siehe Maehler et al. 2020, in diesem Handbuch). Beispielsweise variieren gemeinschaftliche Formen der Stressbewältigung mit dem religiösen Hintergrund der betrachteten Zielgruppe (Fischer et al. 2010; Kuo et al. 2006; Kuo 2012). Da Religion einen Teil der Identität bildet, und zugehörige Praktiken nach definierten Schemata ablaufen, kann vermutet werden, dass bestimmte Glaubensgemeinschaften eigene soziale Bewältigungsmuster mit gruppenspezifischer Bedeutung entwickelt haben (Braun-Lewensohn 2013).

5 Selbstberichtsverfahren zum multiaxialen Copingmodell

5.1 Konzeptualisierung von Stressbewältigung

Um neben einer kollektivistisch vs. individualistisch geprägten Betrachtung von Coping auch ökologische, situative und soziale Faktoren stärker zu berücksichtigen, führte Hobfoll (1998, 2002) seine Theorie der Ressourcenerhaltung (COR = conservation of resources) ein. Die Theorie beinhaltet das *multiaxiale Copingmodell*, welches unterschiedliche Bewältigungsformen in einem dreidimensionalen Achsensystem abbildet (siehe Abb. 1). Die Achse *aktiv – passiv* beschreibt das individuelle Agieren einer Person und bildet das Ausmaß ab, in dem sie aktiv oder passiv vorgeht. Aktives Bewältigen setzt beispielsweise kontrolliertes und selbstbehauptendes Handeln voraus. Passives Coping hingegen wird durch Vermeidungsverhalten repräsentiert. Die Achse *prosozial – antisozial* beschreibt die soziale Dimension der Bewältigung und zeigt, auf welche Weise Menschen Stress in der sozialen Interaktion gemeinsam bewältigen. Die Achse *direkt -indirekt* schließlich bildet Variabilität im Bewältigungsverhalten über Kulturgrenzen hinweg ab.

Das Modell differenziert neun Bewältigungsstrategien, die jeweils durch ein spezifisches Ausprägungsmuster auf den drei Achsen charakterisiert sind (Hobfoll 1998;

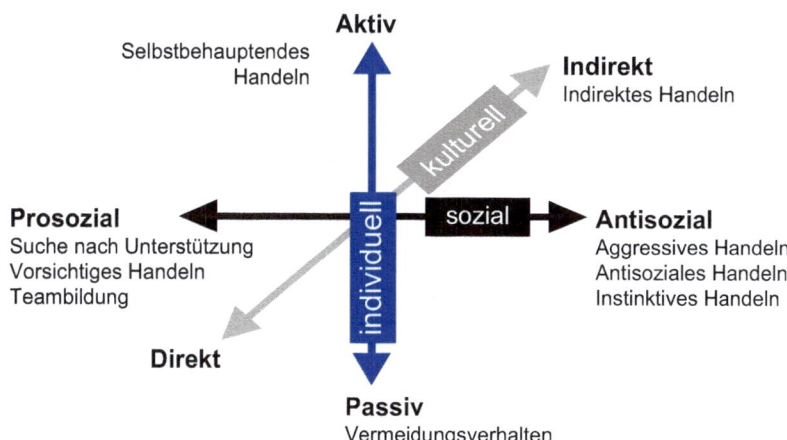

Abb. 1 Multiaxiales Copingmodell mit den zugehörigen Copingstrategien

Buchwald und Hobfoll 2004): *Seeking social support, social joining, cautious action, antisocial action, aggressive action, instinctive action, assertive action, avoidance* und *indirect action*. Die neun Copingstrategien können anhand der *Strategic Approach to Coping Scale* (SACS; Hobfoll 1998; Monnier et al. 1998) erfasst werden.

5.2 Transkulturelle Validität und Äquivalenz der Selbstberichtverfahren

Die sprachlichen Adaptationen des auf dem multiaxialen Copingmodell beruhenden SACS weisen für sich betrachtet jeweils gute bis befriedigende psychometrische Werte auf. Im Vergleich zum englischen Original – sowie untereinander – variieren hingegen Faktorenstrukturen, Itemzuordnungen und Itemladungen, was auf eine eingeschränkte transkulturelle Validität des SACS hinweist. Beispiele umfassen die russische (Sokolovskii et al. 2019), die spanische (Pedrero-Pérez et al. 2012), die italienische (Comunian 2003) und die japanische Sprachversion (Buchwald und Lutz 2006). Für die deutsche Übersetzung des SACS konnte in mehreren Studien konsistent eine Lösung mit acht anstelle der ursprünglichen neun Bewältigungsstrategien gefunden werden (Buchwald 2002; Schwarzer et al. 2003). *Antisocial action* und a*ggressive action* sowie *social joining* und c*autious action* bildeten jeweils eine gemeinsame Skala. Zusätzlich zeigte sich eine als *Reflexives Handeln* bezeichnete neue Subskala. Nach Prüfung der metrischen Äquivalenz konnte Ringeisen (2008) anhand einer Tagebuchstudie für den SACS zeigen, dass deutsche und südafrikanische Studierende über die Phasen einer Prüfung hinweg ähnliche Nutzungsmuster von a*voidance* und s*eeking social support* zeigten, während a*ssertive action* und *instinctive action* unter den südafrikanischen Studierenden stärker ausgeprägt war. Zusammenfassend liegen somit Hinweise vor, dass bereits auf der Länderebene Unterschiede im Bewältigungsrepertoire vorliegen.

Unabhängig von der individualistischen oder kollektivistischen Orientierung der Stichproben zeigte sich kulturübergreifend, dass ein Copingstil das jeweils kongruente Bewältigungsverhalten im Längsschnitt vorhersagen konnte. Beispiele umfassen individualistische Stichproben aus Kanada (Bouchard et al. 2004), Deutschland (Buchwald 2002; Ringeisen 2008) oder den USA (Carver und Scheier 1994; Monnier et al. 1998) sowie kollektivistische Stichproben aus Japan (Sasaki und Yamasaki 2005) oder der Türkei (Eksi 2004). Besonders starke Zusammenhänge zeigten sich für aktive (z. B. *Assertive Action*), passive (z. B. a*voidance*), aktiv-prosoziale (z. B. *seeking social support*) und intuitive Strategien, während die Zusammenhangsmuster für passiv-prosoziales, antisoziales und indirektes Handeln inkonsistent waren.

5.3 Kritik

Einige Autor*innen wie Kuo (2012) betrachten die Theorie der Ressourcenerhaltung weniger als Copingansatz sondern vielmehr als stressbasierte Motivationstheorie, da sich mit ihrer Hilfe keine konkreten Annahmen zum individuellen und/oder sozialen

Bewältigungsverhaltens im Rahmen des multiaxialen Copingmodells ableiten lassen. Die Theorie wird somit als holistischer aber deskriptiver Rahmen verstanden, welcher zu berücksichtigende Konstrukte im kulturellen Kontext benennt, die interaktive Beziehung zwischen Kontextvariablen, Stressreaktionen und Copingverhalten auf Basis des SACS aber nicht spezifizieren kann.

Mögliche Inkonsistenzen in den Ergebnismustern der Studien zum SACS reduzierten sich, wenn das Ausmaß an Individualismus bzw. Kollektivismus für die einzelnen ethnischen Gruppen bei der Varianzaufklärung berücksichtigt und die betrachteten Bewältigungsstrategien unter Nutzung des mulitaxialen Copingmodells (Hobfoll 1998) klassifiziert wurden. So zeigte sich, dass eine hohe kollektivistische Orientierung mit einer verstärkten Nutzung von adaptivem, intuitivem, indirektem oder passivem Coping einherging. Eine hohe Individualismus-Ausprägung dagegen sagte eine konfrontative, direkte und aktive Bewältigung vorher, ohne jedoch eine aggressive oder antisoziale Form anzunehmen (z. B. Hobfoll 2002; Plummer und Slane 1996; Unger et al. 1998; Zaff et al. 2002).

6   Fazit und Ausblick

Das vorliegende Kapitel stellt auf Basis von drei etablierten Modellen der Stressbewältigung den Forschungsstand zur transkulturellen Validität verfügbarer Selbstberichtsinstrumente vor, die zur Messung der entsprechenden Copingstrategien im Kulturvergleich bei Erwachsenen eingesetzt werden können. Betrachtet wurden das *transaktionale Stress- und Copingmodell* (Lazarus und Folkman 1984), das Modell des *Collective Coping* (Yeh et al. 2006) und *das multiaxiale Copingmodell* (Hobfoll 1998). Ergänzend wurde ein Überblick zu den Varianten der Messäquivalenz gegeben, anhand derer sich die transkulturelle Validität von Selbstberichtsverfahren aus Sicht der kulturvergleichenden Psychologie untersuchen lässt.

Bevor ein Selbstberichtsverfahren im Rahmen kulturvergleichender Forschung in unterschiedlichen Sprachversionen oder bei kulturell variierenden Stichproben zum Einsatz kommen kann, sollte dessen Messäquivalenz auf sprachlicher, funktionaler, konzeptueller und metrischer Ebene geprüft werden (Leong et al. 2010). In der Forschungspraxis sind die Belege für eine transkulturelle Validität und somit kulturübergreifende Einsetzbarkeit der entsprechenden Verfahren allerdings oft lückenhaft (Tweed und DeLongis 2006). Liegt keine Messäquivalenz vor, so weisen ausgewählte Strategien der Stressbewältigung vermutlich eine unterschiedliche Bedeutung zwischen Kulturen auf, was einem Kulturvergleich entgegensteht.

Für die drei o. g. Ansätze der Stressbewältigung identifizierte ein substanzieller Teil der vorgestellten Studien Einschränkungen der metrischen Äquivalenz, die sich in Variationen der Struktur der zugehörigen Subskalen, der Itemzuordnungen und/oder -ladungen manifestierten. In einigen Studien zeigten sich zudem Unterschiede in den Interkorrelationsmustern mit Validierungskriterien, die auf Einschränkungen in der funktionalen Äquivalenz hindeuten können. Diese Variabilität zeigte sich sowohl beim Vergleich von nationalen Stichproben auf der Länderebene als auch beim Vergleich ausgewählter Gruppen innerhalb eines Landes. Einige Untersuchungen konnten Hinweise liefern, dass die Qualität der Bewältigung kulturspezifische Ausformungen annimmt, was für eine relativistische Analyse des Copingverhaltens und gegen den kulturübergreifenden Einsatz von Sprachadaptationen eines Selbstberichtverfahrens spricht (Schubert und Ringeisen 2020, in diesem Handbuch). Zusammenfassend deuten die vorgestellten Ergebnisse auf eine begrenzte transkulturelle Validität und somit eingeschränkte Einsetzbarkeit der entsprechenden Instrumente hin.

Für das transaktionale Stress- und Copingmodell resultieren die beschriebenen Probleme u. a. aus dem Umstand, dass die verfügbaren Selbstberichtsverfahren mehrheitlich anhand von Stichproben aus dem nordamerikanisch-europäischen Kulturraum entwickelt wurden. Die Instrumente spiegeln somit ein individualistisch geprägtes Verständnis von Stressbewältigung wider, wobei soziale, kontextuelle und/oder ökologische Rahmenbedingungen vernachlässigt werden (Hobfoll 2002). Als Lösung haben die Vertreter*innen des Collective Coping vorgeschlagen, die Bedeutung kultureller Faktoren für das Verständnis und die Qualität von Stressbewältigung vor allem in kollektivistisch geprägten Gesellschaften näher zu untersuchen und den Fokus dabei auf sozial orientierte Strategien zu legen (Chun et al. 2006; Kuo 2011). Zur Erfassung des entsprechenden Bewältigungsverhaltens eignet sich mit Einschränkungen das *CSS* von Heppner et al. (2006). Zwar liegen multiple Belege für eine invariante Faktorstruktur des CSS vor, doch lassen sich kontext- und/ oder gruppenspezifische qualitative Ausformungen der einzelnen Strategien auf diese Weise nicht detektieren. Eine kultursensible Diagnostik kollektiver Bewältigung erfordert eine flexiblere Erfassung der jeweiligen Strategien, die Merkmale des Erhebungssettings, Sprache und Ausdrucksweise der Befragten sowie das Wissen um kulturelle Praktiken berücksichtigt (für einen Überblick siehe Maehler et al. 2020, in diesem Handbuch).

Um die Bandbreite von individuellen und sozial orientierten Strategien in unterschiedlichen kulturellen Settings zu erfassen, eignet sich mit Einschränkungen der *SACS,* der auf Basis des multiaxialen Copingmodells entwickelt wurde (Hobfoll 1998, 2002). Der *SACS* erfasst qualitativ abgrenzbare Strategien, die sich anhand der drei Achsen *aktiv – passiv, prosozial – antisozial* und *direkt -indirekt* charakterisieren lassen. Als Hinweis auf die kulturspezifisch variierende Bedeutung der einzelnen Bewältigungsstrategien zeigten sich zwischen den einzelnen Adaptationen unterschiedliche Faktorstrukturen und Itemzuordnungen, die pro Sprachversion allerdings eine gewisse Replizierbarkeit aufwiesen. Der *SACS* besitzt somit eingeschränkte transkulturelle Validität, eignet sich bei Nachweis der kulturspezifischen Ausformung von Copingstrategien allerdings, um die kontextuelle Bedeutung von Stressbewältigung aus relativistischer Perspektive zu erfassen.

Literatur

Aldwin, C. M. (2007). *Stress, coping, & development: An integrative perspective.* New York: Guildford Press.
Allen, G. E., & Smith, T. B. (2015). Collectivistic coping strategies for distress among Polynesian Americans. *Psychological Services, 12*(3), 322–329.

Ashktorab, T., Baghcheghi, N., Seyedfatemi, N., & Baghestani, A. (2017). Psychometric parameters of the Persian version of the brief COPE among wives of patients under hemodialysis. *Medical Journal of the Islamic Republic of Iran, 31*, 113–118.

Baumstarck, K., Alessandrini, M., Hamidou, Z., Auquier, P., Leroy, T., & Boyer, L. (2017). Assessment of coping: A new french four-factor structure of the brief COPE inventory. *Health and Quality of Life Outcomes, 15*(1), 1–9.

Bouchard, G., Guillemette, A., & Landry-Léger, N. (2004). Situational and dispositional coping: An examination of their relation to personality, cognitive appraisals, and psychological distress. *European Journal of Personality, 18*(3), 221–238.

Braun-Lewensohn, O. (2013). Coping resources and stress reactions among three cultural groups one year after a natural disaster. *Clinical Social Work Journal, 42*(4), 366–374.

Buchwald, P. (2002). *Dyadisches Coping in mündlichen Prüfungen*. Göttingen: Hogrefe.

Buchwald, P., & Hobfoll, S. E. (2004). Burnout aus ressourcentheoretischer Perspektive. *Psychologie in Erziehung und Unterricht, 51*, 247–257.

Buchwald, P., & Lutz, S. (2006). *Japanese adaptation of the strategic approach to coping scale*. Poster auf der 27. Internationalen Konferenz der Stress and Anxiety Research Society (STAR) an der Universität Kreta, Rethymnon.

Carver, C. S. (1997). You want to measure coping but your protocol's too long: Consider the brief COPE. *International Journal of Behavioural Medicine, 4*, 92–100.

Carver, C. S., & Scheier, M. F. (1994). Situational coping and coping dispositions in a stressful transaction. *Journal of Personality and Social Psychology, 66*, 184–195.

Carver, C. S., Scheier, M. F., & Weintraub, J. K. (1989). Assessing coping strategies: A theoretically based approach. *Journal of Personality and Social Psychology, 58*, 844–854.

Chun, C., Moos, R. H., & Cronkite, R. C. (2006). Culture: A fundamental contest for the stress and coping paradigm. In P. T. P. Wong & L. C. J. Wong (Hrsg.), *Handbook of multicultural perspectives on stress and coping* (S. 29–53). New York: Springer.

Comunian, A. L. (2003). Hobfoll's strategic approach to coping: Reliability and validity of the Italian adaptation. *Psychological Reports, 93*(3), 1130–1132.

Connor-Smith, J. K., & Calvete, E. (2004). Cross-cultural equivalence of coping and involuntary responses to stress in Spain and the United States. *Anxiety, Stress, and Coping, 17*, 163–185.

Connor-Smith, J. K., & Flachsbart, C. (2007). Relations between personality and coping: A meta-analysis. *Journal of Personality and Social Psychology, 93*(6), 1080–1107.

Connor-Smith, J. K., Compas, B. E., Wadsworth, M. E., Thomsen, A. H., & Saltzman, H. (2000). Responses to stress in adolescence: Measurement of coping and involuntary stress responses. *Journal of Consulting and Clinical Psychology, 68*(6), 976–992.

Cousson-Gélie, F., Cosnefroy, O., Christophe, V., Segrestan-Crouzet, C., et al. (2010). The Ways of Coping Checklist (WCC). Validation in French-speaking cancer patients. *Journal of Health Psychology, 15*(8), 1246–1256.

Crasovan, D. I., & Sava, F. (2019). Translation, adaption and validation on Romanian population of COPE questionnaire for coping mechanisms analysis. *Cognition, Brain, Behavior. An Interdisciplinary Journal, 17*(1), 61–76.

Eid, M., & Lischetzke, T. (2020). Statistische Methoden der Auswertung kulturvergleichender Studien [Statistical methods for cross-cultural research]. In T. Ringeisen, P. Genkova & F. T. L. Leong (Hrsg.), *Handbuch Stress und Kultur* (2. Aufl.). (S. 243–262). Berlin: Springer.

Eksi, H. (2004). Personality and coping: A multidimensional research on situational and dispositional coping. *EDAM Egitim Danismanligi Ve Arastirmalari Merkezi, 4*(1), 94–98.

Endler, N. S., & Parker, J. D. A. (1990). Multidimensional assessment of coping: A critical evaluation. *Journal of Personality and Social Psychology, 58*, 844–854.

Fischer, P., Ai, A., Aydin, N., Frey, D., & Haslam, S. (2010). The relationship between religious identity and preferred coping strategies: An examination of the relative importance of interpersonal and intrapersonal coping in Muslim and Christian faiths. *Review of General Psychology, 14*, 365–381.

Folkman, S., & Lazarus, R. S. (1985). If it changes it must be a process: Study of emotion and coping during three stages of a college examination. *Journal of Personality and Social Psychology, 48*, 150–170.

Folkman, S., Lazarus, R. S., Dunkel-Schetter, C., DeLongis, A., & Gruen, R. (1986). The dynamics of a stressful encounter: Cognitive appraisal, coping and encounter outcomes. *Journal of Personality and Social Psychology, 50*, 992–1003.

Gnilka, P. B., Ashby, J. S., Matheny, K. B., Chung, Y. B., & Chang, Y. (2015). Comparison of coping, stress, and life satisfaction between Taiwanese and U.S. college students. *Journal of Mental Health Counseling, 37*(3), 234–249.

Heppner, P. P. (2008). Expanding the conceptualization and measurement of applied problem solving and coping: From stages to dimensions to the almost forgotten cultural context. *American Psychologist, 68*, 805–816.

Heppner, P. P., Heppner, M. J., Lee, D. G., Wang, Y.-W., Park, H.-J., & Wang, L.-F. (2006). Development and validation of a collectivist coping styles inventory. *Journal of Counseling Psychology, 53*, 107–125.

Hobfoll, S. E. (1998). *Stress, culture and community. The psychology and philosophy of stress*. New York: Plenum.

Hobfoll, S. E. (2002). Alone together: Comparing communal versus individualistic resiliency. In E. Frydenberg (Hrsg.), *Beyond coping: Meeting goals, visions, and challenges* (S. 63–128). Oxford: Oxford University Press.

Hudek-Knezevic, J., Kardum, I., & Vukmirovic, Z. (1999). The structure of coping styles: A comparative study of Croatian sample. *European Journal of Personality, 13*, 149–161.

Inman, A. G., & Yeh, C. J. (2007). Asian American stress and coping. In F. T. L. Leong, A. Ebreo, L. Kinoshita, A. G. Inman, L. H. Yang & M. Fu (Hrsg.), *Handbook of Asian American psychology* (S. 323–339). Thousand Oaks: Sage Publications, Inc.

Kallasmaa, T., & Pulver, A. (2000). The structure and properties of the Estonia COPE inventory. *Personality and Individual Differences, 29*, 881–894.

Kimemia, M., Asner-Self, K., & Daire, A. P. (2011). An exploratory factor analysis of the brief COPE with a sample of Kenyan caregivers. *International Journal for the Advancement of Counselling, 33*, 149–160.

Kohlmann, C.-W., & Eschenbeck, H. (2020). Stressbewältigung und Gesundheit: eine kulturvergleichende Perspektive [coping and health: A cross-cultural perspective]. In T. Ringeisen, P. Genkova & F. T. L. Leong (Hrsg.), *Handbuch Stress und Kultur* (2. Aufl.). Berlin: Springer.

Kuo, B. C. H. (2011). Culture's consequences on coping: Theories, evidences, and dimensionalities. *Journal of Cross-Cultural Psychology, 42*(6), 1084–1100.

Kuo, B. C. H. (2012). Collectivism and coping: Current theories, evidence, and measurements of collective coping. *International Journal of Psychology, 48*(3), 374–388.

Kuo, B. C. H. (2014). Coping, acculturation, and psychological adaptation among migrants: A theoretical and empirical review and synthesis of the literature. *Health Psychology and Behavioral Medicine, 2*(1), 16–33.

Kuo, B. C. H., Roysircar, G., & Newby-Clark, I. R. (2006). Development of the cross-cultural coping scale: Collective, avoidance, and engagement coping. *Measurement and Evaluation in Counseling and Development, 39*(3), 161–181.

Lazarus, R. S. (1991). *Emotion and adaptation*. New York: Oxford University Press.

Lazarus, R. S., & Folkman, S. (1984). *Stress, appraisal, and coping*. New York: Springer.

Leong, F. T. L., Leung, K., & Cheung, F. M. (2010). Integrating cross-cultural psychology research methods into ethnic minority psychology. *Cultural Diversity and Ethnic Minority Psychology, 16*(4), 590–597.

Leong, F. T. L., Kalibatseva, Z., & Somaraju, A. (2020). Evaluating Measurement Equivalence in Cross-Cultural Stress Research. In T. Ringeisen, P. Genkova & F. T. L. Leong (Hrsg.), *Handbuch Stress und Kultur* (2. Aufl.). Berlin: Springer.

Lyne, K., & Roger, D. (2000). A psychometric reassessment of the COPE questionnaire. *Personality and Individual Differences, 29*, 321–335.

Maehler, D. B., Behr, D., & Schneider, S. L. (2020). Kultursensitive Befragungen und Diagnostik: Gestaltung und Anwendung von Verfahren im interkulturellen Setting [culture-sensitive surveys and assessment]. In T. Ringeisen, P. Genkova & F. T. L. Leong (Hrsg.), *Handbuch Stress und Kultur* (2. Aufl.). (S. 243–262). Berlin: Springer.

Meadows, K., Bentzen, N., & Touw-Otten, F. (1996). Cross-cultural issues: An outline of the important principles in establishing cross-cultural validity in health outcome assessment. In A. Hutchinson, N. Bentzen & C. König-Zahn (Hrsg.), *Cross cultural health outcome assessment: A user's guide* (S. 34–40). Leuven: European Research Group on Health Outcomes.

Mohanraj, R., Jeyaseelan, V., Kumar, S., Mani, T., Rao, D., Murray, K., & Manhart, L. (2014). Cultural adaptation of the brief COPE for persons living with HIV/AIDS in southern India. *AIDS and Behavior, 19*(2), 4–13.

Monnier, J., Hobfoll, S. E., Dunahoo, C. L., Hulsizer, M., & Johnson, R. (1998). There's more than rugged individualism in coping: Construct and validity and further model testing. Part II. *Anxiety, Stress, and Coping, 11*, 247–272.

Parker, J. D., & Endler, N. S. (1992). Coping with coping assessment: A critical review. *European Journal of Personality, 6*(5), 321–344.

Pedrero-Pérez, E., Angel Santed German, M., & Pérez-García, A. (2012). Spanish adaptation of Hobfoll's Strategic Approach to Coping Scale (SACS). *Psicothema, 24*, 455–460.

Perczek, R., Carver, C., Price, A. A., & Pozo-Kaderman, C. (2000). Coping, mood and aspects of personality in Spanish translation and evidence of convergence with English versions. *Journal of Personality Assessment, 74*(1), 63–87.

Plummer, D. L., & Slane, S. (1996). Patterns of coping in racially stressful situations. *Journal of Black Psychology, 22*(3), 302–315.

Prelow, H. M., Tein, J.-Y., Roosa, M. W., & Wood, J. (2000). Do coping styles differ across socio-cultural groups? The role of measurement equivalence in making this judgment. *American Journal of Community Psychology, 28*, 225–244.

Ringeisen, T. (2008). *Emotions and coping during exams: A dissection of cultural variance by means of the tripartite self-construal model.* Münster: Waxmann.

Sasaki, M., & Yamasaki, K. (2005). Dispositional and situational coping and mental health status of University Students. *Psychological Reports, 97*(3), 797–809.

Sawang, S., Oei, T. P. S., Goh, Y. W., Mansoer, W., Markhum, E., & Ranawake, D. (2010). Confirmatory factor analysis of the Way of Coping Checklist-Revised (WCCL-R) in the Asian context. *Applied Psychology. An International Review, 59*(2), 202–219.

Schubert, S., & Ringeisen, T. (2020). Stressbewältigung im Kulturvergleich [coping from a cross-cultural perspective]. In T. Ringeisen, P. Genkova & F. T. L. Leong (Hrsg.), *Handbuch Stress und Kultur* (2. Aufl.). (S. 243–262). Berlin: Springer.

Schwarzer, C., Starke, D., & Buchwald, P. (2003). Towards a theory-based assessment of coping: The German adaptation of the strategic approach to coping scale. *Anxiety, Stress, and Coping, 16*(3), 271–280.

Sica, C., Novara, C., Dorz, S., & Sanavio, E. (1997). Coping strategies: Evidence for cross-cultural differences? A preliminary study with the Italian version of coping orientations to problems experienced (COPE). *Personality and Individual Differences, 23*(6), 1026–1029.

Siu, A. F. Y., & Chang, J. F. (2011). Coping styles and psychological distress among Hong Kong university students: Validation of the collectivist coping style inventory. *International Journal for the Advancement of Counselling, 33*(2), 88–100.

Sokolovskii, M., Solomonov, V. A., Fomina, E., & Banshchikova, T. (2019). Psychometrics of the Russian version of the SACS instrument. *Modern Journal of Language Teaching Methods, 9*(1), 438–452.

Taylor, S. E., Sherman, D. K., Kim, H. S., Jarcho, J., Takagi, K., & Dunagan, M. S. (2004). Culture and social support: Who seeks it and why? *Journal of Personality and Social Psychology, 87*(3), 354–362.

Triandis, H. C. (1995). *Individualism and collectivism.* Boulder: Westview Press.

Tweed, R. G., & DeLongis, A. (2006). Problems and strategies when using rating scales in cross-cultural coping research. In P. T. P. Wong & L. C. J. Wong (Hrsg.), *Handbook of multicultural perspectives on stress and coping* (International and cultural psychology, S. 203–221). Boston: Springer.

Tweed, R. G., White, K., & Lehman, D. R. (2004). Culture, stress, and coping: Internally- and externally- targeted control strategies of European-Canadians, East Asian-Canadians, and Japanese. *Journal of Cross-Cultural Psychology, 35*, 652–658.

Unger, J. B., Kipke, M. D., Simon, T. R., Johnson, et al. (1998). Stress, coping, and social support among homeless youth. *Journal of Adolescent Research, 13*(2), 134–157.

Utsey, S., Adams, E., & Bolden, M. (2000). Development and initial validation of the africultural coping systems inventory. *Journal of Black Psychology, 26*, 194–215.

Vandenberg, R. J., & Lance, C. E. (2000). A review and synthesis of measurement invariance literature: Suggestions, practices, and recommendations for organizational research. *Organizational Research Methods, 3*, 4–70.

Wadsworth, M. E., Gudmundsen, G. R., Raviv, T., Ahlkvist, J. A., McIntosh, D. N., Kline, G. H., Rea, J., & Burwell, R. A. (2004). Coping with terrorism: Age and gender differences in effortful and involuntary responses to September 11th. *Applied Developmental Science, 8*(3), 143–157.

Wei, M., Heppner, P. P., Ku, T.-Y., & Liao, K. Y.-H. (2010). Racial discrimination stress, coping, and depressive symptoms among Asian Americans: A moderation analysis. *Asian American Journal of Psychology, 1*(2), 136–150.

Wong, P. T. P., & Wong, L. C. J. (Hrsg.). (2006). *Handbook of multicultural perspectives on stress and coping.* New York: Springer.

Yeh, C. J., Arora, A. K., & Wu, K. (2006). A new theoretical model of collectivistic coping. In P. T. P. Wong & L. C. J. Wong (Hrsg.), *Handbook of multicultural perspectives on stress and coping* (S. 55–72). New York: Springer.

Yu, P., Yuan, L., Wang, D., Lew, B., Ping, F., & Jia, C. (2019). Reliability and validity of brief COPE Scale in medical college students. *Journal of Shandong University (Health Sciences), 57*(1), 101–106.

Zaff, J. F., Blount, R. L., Philips, L., & Cohen, L. (2002). The role of ethnic identity and self-construal in coping among African American and Caucasian American seventh graders: An exploratory analysis of within-group variance. *Adolescence, 37*(148), 751–773.

Assessing Test Anxiety in Italian-Speaking Adults: The Italian Multi-Faceted Test Anxiety Questionnaire

Tobias Ringeisen, Christian Heckel, and
Caterina Messerschmidt-Grandi

Contents

Abstract

In order to enable cross-cultural test anxiety research involving Italian-speaking samples, the present chapter reports on the validation of the multi-faceted Italian Test Anxiety Questionnaire (in German: "Prüfungsangstfragebogen" – Italian Version, PAF-I). Currently, validated versions are available in German (PAF) and English (PAF-E). All items were translated by means of a standardized multiple-step procedure. Based on a sample of 745 Italian university students ($M_{age} = 21.64$, $SD = 4.04$, 42.8% male, 56.3% female), confirmatory factor analysis corroborated the expected four-factor structure: worry, interference, lack of confidence, and emotionality. Each subscale consists of five items yielding a total of 20 items. Reliability analyses substantiated favorable properties. Weak

T. Ringeisen (✉)
Department of General Administration, Berlin School of Economics and Law, Berlin, Deutschland
e-mail: tobias.ringeisen@hwr-berlin.de

C. Heckel
Merseburg University of Applied Sciences,, Merseburg, Deutschland
e-mail: christian.heckel@hs-merseburg.de

C. Messerschmidt-Grandi
Claudiana College of Healthcare Professions, Bozen, Italien
e-mail: caterina.grandi@claudiana.bz.it

© Springer Fachmedien Wiesbaden GmbH, ein Teil von Springer Nature 2021
T. Ringeisen et al. (Hrsg.), *Handbuch Stress und Kultur*,
https://doi.org/10.1007/978-3-658-27789-5_46

measurement invariance of the four subscales could be supported for women and men. Latent association patterns between the four anxiety facets and the five-factor personality model indicated adequate construct validity. Lower interference scores were related to a better average grade, supporting criterion validity. The PAF-I may be used to assess the four dimensions of test anxiety simultaneously in a time-efficient fashion among Italian-speaking adults.

Keywords

Test anxiety · Multidimensional assessment · University students · Academic performance · Cross-cultural research

1   Introduction

Recent multinational studies identified Italian students to report test anxiety scores, which rank among the highest worldwide (e.g., OECD 2017). Such high levels of test anxiety are alarming because afflicted students show impoverished engagement in academic tasks, report reduced levels of intrinsic motivation, suffer from impaired working memory and underperform academically, especially during examinations (Richardson et al. 2012; von der Embse et al. 2018; Zeidner 2007). Test anxiety thus forms a barrier for many students to complete education and pursue their desired careers. In order to reduce these detrimental effects of test anxiety, a number of interventions are available (von der Embse et al. 2013). As a prerequisite to offer treatment, however, it is obligatory to determine precisely by means of validated, multidimensional instruments, which anxiety facets are pronounced in afflicted individuals.

Test anxiety represents a dispositional yet situation-specific tendency to perceive performance evaluations as threatening and respond with state anxiety (Spielberger and Vagg 1995). It is conceptualized as a multidimensional construct with physio-affective and cognitive manifestations. The first facet, known as *emotionality*, describes the perception of autonomic bodily reactions and accompanying negative affect. In addition, three cognitive components may be differentiated (e.g., Hodapp 1991; von der Embse et al. 2018): *Worry* (intrusive, off-task concerns about one's own performance and the consequences of failure), *interference* (distraction from academic tasks by intrusive, irrelevant thoughts), and *lack of confidence* (low faith in one's ability to master academic challenges). Especially high levels of interference and lack of confidence, and to a lesser extent worry, may impair performance in achievement situations, while emotionality has seldom been found to relate directly to performance (Richardson et al. 2012; von der Embse et al. 2018).

In order to screen students for elevated anxiety levels, researchers made an effort in recent years to develop instruments, which assess the multidimensional nature of test anxiety among Italian-speaking children and young adolescents (Donati et al. 2019; Poliandri et al. 2011). For Italian-speaking adults such as university students, however, no validated multidimensional test anxiety measure is available. Results of previous research show that anxiety manifestations differentiate and/or intensify during adolescence because students have to cope with growing academic demands and repeated school transitions (von der Embse et al. 2013; Zeidner 2007), which applies to Italy as well (Mazzone et al. 2007). As a consequence, test anxiety measures may have different structures for children, adolescents, and adults and should thus be developed and/or validated for different age groups (e.g., Lowe et al. 2008, 2011). Therefore, the current study validated the Italian version (PAF-I) of the multifaceted German Test Anxiety Questionnaire (PAF; Hodapp et al. 2011) with a large sample of Italian-speaking university students in the context of the five-factor model of personality.

1.1   Assessing Test Anxiety: The Differentiation of Existing Measures

Spielberger (1980) developed the Test Anxiety Inventory (TAI), which captures *emotionality* and *worry* in English-speaking samples. Until now, more than 30 validated language adaptations of the TAI are available (see chapter "Test Anxiety in Cross-cultural Research", in this volume). However, both dimensions overlap to a great extent, with the worry subscale suffering from weaker item loadings and low internal consistency. Sarason (1984) proposed a third component named *interference* acknowledging that impaired exam performance does not emerge as a result of worry per se but of intrusive, irrelevant thoughts which distract from the academic task at hand. To account for these findings, Hodapp (1991) modified the German TAI, which became known as the TAI-G. He refined the wording of the emotionality and worry items, and added *interference* and *lack of confidence* as new subscales. Items that capture lack of confidence had already been part of the original TAI but were regarded as belonging to the worry dimension (Spielberger 1980). With a total of 30 items, the TAI-G allows a valid and fine-grained assessment of *emotionality, worry, interference,* and *lack of confidence.*

1.2   The German Test Anxiety Questionnaire (PAF) and Its English Adaptation (PAF-E)

Subsequently, the TAI-G was revised and shortened. Its abbreviated version consists of 20 items and is called Test Anxiety Questionnaire (in German: "Prüfungsangst-fragebogen", PAF; Hodapp et al. 2011). The PAF represents one of the most widely used multidimensional measures of test anxiety. Research yielded favorable psycho-metric properties confirming high factorial, construct and criterion validity for the German original (e.g., Raufelder and Ringeisen 2016; Ringeisen et al. 2016) and its English adaptation, the PAF-E (e.g., Hoferichter et al. 2016; Mowbray et al. 2014). Compared to factor solutions with three factors or less, the four-dimensional structure fit the data best and could consistently be replicated. The factor loadings per subscale were, on average, >.60 for the PAF (.68 for worry; .74 for emotionality; .65

for interference; .73 for lack of confidence) and the PAF-E (.66 for worry; .67 for interference and lack of confidence; only for emotionality, the average factor loadings were .58). For both versions, the four test anxiety facets exhibited moderate to high intercorrelations.

Recently, an Italian version of the PAF was published based on an adolescent sample (Donati et al. 2019). Although the Italian version mirrors the favorable psychometric properties of the other two language versions at first sight, a closer look reveals a number of problems. The authors provided conflicting information on the factor structure of the instrument (four vs. five factors), allowed for correlated measurement errors on all subscales, and reported factor loadings per subscale, which varied considerably in size. Moreover, the translation procedure was based on the English version of the PAF, but not on the German original. Adapting already translated material into a new language often results in deviating item meaning, which may impair validity of the instrument (chapter "Culture-sensitive Surveys and Assessment", in this volume). Thus, it is recommended to use the original version of a measure for adaptation to a new language. Taken together, these shortcomings raise concerns about the validity and the measurement quality of this Italian adaptation of the PAF.

In terms of gender differences, previous research confirmed measurement invariance with regards to factor loadings for the German (Raufelder and Ringeisen 2016; Ringeisen et al. 2016), the English (Hoferichter et al. 2016; Mowbray et al. 2014), and the Italian PAF (Donati et al. 2019), although level differences emerged: Women, compared to men, reported higher scores across most subscales, with quantity and quality of these patterns varying slightly from study to study. These gender differences corroborate results from cross-cultural research, which consistently identified women to report higher test anxiety scores irrespective of the test anxiety facet (see chapter "Test Anxiety in Cross-cultural Research" in this volume; von der Embse et al. 2018; Zeidner 2007).

1.3   Conceptualizing Test Anxiety in the Context of the Five-Factor Personality Model

Personality theorists recently argued that test anxiety can be conceptualized as a subordinate, situation-specific personality trait, which traces back to selected dimensions of the five-factor personality model (Chamorro-Premuzic et al. 2008). The five-factor model constitutes the best researched personality model, which distinguishes the dimensions of neuroticism, conscientiousness, extraversion, agreeableness, and openness to experience (for an overview see e.g., McCrae et al. 2013). Specifically, it was proposed that emotionally stable, conscientious and extraverted people are more likely to hold positive self-directed beliefs like self-efficacy, and should thus experience lower levels of test anxiety, which, in turn, should enhance academic performance (Asghari et al. 2013; Chamorro-Premuzic et al. 2008; Judge et al. 2003; Piedmont 1995; Spielberger and Vagg 1995). Studies testing these assumptions showed that high test anxiety was directly predicted by high neuroticism, low conscientiousness, and to a lesser extent by low extraversion, but was not related to openness and agreeableness. Positive self-directed beliefs neither served as intervening variables, nor contributed to the prediction of test anxiety (Asghari et al. 2013; Chamorro-Premuzic et al. 2008; Piedmont 1995). High neuroticism, low conscientiousness, and low extraversion can thus be considered overarching personality antecedents of test anxiety, while openness and agreeableness do not seem to play a major role.

1.4   Validity of the German (PAF) and the English (PAF-E) Test Anxiety Questionnaire

Aligned with the above-mentioned conceptualization of test anxiety in the framework of personality research, recent studies examined the associations between the four facets of test anxiety and the five-factor personality model as an indication of construct validity. With regard to the PAF and its language adaptations, substantial positive relations between neuroticism and all four test anxiety facets signified high convergent validity (e.g., Hodapp et al. 2011; Hoferichter et al. 2016). Moreover, lack of confidence and interference correlated around $-.40$ with conscientiousness, also signifying convergent validity. Surprisingly, both facets also correlated $\leq -.20$ with agreeableness. As an indication of discriminant validity, the remaining associations between the PAF facets and openness, extraversion, and agreeableness were mostly $\leq.10$ and nonsignificant. Signifying criterion validity, grades correlated negatively with interference and lack of confidence (Hodapp et al. 2011; Hoferichter et al. 2016).

Additional studies, which used different test anxiety measures, corroborated these findings. Neuroticism was found to correlate positively with all test anxiety facets, while extraversion and conscientiousness showed negative relations. For agreeableness and openness, no associations with any test anxiety facet were found (Asghari et al. 2013; Piedmont 1995).

2   Current Study

The present study examined the validity and psychometric properties of the Italian version (PAF-I) of the German Test Anxiety Questionnaire (PAF; Hodapp et al. 2011) for adult students. If applicable, we followed the guidelines and procedures for validating language adaptations, which enable the cross-cultural application of the respective self-report measures (e.g., International Test Commission 2018; for an overview see chapter "Culture-sensitive Surveys and Assessment", in this volume). We specified hypotheses and methodological approaches based on the aforementioned literature review, particularly the existing PAF validation studies. Aligned with these theoretical considerations and empirical findings, we tested hypotheses 2 and 3 in one structural equation model (SEM), which contained direct paths from the dimensions of the five-factor model on the four test anxiety facets, and from the anxiety facets on academic performance.

Hypothesis 1: Factorial validity. Applying confirmatory factor analysis (CFA), we hypothesized a four-factor model with moderate to high positive intercorrelations among worry, emotionality, interference, and lack of confidence to fit the data best, compared to solutions with three or less factors. For each subscale, on average, we expected factor loadings $>.60$. We further expected to find equivalent factor loadings for women and men, signifying weak measurement invariance across genders.

Hypothesis 2: Construct validity. As an indication of convergent validity, all four PAF-I facets were expected to relate positively with neuroticism. Moreover, we hypothesized interference and lack of confidence to correlate negatively with conscientiousness. In terms of discriminant validity, the remaining associations between the PAF-I facets and conscientiousness and openness should be nonsignificant. Due to mixed findings, we did not specify a hypothesis regarding the relations between extraversion/agreeableness and the test anxiety facets, but examined whether they were related.

Hypothesis 3: Criterion validity. We expected that the average grade the students had obtained throughout their studies would correlate negatively with lack of confidence and interference signifying that better academic performance is associated with lower anxiety. Building on the above-specified direct relations among the study variables, we further tested whether the indirect pathways from the dimensions of the five-factor model, via the four test anxiety facets, on academic performance were significant.

3   Method

3.1   Sample

The sample consisted of 745 students from three major Italian universities ($M_{age} =$ 21.64, $SD = 4.04$). 420 students identified as female (56.30%), 319 as male (42.76%); 7 did not report their gender (0.94%). In order to generate an approximation of a representative sample with regard to study subjects, students across 11 different degree programs were included. Although the sample included students from the first to the 6th semester, the majority were freshmen ($M_{semester} = 1.7$, $SD = 0.7$). The percentage of native Italian speakers (87% to 100% across degree programs, $\chi 2\ (9) = 20.898$, $p = .013$) varied, mainly because one subsample ($n = 31$) included significantly more non-Italian students than the remaining degree programs (binary coding for both variables: Italian vs. non-Italian). However, we considered linguistic barriers among non-Italians as low since all students had verified their language skills with a B2-certificate in Italian.

3.2   Procedures

The study was conducted as a cross-sectional survey in accordance with the Declaration of Helsinki and was approved by the local Ethics Commissions. After receiving permission from all relevant administrative units, a paper-and-pencil questionnaire was administered during lectures. Trained staff explained purpose and procedures and provided both oral and written instructions as to how the questionnaires were to be completed. The students were informed that participation in the study was voluntary, all their answers would be confidential, and they were not obliged to answer a question if they felt uncomfortable doing so. Before starting the survey, the participants provided informed consent.

3.3   Construction of the Italian Test Anxiety Questionnaire (PAF-I)

For its German (Hodapp et al. 2011) and its English version (Hoferichter et al. 2016), two items of the worry subscale – out of the 20 items PAF items – had showed low factor loadings $\leq.40$. In response, we decided to include two additional worry items from the Worry Failure Scale (Rakoczy et al. 2005) which mirrored the wording of the three other worry items of the PAF. All 22 items were adapted by means of the so-called TRAPD procedure (Harkness 2003; for an overview see chapter "Culture-sensitive Surveys and Assessment", in this volume), which may be considered the standard for adapting self-report measures for cross-cultural use. The TRAPD involves a multiple-step back-translation procedure in a team-based setting. After two translators independently altered the test material from German to Italian, they met with experts to discuss and compare the translations of the test material, evaluate their accuracy, clarify possible differences and decide on the final wording of the items. Thereafter, the translated items were subjected to a pretest. Finally, the translation process was documented. The items are presented in Table 1. The five items, which capture lack of confidence, were positively worded to capture confidence (e.g., "I think that I will succeed."). Thus, these items had to be recoded for subsequent analysis. All 22 items were provided with a Likert scale ranging from 1 ("almost never") to 4 ("almost always").

3.4   Measures

In addition to the test anxiety items, we assessed the five-factor personality model for validation purposes. To ensure sufficient measurement quality, we operationalized all latent constructs with a minimum of three indicators per factor (Wang and Wang 2012), with the constituent items having factor loadings $>.60$, on average (McNeish et al. 2018).

Big Five Inventory. To assess the five-factor model, the Italian short version of the *Big Five Inventory* was used (BFI; Ubbiali et al. 2013). For English- and German-speaking samples, two versions of the short BFI are available: The BFI-10 comprises 10 items (Rammstedt and John 2007; two items per dimension), while the BFI-K consists of 21 items (Rammstedt and John 2005; four items per dimension, five for openness). In the original validation studies, the authors reported factor analytic and multi-method validation procedures and concluded both instruments to

Table 1 The Italian items of the PAF-I

Worry	Emotionality
(W1: Rifletto su quanto è importante per me un esame o una prova.) (W2: Penso a quanto sia importante per me un buon risultato.) W1$_{new}$: Temo un po', di potermi trovare in imbarazzo all'esame. W2$_{new}$: Se penso all'esame, mi sento un po' preoccupato. W3: Sono preoccupato per la mia prestazione. W4: Sono preoccupato, per come sarà la mia valutazione. W5: Penso a quel che succederà, se ho un cattivo risultato.	E1: Mi sento il cuore in gola. E2: Mi sento ansioso. E3: Tremo per l'agitazione. E4: Avverto una sensazione opprimente. E5: Sono nervoso.
Interference	**Lack of confidence**
I1: Mi vengono in mente all'improvviso dei pensieri, che mi bloccano. I2: Penso ad altro e mi distraggo. I3: Mi sento sopraffatto da una sensazione di disagio e perdo il filo. I4: Dimentico cose, semplicemente perché sono troppo occupato con me stesso. I5: Vengo interrotto nelle mie riflessioni, perché mi viene in mente qualcosa di secondario.	L1: Mi fido delle mie prestazioni. L2: Sono fiducioso per quanto riguarda le mie prestazioni. L3: Sono soddisfatto di me. L4: Penso, che riuscirò a fare tutto. L5: Sono convinto che avrò un buon risultato.

Note. The items W1 and W2 were eliminated from the worry subscale and are thus listed in brackets. All PAF-I items were introduced as follows: "In the following you will find a number of statements with which you can describe yourself. Please indicate for each statement how much it fits to you in (oral and written) examinations, in general"

be valid and reliable, with Cronbach's alpha ranging from .56 to .82 for the BFI-K. However, the two-item subscales of the BFI-10 had lower content validity as compared with the four-item subscales of the BFI-K.

In line with the recommendations by Rammstedt and John (2005, 2007), we thus decided to capture each dimension with three items. All 15 items were provided with a Likert scale ranging from 1 ("strongly disagree") to 4 ("strongly agree"). The average standardized factor loadings of the three-item scales were >.60. Reliability analyses using McDonald's omega and Cronbach's alpha, indicated at least satisfactory coefficients (Evers et al. 2013; Gignac 2014), which, however, were better than in the original validation studies, as reported by Rammstedt and John (2005, 2007). The following coefficients were obtained for conscientiousness ($\alpha = .66$; $\omega = .66$; factor loadings from .50 to .79; $M_{loadings} = .65$), openness ($\alpha = .65$; $\omega = .68$; loadings from .50 to .83; $M_{loadings} = .63$), extraversion ($\alpha = .72$; $\omega = .73$; loadings from .62 to .80; $M_{loadings} = .69$), and neuroticism ($\alpha = .79$; $\omega = .79$; loadings from .72 to .80; $M_{loadings} = .75$). Only agreeableness showed low measurement quality ($\alpha = .42$; $\omega = .49$; loadings from .26 to .90; $M_{loadings} = .48$) and was omitted from further analysis.

Grades. Since the majority of participants were freshmen, who had only completed few courses at the time of data collection, we asked students to report their grade point average across modules. This way, we hoped to obtain a more reliable estimate of overall academic performance. A meta-analysis (Kuncel et al. 2005) showed that actual and self-reported grade match well for college students, and serve as equally good predictors of performance outcomes. Bias in reporting can be minimized, if researchers inform the participants upfront about the assessment format and the subjects of interest, which we ensured in the current study. In Italy, the university grading system ranges from 18 (minimum grade to pass) up to 30 points (best grade possible) per module. For outstanding achievements 33 points ("cum laude") can be awarded. A mark ≤ 17 points indicates failure. In the current study, the grade point average ranged from 3 to 30 points ($M_{grade} = 26.7$; $SD = 2.8$).

3.5   Statistical Analyses

We used Mplus version 8.00 (Muthén and Muthén 1998–2012) to examine the hypotheses by means of CFA and SEM. For all models we used robust maximum likelihood estimation (MLR) with robustness to non-normality. The MLR estimator takes missing values with the FIML algorithm into account. To account for the nested nature of the data (745 students clustered in 11 degree programs), we applied the multilevel concept for complex survey data (type is complex) to correct the standard errors during model estimation, as recommended by Asparouhov (2005). Because 10 students did not provide any degree information, they could not be considered with regard to the type-is-complex option. Therefore, the sample for analysis comprised 735 participants.

Model fit was estimated using primary fit indices as recommended by Hu and Bentler (1999): the Chi-Square Test of Model Fit (χ^2), the Root Mean Square Error of Approximation (RMSEA) including the 90% confidence intervals, the Comparative Fit Index (CFI), and the Standardized Root Mean Square Residuals (SRMR). For the CFI, a value close to 1 exemplifies an excellent model fit, a value $>.95/.90$ a good/acceptable model fit. For the SRMR and RMSEA, a value close to 0 denotes a perfect model fit, whereas values $\leq.06/.08$ are good/acceptable (Hu and Bentler 1999; Little 2013). If the respective measures have good measurement quality as indicated by standardized factor loadings $>.60$, a model may fit the data well even if the index values fall below the above-mentioned thresholds (McNeish et al. 2018).

Data were analyzed in multiple steps (Brown 2015; Little 2013). In the first step, multi-factor CFA were run to examine factorial validity of the PAF-I (model 1 and 1a). Thereafter we tested for gender invariance by comparing the relative fit of hierarchically nested CFAs with equality constraints sequentially imposed on key parameters (models 2 to 4). Invariance was supported if changes in the CFI were $\leq.01$ (Chen 2007). We used neither the $\Delta\chi 2$ nor the ΔRMSEA to evaluate invariance because both indices are sensitive to sample size and model complexity. Thereafter, we conducted multi-factor CFA to evaluate the measurement model of the five-factor model (model 5 and 6). In the second step, we ran multivariate CFA, which specified bidirectional associations between all study variables (model 7).

As a prerequisite to analyze their latent relationships, we examined the discriminant validity of all measures by means of the heterotrait-monotrait ratio of correlations, which proved to be a more sensitive indicator of violating discriminant validity, for instance, compared to the Fornell-Larcker criterion (HTMT; Henseler et al. 2015). The HTMT ratio is defined as the average of the heterotrait-heteromethod correlations (the correlations of indicators across constructs that measure different phenomena) relative to the average of the monotrait-heteromethod correlations (the correlations of indicators that operationalize the same construct). If the HTMT ratio is <.85/.90, the measures, which assess two facets of a multidimensional construct, or two related constructs, have excellent/good discriminant validity and may be considered as conceptually different. In the third step, we conducted a SEM to investigate construct validity (hypothesis 2) and criterion validity (hypothesis 3) simultaneously in one model. To control for variance overlap, we specified unidirectional paths from each dimension of the five-factor model on all four PAF-I subscales, and from the PAF-I subscales on the average grade (model 8). Across all models, the PAF-I facets were allowed to covary. Acknowledging that previous research consistently identified women, compared to men, to score higher across all test anxiety facets (see chapter "Test Anxiety in Cross-cultural Research", in this volume; von der Embse et al. 2018; Zeidner 2007), we included gender as a covariate in model 8 (binary coding: males = 0; women = 1).

4   Results

4.1   Factorial Validity

Applying multi-factor CFA, a model with the 20 original items reached a rather poor fit (model 1, Table 2). For three of the four subscales, factor loadings, on average, were >.60 for emotionality (from .68 to .81; $M_{\text{loadings}} = .75$), interference (.41 to .79; $M_{\text{loadings}} = .62$) and lack of confidence (.62 to .83; $M_{\text{loadings}} = .72$). Only for the worry subscale, the averaged factor loadings were <.60 with two items (W1 and W2) showing factor loadings <.40 (range from .29 to .84; $M_{\text{loadings}} = .56$). Interestingly, similar patterns were found in the original validation studies of the German (Hodapp et al. 2011) and the English PAF (Hoferichter et al. 2016): In both studies, the items W1 and/or W2 showed the lowest factor loadings of all PAF items. In terms of contents, W1 and W2 capture the subjective importance of exams, while the remaining items of the worry subscale assess performance concerns. Both aspects are related albeit conceptually different (Ringeisen et al. 2016; Roick and Ringeisen 2017). In order to ensure content validity of the worry subscale, and maintain five items per subscale, we replaced both worry items by two items (W1$_{\text{new}}$ and W2$_{\text{new}}$) from the Worry Failure Scale (Rakoczy et al. 2005), which mirrored the concept of worry more closely.

A repeated CFA reflected an acceptable fit (model 1a; see Table 2). For the modified worry subscale, the factor loadings, on average, were >.60, ranging from .55 to .84 ($M_{\text{loadings}} = .65$). For the remaining subscales, the factor loadings remained identical. All four factors were positively associated (all $ps < .01$): Worry with emotionality ($r = .87$), interference ($r = .65$), and lack of confidence

Table 2 Fit indices of the tested models

Models	df	χ^2	p	CFI	RMSEA	SRMR	Comparison	ΔCFI
Multi-variate CFA: Factorial validity of the PAF-I								
Model 1	164	864.602	.001	.886	.076 (.071–.082)	.073		
Model 1a	164	659.952	.001	.921	.064 (.059–.069)	.054		
Multi-variate CFA: Testing measurement invariance across gender								
Model 2: configural invariance	328	815.682	.001	.912	.064 (.058–.069)	.058		
Model 3: weak invariance	344	837.024	.001	.911	.063 (.057–.068)	.060	M2 vs. M3	.001
Model 4: strong invariance	364	997.173	.001	.886	.069 (.064–.074)	.085	M3 vs. M4	.025
Remaining multi-variate CFA								
Model 5	80	281.924	.001	.915	.059 (.052–.067)	.052		
Model 6	48	141.865	.001	.959	.052 (.042–.062)	.044		
Model 7	460	1270.828	.001	.915	.049 (.046–.052)	.050		
SEM: Construct and criterion validity of the PAF-I								
Model 8	488	1343.055	.001	.913	.049 (.049–.052)	.051		

Note. $N = 746$. *CFI* comparative fit index, *RMSEA* root mean square error of approximation (90% CI is presented in brackets), *SRMR* standardized root mean square residual, *CFA* confirmatory factor analysis, *SEM* structural equation modeling. Model 1 = multi-variate CFA of the initial PAF-I, Model 1a = multi-variate CFA of the PAF-I with two replaced worry items; Model 2 = model testing configural invariance; Model 3 = model testing weak invariance; Model 4 = model testing strong invariance; Model 5 = multi-variate CFA of the Big Five Inventory with five dimensions; Model 6 = multi-variate CFA of the Big Five Inventory without agreeableness; Model 7 = multi-variate CFA with all study variables; Model 8 = SEM with the PAF-I, the five-factor personality model (without agreeableness), and the grade

($r = .53$); emotionality with interference ($r = .71$), and lack of confidence ($r = .54$); interference with lack of confidence ($r = .52$). Comparing model 1a with alternative CFAs, which specified three, two or just one primary factor, the model fit of the four-factor model was significantly better, as indicated by the χ^2-difference test (Yuan and Bentler 2004). Thereafter, we tested for gender invariance comparing CFAs for women and men. As Table 2 illustrates, a stepwise comparison of CFAs (models 2 to 4) supported weak measurement invariance. Factor structure and loadings patterns could thus be considered equal for female and male students. Only for cognitive interference, also strong invariance could be supported, indicating invariant intercepts.

Comparing the four PAF-I facets by means of the HTMT ratio, the values ranged between .46 and .66, indicating discriminant validity of PAF-I facets. As the only exception, the HTMT ratio for worry and emotionality was .86, suggesting that worrisome thoughts and affective-bodily responses often co-occur, although both facets tap different manifestations of test anxiety. Reliability analyses using McDonald's omega and Cronbach's alpha (Evers et al. 2013; Gignac 2014) yielded good values for worry ($\omega = .78$; $\alpha = .79$), emotionality ($\omega = .86$; $\alpha = .86$), interference ($\omega = .78$; $\alpha = .77$), and lack of confidence ($\omega = .84$; $\alpha = .85$). Descriptive statistics of the four subscales are displayed in Table 3.

4.2   Construct Validity and Criterion Validity

Before examining associations between the PAF-I facets and the five-factor model, we ran multi-factor CFA to evaluate the measurement model of the Big Five Inventory. The CFA reached an acceptable fit (model 5). However, agreeableness showed poor measurement quality and was omitted from further analysis (see Sect. 3). A CFA with the remaining four dimensions showed a good fit (model 6). In the second step, we estimated a multi-variate CFA with all latent constructs, and the average grade, which fit the data acceptably (model 7). As an indication of good measurement quality, the factor loadings of the latent constructs were $>.60$, on average (McNeish et al. 2018). Comparing all latent constructs by means of the HTMT ratio, the values ranged between .01 and .84, indicating sufficient discriminant validity of the measures. The HTMT ratios between the four PAF-I facets and neuroticism were greatest (between .56 and .84), underlining that test anxiety may be considered as a subordinate trait of neuroticism although empirically unique.

Correlations between all latent study variables and the grade are depicted in Table 3. All expected associations between the four PAF-I facets and the five-factor model could be observed. However, some additional associations emerged: Worry and emotionality exhibited slight positive associations with openness, and slight negative associations with conscientiousness and extraversion. Moreover, the students' average grade correlated negatively with lack of confidence and interference but not with worry or with emotionality, indicating that higher anxiety is related to lower grades.

Table 3 Descriptive statistics of the PAF-I scales and latent correlations with related measures

Constructs	M	SD	2	3	4	5	6	7	8	9
1. PAF: Emotionality	2.45	0.82	.874**	.703**	544**	.171**	-.182**	.839**	-.141**	-.095
2. PAF: Worry	2.73	0.69		.649**	.526**	.179**	-.145**	.753**	-.144**	-.059
3. PAF: Interference	2.07	0.68			.524**	.077	-.427**	.639**	-.208**	-.242**
4. PAF: L. of conf.	2.41	0.66				-.010	-.446**	.580**	-.268**	-.137**
5. Openness	3.20	0.68					.087	.164**	.266**	.064
6. Conscientiousness	2.93	0.69						-.239**	.195**	.281**
7. Neuroticism	2.60	0.84							-.245**	.007
8. Extraversion	2.72	0.76								.026
9. Average grade	26.70	2.81								

Note. $N = 745$. ** $p \leq .01$; * $p < .05$ (2-tailed)

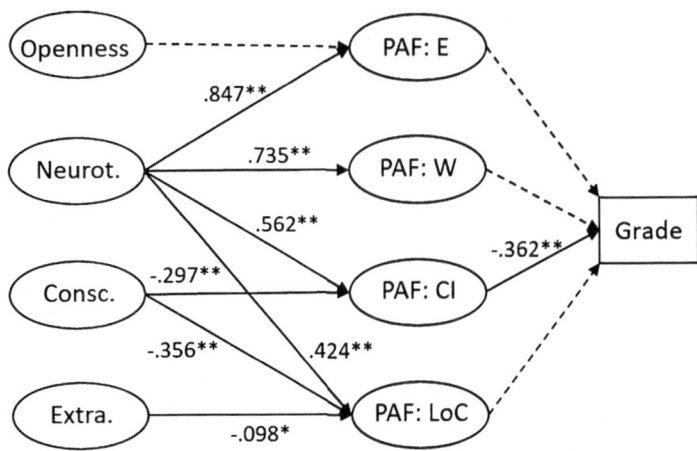

Fig. 1 Structural equation model depicting the interplay of the variables for hypothesis 2 and 3 (model 8) (*Note.* Significant effects shown as standardized coefficients (β); dotted pathways represent hypothesized although nonsignificant paths; *p < .05, **p < .01. For reasons of clarity, covariances between latent variables and gender as a covariate are not depicted.)

To control for variance overlap between the measures, we applied SEM to determine the latent relations between the remaining four dimensions of the five-factor model and the PAF-I facets (hypothesis 2: construct validity), and the relations between the PAF-I facets and the average grade (hypothesis 3: criterion validity) simultaneously in one model (model 8). Gender was included as a covariate. The SEM showed an acceptable fit (see Table 2 and Fig. 1).

Regarding hypothesis 2, the predicted association patterns could largely be confirmed. In support of convergent validity, neuroticism acted as a strong positive predictor of all PAF-I facets (β ranging from .424 to .847, *SE* from .02 to .05; all *ps* < .01) while conscientiousness was negatively related to interference ($\beta = -.297$; *SE* = .03, *p* < .01) and lack of confidence ($\beta = -.356$; *SE* = .07, *p* < .01). In addition, extraversion showed a negative relation with lack of confidence ($\beta = -.098$; *SE* = .04, *p* < .05). All remaining associations between the PAF-I facets and openness, conscientiousness, and extraversion were nonsignificant, which serves as an indication of discriminant validity. In partial support of hypothesis 3, a better grade was associated with lower interference scores ($\beta = -.362$; *SE* = .13, *p* < .01) but showed no significant relations with lack of confidence ($\beta = -.083$; *SE* = .07, *p* = .24), worry ($\beta = .108$; *SE* = .10, *p* = .26) and emotionality ($\beta = .104$; *SE* = .08, *p* = .17).

Tests of the indirect effects yielded two substantial effects of conscientiousness through interference on average grade (*b* = .11 [.04, .18], *SE* = .04, *p* < .01), and neuroticism through interference on average grade (*b* = −.20 [−.30, −.10], *SE* = .05, *p* < .01).

With regard to the gender differences, women, compared to men, reported higher levels of worry ($\beta = .08$, *SE* = .03, *p* < .01) and lack of confidence ($\beta = .17$, *SE* = .03, *p* < .001), as well as higher levels of extraversion ($\beta = .07$, *SE* = .03, *p* < .05), conscientiousness ($\beta = .19$, $SE = .05$, $p < .001$), neuroticism ($\beta = .31$, $SE = .05$, $p < .001$), and openness ($\beta = .17$, $SE = .06$, $p < .01$).

We allowed covariances between the four PAF-I facets, and between the four dimensions of the five-factor model. Extraversion was positively related with conscientiousness ($r = .186$; $SE = .03$, $p < .01$) and openness ($r = .259$; $SE = .08$, $p < .01$) yet negatively with neuroticism ($r = -.282$; $SE = .06$, $p < .01$). Neuroticism was positively related with openness ($r = .119$; $SE = .06$, $p < .05$) yet negatively with conscientiousness ($r = -.315$; $SE = .03$, $p < .01$). All PAF-I facets were positively related to each other (r ranging from .126 to .669, SE from .03 to .06; all $ps < .01$). The SEM explained small to medium proportions of variance in conscientiousness ($R^2 = .03$, $p < .05$), neuroticism ($R^2 = .09$, $p < .01$), and the grade ($R^2 = .10$, $p < .01$), yet large proportions in emotionality ($R^2 = .71$, $p < .01$), worry ($R^2 = .58$, $p < .01$), interference ($R^2 = .49$, $p < .01$), lack of confidence ($R^2 = .47$, $p < .01$).

5   Discussion

The purpose of this study was to validate the Italian Test Anxiety Questionnaire (PAF-I), based on a sample of adult university students, in the context of the five-factor model of personality. CFA substantiated a four-factor structure with good psychometric properties, including standardized factor loadings $>.60$ per subscale, on average, and favorable reliability coefficients. In the final factor solution, two items of the worry subscale, which captured the subjective importance of exams were replaced by two items from the Worry Failure Scale (Rakoczy et al. 2005) which assessed performance-related concerns. Such modification corresponds with recent research, which identified high subjective importance as the antecedent of elevated levels of worry and emotionality (Ringeisen et al. 2016; Roick and Ringeisen 2017). Eliminating importance items may thus enhance the content validity of the worry subscale although measurement equivalence with the German and the English version of the PAF may now be violated (chapter ► "Evaluating Measurement Equivalence in Cross-Cultural Stress Research", in this volume). However, factor structure and loadings patterns of the four PAF-I subscales proved to be invariant for women and men.

As indicated by the HTMT ratios (Henseler et al. 2015), the four facets of the PAF-I exhibited sufficient discriminant validity, although worry and emotionality may co-occur more strongly in Italian students, as compared with other national samples (OECD 2017). In particular, the PAF-I facets showed moderate to strong positive associations, with relations up to $r > .70$ between emotionality and worry/interference. However, alternative CFAs with a lower number of primary factors underlined the superiority of the identified four-factor solution. Interestingly, some validation studies for the PAF and the PAF-E yielded similar patterns, with high intercorrelations between emotionality and worry/interference around .70 (e.g., Hodapp et al. 2011; Mowbray et al. 2014). These strong associations may be interpreted as support for a cascaded activation of anxiety symptoms: If students perceive an exam as threatening their bodily-affective perception may be sensitized which can trigger intensified worrying and increase the risk of interfering thoughts (von der Embse et al. 2018).

As an indication of convergent validity, all four test anxiety facets correlated positively with neuroticism, while interference and lack of confidence correlated negatively with conscientiousness, and the latter negatively with extraversion. Supporting discriminant validity, the remaining associations between the PAF-I facets and openness, extraversion and conscientiousness were mostly nonsignificant. In the context of the five-factor model, these patterns support the assumption that high neuroticism, low conscientiousness, and, in part, low extraversion, may serve as overarching personality predictors of the different test anxiety facets. Test anxiety may thus develop if students have problems regulating their learning activities towards performance evaluations, and their behavior during exams (Asghari et al. 2013; Chamorro-Premuzic et al. 2005, 2008; Piedmont 1995). High conscientiousness may serve as a resource, which helps students to focus on the task at hand, and engage more effectively in deep-level learning, which goes along with greater confidence in their abilities. Low interference and high confidence, in turn, help to release working memory capacity, enhance exam-related information processing and learning efforts, and thus contribute to better exam performance (Hoferichter et al. 2016; Oberauer et al. 2016). In partial support of such interpretation, as an indication of criterion validity, interference exhibited negative relations with the average grade while worry and emotionality, and surprisingly lack of confidence, showed no direct associations with academic performance (von der Embse et al. 2018).

Taken together, these findings corroborate prior research on the relations between test anxiety, core personality traits, and performance for different exam types (Chamorro-Premuzic et al. 2005, 2008). At Italian universities, the majority of examinations are oral (Cavalli 2000; Italian Ministry of Education, University, and Research 2018). Successful mastery requires the students to shape beneficial interactions with examiners. Extraverted students are more successful in activating social support from the examiner and directing attention towards selected topics; they also express a greater preference for oral exams compared to other assessment methods. Extravert yet friendly behavior helps the examinee to remain calm and deal better with unexpected questions, which may lower the risk of distracting thoughts and increases the confidence in one's own performance during oral exams.

5.1 Strengths and Limitations

Firstly, one might argue that the study is limited in its reliance on self-report. However, we were particularly interested in the self-perception of students as the manifestations of test anxiety and its correlates are essentially subjective in nature. Secondly, some subscales of the Big Five Inventory had rather low Reliabilities in terms of Cronbach's alpha and McDonald's omega around .70. However, to ensure sufficient measurement quality, we used validated scales, operationalized all latent constructs with a minimum of three indicators per factor (Wang and Wang 2012), with the constituent items having factor loadings $>.60$, on average (McNeish et al.

2018), and examined the discriminant validity of all measures by means of the HTMT ratio (Henseler et al. 2015). Thirdly, our sample consisted of some non-native Italian speakers, which might have affected the results. However, their numbers are small, and non-native speakers had to verify their Italian skills. Distortions of the estimated models due to language barriers are thus considered negligibly small (see chapter "Test Anxiety in Cross-cultural Research", in this volume).

The current study also has a number of strengths. Using an established translation protocol, we carefully adapted the original items of the PAF to Italian. Based on a big university student sample, the four-factor structure and good psychometric properties replicated research findings on the German and the English version, also confirming gender invariance with regard to dimensionality and factor loadings. The differential latent association patterns between the four test anxiety facets, the five-factor model and academic performance indicated sufficient construct validity and criterion validity of the PAF-I.

5.2   Conclusions and Future Directions

Overall, the PAF-I represents a self-report measure which may be used to assess the four major dimensions of test anxiety simultaneously among adult Italian-speaking students in settings of higher education. Together with its German and English adaptations, the PAF-I may therefore be used to examine cross-cultural research questions. Future research calls for longitudinal validation studies to explore the stability of test anxiety scores, and to explore patterns of causality between the study variables over time.

References

Asghari, A., Rusnani bte, A. K., Habibah bte, E., & Maznah bte, B. (2013). Personality traits and examination anxiety: Moderating role of gender. *Alberta Journal of Education Research, 59*(1), 45–54.

Asparouhov, T. (2005). Sampling weights in latent variable modeling. *Structural Equation Modeling, 12*, 411–434.

Brown, T.A. (2015). *Confirmatory factor analysis for applied research* (2. Aufl.). New York: Guildford Press

Cavalli, A. (2000). *Gli insegnanti nella scuola che cambia: seconda indagine IARD sulle condizioni di vita e di lavoro nella scuola italiana* [Italian teachers: How to make school changes. Third survey IARD on living and working conditions in the Italian school]. Bologna: Il Mulino.

Chamorro-Premuzic, T., Furnham, A., Dissou, G., & Heaven, P. (2005). Personality and preference for academic assessment: A study with Australian University students. *Learning and Individual Differences, 15*, 247–256.

Chamorro-Premuzic, T., Ahmetoglu, G., & Furnham, A. (2008). Little more than personality: Dispositional determinants of test anxiety. *Learning and Individual Differences, 18*, 258–263.

Chen, F. F. (2007). Sensitivity of goodness of fit indexes to lack of measurement invariance. *Structural Equation Modeling, 14*, 464–504.

Donati, M. A., Izzo, V. A., Scabia, A., Boncompagni, J., & Primi, C. (2019). Measuring test anxiety with an invariant measure across genders: The case of the German test anxiety inventory. *Psychological Reports*. https://doi.org/10.1177/0033294119843224.

Evers, A., Hagemeister, C., Høstmælingen, A., Lindley, P., Muniz, J., & Sjöberg, A. (2013). *Review Model for the description and evaluation of psychological and educational tests. Test review form and notes for reviewers* (Version 4.2.6). http://www.efpa.eu/download/650d0d4ecd407a51139ca44 ee704fda4

Gignac, G. E. (2014). On the inappropriateness of using items to calculate total scale score reliability via coefficient alpha for multidimensional scales. *European Journal of Psychological Assessment, 30*, 130–139.

Harkness, J.A. (2003). Questionnaire translation. In J. A. Harkness, F. van de Vijver, & P. Moehler (Eds.), *Cross-cultural survey methods* (PP. 19–34). Hoboken: Wiley.

Henseler, J., Ringle, C. M., & Sarstedt, M. (2015). A new criterion for assessing discriminant validity in variance-based structural equation modeling. *Journal of the Academy of Marketing Sciences, 43*, 115–135.

Hodapp, V. (1991). Das Prüfungsängstlichkeitsinventar TAI-G [The German Test Anxiety Inventory]: Eine erweiterte und modifizierte Version mit vier Komponenten. *Zeitschrift für Pädagogische Psychologie, 5*, 121–130.

Hodapp. V., Rohrmann, S., & Ringeisen, T. (2011). *Prüfungsangstfragebogen.* [The German test anxiety questionnaire]. Göttingen: Hogrefe.

Hoferichter, F., Raufelder, D., Ringeisen, T., Rohrmann, S., & Bukowski, W. M. (2016). Assessing the multi-faceted nature of test anxiety among secondary school students: An English version of the German test anxiety questionnaire: PAF-E. *The Journal of Psychology, 150*, 450–468.

Hu, L. T., & Bentler, P. M. (1999). Cutoff criteria for fit indexes in covariance structural analysis: conventional criteria versus new alternatives. *Structural Equation Modeling, 6*, 1–55.

International Test Commission. (2018). ITC guidelines for the large-scale assessment of linguistically and culturally diverse populations. www.InTestCom.org

Italian Ministry of Education, University, and Research. (2018). *Direzione generale per lo studente, lo sviluppo e l'internazionalizzazione della formazione superiore* [Directorate General for students, development and internationalization of higher education]. http://www.studiare-in-italia.it/studentistranieri/moduli/2018/Circolare_2018_2019_parte_indice.pdf

Judge, T. A., Erez, A., Bono, J. E., & Thoreson, C. J. (2003). The core self-evaluation scale: Development of a measure. *Personnel Psychology, 56*, 303–331.

Kuncel, N. R., Credé, M., & Thomas, L. L. (2005). The validity of self-reported grade point averages, class ranks, and test scores: A meta-analysis and review of the literature. Review of Educational Research, 75, 63–82.

Little, T. D. (2013). *Longitudinal structural equation modeling.* New York: Guilford Press.

Lowe, P. A., Lee, S. W., Witteborg, K. M., Prichard, K. W., Luhr, M. E., Cullinan, C. M., & Janik, M. (2008). The test anxiety inventory for children and adolescents (TAICA). *Journal of Psychoeducational Assessment, 26*, 215–230.

Lowe, P. A., Grumbein, M. J., & Raad, J. M. (2011). Examination of the psychometric properties of the test anxiety scale for elementary students (TAS-E) scores. *Journal of Psychoeducational Assessment, 29*, 503–514.

Mazzone, L., Ducci, F., Scoto, M. C., Passaniti, E., D'Arrigo, V. G., & Vitiello, B. (2007). The role of anxiety symptoms in school performance in a community sample of children and adolescents. *BMC Public Health, 7*, 347. https://doi.org/10.1186/1471-2458-7-347.

McCrae, R. R., Gaines, J. F., & Wellington, M. A. (2013). The five-factor model in fact and fiction. In H. Tennen, J. Suls, & I. B. Weiner (Eds.), *Handbook of psychology: Personality and social psychology* (PP. 65–91). Hoboken: Wiley.

McNeish, D., An, J., & Hancok, G. R. (2018). The thorny relation between measurement quality and fit index cut-offs in latent variable models. *Journal of Personality Assessment, 100*, 43–52. https://doi.org/10.1080/00223891.2017.1281286.

Mowbray, T., Jacobs, K., & Boyle, C. (2014). Validity of the German test anxiety inventory in an Australian sample. *Australian Journal of Psychology, 67*, 121–129.

Muthén, L.K., & Muthén, B.O. (1998–2012). *Mplus user's guide* (7th ed.). Los Angeles: Muthén & Muthén.

Oberauer, K., Farrell, S., Jarrold, C., & Lewandowsky, S. (2016). What limits working memory capacity? *Psychological Bulletin, 142*, 758–799.

OECD (Organisation for Economic Cooperation and Development). (2017). *Programme for international student assessment 2015 results (volume III): Students' well-being*. Paris: OECD.

Piedmont, R. L. (1995). Another look at fear of success, fear of failure, and test anxiety: A motivational analysis using the five-factor model. *Sex Roles, 32*, 139–158.

Poliandri, D., Cardone, M., Muzzioli, P, & Romiti, S. (2011). *A rating scale model for a scale of test anxiety in Italy*. Working paper N.11/2011. National Institute for the Educational Evaluation of Instruction and Training (INVALSI). http://www.invalsi.it/download/wp/wp11Poliandri.pdf

Rakoczy, K., Buff, A., & Lipowsky, F. (2005). Befragungsinstrumente [survey instruments]. In E. Klieme, C. Pauli, & K. Reusser (Eds.), *Dokumentation der Erhebungs- und Auswertungsinstrumente zur Videostudie „Unterrichtsqualität, Lernverhalten und mathematisches Verständnis"*. Frankfurt am Main: GFPF.

Rammstedt, B., & John, O. P. (2005). Kurzversion des Big Five Inventory (BFI-K) [The short version of the Big Five Inventory]. *Diagnostica, 51*, 195–206.

Rammstedt, B., & John, O. P. (2007). Measuring personality in one minute or less: A 10-item short version of the Big Five Inventory in English and German. *Journal of Research in Personality, 41*, 203–212.

Raufelder, D., & Ringeisen, T. (2016). Self-perceived competence and test anxiety: The role of academic self-concept and self-efficacy. *Journal of Individual Differences, 37*, 159–167.

Richardson, M., Abraham, C., & Bond, R. (2012). Psychological correlates of university students' academic performance: A systematic review and meta-analysis. *Psychological Bulletin, 138*, 353–387.

Ringeisen, T., Raufelder, D., Schnell, K., & Rohrmann, S. (2016). Validating the proposed structure of relationships among test anxiety and its predictors based on control-value theory. *Educational Psychology, 36*, 1826–1844.

Roick, J., & Ringeisen, T. (2017). Self-efficacy, test anxiety, and academic success: A longitudinal validation. *International Journal of Educational Research, 83*, 84–93.

Sarason, I. G. (1984). Stress, anxiety, and cognitive interference: Reactions to tests. *Journal of Personality and Social Psychology, 46*, 929–938.

Spielberger, C. D. (1980). *Test anxiety inventory*. Palo Alto: Consulting Psychologists Press.

Spielberger, C. D., & Vagg, P. R. (1995). *Test anxiety. Theory, assessment, and treatment*. Washington, DC: Taylor & Francis.

Ubbiali, A., Chiorri, C., Hampton, P., & Donati, D. (2013). Italian Big Five Inventory. Psychometric properties of the Italian adaptation of the Big Five Inventory (BFI). *Applied Psychology Bulletin, 266*(59), 37–48.

von der Embse, N. P., Barterian, J., & Segool, N. (2013). Test anxiety interventions for children and adolescents: A systematic review of treatment studies from 2000–2010. *Psychology in the Schools, 50*, 57–71.

von der Embse, N. P., Jester, D., Roy, D., & Post, J. (2018). Test anxiety predictors, correlates, and effects: A 30-year meta-analytic review. *Journal of Affective Disorders, 227*, 483–493.

Wang, J., & Wang, X. (2012). *Structural equation modeling: Applications using Mplus*. Chichester: Wiley.

Yuan, K.-H., & Bentler, P. M. (2004). On chi-square difference and z-tests in mean and covariance structure analysis when the base model is misspecified. *Educational and Psychological Measurement, 64*, 737–757.

Zeidner, M. (2007). Test anxiety in educational contexts: Concepts, findings, and future directions. In P. A. Schutz, & R. Pekrun (Eds.), *Emotion in education* (PP. 165–184). Boston: Elsevier Academic Press.

Teil III

Stress und Gesundheit im Kulturvergleich

Emotionen im Kulturvergleich in einer entwicklungspsychologischen Perspektive

Wolfgang Friedlmeier

Inhalt

Zusammenfassung

Emotionen basieren nicht nur auf biologischen Prozessen, sondern beinhalten auch Deutungsprozesse und sind kulturellen Normen unterworfen. Somit kommt der Emotionssozialisation eine wichtige Rolle fuer die Entwicklung von Emotionen und deren Regulation zu. Die aktuelle Forschung zur Entwicklung von Emotionen betont den Einfluss frueher Interaktionserfahrungen, insbesondere die fruehe stellvertretende Regulation. Es gibt Evidenzen, dass diese interaktiven Erfahrungen nicht nur den Erwerb der Regulation von Emotionen steuern, sondern auch den Ausdruck und das Erleben beeinflussen, und gemaess den kulturell vorherrschenden Emotionsnormen variieren. Ziel dieses Beitrags ist es, einen Ueberblick ueber kulturelle Emotionsauffassungen zu geben, die sich bereits bei Kindern nachweisen lassen, ein theoretisches Modell zur Beschreibung dieser Auffassungen zu praesentieren, und die Vermittlung dieser Emotionsmodelle in der Sozialisation empirisch aufzuzeigen und zu diskutieren.

W. Friedlmeier (✉)
Department of Psychology, Grand Valley State University, Allendale, USA
E-Mail: friedlmw@gvsu.edu

© Springer Fachmedien Wiesbaden GmbH, ein Teil von Springer Nature 2021   301
T. Ringeisen et al. (Hrsg.), *Handbuch Stress und Kultur*,
https://doi.org/10.1007/978-3-658-27789-5_18

Schlüsselwörter

Emotionsregulation · Negative Emotionen · Positive Emotionen ·
Emotionsmodelle · Regulationsstrategien · Emotionssozialisation

1 Einleitung

Das Thema dieses Buches ist Stress und Kultur. Die Stressforschung interessiert sich für Copingstrategien und fokussiert auf Stressoren, d. h. Prozesse, wie Individuen auf Ereignisse reagieren, die sie als herausfordernd oder bedrohlich einschätzen. Compas et al. (2001) definieren Coping als „conscious and volitional efforts to regulate emotion, cognition, behavior, physiology, and the environment in response to stressful events or circumstances" (S. 89). Diese Definition macht deutlich, dass Emotionen und Stress in verschiedener Weise verbunden sind. Emotionen sind Teil des Stresserlebens und beinhalten im Fall von Distress negative Emotionen, im Fall von Eustress positive Emotionen. Distress wird als negativer emotionaler Zustand erfahren, der in Form von Unruhe, Irritierbarkeit, Erregtheit oder mangelnder Entspannung erlebt wird.

Das Auftreten von diskreten Emotionen erfordert deren Regulation analog zu Copingmechanismen (Bewältigungsstrategien) im Fall von Stress. Coping und Emotionsregulation beinhalten eine Bewertung der Signifikanz der gegebenen Umstände, emotionales Erleben, Selektion einer Handlung, um die aktuelle Emotion zu regulieren und eventuell die Umwelt zu verändern, und Rückmeldung über die erfolgreiche Regulation (Rossman 1992). Emotionsregulation ist aber nicht identisch mit Coping, sondern kann eher als eine Teilmenge von Coping angesehen werden, da sich die Stressoren und deren Regulation auf das emotionale Erleben beziehen (Bridges und Grolnick 1995), während Coping auch Selbstregulation (z. B. Metcalfe und Mischel 1999), Aufmerksamkeitslenkung (z. B. Wilson und Gottman 1996) und Ich-Kontrolle (s. Block und Block 1980) miteinschließt (Skinner und Zimmer-Gembeck 2007).

Die mangelnde Fähigkeit, Emotionen angemessen zu regulieren, kann zu mehr Stresserleben führen. Wenn Kinder nicht die Fähigkeit erwerben, ihre Emotionen angemessen zu regulieren, kann dies langfristig zu Problemen der sozialen und emotionalen Entwicklung führen, die auch stärkeres Stresserleben mit sich bringen.

In der Forschung, insbesondere in der kulturvergleichenden Perspektive, werden die Konzepte *Emotion/Emotionsregulation* und *Stress/Coping* nur selten gemeinsam betrachtet. So findet man nur wenige Studien, wenn man in der PsycInfo-Datenbank nach diesen Begriffen kombiniert sucht.[1] Ein Hauptgrund dürfte darin liegen, dass lange Zeit der strukturalistische Ansatz von Emotionen die kulturvergleichende

---

[1] Eine PsycInfo-Suche mit den Deskriptoren Emotion, Stress und Kultur (DE=(„culture anthropological" or „cross cultural psychology" or „racial and ethnic groups")) and ((DE=(„emotional control" or „emotional adjustment" or „emotional regulation")) and ((DE=„stress") or (DE=„distress")))) erbringt als Ergebnis nur sieben Studien.

Forschung zu Emotionen dominiert hat und noch dominiert. Dieser Ansatz betrachtet Emotion als einen spezifischen psychischen Zustand, der sich aus unterschiedlichen Emotionskomponenten (Emotionsausdruck, Gefühl und körperlicher Zustand) zusammensetzt (z. B. Ekman 1972; Matsumoto 2001). Viele Studien über Emotionen im Kulturvergleich beziehen sich vor allem auf Emotionserkennen und Emotionsausdruck (s. Friedlmeier und Matsumoto 2007). In dieser Perspektive sind funktionale Fragestellungen wie die Frage nach dem Zusammenhang zwischen Emotion und Stress/Coping sekundär. Es benötigt eine funktionale Perspektive, um diese Frage in den Vordergrund zu rücken. In einer funktionalistischen Perspektive wird Emotion als ein Prozess angesehen, der sich als Beziehung zwischen Person und interner/externer Umwelt beschreiben lässt, Bewertungsprozesse sowie Handlungsbereitschaft als weitere Komponenten (s. Frijda 1986; Frijda et al. 1989; Scherer et al. 1986) und auch die Regulation von Emotionen als relevant beinhaltet (Friedlmeier und Matsumoto 2007; Holodynski und Friedlmeier 2006).

1.1   Emotion als kultureller Deutungsprozess

Für eine umfassende Bestimmung von Emotionen beim Menschen ist noch ein weiteres Merkmal von Bedeutung, nämlich die Tatsache, dass sich Menschen der emotionalen Reaktionen bewusst werden – *feeling of feeling* nach Damasio (1994) – und diese Reaktionen somit einem Deutungsprozess unterworfen werden. Im Gegensatz zu Tieren, deren emotionsbasierte Verhaltensregulation meist zur Ausführung der Handlungsbereitschaft (z. B. Angriff, Rückzug) führt, ergibt sich für den Menschen die Option, die Tendenz einer solchen Handlungsbereitschaft aufgrund einer willentlichen oder reflektierten Verhaltensregulation zu unterbinden (Holodynski und Friedlmeier 2006).

Die Tatsache, dass Emotionen einem Deutungsprozess unterliegen, hat zur Folge, dass Emotionen nicht nur angeborene Reaktionen darstellen, sondern Emotionen beim Menschen immer schon auch kulturell gefärbt sind (z. B. Boiger und Mesquita 2012; Mesquita 2003). Analog zu anderen psychologischen Bereichen, wie Motive, Denken, soziale Beziehungen, Selbstauffassung, sind auch Emotionen kulturellen Normen und Wertvorstellungen unterworfen (s. Eid und Diener 2001). Es ist daher wichtig, kulturelle Emotionsmodelle, d. h. kulturelle Vorstellungen über Emotionen – deren Salienz, Bedeutung und Relevanz für das individuelle Handeln sowie deren optimaler Regulation – zu verstehen.

Kulturelle Modelle organisieren Gelegenheiten, spezifische Zustände zu erfahren. Für ein Verständnis kultureller Gemeinsamkeiten und Unterschiede im emotionalen Geschehen ist eine entwicklungspsychologische Perspektive wichtig. Emotionen und Emotionsregulation entwickeln sich in sozialen Interaktionen und diese sozialen Interaktionen sind ihrerseits in familiale, gesellschaftliche und kulturelle Kontexte eingebettet (s. Friedlmeier 2005b; Holodynski und Friedlmeier 2006). Erziehungspersonen regulieren die emotionalen Reaktionen von Kleinkindern ab der Geburt (z. B. Kopp 1992). Sie ermutigen oder entmutigen den emotionalen Ausdruck des Kindes gemäß dem vorherrschenden kulturellen Modell (Mesquita und Albert

2007). Somit sind Emotionen von Geburt an kulturell beeinflusst. Auch wenn bislang nur wenige Befunde über elterliche stellvertretende Regulationsstrategien in verschiedenen Kulturen vorliegen (z. B. Cole et al. 2006; Friedlmeier 2005a; Trommsdorff und Friedlmeier 2010), so geben einige Studien einen ersten Einblick in kulturelle Gemeinsamkeiten und Unterschiede.

1.2 Anliegen des Beitrags

Ziel dieses Beitrags ist es, einen Überblick über kulturelle Gemeinsamkeiten und Unterschiede in emotionalem Geschehen unter besonderer Berücksichtigung der Emotionsregulation als ein wichtiger Teilbereich von Coping/Stress zu geben. In einem ersten Schritt werden wesentliche kulturelle Gemeinsamkeiten und Unterschiede in Bezug auf emotionales Geschehen kurz aufgezeigt, auch mit dem Ziel, Emotionen näher zu bestimmen und zu charakterisieren. In einem zweiten Schritt werden zwei kulturelle Emotionsmodelle diskutiert, die als Grundlage dienen können, kulturelle Variationen des Emotionsverständnisses zu beschreiben und kulturelle Unterschiede in Sozialisationsstrategien und emotionalem Geschehen zu erklären. Wir werden dann thematisieren, inwieweit sich diese Emotionsmodelle in den bevorzugten Strategien von Eltern, die Emotion ihrer Kinder zu regulieren, in verschiedenen Kulturen widerspiegeln und ob diese Modelle und Strategien auch kulturspezifische Folgen für die soziale und emotionale Entwicklung von Kindern haben.

2 Kulturelle Gemeinsamkeiten und Unterschiede im emotionalen Geschehen

Gemäß der funktionalistischen Perspektive setzt sich das Erleben einer spezifischen Emotion, z. B. Ärger, Scham, Eifersucht, aus Bewertung, peripherphysiologischer Reaktion, Ausdruckszeichen und Handlungsbereitschaft zusammen, die in einem bestimmten Kontext (Anlass, Bewältigungshandlung) auftreten. Das gleichzeitige Auftreten dieser Komponenten wird als Gefühl wahrgenommen (*feeling of feeling* nach Damasio 1994). Es handelt sich um ein komplexes kategoriales Erleben. Die Annahme, dass dieses komplexe Geschehen angeboren ist, scheint unplausibel.

Wir wissen, dass der Emotionsausdruck über die verschiedenen Kulturen variiert. So variiert die Erkennensrate von Emotionen und die Ausdrucksintensität (s. Friedlmeier und Matsumoto 2007). Es gibt kulturelle Darbietungsregeln, die die Angemessenheit des Ausdrucks regulieren (z. B. Ekman et al. 1972; Matsumoto et al. 2008; Safdar et al. 2009). Die Häufigkeit der ausgelösten Emotion kann kulturell variieren. So berichten Mesquita und Ellsworth (2001), dass der Anlass „durch jemand anderen Schaden zugefügt bekommen" Ärger und/oder Traurigkeit bei niederländischen und surinamischen Probanden auslöste, aber die Niederländer signifikant häufiger Traurigkeit und die Surinamer Ärger berichteten. Roseman et al. (1995) kommen in ihrer kulturvergleichenden Studie zur Schlussfolgerung, dass wenig komplexe Bewertungsdimensionen eine hohe kulturelle Ähnlichkeit aufweisen, während komplexere Dimensionen auf deutliche kulturspezifische Unterschiede verweisen (s. auch Mesquita et al. 1997), da in diese komplexeren Bewertungen auch kulturelle und moralische Normen einfließen. Deutliche Unterschiede zeigten sich in der Studie bei Mauro et al. (1992) für die Bewertungsdimensionen *Verantwortlichkeit, Kontrolle und antizipierte Anstrengung:* Japaner verwendeten diese Bewertungsdimensionen viel seltener. Kulturelle Unterschiede wurden außerdem für die Handlungsbereitschaft nachgewiesen (s. Frijda et al. 1995). Es ist auch anzunehmen, dass das Erleben von Emotionen über Kulturen hinweg variiert. Damit ist nicht gemeint, dass die gleiche Emotion unterschiedlich erlebt wird, sondern der Stellenwert, der dem emotionalen Erleben dieser Emotion zugeschrieben wird (s. Friedlmeier 2010).

Es gibt auch einige Hinweise, dass sich kulturelle Unterschiede im emotionalen Geschehen bereits im ersten Lebensjahr (z. B. Wörmann et al. 2012) und bei Kindern im Vorschulalter zeigen: Europäisch-amerikanische Kinder im Alter von 4 bis 9 Jahren erkannten Emotionen besser als japanische Kinder (Matsumoto und Kishimoto 1983). In Leistungssituationen drückten europäisch-amerikanische Kinder mehr negative Emotionen aus als japanische Kinder (Lewis et al. 2010; 4- und 6-Jährige), bewerteten die Intensität des Emotionsausdrucks stärker als chinesische Kinder (Wang 2003; 3- bis 6-Jährige), und waren mehr bereit, Ärger zu kommunizieren als nepalesische Kinder (Cole et al. 2002; 8- bis 12-Jährige).

Allgemein lassen sich diskrete Emotionen in positive und negative Emotionen einteilen. Negative Emotionen können in *machtvolle und machtlose* negative Emotionen eingeteilt werden. Diese Unterscheidung wurde von Fischer und Manstead (2000) eingeführt, um Geschlechtsunterschiede in der euro-amerikanischen Kultur zu beschreiben. Machtlose negative Emotionen, d. h. Emotionen, die die Handlungsbereitschaft einer Vermeidung oder eines Rückzugs in sich tragen (z. B. Frucht, Traurigkeit, Scham), rufen eher emotionale Unterstützung von anderen hervor, während machtvolle negative Emotionen, d. h. Emotionen, die die Handlungsbereitschaft einer Annäherung, eines Angriffs implizieren (z. B. Ärger, Verachtung, Eifersucht), eher das Potenzial einer Bedrohung für die anderen in sich tragen.

Zusammenfassung und Ausblick

Man kann davon ausgehen, dass sich negative und positive Emotionen auf der Erlebensperspektive des Betroffenen universell beschreiben lassen. Negative Emotionen wie z. B. Ärger, Traurigkeit, Scham, Schuld werden universell als unangenehm und unerwünscht erlebt. Positive Emotionen wie z. B. Freude, Begeisterung, Glück werden als angenehm erlebt. Die angemessene Regulation negativer Emotionen und das Erleben positiver Emotionen sind wichtig, um sich gegen Stress zu schützen und soziale Kompetenz zu fördern (Frederickson 2004). Allerdings mag die kulturelle Bewertung dieser Emotionen im Hinblick auf Salienz, Relevanz und Funktionalität und deren Regulation zwischen kulturellen Gruppen stark divergieren, wie im Folgenden aufgezeigt werden wird.

3   Kulturelle Emotionsmodelle

Die vorher beschriebenen kulturellen Unterschiede im emotionalen Geschehen
wurden bislang anhand von allgemeinen kulturellen Normen erklärt, wie z. B.
Individualismus, Machtdistanz (z. B. Biehl et al. 1997; Matsumoto et al. 2002;
Schimmack 1996). Diese Erklärung ist relativ abstrakt und der Zusammenhang
mit dem individuellen emotionalen Erleben kaum empirisch zu testen. Eine bessere
Alternative besteht darin, die kulturellen Vorstellungen über Emotionen selbst zum
Gegenstand zu machen und zu beschreiben, wie dies auch von Mesquita und Albert
(2007) vorgeschlagen wurde. Dies erlaubt einen direkteren Zugang, mögliche kulturspezifische Unterschiede des emotionalen Geschehens zu erklären. Darüber hinaus bietet die Ausformulierung solcher Modelle die Möglichkeit, diese Auffassungen über Emotionen auf individueller Ebene zu erfassen und die Modelle somit
empirisch zu testen.

Als Synthese aus der bisherigen kulturvergleichenden Forschung über Emotionen
lassen sich bislang zwei Emotionsmodelle unterscheiden, die mit der kulturell
variierenden Selbstauffassung (Markus und Kitayama 1991) einhergehen: *indivi-
dualistisches und relationales Emotionsmodell*. (s. Friedlmeier et al. 2011). Diese
Modelle lassen sich hinsichtlich dreier Merkmale charakterisieren: (a) Salienz negativer Emotionen, (b) ideale positive Emotionen und (c) Emotionskontrolle.

Das *individualistische Emotionsmodell* herrscht in Kulturen mit independenter
Selbstauffassung vor. Die independente Selbstauffassung betont die Eigenständig-
keit des Individuums und die Person sieht sich als einzigartig und unabhängig von
anderen (Markus und Kitayama 1991). Diese Selbstvorstellungen dominieren in
westeuropäischen Ländern und in der europäisch-amerikanischen Gesellschaft. Eltern fördern die Selbstbestimmtheit, Autonomie und Unabhängigkeit ihrer Kinder.
Selbstausdruck und offene Kommunikation von *ich-fokussierten* Emotionen, die die
Betonung des Selbst mit sich bringen, wie z. B. Ärger, Stolz, und Ekel, d. h.,
machtvolle negative Emotionen, werden akzeptiert und gefördert. Emotionen werden als Indikatoren innerer Zustände eines autonomen Individuums verstanden, das
sich auf sich selbst bezieht, um Ziele zu erreichen.

Fast alle Menschen finden vermutlich positive Gefühle erstrebenswert. Dennoch
lassen sich kulturspezifische Unterschiede hinsichtlich der spezifischen Zustände,
die sie fühlen wollen, nachweisen, die ebenfalls als Bestandteil des Emotionsmodells
angesehen werden können. Gefühlszustände können in Form von Valenz (positiv vs.
negativ) und Erregung (hoch vs. gering) kulturübergreifend beschrieben werden
(z. B. Kuppens et al. 2006). So kennzeichnen sich Kulturen mit independenter
Selbstauffassung in dem Streben nach hoch erregenden positiven Zuständen (z. B.
Enthusiasmus und Erregtheit) (Tsai 2007).

Schließlich zeichnet sich das individualistische Emotionsmodell dahingehend
aus, dass eine geringe Emotionskontrolle erwartet wird. Emotionen haben einen
angesehenen Status als wichtige Ebene der individuellen Verhaltensregulation, da sie
auch über das Wohlbefinden des Individuums, das gemäß der independenten Selbstauffassung im Zentrum steht, Auskunft geben. Diese geringe Emotionskontrolle
steht im Zusammenhang mit der allgemeinen primären Kontrollüberzeugung. Pri-

märe Kontrollorientierung dominiert in diesen Kulturen (s. Seginer et al. 1993; Rothbaum et al. 1982). Problemorientierte Lösungen zielen darauf ab, die soziale und physikalische Umwelt so zu verändern, dass sie den eigenen Motivzustand in Einklang damit bringen.

Ein Beispiel für die Wichtigkeit, Ärger – eine ich-fokussierte Emotion – angemessen auszudrücken, haben Miller und Sperry (1987, 1988) im Hinblick auf Gemeinden der Arbeiterklasse im Süden Baltimores beschrieben. Kleine Kinder lernen nicht nur, wie und wann Ärger und Aggression zu unterdrücken sind, wenn sie sich geärgert fühlen (nicht gerechtfertigter Ärger), sondern auch, wie und wann sie Ärger ausdrücken sollten, selbst wenn sie ihn nicht fühlen (gerechtfertigter Ärger). Diejenigen, die ungerechtfertigten Ärger unangemessen ausdrücken, werden als verzogene Kinder betrachtet, während die, die gerechtfertigten Ärger nicht ausdrücken, als „sissy" angesehen werden. Dies verdeutlicht, dass das Erleben negativer Emotionen als wichtige kulturelle Errungenschaft angesehen und an die Kinder weitergegeben wird, um sie optimal auf den kulturellen Kontext vorzubereiten.

In Abhebung davon lässt sich ein *relationales Emotionsmodell* beschreiben. Dieses Modell beruht auf interdependenten Selbstauffassungen, in denen die Beziehungen und das Netzwerk sozialer Interdependenz im Vordergrund stehen (Markus und Kitayama 2001; Mesquita und Albert 2007). Diese kulturellen Normen treffen auf viele asiatische Gesellschaften zu. Wohlverhalten in hierarchischen Beziehungen, z. B. Respekt gegenüber Älteren und Loyalität zur Familie, soziale Harmonie und Vorrang von Gruppeninteressen (Matsumoto 1991), haben hohe Priorität für die Verhaltensorientierung. Ich-fokussierter Emotionsausdruck machtvoller negativer Emotionen wird als bedrohlich für zwischenmenschliche Beziehungen gesehen und sollte daher strikt kontrolliert werden (Wang 2003). Erzieher in diesen Gesellschaften fördern Wissen von Darbietungsregeln von Emotionen, lehren die Wichtigkeit sozialer Sensitivität und kultivieren eher den Ausdruck von *andere-fokussierten* Emotionen wie Scham oder Empathie (s. Chan et al. 2009).

Hinsichtlich positiver Emotionen werden in einem relationen Emotionsmodell eher gering erregende positive Zustände (z. B. Ruhe und Friedfertigkeit) angestrebt als Ausdruck idealen positiven Erlebens. Kulturelle Unterschiede der Erwünschtheit positiver Gefühlszustände tauchten bereits bei Vorschulkindern auf (Tsai et al. 2008). Drei- bis 5-jährige europäisch- und asiatisch-amerikanischen sowie taiwanesischen Kindern wurde ein erregtes und ein ruhiges Lächeln eines Kindes präsentiert und die Kinder wurden gefragt, welches Kind eher sie selbst darstellt, gefolgt von der Frage: „Welches Kind ist glücklicher?" Signifikant mehr europäisch-amerikanische Kinder bevorzugten das erregte Lächeln und nahmen es auch als glücklicher wahr als taiwanesische Kinder.

In einem relationalen Emotionsmodell kommt der Emotionskontrolle eine hohe Bedeutung zu. Dies ist auch im Zusammenhang mit der allgemeinen Kontrollüberzeugung zu sehen, dass im Konfliktfall das Individuum seine Motivvorstellungen ändert und sich den gegebenen Umständen anpasst (sekundäre Kontrollorientierung) (Weisz et al. 1984). Im relationalen Emotionsmodell wird somit der willentlichen Verhaltensregulation höhere Priorität eingeräumt. Emotionsbasierte Verhaltensregulation wird als unangemessen angesehen und zum Beispiel als *kindliche Reaktion* disqualifiziert. Emotionsbasierte Verhaltensregulation wird als problematisch angesehen, weil sie nicht verlässlich ist und sollte durchgängiger durch die willentliche Verhaltensregulation ersetzt werden.

Als Kontrast zum o. g. Beispiel der Regulation und Sozialisation von Ärger kann die Kultur der Inuits als Beispiel für eine Kultur angeführt werden, die Ärgerreaktionen nicht toleriert. Briggs (1971) berichtet in ihrem Buch *Never in Anger*, dass die Inuits unter keinen Umständen untereinander laut werden, schon gar nicht gegenüber Kindern. Gemäß der Auffassung der Inuit ist das Anschreien oder Anbrüllen einer anderen Person ein kindisches Verhalten. In Ländern mit individualistischem Emotionsmodell (Westeuropa oder USA) werden Eltern oft laut, auch um ihre Kinder vor Gefahren und Verletzungen zu bewahren. Wenn ein Kleinkind die heiße Ofenplatte anfassen will, dann wird die Mutter oder der Vater laut, um dieses Verhalten zu verhindern. Um ihre Kinder von solchen Gefahrenquellen abzuhalten, ohne laut zu werden, erzählen die Inuit ihren Kindern Geschichten über solche Gefahrenquellen, die bedrohlich und angstauslösend sind, um damit das gleiche Ziel zu erreichen, nämlich dass die Kinder von sich aus die Gefahr vermeiden. So erzählen sie zum Beispiel Kindern, dass ein Monster im Meer wohnt, welches sie mitnimmt und zu einer anderen Familie gibt, wenn sie dem Wasser zu nahe kommen.

Ein weiteres Beispiel für das Zusammenspiel von kulturellem Kontext, Emotionsnormen und elterlichen Strategien ist die Bedeutung von Scham – eine negative machtlose Emotion – in China. Basierend auf konfuzianischen Werten wird der Erwerb von Wissen um Schamgefühl als Tugend angesehen, die jeder Einzelne erreichen sollte. Schamerleben hat eine hohe Relevanz in China. Eltern rufen im Alltag gemäßigte Ehrlosigkeit- oder Scham-Situationen hervor, um das Kind den moralischen Wert von Diskretion und Scham zu lehren. Indem sie dies machen, fördern sie die Kompetenz des Kindes, sich in Selbstreflektion zu engagieren und lebenslanges Streben nach Selbstperfektion als wichtig zu erkennen (Fung 1999; Fung und Chen 2001; Li 2006).

Weitere Annahmen für die Emotionsmodelle

Diese beiden Emotionsmodelle sind nicht erschöpfend und es lassen sich möglicherweise noch weitere Kriterien als auch verschiedene Modelle identifizieren. So lässt sich zum Beispiel erwarten, dass Kulturangehörige in Zentralamerika ebenfalls das relationale Emotionsmodell als wichtig erachten, das sich aber zugleich von asiatischen Kulturen in einigen Merkmalen unterscheiden mag. Für diese Gesellschaften sind kulturelle Werte wie „familismo" (d. h. starke Verpflichtung für Famlilienharmonie) und „respeto" (i.e., angemessenes Verhalten in sozialen Interaktionen; Ramirez 1991; Valdés 1996) sehr bedeutsam, was mit einer interdependenten Selbstauffassung in Einklang steht, aber zugleich erscheint die Emotionskontrolle weniger bedeutsam. Ethnische Unterschiede sind ebenfalls möglich: Afrikanisch-amerikanische Eltern fördern sehr früh die Unabhängigkeit und Emotionskontrolle bei Kindern (Julian et al. 1994). Sie leben in segregierten Wohngegenden, die sich durch eine hohe Kriminalitätsrate auszeichnen und die frühe Förderung dient dem Schutz der Sicherheit ihrer Kinder (Whaley 2000). Es ist daher anzunehmen, dass sich noch weitere qualitative distinkte Emotionsmodelle formulieren lassen.

Die beiden Emotionsmodelle schließen sich auch nicht gegenseitig aus, sondern können in gemischten Formen auftreten. Chan et al. (2009) entwickelten einen Fragebogen mit 20 Aussagen, um Emotionskompetenzziele bei Müttern in Hong Kong zu erheben. In Anlehnung an die hier vorgeschlagenen Modelle unterscheiden sie individualistische und relationale Emotionskompetenzziele. Die Aussagen bezogen sich allgemein auf das Emotionsverständnis und den Emotionsausdruck der Kinder (z. B. „Mein Kind kann negative Gefühle in Bezug auf ältere Familienmitglieder ausdrücken") und vor allem auf ich-fokussierte Emotionen (z. B. „Mein Kind ist auf seine Erfolge stolz"). Die Mütter wiesen eine Balance zwischen beiden Zielen auf mit einer Präferenz für das relationale Emotionskompetenzmodell. Die Betonung beider Ziele mag darin liegen, dass über 90 % der Mütter in einem westlichen Erziehungssystem erzogen worden waren (Chan et al. 2009). Schließlich ist zu erwähnen, dass nicht alle Kulturen, die individualistische Werte teilen, auch die gleichen Emotionsnormen teilen (s. Halberstadt und Lozada 2011). So erwarten amerikanische Eltern emotionale Selbstregulation von ihren Kindern früher als italienische Eltern, obwohl beide Länder sich hinsichtlich individualistischer Auffassungen nicht sehr unterscheiden (s. Halberstadt und Lozada 2011).

4   Emotionsregulationsstrategien im Kulturvergleich

Diese Emotionsmodelle dienen als Grundlage, als kulturelle Muster, wie Emotionen verstanden werden und welcher Stellenwert Emotionen und deren Regulation zukommt. Diese Vorstellungen dienen Eltern als Orientierung für die Herausbildung ihrer eigenen Sozialisationsziele. Die kulturvergleichende Forschung über elterliche Strategien, die sie zur Regulation der emotionalen Reaktionen ihrer Kinder einsetzen, steht erst am Anfang und es gibt nur einige wenige Studien. Im Gegensatz dazu gibt es zahlreiche Studien zur Sozialisation von Emotionen in den USA (z. B. Chaplin et al. 2005; Grolnick et al. 1996; Shipman und Zeman 2001), die als Ausgangspunkt für das individualistische Emotionsmodell genommen werden können, da meistens europäisch-amerikanische Familien untersucht worden sind.

Neuere kulturvergleichende Studien verwenden ein neueres Verfahren zur systematischen Erfassung von stellvertretenden Regulationsstrategien, nämlich CCNES (Coping with Children's Negative Emotions Scale), das von Fabes et al. (2003) entwickelt wurde. Auch wenn dieses Verfahren für den Kulturvergleich nicht unproblematisch ist (s. Friedlmeier et al. 2014), so geben sie doch einen ersten Eindruck in Gemeinsamkeiten und kulturelle Unterschiede von Regulationsstrategien bezogen auf negative Emotionen.

Das individualistische Emotionsmodell impliziert eine emotionsfördernde Erziehung (Gottman et al. 1996). Erzieher nehmen die emotionalen Reaktionen der Kinder wahr und akzeptieren negativen Emotionsausdruck, ermutigen die Erfahrung solcher Emotionen, bieten Unterstützung und Trost an und stützen auch die Selbstregulation von Distress. *Unterstützende Regulationsstrategien*, wie z. B. *Ermuti-*

gung des Emotionsausdrucks, emotionsfokussierte Strategie (Beruhigung, Ablen-kung) sind Strategien von hoher Bedeutung. Ein Stil, der die Emotionen des Kindes missachtet, d. h. den Ausdruck negativer Emotionen kritisiert, bestraft oder ignoriert, wird als problematisch angesehen (Gottman et al. 1996). *Nichtunterstützende Stra-tegien* wie z. B. *Minimierung* (Abwertung der emotionalen Reaktion) oder *Bestra-fung* (verbale oder körperliche Bestrafung, den Ausdruck zu kontrollieren) werden daher eher selten eingesetzt. *Distressreaktionen*, d. h. die Mutter reagiert emotional auf die Reaktion des Kindes, werden ebenfalls als nicht-unterstützende Strategie qualifiziert (Fabes et al. 2002). Dieser Regulationsansatz ist auch in Schulen in Form von Lehrplänen umgesetzt, die zum Ziel haben, Kindern Emotionsregulationsstra-tegien zu lehren (z. B. Izard et al. 2004) oder Programme, die darauf abzielen, Eltern im *emotion coaching* zu unterrichten (z. B. Havighurst et al. 2010).

Da für das relationale Emotionsmodell ein gemäßigterer und situationsangepass-ter Ausdruck wünschenswert ist, ist hingegen zu erwarten, dass unterstützende und nicht-unterstützende Strategien in einer eher ausgewogenen Form eingesetzt werden und Ermutigung des Ausdrucks wenig Bedeutung beigemessen wird. Dies konnte in einigen Studien mit asiatischen Müttern bestätigt werden (z. B. Chan et al. 2009; Raval und Martini 2011).

Mittlerweile wurde die Liste möglicher Strategien in kulturvergleichenden Stu-dien erweitert und ergänzt, ein wichtiger Schritt im Hinblick auf die Entwicklung eines Verfahrens, das äquivalent über viele Kulturen sein sollte. Raval und Martini (2009) ergänzten in ihrer Studie mit indischen Müttern die Strategie *„(Nicht-) Akzeptierbarkeit des Ausdrucks"*. In Studien mit asiatischen Müttern wurden weitere Strategien formuliert, nämlich *„training response"* und *„reflection enhancing stra-tegy"* (Chan et al. 2009). *Training response* meint, dass die Mütter keine Unterstüt-zung geben, die Emotion auszudrücken. Sie nutzen die Gelegenheit dazu, das Kind über Gefühls- und Darbietungsregeln zu belehren und rechtfertigen diese auch mit moralischen Gründen (Wang 2006) (s. obiges Beispiel der Regulation von Scham). Diese Strategie wurde auch in Studien zur Kommunikation über Emotion dokumen-tiert (Wang und Fivush 2005). *Reflection enhancing* bezeichnet eine Strategie, bei der die Mutter eine Selbstreflektion über die Ursachen und Folgen des gezeigten Verhaltens beim Kind anregt. Alle drei Strategien verfolgen das Ziel, den Ausdruck (und das Erleben) dieser Emotion zukünftig zu vermeiden und eine bessere Emoti-onskontrolle zu erlernen. Die Tatsache, dass diese Strategien erst im Kulturvergleich beschrieben wurden, verdeutlicht, dass diese Strategien für das individualistische Emotionsmodell wenig relevant sind und diese drei Strategien sehr gut zu einem relationalen Emotionsmodell passen. In einer kulturvergleichenden Interviewstudie zur Emotionssozialisation in Rumänien, der Türkei und den USA konnten wir die Breite der o. g. Strategien für beide Emotionsmodelle wiederfinden (s. Corapci et al. 2017).

Es gibt auch erste empirische Hinweise, dass die Emotionskompetenzziele mit einer Präferenz von bestimmten Strategien einhergehen. Chan et al. (2009) unter-suchten N = 189 chinesische Mütter in Hong Kong mit Kindern im Alter zwischen 6 und 8 Jahren. Die Autor*innen erfassten unterstützende Strategien (emotionsfokus-sierte Strategie, Ausdrucksermutigung), nicht-unterstützende Strategien (Minimieren, Bestrafung, Distress) und Coaching (problem-fokussierte, reflektions-fördernde Strategie und Training). Ein Vergleich mit den Emotionskompetenzzielen zeigte – wie erwartet – einen hohen positiven Zusammenhang zwischen individualistischen Zielen und unterstützenden Strategien ($r = 0{,}38$, $p < 0{,}001$) sowie Coaching ($r = 0{,}27$, $p < 0{,}001$), und einen negativen Zusammenhang mit nicht-unterstützenden Strategien ($r = -0{,}19$, $p < 0{,}05$). Für die relationalen Emotionskompetenzziele ergab sich ein hoher positiver Zusammenhang mit Coaching ($r = 0{,}31$, $p < 0{,}001$), ein geringer positiver Zusammenhang mit unterstützenden Strategien ($r = 0{,}19$, $p < 0{,}01$) und kein Zusammenhang mit nicht-unterstützenden Strategien ($r = 0{,}04$, $ns.$). Der fehlende Zusammenhang macht deutlich, dass nicht-unterstützende Strategien für relationale Ziele bedeutsam sind.

Die bisherigen kulturvergleichenden Studien, die den CCNES eingesetzt haben, unterscheiden nicht zwischen spezifischen Emotionsqualitäten. Eine Unterscheidung verschiedener Emotionsqualitäten ist aber auch in westlichen Kulturen relevant (O'Neal und Magai 2005). Insbesondere fällt auf, dass der CCNES ausschließlich machtlose negative Emotionen in den Situationen beschreibt. In der oben erwähnten Interviewstudie (Corapci et al. 2017) beschrieben türkische, rumänische und amerikanische Mütter ihre spontanen Reaktionen in emotionsgeladenen Situationen mit ihrem 2-jährigen Kind. Hinsichtlich Ärgersituationen berichteten türkische und rumänische Mütter eine ausgeglichene Präferenz für problem- und emotionsfokussierte Regulation (s. Abb. 1).

Sie erwähnten auch *Erklärungen geben*, die darauf abzielen, Ärgerreaktionen zukünftig zu verringern. Europäisch-amerikanische Mütter berichteten ähnliche problem- und emotionsfokussierte Regulation, aber sie erwähnten oftmals auch abweisende Strategien und Disziplinierungstechniken (s. Abb. 1) unter Anwendung der Auszeit (time-out): Das Kind wird aus der Situation genommen, auf-

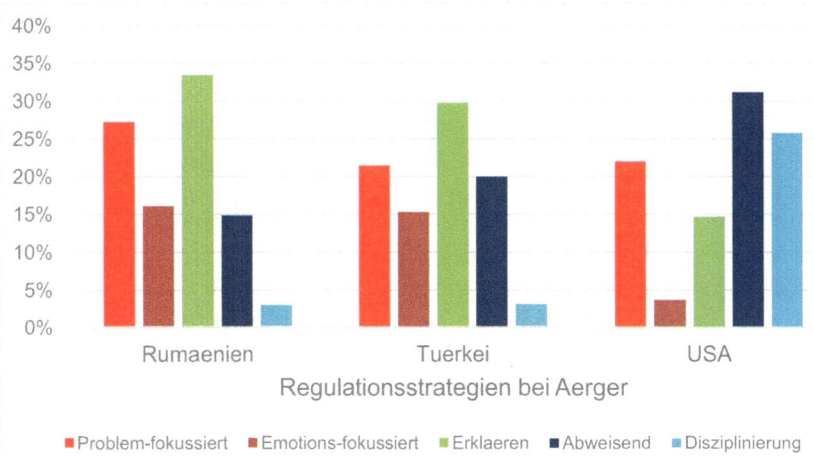

Abb. 1 Präferenz von Regulationsstrategien auf Ärgerreaktionen des Kindes bei rumänischen, türkischen und amerikanischen Müttern

gefordert, sich alleine zurückzuziehen und eine Diskussion über die Situation erfolgt später. Diese Strategie passt zum individualistischen Emotionsmodell insofern, als das Erleben von Ärger per se nicht minimiert wird, sondern die Regulation zielt darauf ab, das Kind angemessenen Ausdruck und Selbstregulation zu lehren. Die Beschäftigung mit sich selbst unterstützt und fördert das Autonomie-Erleben des Kindes. Mütter aus allen drei Ländern berichteten ähnliche Präferenzen der Regulation in Situationen, in denen ihre Kinder Traurigkeit erleben. In Furchtsituationen berichteten rumänische und türkische Mütter, dass sie problemfokussiert reagieren und auch subtile Formen von emotionaler Kontrolle verwenden. Amerikanische Mütter hingegen berichteten fast ausschließlich emotionsfokussierte Strategien (z. B. das Kind umarmen und verbal beruhigen). Die Tatsache, dass die kulturellen Unterschiede in der Regulation von der Art der Emotion abhängen, verweist darauf, dass eine Differenzierung zwischen machtvollen (z. B. Ärger) und machtlosen negativen Emotionen (z. B. Traurigkeit, Furcht) für zukünftige Forschung wichtig ist. Wenn die mütterliche Regulation des emotionalen Geschehens kulturell geprägt ist, stellt sich die Frage, ob die funktionalen Zusammenhänge zwischen Regulationsstrategien und sozio-emotionale Kompetenz bzw. Problemverhalten des Kindes kulturell übergreifend oder kulturell verschieden sind.

5   Elterliche Emotionsregulationsstrategien und der Zusammenhang mit sozialer Kompetenz und Problemverhalten

Studien mit europäisch-amerikanischen Eltern legen nahe, dass unterstützende Strategien als Reaktion auf die negativen Emotionen ihrer Kinder zu einer positiven Entwicklung führen und zur Entwicklung der emotionalen Kompetenz beitragen (Eisenberg et al. 1991; Roberts und Strayer 1987). Unterstützende Strategien verringern das Risiko für Externalisierungs- und Internalisierungsprobleme, weil diese Strategien eine positive Eltern-Kind-Beziehung fördern, die auch die Sicherheit des Kindes im Sinne der Bindungsforschung fördert (Cassidy 1994). Kinder lernen anhand unterstützender Strategien, ihre Emotionen zu regulieren. Externalisierungsprobleme umfassen aggressives, disruptives Verhalten sowie Regeln brechen. Internalisierungsprobleme beziehen sich auf Ängstlichkeit, Depression, Rückzug und somatische Beschwerden.

Im Gegensatz dazu führen nicht-unterstützende Strategien zu Schwierigkeiten der Kinder, die eigenen Emotionen zu regulieren (Denham et al. 1997). Sie können zu einem Anstieg der Erregung und Ängstlichkeit auf Seiten des Kindes führen (Gross und Levenson 1993). Die Unterdrückung des Emotionsausdrucks durch Verwendung von Minimierung und Bestrafung mögen kurzfristig wirksam sein, z. B. Vermeidung von Strafe, aber langfristig mögen solche gespeicherten negativen Emotionen akkumulieren und werden schwieriger zu regulieren (Roberts und Strayer 1987). Zusätzlich erhöhen strafende Strategien die Spannung in der Eltern-Kind-Beziehung (Power 2004), die negative Folgen für die Emotionsregulation des Kindes behindert. Gemäß dem individualistischen Emotionsmodell führen strafende und minimierende Strategien zu geringerer Kompetenz und mehr Externalisierungsproblemen (Eisenberg et al. 1996).

Lassen sich diese entwicklungspsychologischen Annahmen über Zusammenhänge zwischen elterlichen Regulationsstrategien und sozialer Entwicklung des Kindes verallgemeinern? – In einer Längsschnittstudie mit chinesischen Schulkindern konnten Tao et al. (2010) zeigen, dass emotions- und problemfokussierte Strategien negativ mit Internalisierungsproblemen und strafende Strategien positiv mit Externalisierungsproblemen korrelierten. Diese Ergebnisse führen zu der Schlussfolgerung, dass emotionsfokussierte Strategien ähnlich positive Zusammenhänge und strafende Strategien einen ähnlich negativen Zusammenhang mit Problemverhalten und Kompetenz aufwiesen, wie dies auch in Studien mit europäisch-amerikanischen Müttern gezeigt wurde.

Allerdings ist anzumerken, dass diese Schlussfolgerungen begrenzt sind: Zum einen berücksichtigten die Forscher nur westliche Strategien (CCNES) und zum anderen analysierten sie variablenzentriert. Mütter wenden verschiedene Strategien an und variieren ihre Strategien auch in Abhängigkeit davon, wie das Kind anspricht. So mag eine Mutter in einer Stresssituation erst versuchen, das Kind zu beruhigen, und verwendet dann Erklärungen, wie es mit solchen Situationen am besten umgehen soll. Wenn das Kind sich nicht beruhigen lässt, wechselt die Mutter eventuell auf Ablenkung anstatt auf Erklärungen. Wir haben in einer Studie Regulationsprofile von Müttern in vier Ländern (USA und Israel als Verteter von individualistischen Normen versus Rumänien und Türkei als Vertreter von gruppenorientierten Normen) in einer Belohnungsaufschubsituation mit 2-jährigen Kindern analysiert (Friedlmeier et al. 2019). Diese Analyse ist personzentriert und erlaubt, zu prüfen, ob die Regulationsprofile über verschiedene Kulturen hinweg gleich sind und ob sie ähnliche Effekte auf das kindliche Emotionserleben haben. Wir konnten vier verschiedene Profile unterscheiden: (1) *Aufgabenangemessene Strategie* (Mischung aus verbalem und körperlichem Beruhigen, Ablenkung, aufgabenorientierte Kontrolle – Kind wird gehindert, die Belohnung vorzeitig zu nehmen – und positive Kontrolle); *Dominante Ablenkung* (die Strategie der Ablenkung ist die zentrale Strategie), (3) *Kontrolle und Beruhigen* (Verbales Beruhigen und aufgabenorientierte Kontrolle dominieren), (4) *Gemischte Strategie mit hoher Kontrolle* (ähnlich zu Profil 1, aber zugleich dominiert auch negative Kontrolle im Vergleich zu anderen Profilen).

Es zeigten sich deutliche kulturelle Unterschiede: Das Profil der *Aufgabenangemessenen Strategie* war für israelische und amerikanische Mütter charakteristisch; *Dominante Ablenkung* war das zweithäufigste Profil (s. Abb. 2).

Rumänische Mütter waren am stärksten im *Dominanten Ablenkungsprofil* vertreten und das Profil *Kontrolle und Beruhigen* war fast ausschließlich mit türkischen Müttern besetzt, mit Ausnahme einiger amerikanischer Mütter. Interessanterweise wurden die kulturellen Unterschiede des negativen Emotionsausdrucks der Kinder durch die mütterlichen Profile vollständig aufgeklärt. Mütter mit Profilen, die auf Ablenkung zielten (*Aufgabenangemessene Strategie* und *Dominante Ablenkungsstrategie*), hatten Kinder, die weniger negative Emotion zeigten. Die Effektivität der

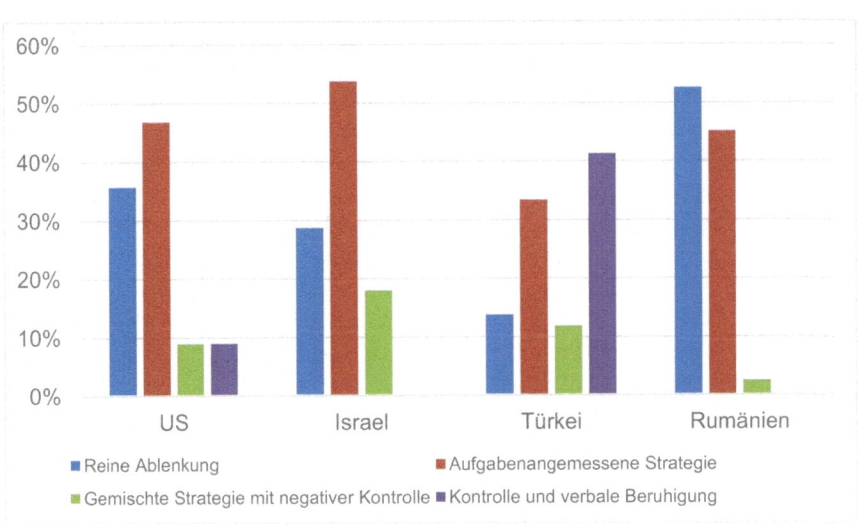

Abb. 2 Anteil der Strategie-Profile zur Regulierung negativer Emotionen von 2-Jährigen der Mütter für USA, Israel, Türkei und Rumänien

Profile bleibt offen, da die türkischen Dyaden auf weitere Unterschiede hindeuteten. Die Kinder reagierten von Beginn an mit stärkerer negativer Emotion und versuchten viel früher, Zugang zur Belohnung zu erhalten. Der hohe negative Affekt und die Reaktion der Mütter deuten auf höhere Nachgiebigkeit hin; türkische Mütter erwarten noch keine Selbstregulation in diesem Alter und fordern daher in der täglichen Praxis eine solche nicht ein. Sie geben vermutlich schnell nach, um das Kind zu beruhigen. Die hohe negative emotionale Reaktion der türkischen Kinder könnte somit auch eine Folge dessen sein, dass die Mütter in dieser Situation aufgefordert waren, die Kinder davon abzuhalten, die Belohnung vorzeitig zu nehmen. Obwohl Türkei und Rumänien kulturelle Werte teilen, so scheinen rumänische Mütter – ähnlich zu amerikanischen Müttern – zu erwarten, dass Kinder sich kontrollieren können. Der Unterschied der Profile rumänischer und türkischer Müttern unterstreicht, dass die Emotionsmodelle nicht ausschließlich von kulturell geteilten Normen abhängen.

Darüber hinaus konnten wir zeigen, dass der Effekt der mütterlichen Profile in engem Zusammenhang mit den kindlichen Regulationen selbst steht. Die Regulationsstrategien der Kinder, insbesondere unabhängige Strategien (Ablenkung und Beruhigung, ohne die Mutter einzubinden) scheinen die Beziehung zwischen mütterlichem Profil und der kindlichen Emotion zu vermitteln. Da wir die Regulationsversuche der Mütter und die emotionalen Reaktionen und Regulation der Kinder in derselben Situation untersucht haben, bleibt offen, ob die Mütter die Strategien der Kinder aufgreifen und unterstützen oder ob die Mütter initiieren und die Kinder darauf eingehen. Neuere Studien deuten darauf hin, dass das Kindverhalten starke Effekte auf das mütterliche Verhalten hat (Premo und Kiel 2014).

6 Schlussbemerkungen

Emotionen haben unzweifelhaft eine universelle Grundlage und es gibt viele universelle Merkmale im emotionalen Geschehen. So zeigte sich in der Studie zu emotionalen Darbietungsregeln in über 30 Kulturen, dass der offene Ausdruck einer negativen Emotion gegenüber einer Person in einem privaten im Vergleich zu einem öffentlichen Kontext in allen Kulturen als angemessener bewertet wird (Matsumoto et al. 2009).

Da allerdings die Deutung des Erlebens („Feeling of Feeling") eine der zentralen Komponenten von Emotionen beim Menschen repräsentiert, sind Emotionen des Individuums immer schon auch kulturell gefärbt. Ein gutes Beispiel für kulturelle Unterschiede findet sich in der Studie von Matsumoto et al. (2002). Sie untersuchten den Zusammenhang zwischen mimischem Emotionsausdruck und Erleben anhand von Einschätzungen des Gesichtsausdrucks und der Gefühlsintensität bei japanischen und amerikanischen Student*innen. Dabei wurde die Darbietung der mimischen Ausdrucksintensität variiert. Es ergab sich ein deutlicher Kulturunterschied: Bei vollständiger Ausdrucksintensität (100 %) gaben amerikanische Student*innen an, dass der Ausdruck stärker ist als das Erleben, während die japanischen Student*innen keine Unterschiede sahen. Bei 50 % Ausdrucksintensität hingegen kehrten sich die Befunde um. Japanische Student*innen bewerteten das Erleben als stärker als den Ausdruck, während amerikanische Student*innen keine Unterschiede zwischen Ausdruck und Erleben sahen. Wenn der Ausdruck im mittleren Bereich liegt, dürfte für Japaner*innen – anders als für Amerikaner*innen – am ehesten eine Darbietungsregel wirksam sein und das Erleben als stärker bewertet werden. Einen starken Ausdruck hingegen deuten Japaner als Kontrollverlust und bewerten daher den Ausdruck als identisch mit dem emotionalen Erleben, während Amerikaner*innen darin eher eine Übertreibung sehen. Emotionen sind die nichtsprachliche Formen der Kommunikation, die Regeln unterworfen ist, die die einzelnen kulturellen Gruppen aufstellen. Sicherlich folgen die Regeln einerseits den biologisch gegebenen Aspekten, lassen aber auch genug Spielraum für kulturspezifische Deutungen zu, wie das obige Beispiel verdeutlicht.

Aus einer entwicklungspsychologischen Perspektive ist zu betonen, dass die frühe kulturell beeinflusste Emotionsregulation, die durch die Erzieher*innen von Beginn an ausgeübt wird, die emotionale Entwicklung beeinflusst, lange bevor verbale Erklärungen und Gespräche einsetzen. Dieser Aspekt ist sehr wesentlich, da die frühe Förderung eines kulturspezifischen Emotionsmodells dazu führt, dass diese sich wiederholenden Erfahrungen aus Sicht des Kindes zu einer als selbstverständlich erachteten Wahrnehmung von Emotionen zu einem späteren Entwicklungszeitpunkt führen.

Die Vorstellung einer höheren Emotionskontrolle im relationalen Emotionsmodell führt zu einer stärkeren Förderung willentlicher Verhaltensregulierung. Diese willentliche Regulierung ist so intensiv eingeübt und internalisiert, dass sie im Laufe der Entwicklung zu einer automatischen Verhaltensregulierung führt, d. h. das Individuum reagiert spontan auf diese Weise. Dies bedeutet, dass sich das emotionale Erleben erwachsener Kulturangehöriger mit individualistischem Emotionsmodell von Kulturangehörigen mit relationalem Emotionsmodell deutlich unterscheiden kann. Dies bedeutet aber nicht, dass Erwachsene mit einem relationalen Emotionsmodell höhere Emotionskontrolle ausüben. Aufgrund der Ontogenese erfolgt die Bewertung und Reaktion so automatisch wie auch im Fall des individualistischen Modells. Diese Perspektive ist wichtig, weil die westlich geprägte Forschung oftmals Emotionen in nicht-westlichen Kulturen so darstellt, als würden diese Kulturangehörigen Emotionen stärker unterdrücken, was aus westlicher Sicht als psychisch ungesund angesehen wird (s. Friedlmeier 2010). Es bleibt eine Aufgabe zukünftiger Forschung, noch mehr Einblick in die Klärung dieser Frage zu geben und kulturspezifische Entwicklungspfade zu beschreiben (z. B. Greenfield et al. 2003).

Wie erste Studien hier belegt haben, gibt es auch kulturelle Unterschiede in funktionalen Zusammenhängen zwischen elterlichen Regulationsstrategien und der sozialen Entwicklung der Kinder. Dies macht die Erfassung von kulturellen Emotionsmodellen umso bedeutsamer, um diese Unterschiede zu erklären. Sicherlich bleiben noch viele Fragen offen. Drei zentrale Themenbereiche seien kurz erwähnt.

Es bleibt eine wichtige Aufgabe, die Emotionsmodelle empirisch zu testen und zu evaluieren. Bislang haben wir die Modelle als hypothetische Konstrukte verwendet. Um die Bedeutung der Modelle zu untermauern, ist es notwendig, die Modelle selbst empirisch zu erheben und ihre Vorhersage von Regulationsstrategien und der Entwicklung von Kindern zu testen. Dies ist auch im Hinblick darauf wichtig, dass solche Modelle intrakulturell variieren können.

Des Weiteren bleibt eine Aufgabe, die kulturell erwarteten Entwicklungspfade näher zu bestimmen, um die Vorhersage der Emotionsmodelle zu stärken: Ab welchem Alter erwarten Eltern, dass Kinder die Fähigkeit haben, angemessenen Emotionsausdruck und Regulation zu zeigen?

Wir haben uns in diesem Kapitel ausschließlich auf die Sozialisationsprozesse der Erzieher*innen konzentriert. Es gibt einige Hinweise, dass Kinder bereits ab dem Vorschulalter kulturspezifische Regulationsstrategien zeigen (s. Cole et al. 2006; Friedlmeier und Trommsdorff 1999; Trommsdorff et al. 2007). Es ist daher wichtig, auch die Kinder zu untersuchen und zu prüfen, wie sich die immer selbstständiger werdende Regulationsfähigkeit von Kindern entwickelt und inwieweit sie durch die stellvertretenden Regulationen der Eltern in ihrer Wahl beeinflusst werden. So mag Temperament ein Faktor sein, der zu einer Bevorzugung spezifischer Strategien beitragen könnte. Empirische Studien führten den Nachweis, dass Temperament im Vorschul- und frühen Schulalter Copingprozesse und bevorzugte Copingstrategien beeinflusst (Eisenberg et al. 1994; Lengua und Long 2002). Es ist auch anzunehmen, dass die elterliche Regulation der Emotionen ihrer Kinder von dem Temperament des Kindes mitbestimmt werden dürfte.

Die meisten Studien haben vor allem Mütter untersucht. Eine Ausweitung der Perspektive auf andere Sozialisationspartner des Kindes ist ebenfalls ein wichtiges Thema zukünftiger Forschung. So haben Shewark und Blandon (2015) nachgewiesen, dass die Regulationsstrategien von Vater und Mutter unterschiedliche Effekte auf die Kinder hat.

7   Ausblick

Emotionsregulation kann als ein Teil von Coping angesehen werden. Skinner und Zimmer-Gembeck (2007) kommen in ihrem Überblicksartikel zur Entwicklung von Coping zu der Schlussfolgerung, dass Coping ein komplexes adaptives System ist, das viele Prozesse (physiologische, emotionale, zwischenmenschliche, Aufmerksamkeits- und Verhaltensprozesse) umfasst, die in einen soziokulturellen Kontext eingebettet sind. Coping operiert auf verschiedenen Ebenen und über verschiedene Zeitskalen (ontogenetisch, episodischer Prozess, der sich über Tage und Monate erstrecken kann, oder ein interaktiver Prozess in der Gegenwart). Eine Ausweitung der Entwicklung von Coping auf eine kulturelle Perspektive ist wünschenswert und erste Ansätze lassen sich in der Literatur finden, z. B. „agentic regulation" (Trommsdorff 2012) oder „self-regulation" (Trommsdorff und Rothbaum 2008).

Ziel diese Beitrags war es, einen Überblick über den aktuellen Stand der Forschung zu Emotionen im Kulturvergleich unter besonderer Berücksichtigung der Emotionsregulation in einer entwicklungspsychologischen Perspektive zu geben. Die bisherigen Erkenntnisse sind noch rudimentär, geben aber dennoch erste interessante Einblicke, die entwicklungspsychologische und kulturvergleichende Forscher anregen können, das Wissen über diesen Bereich systematisch zu erweitern.

Literatur

Biehl, M., Matsumoto, D., Ekman, P., Hearn, V., Heider, K., Kudoh, T., & Ton, V. (1997). Matsumoto and Ekman's Japanese and Caucasian Facial Expressions of Emotion (JACFEE): Reliability data and cross-national differences. *Journal of Nonverbal Behavior, 21*, 3–22.

Block, J. H., & Block, J. (1980). The role of ego-control and ego-resiliency in the organization of behavior. In W. A. Collins (Hrsg.), *Minnesota symposium on child psychology: Development of cognition, affect, and social relations* (Bd. 13, S. 39–101). Hillsdale: Erlbaum.

Boiger, M., & Mesquita, B. (2012). The construction of emotion in interactions, relationships, and cultures. *Emotion Review, 4*, 221–229.

Bridges, L. J., & Grolnick, W. S. (1995). The development of emotional self-regulation in infancy and early childhood. In N. Eisenberg (Hrsg.), *Social development: Vol. 15. Review of personality and social psychology* (S. 185–211). Thousand Oaks: Sage.

Briggs, J. (1971). *Never in anger. Portrait of an Eskimo family.* Cambridge, MA: Harvard University Press.

Cassidy, J. (1994). Emotion regulation: Influences of attachment relationships. *Monographs of the Society for Research in Child Development, 59*, 228–283.

Chan, S. M., Bowes, J., & Wyver, S. (2009). Parenting style as a context for emotion socialization. *Early Education and Development, 20*, 631–656.

Chaplin, T. M., Cole, P. M., & Zahn-Waxler, C. (2005). Parental socialization of emotion expression: Gender differences and relations to child adjustment. *Emotion, 5*, 80–88.

Cole, P. M., Bruschi, C. J., & Tamang, B. L. (2002). Cultural differences in children's emotional reactions to difficult situations. *Child Development, 73*, 983–996.

Cole, P. M., Tamang, B. L., & Shrestha, S. (2006). Cultural variations in the socialization of young children's anger and shame. *Child Development, 77*, 1237–1251.

Compas, B. E., Connor-Smith, J. K., Saltzman, H., Thomsen, A. H., & Wadsworth, M. E. (2001). Coping with stress during childhood and adolescence: Problems, progress, and potential in theory and research. *Psychological Bulletin, 127*, 87–127.

Corapci, F., Friedlmeier, W., Benga, O., Strauss, C., Pitica, I., & Susa, G. (2017). Cultural socialization of toddlers in emotionally-charged situations. *Social Development*. https://doi.org/10.1111/sode.12272.

Damasio, A. R. (1994). *Descartes' error. Emotion, reason, and the human brain*. New York: Avon.

Denham, S. A., Mitchell-Copeland, J., Strandberg, K., Auerbach, S., & Blair, K. (1997). Parental contributions to preschoolers' emotional competence: Direct and indirect effects. *Motivation and Emotion, 21*, 65–86.

Eid, M., & Diener, E. (2001). Norms for experiencing emotions in different cultures: Inter- and intranational differences. *Journal of Personality and Social Psychology, 81*, 869–885.

Eisenberg, N., Fabes, R. A., Schaller, M., Carlo, G., & Miller, P. A. (1991). The relations of parental characteristics and practices to children's vicarious emotional responding. *Child Development, 62*, 1393–1408.

Eisenberg, N., Fabes, R. A., Nyman, M., Bernzweig, J., & Pinuelas, A. (1994). The relations of emotionality and regulation to children's anger-related reactions. *Child Development, 65*, 109–128.

Eisenberg, N., Fabes, R. A., & Murphy, B. C. (1996). Parents' reactions to children's negative emotions: Relations to children's social competence and comforting behavior. *Child Development, 67*, 2227–2247.

Ekman, P. (1972). Universals and cultural differences in facial expressions of emotion. In J. Cole (Hrsg.), *Nebraska symposium of motivation* (Bd. 19, S. 207–283). Lincoln: University of Nebraska Press.

Ekman, P., Friesen, W. V., & Ellsworth, P. (1972). *Emotion in the human face: Guidelines for research and an integration of findings*. New York: Pergamon.

Fabes, R. A., Poulin, R. E., Eisenberg, N., & Madden-Derdich, D. A. (2002). The coping with children's negative emotions scale (CCNES): Psychometric properties and relations with children's emotional competence. *Marriage & Family Review, 34*, 285–310.

Fischer, A. H., & Manstead, A. S. R. (2000). Gender and emotions in different cultures. In A. H. Fischer (Hrsg.), *Gender and emotion: Social psychological perspectives* (S. 71–94). Cambridge, UK: Cambridge University Press.

Frederickson, B. L. (2004). The broaden-and-build theory of positive emotions. *Philosophical Transactions: Biological Sciences, 359*, 1367–1377.

Friedlmeier, W. (2005a). Emotional development and culture. Reciprocal contributions of cross-cultural research and developmental psychology. In W. Friedlmeier, P. Chakkarath & B. Schwarz (Hrsg.), *Culture and human development. The importance of cross-cultural research to social sciences* (S. 125–152). Hove: Psychology Press.

Friedlmeier, W. (2005b). Kultur und Emotion. Zur Sozialisation menschlicher Gefühle. In B. Kleeberg, T. Walter & F. Crivellari (Hrsg.), *Urmensch und Wissenschaftskultur* (S. 137–160). Darmstadt: Wissenschaftliche Buchgesellschaft.

Friedlmeier, W. (2010). Emotionale Entwicklung im kulturellen Kontext [Emotional development in cultural context]. In B. Mayer & H.-J. Kornadt (Hrsg.), *Soziokultureller Kontext und menschliche Entwicklung [Socio-cultural context and human development]* (S. 121–140). Wiesbaden: VS Verlag für Sozialwissenschaften.

Friedlmeier, W., & Trommsdorff, G. (1999). Emotion regulation in early childhood. A cross-cultural comparison between German and Japanese toddlers. *Journal of Cross-Cultural Psychology, 30*, 684–711.

Friedlmeier, W., & Matsumoto, D. (2007). Emotion im Kulturvergleich. In G. Trommsdorff & H.-J. Kornadt (Hrsg.), *Kulturvergleichende Psychologie, Band 2. Enzyklopädie der Psychologie, Serie VII, Themenbereich C „Theorie und Forschung"* (S. 219–281). Göttingen: Hogrefe.

Friedlmeier, W., Corapci, F., & Cole, P. M. (2011). Socialization of emotions in cross-cultural perspective. *Social and Personality Psychology Compass, 5*, 410–427.

Friedlmeier, W., Corapci, F., & Benga, O. (2014). Cultural perspective on emotional development in early childhood. In L. Jensen (Hrsg.), *Oxford handbook of culture and development* (S. 127–148). New York: Oxford University Press.

Friedlmeier, W., Corapci, F., Susa-Erdogan, G., Benga, O., & Kurman, J. (2019). Cultural variations of maternal emotion regulation of toddler's emotions in a delay of gratification context. *Culture and Brain, 7*, 1–27.

Frijda, N. H. (1986). *The emotions*. New York: Cambridge University Press.

Frijda, N. H., Kuipers, P., & ter-Schure, E. (1989). Relations among emotion, appraisal, and emotional action readiness. *Journal of Personality and Social Psychology, 57*, 212–228.

Frijda, N. H., Markam, S., Sato, K., & Wiers, R. (1995). Emotions and emotion words. In J. A. Russell, A. S. R. Manstead, J. C. Wellenkamp & J. M. Fernández-Dols (Hrsg.), *Everyday conceptions of emotion: An introduction to the psychology, anthropology and linguistics of emotion* (S. 121–143). Dordrecht: Kluwer.

Fung, H. (1999). Becoming a moral child: The socialization of shame among young Chinese children. *Ethos, 27*, 180–209.

Fung, H., & Chen, E. C.-H. (2001). Across time and beyond skin: Self and transgression in the everyday socialization of shame among Taiwanese preschool children. *Social Development, 10*, 420–437.

Gottman, J. M., Katz, L. F., & Hooven, C. (1996). Parental meta-emotion philosophy and the emotional life of families: Theoretical models and preliminary data. *Journal of Family Psychology, 10*, 243–268.

Greenfield, P., Keller, H., Fuligni, A., & Maynard, A. (2003). Cultural pathways through universal development. *Annual Review of Psychology, 54*, 461–490.

Grolnick, W. S., Bridges, L. J., & Connell, J. P. (1996). Emotion regulation in two-year-olds: Strategies and emotional expression in four contexts. *Child Development, 67*, 928–941.

Gross, J. J., & Levenson, R. W. (1993). Emotional suppression: Physiology, self-report, and expressive behavior. *Journal of Personality and Social Psychology, 64*, 970–986.

Halberstadt, A., & Lozada, F. (2011). Emotion development through the lens of culture. *Emotion Review, 3*, 158–168.

Havighurst, S. S., Wilson, K. R., Harley, A. E., Prior, M. R., & Kehoe, C. (2010). Tuning in to kids: Improving emotion socialization practices in parents of preschool children: Findings from a community trial. *Journal of Child Psychology and Psychiatry, 51*, 1342–1350.

Holodynski, M., & Friedlmeier, W. (2006). *Development of emotions and emotion regulation*. New York: Springer.

Izard, C. E., Trentacosta, C. J., King, K. A., & Mostow, A. J. (2004). An emotion-based prevention program for Head Start children. *Early Education and Development, 15*, 407–422.

Julian, T. W., McKenry, P. C., & McKelvey, M. W. (1994). Cultural variations in parenting: Perceptions of Caucasian, African-American, Hispanic, and Asian-American parents. *Family Relations, 43*, 30–37.

Kopp, C. B. (1992). Emotional distress and control in young children. *New Directions for Child Development, 55*, 41–56.

Kuppens, P., Ceulemans, E., Timmerman, M. E., Diener, E., & Kim-Prieto, C. (2006). Universal intracultural and intercultural dimensions of the recalled frequency of emotional experience. *Journal of Cross-Cultural Psychology, 37*, 491–515.

Lengua, L. J., & Long, A. C. (2002). The role of emotionality and self-regulation in the appraisal-coping process: Tests of direct and moderating effects. *Journal of Applied Developmental Psychology, 23, 471–493*.

Lewis, M., Takai-Kawakami, K., Kawakami, K., & Sullivan, M. W. (2010). Cultural differences in emotional responses to success and failure. *International Journal of Behavioral Development, 34*, 53–61.

Li, J. (2006). Self in learning: Chinese adolescents' goals and sense of agency. *Child Development, 77*, 482–501.

Markus, H. R., & Kitayama, S. (1991). Culture and the self: Implications for cognition, emotion, and motivation. *Psychological Review, 98*, 224–253.

Markus, H. R., & Kitayama, S. (2001). The cultural construct of self and emotion: Implications for social behaviors. In W. G. Gerrod (Hrsg.), *Emotions in social psychology: Essential readings* (S. 119–137). New York: Psychology Press.

Matsumoto, D. (1991). Cultural influences on facial expressions of emotion. *Southern Communication Journal, 56*, 128–137.

Matsumoto, D. (2001). Culture and emotion. In D. Matsumoto (Hrsg.), *Handbook of culture and psychology* (S. 171–194). Oxford, UK: Oxford University Press.

Matsumoto, D., & Kishimoto, H. (1983). Developmental characteristics in judgments of emotion from nonverbal vocal cues. *International Journal of Intercultural Relations, 7*, 415–424.

Matsumoto, D., Consolacion, T., Yamada, H., Suzuki, R., Franklin, B., Paul, S., Ray, R., & Uchida, H. (2002). American-Japanese cultural differences in judgments of emotional expressions of different intensities. *Cognition and Emotion, 16*, 721–747.

Matsumoto, D., Yoo, S.-H., et al. (2008). Mapping expressive differences around the world: The relationship between emotional display rules and individualism vs. collectivism. *Journal of Cross-Cultural Psychology, 39*, 55–74.

Matsumoto, D., Yoo, S. H., & Fontaine, J. (2009). Hypocrisy or maturity? Culture and context differentiation. *European Journal of Personality, 23*, 1–14.

Mauro, R., Sato, K., & Tucker, J. (1992). The role of appraisal in human emotions: A cross-cultural study. *Journal of Personality and Social Psychology, 62*, 301–317.

Mesquita, B. (2003). Emotions as a dynamic cultural phenomena. In R. Davidson, H. Goldsmith & K. R. Scherer (Hrsg.), *The handbook of affective sciences* (S. 871–890). New York: Oxford University Press.

Mesquita, B., & Albert, D. (2007). The cultural regulation of emotions. In J. Gross (Hrsg.), *Handbook of emotion regulation* (S. 486–503). New York: Guilford.

Mesquita, B., & Ellsworth, P. C. (2001). The role of culture in appraisal. In K. R. Scherer & A. Schorr (Hrsg.), *Appraisal process in emotion: Theory, methods, research* (S. 233–248). New York: Oxford University Press.

Mesquita, B., Frijda, N., & Scherer, K. R. (1997). Culture and emotion. In J. W. Berry, P. R. Dasen & T. S. Saraswathi (Hrsg.), *Handbook of cross-cultural psychology* (S. 255–297). Boston: Allyn & Bacon.

Metcalfe, J., & Mischel, W. (1999). A hot/cool-system analysis of delay of gratification: Dynamics of willpower. *Psychological Review, 106*, 3–19.

Miller, P. J., & Sperry, L. L. (1987). The socialization of anger and aggression. *Merrill-Palmer Quarterly, 33*, 1–31.

Miller, P. J., & Sperry, L. L. (1988). Early talk about the past: The origins of conversational stories of personal experience. *Journal of Child Language, 15*, 293–315.

O'Neal, C. R., & Magai, C. (2005). Do parents respnd in different ways when children feel different emotions? The emotional context of parenting. *Development and Psychopathology, 17*, 467–487.

Power, T. G. (2004). Stress and coping in childhood: The parents' role. *Parenting: Science and Practice, 4*, 271–317.

Premo, J., & Kiel, E. (2014). The effect of toddler emotion regulation on maternal emotion socialization: Moderation by toddler gender. *Emotion, 14*(4), 782–793.

Ramirez, O. (1991). Mexican American children and adolescents. In J. T. Gibbs & L. N. Huang (Hrsg.), *Children of color: Psychological interventions with minority youth* (S. 224–250). San Francisco: Jossey-Bass.

Raval, V. V., & Martini, T. S. (2009). Maternal socialization of children's anger, sadness, and physical pain in two communities in Gujarat, India. *International Journal of Behaviroal Development, 33*, 215–229.

Raval, V. V., & Martini, T. S. (2011). Making the child understand: Socialization of emotion in urban India. *Journal of Family Psychology, 25*(6), 847–856.

Roberts, W. L., & Strayer, J. (1987). Parents' responses to the emotional distress of their children: Relations with children's competence. *Developmental Psychology, 23*, 415–422.

Roseman, I. J., Dhawan, N., Rettek, S. I., Naidu, R. K., & Thapa, K. (1995). Cultural differences and cross-cultural similarities in appraisals and emotional responses. *Journal of Cross-Cultural Psychology, 26*, 23–48.

Rossman, B. B. R. (1992). School-age children's perceptions of coping with distress: Strategies for emotion regulation and the moderation of adjustment. *Journal of Child Psychology and Psychiatry, and Allied Disciplines, 33*, 1373–1397.

Rothbaum, F., Weisz, J. R., & Snyder, S. S. (1982). Changing the world and changing the self: A two-process model of perceived control. *Journal of Personality and Social Psychology, 42,* 5–37.

Safdar, S., Friedlmeier, W., Matsumoto, D., Yoo, S., Kwantes, C. T., Kakai, H., & Shigemasu, E. (2009). Variations of emotional display rules within and across cultures. A comparison between Canada, USA, and Japan. *Canadian Journal of Behavioural Science, 41,* 1–10.

Scherer, K. R., Wallbott, H. G., & Summerfield, A. B. (1986). *Experiencing emotion: A cross-cultural study.* Cambridge, UK: Cambridge University Press.

Schimmack, U. (1996). Cultural influences on the recognition of emotion by facial expressions: Individualistic or Caucasian cultures? *Journal of Cross-Cultural Psychology, 27,* 37–50.

Seginer, R., Trommsdorff, G., & Essau, C. (1993). Adolescent control beliefs: Cross-cultural variations of primary and secondary orientations. *International Journal of Behavioral Development, 16,* 243–260.

Shewark, E. A., & Blandon, A. Y. (2015). Mothers' and fathers' emotion socialization and children's emotion regulation: A within-family model: Emotion socialization and children's emotion regulation. *Social Development, 24*(2), 266–284.

Shipman, K. L., & Zeman, J. (2001). Socialization of children's emotion regulation in mother-child dyads: A developmental psychopathology perspective. *Development and Psychopathology, 13,* 317–336.

Skinner, E. A., & Zimmer-Gembeck, M. J. (2007). The development of coping. *Annual Review of Psychology, 58,* 119–144.

Tao, A., Zhou, Q., & Wang, Y. (2010). Parental reactions to children's negative emotions: Prospective relations to Chinese children's psychological adjustment. *Journal of Family Psychology, 24,* 135–144.

Trommsdorff, G. (2012). Development of agentic regulation in cultural context: The role of self- and world views. *Child Development Perspectives, 6,* 19–26.

Trommsdorff, G., & Friedlmeier, W. (2010). Mothers' sensitivity and preschool daughters' emotional reactions in Japan and Germany. *European Journal of Developmental Psychology, 7,* 350–370.

Trommsdorff, G., & Rothbaum, F. (2008). Development of emotion-regulation as part of self-regulation in cultural context. In S. Ismer, S. Jung, S. Kronast, C. v. Scheve & M. Vandekerckhove (Hrsg.), *Regulating emotions: Social necessity and biological inheritance* (S. 85–120). London/New York: Blackwell.

Trommsdorff, G., Friedlmeier, W., & Mayer, B. (2007). Sympathy, distress, and prosocial behavior of preschool children in four cultures. *International Journal of Behavioural Development, 31,* 284–293.

Tsai, J. L. (2007). Ideal affect. Cultural causes and behavioral consequences. *Perspectives on Psychological Science, 2,* 242–259.

Tsai, J. L., Louie, J. Y., Chen, E. E., & Uchida, Y. (2008). Learning what feelings to desire: Socialization of ideal affect through children's storybooks. *Personality and Social Psychology Bulletin, 33,* 17–30.

Valdés, G. (1996). *Con respeto: Bridging the distance between culturally diverse families and schools.* New York: Teacher's College Press.

Wang, Q. (2003). Emotion situation knowledge in American and Chinese preschool children and adults. *Cognition & Emotion, 17,* 725–746.

Wang, Q. (2006). Relations of maternal style and child self-concept to autobiographical memories in Chinese, Chinese Immigrant, and European American 3-year-olds. *Child Development, 77,* 1794–1809.

Wang, Q., & Fivush, R. (2005). Mother-child conversations of emotionally salient events: Exploring the functions of emotional reminiscing in European-American and Chinese families. *Social Development, 14,* 473–495.

Weisz, J. R., Rothbaum, F. M., & Blackburn, T. C. (1984). Standing out and standing in: The psychology of control in America and Japan. *American Psychologist, 39,* 955–969.

Whaley, A. (2000). Sociocultural differences in the developmental consequences of the use of physical discipline during childhood for African Americans. *Cultural Diversity & Ethnic Minority Psychology, 6*, 5–12.

Wilson, B. J., & Gottman, J. M. (1996). Attention – The shuttle between emotion and cognition: Risk, resiliency, and physiological bases. In E. M. Hetherington & E. A. Blechman (Hrsg.), *Stress, coping, and resiliency in children and families* (S. 189–228). Hillsdale: Erlbaum.

Wörmann, V., Holodynski, M., Keller, H., & Kärtner, J. (2012). A cross-cultural comparison of the development of the social smile. A longitudinal study of maternal and infant imitation in 6- and 12-week-old infants. *Infant Behavior & Development, 35*, 335–347.

Kulturelle Dimensionen und Subjektives Wohlbefinden im Kulturvergleich

Petia Genkova

Inhalt

Zusammenfassung

Das folgende Kapitel widmet sich der Operationalisierung des Begriffes Glück im Kulturvergleich. Dieses Kapitel hat das Ziel die generelle Operationalisierbarkeit, sowie Schwierigkeiten und auftretende Unterschiede bei einer kulturvergleichenden Perspektive strukturiert darzustellen. Dafür wird im ersten Teil auf die Entwicklung des Forschungskonstrukts Wohlbefinden an sich eingegangen und darauf folgend auf die Ergebnisse bisheriger Forschung zur Entstehung von Wohlbefinden. Im Anschluss wird aufgezeigt, warum eine kulturvergleichende Perspektive für das Verständnis des Konstruktes notwendig ist und was subjektive Lebenszufriedenheit ist. Dadurch soll ein grundlegendes Verständnis über die Wechselwirkungen Glück, Lebenszufriedenheit, subjektives Wohlbefinden und Kulturellen Dimensionen geschaffen werden.

Schlüsselwörter

Wohlbefinden · Glück · Kulturvergleich · Subjektive Lebenszufriedenheit · Interkulturell

P. Genkova (✉)
Wirtschaftspsychologie, University of Applied Sciences Osnabrück, Osnabrück, Deutschland
E-Mail: petia@genkova.de

© Springer Fachmedien Wiesbaden GmbH, ein Teil von Springer Nature 2021   323
T. Ringeisen et al. (Hrsg.), *Handbuch Stress und Kultur*,
https://doi.org/10.1007/978-3-658-27789-5_22

1   Einleitung

Glück und Wohlbefinden sind einer der am häufigsten gebrauchten Begriffe im Alltag und dennoch sieht sich die Psychologie verpflichtet, dieses Konstrukt zu erfassen und zu erklären. Da es schwierig ist, derart komplexe Vorstellungen zu formulieren und zu operationalisieren, hat sich die Psychologie lange Zeit davon distanziert. Die Erwartung an die Psychologie rezeptartige Konzepte zu formulieren, wie man glücklich wird, kann die Forschung nicht bieten. Ebenso wie es in der Medizin kein allgemeingültiges Heilmittel gibt.

Die Frage nach dem *guten Leben* beschäftigt die Menschen seit Jahrtausenden. Trotzdem wird erst in den letzten Jahrzehnten eine empirische, wissenschaftliche und systematisch betriebene Forschung zu dieser Problematik durchgeführt. Das Konstrukt der Lebensqualität hingegen wurde immer wieder gemessen, da es an objektiven Kriterien festzumachen ist. Die Lebenszufriedenheit als Konzept wurde früher jedoch eher vernachlässigt, da sie Subjektivität zum Ausdruck bringt (Diener und Suh 2000a, b; Schwarz und Strack 1991). Campbell (1981) zählt zu einer der Pioniere, die subjektiven Indikatoren der sozialen Forschung zur Urteilsperspektive untersuchen (Schwarz und Strack 1991) und seine Arbeiten werden mit dem Konstrukt Wohlbefinden in Zusammenhang gebracht.

Was unterscheidet das Wohlbefinden als psychologisches Konstrukt von den anderen Wohlbefindens Konstrukten? Die Psychologie hat sich wenig mit dem Konstrukt Wohlbefinden beschäftigt, vielmehr mit dem Unglück (Diener 1984). Die Ursache dafür ist vielleicht der größere Bedarf an kausalen Erklärungen von negativen Prozessen als an denen von positiven (Bohner et al. 1988). Erst in den letzten 10 bis 20 Jahren hat die Psychologie diesen Forschungsbedarf nachgeholt (Argyle 1987) und das subjektive Wohlbefinden als Forschungsgegenstand von Grundlagenforschung und angewandten Perspektiven aufgenommen (Strack et al. 1991).

Da es sich um eine atheoretische Forschung – dies ist die Tendenz bei mehreren positiven Phänomenen, zum Beispiel bei prosozialem Verhalten – handelt, sind die meisten Definitionen durch empirische Ergebnisse entwickelt worden, die aber nur teilweise in Überprüfung von theoretischen Konstrukten übergehen. Um dies zu verdeutlichen, werden hier ein paar Definitionen dargestellt:

Becker (1994) betont den Unterschied zwischen dem momentanen Erleben einer Person, welches die positiven Gefühle, Stimmungen und körperlichen Empfindungen sowie das Fehlen von Beschwerden umfasst, und den „Aussagen über das für eine Person typische Wohlbefinden, d. h. Urteile über aggregierte emotionale Erfahrungen".

Diener (1984) und Diener und Diener (1996) bieten eine der am häufigsten zitierten sozialpsychologischen Definitionen an, da sie Vorreiter dieser Forschungstendenz u. a. mit zahlreichen Kulturvergleichen sind. Wohlbefinden wird folglich als „*people evaluations of their lives*" verstanden. Ihr Konstrukt besteht aus drei Aspekten: (1) Lebenserfahrung der Person; (2) positives Ausmaß und (3) globale Beurteilungen aller Aspekte des persönlichen Lebens. Später definieren Diener und Diener (1995a) das Konstrukt als bewertende Reaktion auf das eigene

Leben mit Hilfe der Begriffe der Lebenszufriedenheit (kognitiv) oder des Wohlbefindens (affektiv/emotional). Diener (1984) zufolge hat das subjektive Wohlbefinden drei Dimensionen: die Frequenz von positiven Affekten, die Intensität
von erfahrenen Emotionen und die Lebenszufriedenheit als kognitive Evaluation
des eigenen Lebens.

Dabei werden die Begriffe *Lebenszufriedenheit*, *Wohlbefinden* und *Glück* meist
als Synonyme gebraucht. Sollte dies nicht der Fall sein, wird explizit darauf hingewiesen.

2   Entwicklung des Forschungskonstruktes

Da das Forschungskonstrukt relativ neu ist, kann nicht über allgemein geltende
Tendenzen gesprochen werden. Allerdings wird eine grundlegende Unterscheidung
zwischen subjektiven und objektiven Theorien des Wohlbefindens vorgenommen
(Stricker 1999).

Die objektiven und subjektiven Wohlfahrtstheorien unterscheiden sich darin, ob
und inwieweit Einstellungen der Subjekte dafür ausschlaggebend sind, welches
Niveau dem Wohlbefinden zugeschrieben wird (Stricker 1999). Objektive Theorien
zeichnen sich dadurch aus, dass sie gar nicht oder nicht direkt auf Einstellungen
Bezug nehmen. Es lassen sich verschied starke Bedingungen angeben, die definieren, ob eine Theorie als subjektiv oder objektiv bezeichnet wird. Eine Möglichkeit,
die Dichotomie zwischen subjektiven und objektiven Theorien zu erfassen, besteht
darin, dass objektive Theorien als strikt geist-unabhängig bestimmt werden. „*The
duality isolates objective theories as a group, since alone that welfare is entirely
mind-independent*" (Summer 1996). Diese Bedingung wird Geistunabhängigkeits-
bedingung genannt (G-A-Bedingung). Demzufolge werden alle Theorien, die Wohlbefinden mit mentalen Zuständen in Beziehung setzen, als subjektive Theorien
bezeichnet (Stricker 1999). Eine andere Bedingung für eine subjektive Wohlbefin-
denstheorie lautet:

Die Pro-Einstellung eines Subjekts zu einem Gegenstand X ist notwendig
dafür, dass X das Wohlbefinden dieses Subjekts erhöht: „*subjective theories make
our well-being logically dependent on our attitudes of favour and disfavour.
Objective theories deny this dependency. In an objective theory, therefore, some-
thing can be (directly and immediately) good for me though I do not regard it
favourably, and my life can be going well despite my failing to any positive
attitude toward it.*" Diese Bedingung wird Notwendigkeitsbedingung genannt
(N-Bedingung) (Summer 1996, nach Stricker 1999). Hybride Theorien dagegen
sind objektivistisch ausgerichtete Theorien, die der Auffassung Rechnung tragen,
dass man subjektivistischen Kriterien ebenfalls Beachtung schenken muss. Sie
nehmen nur zum Teil Bezug auf die Einstellungen von Subjekten.Subjektiv sind
daher alle Theorien, die es als notwendig erachten, auf die Einstellung von
Individuen einzugehen. Objektiv hingegen wären Theorien, die den Bezug zu
Einstellungen ziehen.

Dennoch stellt sich dabei die Frage, ob man Glück objektiv oder subjektiv messen kann. Natürlich kann man Glück nach Selbstberichten messen – also subjektiv testen. Dabei bleibt die objektive Seite der Lebensqualität aber außer Acht, was auch dem Forschungskonstrukt nicht gerecht wird. Bei der Frage, ob Unglück die Regel ist, spricht man von der Tendenz, die Prozesse und das Leben rosiger zu sehen, als sie sind. Diese Perspektive wird von den Experimenten der sogenannten *depressiven Realität* unterstützt (Alloy und Abramson 1979).

Menschen eignen sich ihre Lebensbedingungen an, unabhängig davon, ob diese biologisch oder evolutionär gesehen schlecht sind. Schließlich will die Natur nicht, dass eine Spezies sich weiter vermehrt, die ihre Bedingungen (Umwelt) nicht subjektiv beherrscht. Aus der gesundheitlichen Perspektive betrachtet, sollte Glück der Normalfall sein, da Glück einen zentralen Überlebenswert repräsentiert. Somit spiegeln die inneren Prozesse des Glücks sowie die Evaluation des momentanen Zustands – psychisch und physisch – die Stabilisation bestimmter Dispositionen wider.

Ausgehend von der Auffassung, dass subjektive Theorien (Dann 1991) (1) überdauernde kognitive Strukturen und mentale Repräsentationen des Individuums darstellen, die durch Erfahrung veränderbar sind, und (2) sie somit gegen momentane, aber bewusste Kognitionen abgegrenzt sind, könnte man schließen, dass subjektive Theorien teilweise implizit sind (zum Beispiel nicht bewusstseinsfähige Selbstverständlichkeiten oder unreflektierte Überzeugungen). Sie besitzen ähnliche strukturelle Eigenschaften wie wissenschaftliche Theorien (Wenn-dann-Kausalbeziehung). Wie diese Theorien haben subjektive Theorien folgende Funktionen: Situationsdefinition (Realitätskonstruktion); Nachträgliche Erklärung (Rechtfertigung); Vorhersage (Erwartung zukünftiger Ereignisse) und Generierung von Handlungsentwürfen oder Handlungsempfehlungen.

Über wissenschaftliche Theorien hinausgehend haben subjektive Theorien handlungsleitende oder handlungssteuernde Funktionen. Bei den subjektiven Theorien des Wohlbefindens ist außerdem zu berücksichtigen, dass Wissen nicht direkt Menschen und Situationen verändert und diese auch nicht zum Handeln, zum Beispiel ihr Leben zu verändern, zwingt.

In Bezug auf die individuelle Argumentationsstruktur stellt das Wohlbefinden ein nicht weniger komplexes Phänomen dar, als in den wissenschaftlichen Theorien. Dies hängt auch damit zusammen, dass selbst der wissenschaftliche Bereich einen direkten Bezug zur Praxis durch die empirische atheoretische Ausrichtung der Forschung hat.

Die Wohlbefindens Konzepte teilen sich dementsprechend in individuelles Wohlbefinden, Gruppenwohlbefinden und gemischte Konzeptionen auf. All diese haben spezifische und globale Merkmale und werden drei Ansätzen zugeteilt: objektive, subjektive und gemischte. Die objektiven Ansätze betreffen überwiegend die Lebensqualität, die subjektiven das Wahrnehmen und das Erleben dieser objektiven Umstände und die gemischten die Interaktion zwischen beiden. Neben der atheoretischen Tendenz der Wohlbefindensforschung ist der verstärkt qualitative Charakter der Untersuchungen zu betonen.

3   Wie entsteht Wohlbefinden? Ansätze über die Ätiologie des Wohlbefindens

Wohlbefinden resultiert aus dem Vergleich der tatsächlich erreichten Bedürfnisbefriedigung mit einer Bezugsnorm (relative Befriedigung), welche den Ist-Zustand in positivem Licht darstellt (kognitivistischer Zugang), was auch in Vergleichsniveautheorien festgehalten wurde (Becker 1994; Perrig-Chiello 1997; Veenhoven 1991b; Theorie der sozialen Vergleichsprozesse von Frey et al. 1993).

Wohlbefinden entsteht durch ein individuelles Anspruchsniveau, welches mit hoher Wahrscheinlichkeit erreichbar ist. Dieser Vergleich bezieht sich nicht auf die Befriedigung, sondern auf die Befriedigungswahrscheinlichkeit. Das beschreibt einen kognitivistischen Zugang zur Analyse des Wohlbefindens mittels Anspruchsniveautheorien (Hofstätter 1986; Michalos 1980; Becker 1994; Perrig-Chiello 1997).

Das Anspruchsniveau stellt einen persönlichen Standard dar, der als Kriterium in den Bewertungsprozess eingeht. Die Höhe solcher Standards wird von eigenen Erfahrungen und sozialen Vergleichen beeinflusst. Ein hohes Anspruchsniveau ist für die Person zwar motivierend und herausfordernd, kann sich aber auch als belastend und für das Wohlbefinden beeinträchtigend (Bongartz 2000) herausstellen. Die Bedeutung der Festsetzung eines Anspruchsniveaus für die Zufriedenheit kann durch das Modell von Bruggemann et al. (1975) veranschaulicht werden, der in seiner Untersuchung querschnittsgelähmte Personen mit Lottogewinnern vergleicht. Die Ergebnisse zeigen, dass nach kürzester Zeit die Zufriedenheit der Lottogewinner sinkt und sogar unter das Niveau der querschnittsgelähmten Personen fällt.

In diesem Modell kann sich eine diffuse Unzufriedenheit nach der Senkung des Anspruchsniveaus zu einer resignativen (Arbeits-)Zufriedenheit ausformen, während eine Beibehaltung des Anspruchsniveaus je nach Situationswahrnehmung und Problemlösungsversuchen zu einer Pseudo-(Arbeits-)Zufriedenheit beziehungsweise zu einer fixierten oder konstruktiven (Arbeits-) Zufriedenheit führen kann (Bruggemann et al. 1975; Semmer und Udris 1995). Das Anspruchsniveau stellt sich als einen wichtigen Ansatzpunkt für Veränderungen der Zufriedenheit heraus. Das Zufriedenheitserleben wird durch unsere Neigung beeinflusst, unsere Wahrnehmungen, Einstellungen, Erwartungen und unser Verhalten in Einklang zu halten, d. h. Dissonanzen zwischen den kognitiven Elementen zu vermeiden (interne Konsistenz). Wir nehmen Konsistenz kognitiv und emotional als angenehm wahr, während Dissonanz als eher unangenehm erlebt wird (Frey und Gaska 1993; Weber 1994). Das Streben nach interner Konsistenz steht vermutlich in einem engen Zusammenhang mit dem Erleben von Zufriedenheit und Unzufriedenheit.

Die Lebenszufriedenheit ist das Erleben, in dem die Bewertung des eigenen Lebens im Mittelpunkt steht, begründet durch einen kognitiven Prozess. Die Bewertung erfolgt zum Beispiel durch den Vergleich des subjektiv erlebten Ist-Zustands mit einem subjektiv festgesetzten Soll-Zustand auf der Grundlage ausgewählter, potenziell relevanter Informationen bezüglich des eigenen Lebens. Der subjektiv festgesetzte Soll-Zustand wird durch Erwartungen, Bedürfnisse, Ziele, Idealisierungen sowie durch soziokulturelle Normen und Werte einer Person beeinflusst. Der

subjektiv erlebte Ist-Zustand ist die Wahrnehmung vergangener, gegenwärtiger und/
oder zukünftig erwarteter Ereignisse. Bei der subjektiven Einschätzung (Mayring
1991) handelt es sich um das Abwägen vorkommender Gefühle der Dissonanz oder
Kongruenz beziehungsweise um das harmonische Verhältnis zwischen Person und
Umwelt (Argyle und Martin 1991; Ferring et al. 1996; Ferring und Filipp 1997;
Veenhoven 1991a, b; Grob et al. 1991). Die Relativitätsposition betont die Bedeutung der subjektiven Wahl des Standards der Sollgröße für das Ausmaß der selbstberichteten Lebenszufriedenheit (Standardtheorie multipler Diskrepanz; Michalos
1980, 1985). Je höher dieser Standard liegt, desto eher wird eine wahrgenommene
Diskrepanz zwischen der Soll- und Ist-Größe erlebt, welche die Lebenszufriedenheit
beeinträchtigt – wobei hier, wie schon oben erwähnt, die Beliebigkeit des kognitiven
Erlebens eine persönliche und subjektive Dimension der Lebenszufriedenheit darstellt.

Nach Michalos (1985) ist die Zufriedenheit höher, wenn die Leistungen näher an
den Ansprüchen sind. Erwartungen und Anforderungen basieren auf Vergleichen mit
anderen Menschen und deren vergangenen Erfahrungen. Die persönliche Lebenszufriedenheit verändert sich in eine positive Richtung abhängig vom Grad der persönlichen Erfahrung oder Erwartung angenehmer sozialer Interaktionen und Veränderungen oder in eine negative Richtung infolge physischer und psychischer
Symptome. Dabei spielen die *state*- eine größere Rolle als die *trait*-Variablen
(Lewinsohn et al. 1991). Bei kritischen Lebensereignissen hängt das Wohlbefinden
zum Beispiel vom erfolgreichen *Coping* ab, welches selbst ein dynamisches Verhältnis zwischen Kontext und sozialer Unterstützung, Alter und persönlicher Disposition darstellt (Filipp und Klauer 1991).

Wohlbefinden ist eng mit der kognitiven Konsistenz verknüpft, da das Individuum seine Motivverwirklichungen maximieren möchte und damit auch sein Wohlbefinden (Mosler 1992). Beides zusammen ist aber oft, abhängig von den Umweltbedingungen, nicht erfüllbar. Es ist zu vermuten, dass Wohlbefinden durch die
Motivverwirklichungen beeinflusst wird, damit es bei Frustration nicht vermindert
wird. Das bedeutet, dass das Individuum die Verwirklichung seiner Motive entsprechend seines Wohlbefindens bewertet, ordnet und arrangiert. Eine Maximierung der
Motivverwirklichung ist aber nur dann gegeben, wenn das Individuum die wahrgenommenen Verwirklichungsmöglichkeiten ausschöpft. Das Wohlbefinden wird dann
maximiert, wenn das Individuum eine Übereinstimmung (Konsistenz) zwischen der
realisierten Verwirklichung und den Verwirklichungsmöglichkeiten wahrnimmt.
Dies erfolgt nach dem Motto „Ich fühle mich dann wohl, wenn ich denke, dass ich
habe, was ich bekommen kann." Das Individuum würde dann seine Motivverwirklichungen entsprechend ihrer Konsistenz mit den wahrgenommenen Verwirklichungsmöglichkeiten organisieren, weil diese Konsistenz für das Wohlbefinden
entscheidend ist (Mosler 1992).

Außer den bereits erwähnten Ansprüchen spielt auch die Anpassung eine wichtige Rolle. Das Wohlbefinden entsteht durch Gewöhnung beziehungsweise Anpassung, was auch mit dem Immer-wieder-Zurückkehren *(set point)* zu einem vorigen
Zustand nach schwierigen Lebensereignissen und Lebensbedingungen (kognitivistischer Zugang mittels Adaptationsniveautheorien, Brickman et al. 1978; Becker

1994; Perrig-Chiello 1997) verbunden ist. Gewöhnung und Anpassung wurden schon in Bezug auf Wohlstand angesprochen. Darüber hinaus spielen diese auch eine wichtige Rolle bei der Adaption und den Passungstheoretischen Ansätzen (die *optimale Passung zwischen Person und Umwelt*, Becker 1994).

Einen Erklärungsansatz dafür bietet die Mobilmachungs- und Bagatellisierungshypothese (Taylor 1991). Sie besagt zum Beispiel, dass der Organismus bei negativen Ereignissen in stärkerem Maße reagiert als bei positiven Ereignissen und zwar zunächst kurzfristig mit Mobilmachung und langfristig mit Bagatellisierung (Taylor 1991; Taylor und Brown 1988). Wohlbefinden ist das Resultat von befriedigten Bedürfnissen und Motiven, eine Art Bilanz zwischen positiven und negativen Erlebnissen. Ein subjektiv erlebter Ist-Zustand ist die Wahrnehmung vergangener, gegenwärtiger und/oder zukünftig erwarteter Ereignisse. Die subjektive Einschätzung (Mayring 1991) entspricht dem Abwägen entstehender Gefühle der Dissonanz oder Kongruenz. Die Relativitätsposition betont die Bedeutung der subjektiven Wahl des Standards der Sollgröße für das Ausmaß der selbstberichteten Lebenszufriedenheit (Standardtheorie multipler Diskrepanz; Michalos 1980, 1985): Je höher dieser Standard ist, desto eher wird eine wahrgenommene Diskrepanz zwischen Soll- und Ist-Größe erlebt, welche die Lebenszufriedenheit beeinträchtigt (Bongartz 2000).

Die Ausgewogenheit der Prozesse ist weiterhin die wichtigste Variable für Wohlbefinden und Glück, da es sich um eine Grundbefindlichkeit handelt. Das Messen des Wohlbefindens beruht meistens auf einem Selbstbericht, dem ein Selbstberichtszeitraum zugrunde liegt. Wohlbefinden kann daher als zeitlich relativ stabile, aber veränderbare Variable betrachtet werden. Diese steht im Zusammenhang mit den Lebensumständen, der Art und Weise des Umgangs mit diesen Lebensumständen (zum Beispiel Offenheit, Neugier oder Angst, Vermeidung, Rückzug), den sozialen Austauschbeziehungen sowie mit Gewohnheiten und Lernerfahrungen (zum Beispiel Kompetenzen, Einstellungen, Ängste, belastende Lebensereignisse). Wohlbefinden im Sinne der Grundbefindlichkeit beruht auf einer relativen Unabhängigkeit der positiven und negativen Befindenskomponenten. Diese Unabhängigkeit wird auch zwischen den einzelnen positiven und negativen Erlebensqualitäten des Wohlbefindens deutlich, da bei allen Erlebensqualitäten der affektive Aspekt dominiert (Bongartz 2000).

Eine weitere, übergreifende Theorie besagt, dass Glück zyklisch sei; glücklichere Perioden wechseln sich mit unglücklicheren ab und umgekehrt. Empirische Untersuchungen über längere Zeiträume, die sich mit Stimmungen und Lebenszufriedenheit beschäftigen, weisen jedoch kein zyklisches Muster auf (zum Beispiel Fordyce 1972). Dabei wurde auch der *Zeroism*, ein Nullzustand ohne schlechte und gute Ereignisse und Erlebnisse, als Glückszustand nicht unterstützt.

Alle Lebensereignisse werden von Umweltfaktoren beeinflusst. Die empirisch ermittelte Rangfolge von relevanten Umweltfaktoren für Glück ist folgende: (1) soziale Bedingungen (Ehe, Partnerschaft, Familie, Freundschaft, soziale Unterstützung), (2) allgemeiner Lebensstandard und (3) Arbeitsbedingungen (Campbell 1981; Freedman 1978; Glatzer und Zapf 1984). Diese gelten kulturübergreifend. Darüber hinaus sind die kulturellen Normen und Regeln wichtig (Becker 1991;

Becker 1994). Auf Umwelt und Kultur bezogen existiert weiterhin eine Paradiesvorstellung. Subjektive Theorien, die sich hierauf beziehen, unterscheiden sich in
den verschiedenen Kulturen. Erstrebenswerte, externe Bedingungen, die innerhalb
der betreffenden Kultur selten anzutreffen beziehungsweise schwer zu realisieren
sind, werden miteinander in Verbindung gebracht (zum Beispiel Paradies des Lust-
gartens oder Schlaraffenlandes, Dann 1991, 1994; Becker 1991, 1994 u. a).

Die sozialen Vergleiche stimulieren das subjektive Wohlbefinden auf der individuellen Ebene, wenn wir feststellen, dass wir glücklicher als andere sind. Dieses gilt
allerdings nicht für die kulturelle Ebene. Die Bewertungsprozesse sind über die
Lebensspanne einer Person unterschiedlich. Im Durchschnitt neigen die Menschen
dazu, der Bedeutung der äußeren Umstände (zum Beispiel Einkommen) größere
Wichtigkeit beizumessen, als diese real für das Wohlbefinden haben (Tatarkiewicz
1984; Kammann und Campbell 1982, nach Becker 1994).

Zusammenfassend kann man folgende Aspekte nennen: Es wird zwischen Theorien unterschieden (Omodei und Wearing 1990), welche das Wohlbefinden als
Erreichung eines Befriedigungszustandes konzipieren (zum Beispiel Maslow
1981) und solchen Theorien, in denen das Wohlbefinden als eine Bewegung in
Richtung eines Befriedigungszustandes gesehen wird (z. B. Csikszentmihalyi
1985). Dabei werden immer die positiven und die negativen Aspekte getrennt
(Bongartz 2000).

4   Kulturvergleiche und subjektive Lebenszufriedenheit

Wenn man die Lebenszufriedenheit kulturvergleichend erforscht, ist es schwierig
von nur einer Definition auszugehen, da jede Gesellschaft jeweils andere Vorstellungen von Glück hat. Deshalb wird vereinfacht von subjektiver Lebenszufriedenheit als eine positive Bewertung des eigenen Lebens gesprochen (Diener 1994). Alle
aufgezählten methodischen Schwierigkeiten treten hier durch Äquivalenz und Vergleichbarkeit der erhobenen Daten verstärkt auf. Die Kultur definiert die Konzeption
von alltäglichen, sozialen Erklärungen als soziale Attribution oder kulturelle Kommunikation (Miller 1984). Eine adäquate Übersetzung der Fragebögen ist bei Kulturvergleichen sehr wichtig, um eine Wohlbefindensbefragung vergleichbar durchzuführen. Die Studie von Lolle und Andersen (2016) beschäftigt sich mit Sprach- und
Übersetzungsproblemen bei den Messungen von Glück und allgemeiner Lebenszufriedenheit im Kontext von internationalen Umfragen. Dabei sollten dänische Uni-
versitätsstudenten Fragebögen jeweils auf Englisch und auf Dänisch beantworten.
Die Studie fand signifikante Unterschiede in der Beantwortung der beiden Fragebögen. Es wurde bestätigt, dass der Begriff *glücklich* in Englisch und Dänisch nicht
derselbe ist. Auf Dänisch ist das Wort dem deutschen Wort *glücklich* ähnlich, dass
sich auf etwas Stärkeres zu beziehen scheint, als nur *glücklich* zu sein. Auch in
Bezug auf die Antworten zu *allgemeiner Lebenszufriedenheit* konnten signifikante
Unterschiede festgestellt werden.

Es ist unklar, ob das Wohlbefinden – in den verschiedenen Kulturen – an den
gleichen Indikatoren festzumachen ist. Ouweenel und Veenhoven (1991) haben

festgestellt, dass sich in Ländern mit verschiedenen Sprachen ähnliche, subjektive Wohlbefindens-Summenwerte ergeben. Shao (1991) berichtet ähnliche Ergebnisse. Diener et al. (1995b) arbeiteten heraus, dass in den unterschiedlichen Ländern verschiedene Antwort-Stile in Bezug auf Wohlbefinden existieren. In einigen Kulturen antworten die Menschen lieber in der Mitte der Skala, in anderen werden die extremen Werte bevorzugt. Dies gilt auch für die *World Database of Happiness* (Veenhoven 2019). Da diese Datenbank von Anfang an kulturvergleichend angelegt wurde, thematisiert sie, ob einfache alltagsbezogene Fragen des Lebens das Wohlbefinden beschreiben können. Dadurch wird die Kompatibilität für alle Kulturen gewährleistet. Dennoch wird die subjektive Beurteilung für die Bedeutsamkeit oder Erfüllung des eigenen Lebens herangezogen. Zusätzlich enthält die *World Database of Happiness* (Veenhoven 2019) Daten über die Validität der Selbstberichte, welche beschreibt, inwieweit diese tatsächlich das Gleiche messen. Da es sich um subjektive Daten handelt, fehlt die Antwortmöglichkeit „weiß nicht". Es besteht das Problem, dass die aktuelle Zufriedenheit stark mit der sozialen Erwünschtheit zusammenhängt. Diese beeinflusst die Beantwortung der Frage dahingehend, dass Personen mancher Kulturen eher akzeptiert werden, wenn sie über positive Stimmung berichten. (Veenhoven 1984; Headey und Wearing 1992). Trotz des unterschiedlichen Kulturkontextes besteht global eine positive Antworttendenz (Diener et al. 1998).

Selbstberichte sind ein methodologisches Problem, welches bei Kulturvergleichen verstärkt auftritt. Hier ist zu berücksichtigen, dass die Erinnerungen in einem Stimmungsbericht, die von aktuellen Stimmungen und Ereignissen beeinflusst sind, zum Beispiel durch *Impression Management* beim Beantworten der Fragen „kontrolliert" werden sollten (Suh und Diener 1999; Schwarz und Strack 1999), um die Vergleichbarkeit zu gewährleisten.

Hinzu kommen beispielsweise. auch soziale *Settings* von subjektiven Wohlbefindensberichten zwischen den Kulturen. Darunter wird verstanden, dass die Antworten auf verschiedene Weise formuliert werden können. Beispielsweise hat Suh (1999) bei Ostasien-Untersuchungen festgestellt, dass Berichte über das subjektive Wohlbefinden stark von den Bedingungen der Befragung abhängig sind. Der Effekt kann reduziert werden, indem der Grad der Anonymität und der Einfluss der Berichte (Park et al. 1988) oder Gedächtnisparadigmen und *Priming*-Methoden verändern werden (zum Beispiel Oishi et al. 1999a; Robinson 1999).

Weiterhin spielen kulturelle Muster bei der Auffassung von Wohlbefinden eine wichtige Rolle. *Cultural patterns* werden über die Generationen weitergeben – durch Glauben, Verhaltens- und Denkmuster, die als Ergebnis von sozialen Interaktionen entwickelt werden. Darunter sind auch die subjektiven Theorien zu verstehen, die in jeder Kultur unterschiedlich sind (De Vos 2000). Die westlichen Kulturen fördern beispielsweise, dass die Individuen mehr mit dem eigenen Leben beschäftigt sind beziehungsweise positiv zu diesem eingestellt sind. Zudem wird die Fähigkeit, individuelle Probleme bewältigen zu können, unterstützt. Diese Muster können die Lebenszufriedenheit in den Nationen voraussagen. Die Lebensqualität einerseits und die subjektive Bewertung dessen andererseits sind bei unterschiedlichen Dispositionen über die Kulturen erkannt worden (Diener et al. 1999). Diener und Oishi (2000) haben zum Beispiel festgestellt, dass ähnliche Items bei Selbstberichten dennoch kulturvergleichend verschiedene Skalen von subjektivem Wohlbefinden aufweisen. Es konnte jedoch nicht direkt festgestellt werden, welche Frage- oder Antwortoption sich bei den verschiedenen Nationen unterscheidet. Als Alternative bleibt meistens der Versuch, durch statistische Werte die Antworten über die verschiedenen Kulturen vergleichbar zu machen (Eid und Diener 1999; De Vos 2000).

Ein anderes methodologisches Problem bei den Kulturvergleichen stellt die Kausalität von Lebenszufriedenheit dar. Die meisten Studien, die kausale Beziehungen kulturvergleichend betrachten, sind Querschnittsstudien. Längsschnittstudien sind seltener vorzufinden.

Kulturelle und soziale Variablen, die das subjektive Wohlbefinden voraussagen sollen, wie zum Beispiel das Bruttosozialprodukt, Dienstleistungen usw., sind objektiv. Freiheit und Geschlechtergleichheit zum Beispiel sind nicht klar definiert und werden eher subjektiv aufgefasst. Das Stichprobenproblem ist auch hier vorzufinden, da es sich bei den Teilnehmern der Studien meistens um Psychologiestudenten handelt (De Vos 2000). Deren Bewertung von Glück kann nicht als allgemeingültige Aussage über die Kultur geltend gemacht werden.

Die Generalisierbarkeit der Ergebnisse stellte sich als eines der schwierigsten konzeptuellen und methodischen Probleme der Lebenszufriedenheitsvergleiche über die Kulturen heraus. Es konnte ermittelt werden, dass die Selbstberichte über das subjektive Wohlbefinden (Sandvik et al. 1993) kaum mit Selbstreportmessungen des subjektiven Wohlbefindens korrelieren. Zu ersteren zählen Informanten Berichte, Erfahrungen, Gedächtnisrepräsentationen und Interviews und zu den Selbstreportmessungen gehören Fragebögen. Balatsky und Diener (1993) haben Gedächtnisrepräsentationen in den USA und der ehemaligen Sowjetunion erhoben, bei denen sich die Menschen an gute oder schlechte Ereignisse in ihrem Leben erinnern sollten und die Selbstberichte über das subjektive Wohlbefinden interpretieren sollten. Die Ergebnisse der Untersuchung zeigen jedoch, dass die Daten nicht verglichen werden können.

Wenn man den Prozess der Urteilsbildung über das subjektive Wohlbefinden versteht, kann man auch die Unterschiede zwischen den Antworten der Individuen und denen der Kulturen nachvollziehen und eventuell vergleichbar machen (Balatsky und Diener 1993). Somit stößt man wieder auf das Problem des kulturellen Relativismus, bezüglich der Frage was man unter einem guten Leben und einer erfolgreichen Gesellschaft versteht. In einer Kultur existieren verschiedene Modelle und Werte, eine Gesellschaft als erfolgreich zu bewerten und nicht nur die Zufriedenheit einer Person. So ist zum Beispiel in einigen Gesellschaften Gleichheit wichtiger, in anderen spielt eher der ökonomische Erfolg eine entscheidende Rolle (Diener und Suh 2000a, b).

Das Urteil, ob das eigene Leben oder die Gesellschaft erfolgreich ist, ist trotzdem bei Datenerhebungen vom eigenen subjektiven Urteil abhängig. Bei diesem Ansatz ist unter einer nicht erfolgreichen Kultur zu verstehen, dass diese Ziele und Werte produziert, die das Nichterreichen der Lebenszufriedenheit unterstützen (Diener und Suh 2000a, b).

Da Personen, die ihre Ziele und Werte nicht erreichen können, weniger glücklich und zufrieden sind, kann das subjektive Wohlbefinden aus der internen

Perspektive der Mitglieder einer Gesellschaft dennoch gemessen werden. Durch das Erfassen der Aspekte des Wohlbefindens, bei denen Personen glauben, dass sie richtig leben, dass sie ihr Leben genießen und dass die für sie wichtigen Personen gut leben, lässt sich der Sinn der Erfüllbarkeit und dadurch der Erfolg der Gesellschaften vergleichen.

Gute Gesellschaften bringen glückliche Bürger hervor – obwohl jede Gesellschaft dies aus der Perspektive des Relativismus auf andere Art und Weise realisiert (Diener und Suh 2000a, b).

Mit anderen Worten stellt das subjektive Wohlbefinden kulturvergleichend den Grad dar, in dem die Menschen in jeder Gesellschaft die Werte erreichen, die sie für wichtig erachten (Diener und Suh 2000a, b).

Folgende Aspekte sind nach Diener und Suh (2000a) zu berücksichtigen:

1. Die meisten Gesellschaften sind demokratischer geworden. Damit wächst auch die Lebenszufriedenheit. Keine intellektuelle Elite oder Psycholog*innen können bestimmen, was *mental health,* also geistige, mentale Gesundheit und Glück sind. Jeder urteilt über sich selbst und die anderen.
2. Das subjektive Wohlbefinden spiegelt wider, ob eigene Werte und Standards erreicht wurden, zeigt also den erreichten Erfolg nicht nur als Leistung, sondern weitreichender aufgefasst.
3. Das subjektive Wohlbefinden schließt Kompetenzen ein, die von Vergnügen und von der Befriedigung der Basisbedürfnisse abhängig sind, aber auch ethische und bewertende Urteile über das Leben beinhalten. Mittels Hedonismus und Zufriedenheit kann man zwar die Lebenszufriedenheit bewerten. Dies reicht aber nicht aus, um das gesamte Konstrukt zu evaluieren, da Menschen und Kulturen verschiedene Werte aufweisen (s. Diener und Suh 1997; Diener et al. 1998).

Die Untersuchung von Disabato et al. (2016) zeigt beispielsweise, dass Hedonismus und Eudämonie aufgrund ihrer starken positiven Korrelation keine unabhängigen und damit isolierbaren Dimensionen des Wohlbefindens darstellen, sondern als integriertes Konstrukt betrachtet werden müssen. Dieser Befund konnte aufgrund einer groß angelegten internationalen Stichprobe in insgesamt 109 Ländern auf sieben verschiedenen Kontinenten bestätigt werden. Weitere Eigenschaften wie Neugierde und Dankbarkeit korrelierten ebenfalls stark mit Wohlbefinden und verhielten sich ähnlich zu den vorgenannten Merkmalen.

Im Zusammenhang mit der Gesundheit untersucht beispielsweise. die Studie von Liu et al. (2016), inwiefern Unglücklichsein eine höhere Sterblichkeit verursacht. Hierzu wurden zwischen den Jahren 1996 und 2001 insgesamt 720.000 Personen nach einer Bewertung ihres Lebens gefragt. Die Bewertung erfolgte hinsichtlich der Kriterien: Gesundheit, Glücklichsein, Stress, Kontrollempfinden über das Leben und Entspannungsgefühle. Eine schlechte Gesundheit korrelierte stark mit Unglücklich sein. Nach der Korrektur der Störfaktoren wie bspw. Depressionen, Panikattacken oder anderen Lebensstil-Faktoren, gab es keinen direkten Zusammenhang zwischen Sterblichkeit und Unglücklichsein mehr. Diese Ergebnisse unterstreichen die Bedeutung der Gesundheit für das individuelle Wohlbefinden.

Bei Kulturvergleichen des Wohlbefindens ist es wichtig, hinsichtlich Analysen der kulturellen (ökologischen) und der individuellen Ebene zu unterscheiden. Als kulturelle Variablen werden zumeist Maßstäbe wie beispielsweise Kapital, Brutto-sozialprodukt, Durchschnittseinkommen, usw. einbezogen. Die Variablen der indi-viduellen Ebene sind zum Beispiel Einstellungen, Glauben, Wahrnehmungen und Werte. An dieser Stelle tritt eine weitere Problematik auf, da Kultur weniger als kulturelle Norm, Regel oder subjektive Kultur (internalisierte Normen) berücksich-tigt wird, sondern als objektive statistische Daten und Kriterien. In diesem Fall wird Kultur nicht ausreichend operationalisiert und kann nicht als Rahmen in den Ver-gleich einbezogen werden. Damit kann auf kultureller Ebene keine Erklärung für die unterschiedlichen Wohlbefindenszustände gefunden werden (Diener et al. 1995a). Andererseits wird festgestellt, dass soziale Vergleiche das subjektive Wohlbefinden unabhängig von der kulturellen oder persönlichen Ebene voraussagen können (Die-ner und Fujita 1997).

Die Untersuchung von Ford et al. (2015) setzt den Fokus auf die Unterscheidung zwischen kollektivistischen und individualistischen Kulturen. Es wurde anhand von vier geografischen Regionen (USA, Deutschland, Russland, Asien) untersucht, inwiefern sich das Streben nach Zufriedenheit auf das Wohlbefinden auswirkt. Die Hypothese der Untersuchung lautete, dass sich das Streben nach Wohlbefinden in kollektivistischen Kulturen positiver auswirkt, da Glück eher im sozialen Kontext gesehen wird. Es wurde festgestellt, dass die Kultur des Herkunftslandes beeinflusst, ob das Streben nach Glück zu einem höheren oder geringeren Wohlbefinden führt. Bei den kollektivistischen Kulturen wird der positive Effekt so erklärt, dass die Motivation über das soziale Engagement als Mediator auf das Wohlbefinden wirkt.

Es gibt es zwei Arten, wie sich die Kultur auf die Lebenszufriedenheit auswirkt. Erstens symbolisch – durch Ideologien, Werte, Normen – und zweitens sozio-emotional, da jeder Kulturkontext soziale Beziehungen reguliert. Das steht im Zusammenhang mit dem Ressourcenaustausch von materiellen, symbolischen und psychologischen Ressourcen, welcher sich kulturell unterscheidet (Kitayama und Markus 1999), wie z. B. in Bezug auf das *independente* und das *interdependente* Selbst. Während bei dem *independenten* Selbst verstärkt der Selbstausdruck geför-dert wird, spielen bei dem *interdependenten* Selbst die Selbstkontrolle und die Selbstkritik eine wesentliche Rolle.

Das Selbst und die sozialen Beziehungen einer Gesellschaft beruhen auf Gegen-seitigkeit und bestehen zu einem bestimmten Zeitpunkt konstitutiv; das Selbst ist ein Teil der sozialen Beziehungen. Das Selbst und seine Funktionsweise werden auf unterschiedliche Weise definiert (Kitayama und Markus 1999). Personen in indivi-dualistischen Kulturen sind glücklicher, wenn sie sich durch einen hohen Selbstwert, Optimismus und Selbsterhöhung auszeichnen (Kitayama et al. 1997). In kollekti-vistischen Kulturen haben Menschen einen hohen Selbstwert, wenn sie mit der Gruppe zusammenarbeiten (Kwan et al. 1997).

Ziel der Studie von Wakefield et al. (2017) ist es mit einer großen interkulturellen Stichprobe zu untersuchen, inwieweit die Identifikation mit einer Gruppe mit einer höheren Zufriedenheit mit dem Leben verbunden ist. Eine höhere Identifikation mit der Gruppe prognostizierte sowohl für die schottischen als auch die italienischen

Teilnehmer*innen eine höhere Lebenszufriedenheit. Es konnte auch festgestellt werden, dass Nationalität als Moderator zwischen Familienidentifikation und Zufriedenheit wirkte, wobei der Effekt für die italienischen Teilnehmer stärker war als für die schottischen.

Im Unterschied zur traditionellen Perspektive schlagen Kitayama und Markus (1999) vor, dass die Transformation kultureller Modelle auf individualistische psychologische und interpersonale Systeme kollektiv mediatisiert wird. Situationelle Skripte werden assimiliert und in den betreffenden Kulturkontext einbezogen. Natürlich haben die internalisierten kognitiven Modelle auch eine vermittelnde Rolle. Die kollektiv konstruierten, sozialen Situationen sind trotzdem wichtig für die Analyse des Kultureinflusses auf die psychologischen Prozesse. Weiterhin zeigt sich, dass diese Prozesse in die kollektivistischen Prozesse der Übertragung und in die Auswahl von Individuen einbezogen worden sind (Sperber 1996).

Wie schon erwähnt, ist die Kultur für die Gesellschaften, was das Gedächtnis für die Individuen ist. Sie wird geteilt und durch Generationen übertragen. Da dieses Konstrukt sehr kompliziert ist, wird eine Grundtendenz benötigt, um es zu systematisieren. Beispielsweise kann man die sogenannten Kultursyndrome einbeziehen. Wie schon erwähnt, ist das Kultursyndrom (Merkmalskonstellation) „ein geteiltes Muster aus Einstellungen, Glaubenshaltungen, Kategorisierungen, Selbstdefinition, Normen, Rollenbestimmungen, Werten und anderen subjektiven Elementen von Kultur, die um ein beliebiges Thema angeordnet sind. Bei Menschen, die einen Dialekt sprechen oder in einer bestimmten zeitlichen Periode beziehungsweise einer festgelegten geografischen Region leben, kann dies gefunden werden." (Triandis (2000). Hier wird die Kultur in Form von *Pattern* operationalisiert.

Triandis schlägt drei Merkmalskonstellationen vor: Komplexität – Simplizität, *tightness – looseness* (strenge vs. lockere Kulturen) und Individualismus – Kollektivismus. Dabei existiert zum Beispiel Individualismus am ehesten in komplexen, *loosen* Gesellschaften und Kollektivismus in simplen, *tighten* Gesellschaften (Triandis 2000).

Weiterhin ist zu betonen, dass auf der kulturellen Ebene Individualismus mit subjektivem Wohlbefinden positiv zusammenhängt. Auf der individuellen Ebene hingegen hängt er idiozentrisch negativ mit dem subjektiven Wohlbefinden zusammen (Diener et al. 1995a). Eine mögliche Erklärung dafür ist, dass die Personen weniger soziale Unterstützung durch Bekannte bekommen und weniger enge soziale Beziehungen unterhalten (Triandis et al. 1988). Soziale Unterstützung und enge Beziehungen erhöhen das subjektive Wohlbefinden, was auch durch das Ergebnis von Verkuyten und Lay (1997) bestätigt wird, bei dem Allozentrismus mit subjektivem Wohlbefinden korreliert wird.

Verkuyten (1995) fand heraus, dass in kollektivistischen Kulturen keine Wechselbeziehung zwischen Idiozentrismus und Allozentrismus besteht, wohingegen diese in individualistischen Kulturen negativ zusammenhängen. Zu erklären ist dies vielleicht durch die Tatsache, dass Personen in kollektivistischen Kulturen mehr Inkonsistenz tolerieren (Fiske 1992).

Allozentrismus ist mit der Sensibilität, das Fremde wahrzunehmen, verbunden. Gekennzeichnet ist dies dadurch, dass eine Person weniger Freund*innen hat, dafür aber engere Beziehungen knüpft. Idiozentrismus ist mit weniger Sensibilität gegenüber den Bedürfnissen der Freund*innen verknüpft: Freund*innen werden eher mit persönlichen Attributen beschrieben und weniger deren Identität insgesamt. Individualistisch eingestellten Personen benutzen eher internale Faktoren, um das Verhalten zu erklären. Dabei sind die zwischenmenschlichen Beziehungen für das subjektive Wohlbefinden der Allozentriker wichtiger (Verkuyten 1995).

Bezieht man andere kulturelle *Patterns* ein, wie *tight-loose*-Kulturen, stellt man fest, dass in strengen (*tight*)-Gesellschaften die Menschen mehr Angst haben, da auf ein korrektes Verhalten wert gelegt wird (zum Beispiel Iwao 1993; Untersuchung in Japan). *Cultural tightness* hängt insgesamt mit einem niedrigen subjektiven Wohlbefinden zusammen. Weiterhin ist festzustellen, dass kulturelle Komplexität mehr Angst voraussetzt. Dies gilt auch für Konkurrenz, die mit der Sorge, ob man versagen wird, verbunden ist (Iwao 1993).

Emotionen sagen zum Beispiel das subjektive Wohlbefinden der Menschen in individualistischen Kulturen voraus (Suh und Diener 1997), wobei Gefühle und Verhalten, gemäß den Normen der Gesellschaft, für das subjektive Wohlbefinden in kollektivistischen Kulturen ausschlaggebend sind (61 Nationen, N = 62.446; ähnlich auch Suh et al. 1998). Dies hängt eventuell damit zusammen, dass Kollektivisten die eigene *In*-Gruppe als homogener als eine *Out*-Gruppe wahrnehmen. Umgekehrt verhält es sich bei den Individualisten. Die Kollektivisten unterstützen den Wohlstand der eigenen Gruppe, wobei die Individualisten den Akzent eher auf die individuellen Ziele legen (Triandis et al. 1990).

Diener et al. (1995a) stellten kulturvergleichend fest, dass hohes Einkommen, Individualismus, Menschenrechte und soziale Gleichheit eng mit subjektivem Wohlbefinden verbunden sind. Es wurde aber auch festgestellt, dass mit einem rapiden Anstieg des Einkommens ein niedrigeres subjektives Wohlbefinden festzustellen ist. Das ist der Fall, wenn das Einkommen zu schnell wächst und diese Veränderung zunächst nicht richtig wahrgenommen werden kann. Oishi et al. (1999b) ermittelten vermehrt Mediatorvariablen von subjektivem Wohlbefinden in den Kulturen. In armen Ländern ist zum Beispiel das Einkommen ein besserer Prädiktor von subjektivem Wohlbefinden als in reichen Ländern. In den reichen Ländern hingegen sind Prädiktoren Zufriedenheit mit sich selbst und Freiheit. Somit relativieren sich die Ergebnisse, dass hohes Einkommen ein besseres subjektives Wohlbefinden voraussagt. Die Korrelation mit dem Einkommen weist höhere Werte für das subjektive Wohlbefinden in armen Ländern auf (Indien, r = 0,40) und niedrigere bei reichen Ländern (Canada, USA, r = 0,08). Dies zeigt auch, dass sozialer Wohlstand allein kein subjektives Wohlbefinden voraussagt.

Die Untersuchung von Warr (2018) geht der Fragestellung nach, inwiefern sich Selbstständige und Angestellte in Bezug auf Ihr Wohlbefinden im Arbeitskontext unterscheiden. Es wurde herausgestellt, dass die Arbeitszufriedenheit der Selbstständigen deutlich höher war, als die Arbeitszufriedenheit der Angestellten. Dies galt insbesondere dann, wenn die Angestellten keine leitende Funktion innehatten. Weiterhin waren Selbstständige zufriedener mit ihrer persönlichen Zielerreichung im Leben und betrachteten Selbststeuerung als einen wichtigeren Wert. Insgesamt war die Zufriedenheit zwischen den beiden Gruppen jedoch nicht signifikant verschieden.

Valente und Berry (2016) vergleichen die Lebenszufriedenheit und die Arbeitszeit von Lateinamerikanern und US-Amerikanern und kommen zu dem Schluss, dass Arbeitszeit nicht zu einer gemeinsamen Determinante des Glücks zählt. Verheiratete lateinamerikanische Männer sind im Gegensatz zu US-amerikanischen Männern weniger glücklich, wenn sie länger arbeiten. Als Grundlage der Erklärung werden die unterschiedlichen kulturellen Werte aufgeführt, insbesondere die Unterscheidung zwischen Kollektivismus und Individualismus. Die Ergebnisse konnten nicht auf Frauen und unverheiratete Personen übertragen werden.

Eine Rezension der früheren Forschung zum Wohlbefinden von Wilson (1967), nach Kitayama und Markus 2000) besagt, dass eine glückliche Person eine „*young, healthy, well-educated, well-paid, extroverted, optimistic, worry-free, religious, married person with high self-esteem, job morale, modest aspirations, of either sex and of a wide range of intelligence*" (Kitayama und Markus 2000) sei. Die gegenwärtige Forschung (Cantor und Sanderson 1999; Diener et al. 1999) hat neue Eigenschaften hinzugefügt, aber alles in allem bleibt das Bild der glücklichen Person unverändert. Optimismus, Selbstwert und positive Emotionen gehören kulturübergreifend zum Glücklichsein.

Die aktuellen Arbeiten aus der kulturellen Perspektive schlagen als Antwort auf die Frage, wie man glücklich werden kann, vor, dass diese aufgezählten Attribute ausschließlich für die Mittelschicht in Nordamerika gelten. In den anderen Kulturen wird das Glück auf eigene Art und Weise definiert (Myers 1992). In den ostasiatischen Kulturen wird Glück subjektiv durch die Sympathie von anderen aufgefasst und durch ein kritisches und diszipliniertes Wahrnehmen des eigenen Selbst (Lewis 1995; Kitayama und Markus 1999; Menon und Shweder 1998). Unabhängig vom kulturellen Kontext − auch bei Trennung von personenbezogener oder sozialer Ebene − ist in beiden Fällen Wohlbefinden ein zentraler Aspekt des Ausdrucks der eigenen Person und der sozialen Prozesse, an denen sie beteiligt ist.

Das subjektive Wohlbefinden wird im Lebensqualitätsindex von Diener (1995) erklärt, welcher mit der Wertestruktur von Schwartz (1992) in Zusammenhang gebracht wird. Um den Zusammenhang zwischen Selbst und subjektivem Wohlbefinden darzustellen, hat Suh (2000) eine kulturvergleichende Studie durchgeführt. Westliche Theorien von psychologischem Wohlbefinden unterliegen einem individuellen Selbstkonzept: Individuen werden sozialisiert, indem sie getrennt von anderen aufwachsen. Psychologische Charakteristika, die zusammen mit psychischer Gesundheit in Nordamerika (zum Beispiel Selbst-Aktualisierung, Autonomie) untersucht wurden, betonen die persönlichen Eigenschaften unabhängig davon, welcher Einfluss auf andere und die Gesellschaft ausgeübt wird. Ostasien akzentuiert dagegen ein sozial orientiertes, situationszentriertes, interdependentes Selbst. Der Selbstwert ist in individualistischen Kulturen ein stärkerer Prädiktor für Lebenszufriedenheit als in kollektivistischen (Kwan et al. 1997; Diener und Diener 1995b).

Die Identitätskonsistenz wird somit unterschiedlich aufgefasst. Ein identitätskohärentes Selbst stellt in den westlichen Theorien einen anderen Aspekt der geistigen Gesundheit dar. Ein Missachten des interpersonalen Kontextes würde in Ostasien eher als Arroganz ausgelegt werden.

Diener (2000) stellte zum Beispiel fest, dass die Korrelation zwischen subjektivem Wohlbefinden und Selbstwert in ökonomisch hoch entwickelten Ländern höher ist, in ökonomisch weniger entwickelten Ländern. Wenn also die Basisbedürfnisse befriedigt sind, ist der Selbstwert wichtiger, wenn nicht, spielt er eine geringere Rolle.

Hohes subjektives Wohlbefinden existiert in Ländern (Diener 2000), die ein niedriges Niveau an Ressourcen haben, da die Personen niedrige Erwartungen haben. Dabei tritt auch der *Halo*-Effekt ein, wobei Personen mit hohem subjektivem Wohlbefinden mehr Elemente ihres Lebens positiv bewerten, als es objektiv aufweist.

Die Erwartungen und das Wohlbefinden hängen interkulturell stark zusammen. Das subjektive ökonomische Wohlbefinden wurde in mehreren osteuropäischen Ländern zwischen 1991 und 1995 untersucht. Es erklärt einen signifikanten Teil der Varianz in der allgemeinen Lebenszufriedenheit in Osteuropa (Bulgarien, Tschechien, Slowakei, Ungarn, Polen, Rumänien, Slowenien, Kroatien, Weißrussland und Ukraine à 1000 Versuchspersonen in jedem Land). Insgesamt nehmen die Personen zukünftige Erwartungen anhand der Beurteilung der aktuellen ökonomischen Situation vor. Bei einer unbefriedigenden Situation setzt man voraus, dass sie später verbessert wird (Hayo und Seifert 2003).

Je besser sich das ökonomische Wohlbefinden gestaltet, desto positiver sind die Erwartungen an die Zukunft. Eine höhere, bessere Ausbildung beeinflusst in allen Ländern das subjektive Wohlbefinden (Hayo und Seifert 2003).

Der ökonomische Status nimmt zudem maßgeblichen Einfluss auf die Möglichkeiten der Freizeitgestaltung und den Erwerb von Luxusgütern, wie bspw. Unterhaltungsmedien oder Reisen. In den letzten Jahren verstärkte sich insbesondere in westlichen Ländern der Trend zum Individualtourismus und das Reisen wird zunehmend als Selbsterfahrung zur Steigerung des Wohlbefindens betrachtet. Die Untersuchung von Uysal et al. (2016) zeigt eine Übersicht der vielfältigen Studien zu diesem aktuellen Thema. Die zahlreichen Untersuchungen, die sich mit dem Einfluss von Tourismus auf die Lebensqualität der Tourist*innen und Anwohner*innen der Tourismusziele beschäftigen, wurden von den Autor*innen kritisch diskutiert. Eine Vielzahl der Studienergebnisse bestätigt einen positiven Effekt von Tourismus auf die Lebenszufriedenheit beider Gruppen. Allerdings ist anzumerken, dass die meisten Studien lediglich Selbsteinschätzungsinstrumente verwenden und nur selten objektive Messmethoden Anwendung finden. Diese sind jedoch notwendig, um Veränderungen zu kontrollieren und subjektive Einschätzungen zu belegen.

Die Studie von Twenge et al. (2018) zeigt auf, dass nicht alle Entwicklungen der westlichen Kultur, die mit ökonomischem Wohlbefinden verbunden sind, einen positiven Einfluss auf das Wohlbefinden des Einzelnen nehmen. In einer Untersuchung von Schülern in den USA wurde festgestellt, dass das psychologische Wohlbefinden seit dem Jahr 2012 stark abgenommen hat. Bedingt wurde dieses Ergebnis durch die zunehmende Zeit, welche die Kinder und Jugendlichen mit digitalen Medien (On-Screen-Zeit) verbringen. Diejenigen, die insgesamt mehr Off-Screen-

Zeit verbracht haben, beispielsweise mit realen Treffen, Sport, Hausaufgaben oder religiösen Aktivitäten, waren signifikant zufriedener. Interessanterweise war das Wohlbefinden in den Jahren der Untersuchung am höchsten, in denen weniger On-Screen-Zeit gemessen wurde. Es lässt sich daher annehmen, dass die verstärkte Digitalisierung, welche insbesondere in westlichen Kulturen immer rasanter zunimmt, einen deutlich negativen Einfluss auf das Wohlbefinden hat.

In einer kulturvergleichenden Studie (N = 3814; 14 Länder) wurde das subjektive Wohlbefinden mit dem *Berne Questionnaire of Adolescents* (*Positive Attitude towards Life and Self-Esteem Scales*) ermittelt. Die früheren sozialistischen Länder unterscheiden sich von den westlichen Ländern im niedrigeren Selbstwertgefühl der Personen, wobei dies bei den Frauen stärker als bei den Männern ausgeprägt ist. In Bezug auf das Alter verhält es sich in den Kulturen ähnlich: Jüngere Personen sind glücklicher als ältere (Grob 2000). Kulturvergleichend konnten nicht alle Faktoren identifiziert werden (Grob et al. 1997). Es wurde in einem Kulturvergleich (14 Länder) herausgefunden, dass Belastung und emotionsorientiertes *Coping* negativ mit dem subjektiven Wohlbefinden korrelieren. Dagegen korrelieren globale Kontrollüberzeugungen und -erwartungen mit problemorientiertem *Coping* positiv mit dem subjektiven Wohlbefinden (Grob et al. 1997).

In einer Untersuchung über Zielerreichung, subjektives Wohlbefinden sowie die Vernetzung der Individuen in einer Kultur stellt Oishi (2000) fest, dass die Autonomie das subjektive Wohlbefinden in individualistischen Kulturen mehr als in kollektivistischen unterstützt. Positive Selbstachtung und Wohlbefinden (Grob et al. 1996; Kwan et al. 1997) sowie Beziehungszufriedenheit und Wohlbefinden sind dagegen universelle Zusammenhänge. Die Wechselwirkungen zwischen Normen, Elternerwartungen und Wohlbefinden sind in den kollektivistischen Kulturen relevanter für die einzelne Person als in den individualistischen.

In einer Untersuchung von Uchida und Kitayama (2009) wurden japanische und amerikanische Teilnehmer gebeten spontan Beschreibungen zu den beiden Emotionen Glück und Unglück abzugeben. Es konnte beobachtet werden, dass die Amerikaner*innen positive hedonistische Erfahrung von Glück mit persönlicher Leistung verbanden, während Japaner*innen Glück mit sozialer Harmonie assoziierten. Darüber hinaus haben Japaner*innen eher soziale Umbrüche als auch transzendentale Neubewertungen als Merkmal des Glücks erwähnt. Auch die Beschreibung des Unglücks beinhalten verschiedene kulturspezifische Bewältigungsmaßnahmen. Während Amerikaner*innen sich auf die Externalisierung des Verhaltens konzentrierten (zum Beispiel Wut und Aggression), hoben die Japaner*innen die transzendentale Neubewertung und Selbstverbesserung hervor. Inwiefern die emotionale Belohnung bei altruistischem Verhalten kulturübergreifend gilt, untersucht die Studie von Aknin et al. (2015). Die Untersuchung wurde anhand von verschiedenen Experimenten mit Bewohnern des kleinen, ländlichen und isolierten Inselstaates Vanuatu durchgeführt. Die Stichprobe wurde so gewählt, um den Einfluss der westlichen Kultur und des urbanen Lebens möglichst gering zu halten. Es wurde herausgestellt, dass die emotionalen Belohnungen des altruistischen Verhaltens kulturübergreifend angenommen werden können und in allen Gesellschaftsformen das Wohlbefinden steigern.

Der Happy-People-Effekt stellt das sozialerwünschte Muster des Glücklichseins dar und wird durch die Massenmedien und Globalisierung kulturell universell. In „Positiv-Denken-Trainings" wird immer wieder betont, dass nur Erfolg ausstrahlende und glückliche Menschen Erfolg haben können. Diese Strategien vom *Impression Management* werden zielgerichtet gesteuert, sei es zum Beispiel beim Verkauf von *Wellness*-Artikeln oder in der Versicherungsbranche. „Sonnenbräune und eine gesunde, positive Ausstrahlung" sind beinahe zwingend erforderliche Schlüsselqualifikationen für viele Berufe.

Ursprünglich stammt dieser Effekt aus den USA und beruht auf der amerikanischen Vorstellung von Glück. Diese Perspektive betont, Wohlbefinden komme von dem Streben nach Glück und existiere in der amerikanischen Mittelschicht und deren Lebensweise. Das Selbst wird als ein unabhängiges, aktives und kontaktfreudiges Selbst betrachtet. Amerikaner geben an, glücklich zu sein, sogar, wenn sie große finanzielle Schwierigkeiten haben (Freedman 1978; Diener et al. 1995b). Herzog et al. (1998) stellten Ähnliches bei einer repräsentativen USA-Stichprobe fest. Sehr wenige der Teilnehmer (2 %) beschreiben sich negativ. In Nordamerika befassen sich die Personen eher mit sich selbst und den eigenen Belangen sowie mit der Entwicklung von Selbstwert (Ross und Wu 1995; Herzog et al. 1998; Linville 1987). In diesem Kulturkontext heißt glücklich sein, extrovertiert, optimistisch, fehlerfrei und mit hohem Selbstwert ausgezeichnet zu sein. Dagegen sind Selbsterhöhung und Selbstkritik das Modell von Wohlbefinden in Ostasien. Das Wohlbefinden ist zum Beispiel in Japan mit hoher Selbstkritik verbunden (Heine et al. 1999; Kitayama und Karasawa 1995). Kanagawa et al. (2001) erarbeiteten, dass sich amerikanische College-Studenten vorwiegend positiv beschreiben und japanische vorwiegend negativ. Ähnliches wird auch in der Studie des Vergleichs zwischen Kanada und China (Yik et al. 1998) berichtet. Dieser Unterschied lässt sich auch bei den Urteilen „besser/schlechter als der Durchschnitt" beobachtet. Der Aspekt stellt die kollektive Konstruktion von selbstrelevanten psychologischen Tendenzen dar. Diese Neigungen äußern sich ebenfalls bei der Frage nach dem Befinden. In Westeuropa und Amerika betonten Personen, dass sie sich gut fühlen, im asiatischen Kontext hingegen sind die Personen selbstkritisch und fühlen sich eher nicht gut (Studie mit Studenten aus den USA und Japan – Kitayama et al. 2000). Ähnlich verhält es sich mit der Sympathie zu einer Person, die im asiatischen Kontext einen großen Einfluss auf das Wohlbefinden ausübt. Sich selbst gut zu fühlen ist Ausdruck der interpersonalen Interaktion (Kitayama und Markus 2000).

Bei einer Studie über Alter und Geschlechtsunterschiede in Bezug auf Wohlbefinden in elf Kulturen haben Lucas und Gohm (2000) folgende kulturübergreifende Aspekte ermittelt: In Bezug auf das Geschlecht tendieren Frauen eher dazu, unglücklich zu sein. Sie sind emotionaler und deswegen gilt für sie eher die selbsterfüllende Prophezeiung. In Bezug auf das Alter sind verschiedene Lebensbedingungen sehr wichtig (Diener und Suh 1997; Wilson 1967). So steigt mit dem Alter die Fähigkeit, eigene Emotionen besser im Griff zu haben (Carstensen 1995; Lawton 1996). Laut einigen Studien steigt mit dem Alter auch das subjektive Wohlbefinden, laut anderen sinkt es.

Laut Mogilner et al. (2011) ist die Bedeutung des Glücks im Leben einer (amerikanischen) Person nicht starr, sondern verändert sich zunehmend mit dem Alter der Menschen. Während jüngere Menschen Glück eher mit Aufregung verbinden, sind ältere Menschen eher bereit Glück mit Frieden zu verbinden. Diese Veränderung wird durch ein gesteigertes Gefühl der Verbundenheit zu anderen und zum gegenwärtigen Moment getrieben.

Hori und Kamo (2017) untersuchten, inwiefern das Geschlecht die Einflussfaktoren des Wohlbefindens in China, Japan, Südkorea und Taiwan beeinflusst. Für die Autoren war insbesondere von Interesse, ob das Geschlecht in diesen kollektivistischen Kulturen überhaupt Einfluss nimmt, ob das Heiraten noch immer eine wichtige Norm darstellt, ob das Entsprechen von traditionellen Geschlechterrollen positiven Einfluss auf das Wohlbefinden nimmt und ob der Zugang zu sozialer Unterstützung mit der individuellen Zufriedenheit assoziiert wird. Es wurde herausgestellt, dass bei diesen Fragestellungen signifikante Unterschiede zwischen den Geschlechtern existieren. Das Heiraten war für Männer ein wichtigerer Einflussfaktor als für Frauen. Die Vollzeitbeschäftigung wurde in China positiv mit der Zufriedenheit der Männer assoziiert, während Sie in Japan negativ mit der Zufriedenheit der Frauen assoziiert wurde. Bei dem Aspekt der sozialen Unterstützung bestand in allen Fällen ein positiver Zusammenhang mit dem individuellen Wohlbefinden, jedoch insbesondere bei den Frauen.

Alle Kulturvergleiche dienen letztendlich dazu, eine Antwort auf die nachfolgende Frage zu geben: Gibt es eine Gesellschaft oder eine Kultur, in der verstärkt glückliche Menschen leben? Dabei werden stehts die nachfolgenden Faktoren ermittelt: Die soziale Ebene (Freiheit, Sicherheit, Wohlstand usw.) und die individuelle Ebene (Gesundheit, Selbstakzeptanz, Zielverwirklichung, usw.) werden in positiver und negativer Auswirkung unterschieden. Bisweilen fehlen Kulturvergleiche in Bezug auf subjektive Theorien über Wohlbefinden und in Bezug auf die subjektive Kultur, wodurch der innovative Beitrag der vorliegenden Arbeit betont werden kann.

Zusammenfassend können die Ergebnisse von Triandis (1995) herangezogen werden. Empirisch wurde festgestellt, dass es auf der gesellschaftlichen Ebene in individualistischen Kulturen eher glückliche Menschen gibt. Betrachtet man diese aber auf einer personenbezogenen Ebene, sind eher die kollektivistisch eingestellten Individuen glücklich (Triandis 1995). Das Ergebnis von Triandis (1995) beinhaltet, dass auf der kulturellen Ebene Gesellschaften, die die Menschen glücklicher machen, individualistisch ausgerichtet sind. Dennoch sind auf einer individuell bezogenen Betrachtungsebene die Personen glücklicher, die stärker soziozentrisch eingestellt sind. Eigene Interessen und Ziele können realisieren werden und trotzdem wird viel soziale Unterstützung und ein Gemeinschaftsgefühl gewonnen.

Wenn man die Ergebnisse solcher Untersuchungen zusammenfasst, gibt es relativ wenig Resultate, die Universalität aufweisen und zum Teil sind diese auch noch widersprüchlich. Daher werden hier kurz die kulturübergreifenden Ergebnisse aus sehr breit angelegten Untersuchungen dargestellt, die mehrere Kulturen und Versuchspersonen umfassen.

Die kulturvergleichende Forschung weist in Bezug auf Lebenszufriedenheit folgende Tendenzen auf:

1. Das subjektive Wohlbefinden wird als Zusammenhang zwischen Individuum und soziokulturellem Kontext betrachtet.
2. *Die Begrifflichkeiten „Gut"* und *„Schlecht"* sind kulturell bedingt definiert.
3. Es handelt sich um eine empirische Forschung, die aber ohne theoretische Grundlagen, eher datengeneriert (*bottom-up*) und aufgrund der kulturellen Unterschiede mit methodologischen Schwächen verbunden ist.
4. Die meisten Kulturvergleiche benutzen entweder gar keine Variablen, die die Kultur operationalisieren, oder wenn doch, dann eher objektive Kriterien wie Bruttosozialprodukt, Einkommen und politische Rahmenbedingungen. Menschenrechte und individuelle Freiheit sind dabei unscharfe Kriterien, da sie nicht an objektiven Vergleichsmaßstäben festzumachen sind. Meistens werden einfach die Mittelwerte der verschiedenen Kulturen verglichen.
5. Viele Untersuchungen, die die Kultur als operationalisierbares Konstrukt in Form von Dimensionen wie zum Beispiel Individualismus/Kollektivismus einbeziehen, sind erst in letzter Zeit anzutreffen. Es wurde wenig untersucht (auch nicht kulturvergleichend), inwieweit sich die Kultur mit ihren Normen, Regeln und Traditionen auf das Wohlbefinden auswirkt und welche Kultur die Menschen in ihrer eigenen Wahrnehmung glücklich oder unglücklich macht. Diese Frage wurde bisweilen in den großen vorhandenen Vergleichsstudien nur an objektiven Indexen festgemacht.

5   Fazit

Um Redundanz zu vermeiden, werden hier nur einige Aspekte zusammengefasst. Das Forschungskonstrukt Wohlbefinden ist in der Psychologie sehr komplex und bezieht mehrere Bereiche mit ein. Inwieweit diese Komplexität reduziert werden muss, um empirisch eindeutige Ergebnisse, mehr Genauigkeit und Präzision zu erzielen, und inwieweit dies den einzig richtigen Weg darstellt, stellt ein weiteres theoretisches und empirisches Problem dar. *Rezepte*, wie man glücklich wird, sind die üblichen Anforderungen, die man an die Psychologie stellt. Dennoch wird mit Abwertung reagiert, wenn diese wegen zu globaler Aussagen nicht „funktionieren". Das spiegelt sich in einer relativ kurzen und ziemlich heterogenen Forschungstradition wider. Das Fehlen von theoretischen Grundlagen und die Dominanz von datengesteuerten Konzepten prägen diesen Forschungsgegenstand. Durch computergestützte Analysen werden immer mehr komplexe Strukturmodelle gebildet, die auf verschiedene kausale Zusammenhänge hinweisen. Der Versuch, das Wohlbefinden als eine Art *G*-Faktor anhand hierarchischer Strukturgleichungsmodelle zu ermitteln, wurde empirisch in den meisten Studien widerlegt. Ein gemeinsames Merkmal all dieser Modelle ist die Vielfalt von Wohlbefindensbereichen und das Bestreben, diese Bereiche durch objektive Kriterien messen zu können. Das ist zwar ein Hinweis auf bessere Gütekriterien, dennoch sagt das häufig wenig darüber aus, wie diese Bereiche explizit und subjektiv bewertet werden.

Ein weiteres Problem entsteht dadurch, dass nicht explizite Wohlbefindenszugänge – wie kognitivistische, emotionale und adaptionstheoretische – eine theoretisch begründete Erklärung für die Ätiologie des Wohlbefindens bieten, im Gegensatz zur expliziten sozialpsychologischen Forschung.

Da die Klinische und die Gesundheitspsychologie ebenfalls das Wohlbefinden als Voraussetzung und Folge von Gesundheit erforschen, vermischen sich häufig die Konstrukte in den Untersuchungsdesigns. Während in der Sozialpsychologie der Fokus der Forschung auf die Förderung des Wohlbefindens gelenkt wird, wird bei der Klinischen Psychologie der Schwerpunkt eher auf das Reduzieren des Leidensdrucks gelegt.

Die Wohlbefindensforschung leidet an fehlender Präzision. Es fehlen einheitliche Auffassungen von Wohlbefinden, wodurch keine Evaluation von einzelnen Untersuchungsdesigns oder Methoden vorgenommen werden. Selten basieren die Untersuchungen aufeinander, wie es bei anderen Forschungskonstrukten der Fall ist. Ursache dafür ist die stark praxis- und auftragsorientierte Forschung.

Viele Korrelate von demografischen Variablen, wie beispielsweise Persönlichkeitsdispositionen, Arbeitszufriedenheit oder soziale und kulturelle Variablen werden unsystematisch einbezogen. Das spiegelt zwar auch die Komplexität des Konstrukts wider, macht es aber teilweise unübersichtlich und *unscharf*. Eine mögliche Lösung des Problems wäre, in den Untersuchungsdesigns auf spezifische Bereiche einzugehen und diese besser zu erforschen, statt immer nur die Komplexität einer Untersuchung zusammenfassen zu wollen. Die Strukturmodelle sind meistens in der europäischen Forschung anzutreffen, während in den USA ein größerer Fokus auf die Merkmale des Wohlbefindens, wie Ätiologie, Verlauf, Intensität, Frequenz, usw., gelegt wird.

Die Mehrheit der Untersuchungen ist zudem nicht handlungsorientiert. Das Fehlen einer expliziten theoretischen Begründung aus der Perspektive der Sozialpsychologie bedingt das Fehlen einer Bewertung der Ansätze oder der Subbereiche des Wohlbefindens.

Das Wohlbefinden wird immer häufiger als ein Hilfskonstrukt, meistens durch *Single-Item*-Messungen bei anderen Forschungspunkten, benutzt. Solche *Single-Item*-Messungen werden durch die Frage „Wie fühlen Sie sich?", sei es in einer Gruppe, einer Gruppenarbeit, der Arbeit, einem Training oder sogar einer Evaluation von Lehrveranstaltungen an der Universität, erfasst. Dieser Ansatz vereinfacht die Wohlbefindensforschung und stellt sie als reduktionistisch dar.

Im Alltag wird dies durch die Psychologisierung der Gesellschaft deutlich: Häufig wird die Selbstwahrnehmung oder die Wahrnehmung durch andere reflektiert und es wird zudem diskutiert, wie man sich fühlt. Eine Vielfalt ironischer Witze aus dem alltäglichen Leben spiegelt das wider. Gleichzeitig beinhalten sie auch die subjektiven Theorien der Menschen. Diese subjektiven Theorien der Menschen bieten dennoch eine alltagsbezogene handlungsorientierte Perspektive an, um das eigene und fremde Wohlbefinden zu steigern. Zudem sind sie permanent Gegenstand in den Medien: „Wie bleibe ich gesund?", „Wie kann ich meine Karriere ankurbeln?", „Wie finde ich meinen Traumpartner?", „Welche sind die *do's* und *don'ts*?". Derartige subjektiven Daten können zwar wie am Anfang der Wohlbefindensforschung qualitativ erhoben werden, dennoch zeichnet sich solche Forschung nicht immer durch akzeptable Gütekriterien aus und die Ergebnisse sind nicht immer vergleichbar.

Die Gesellschaft hat sich davon befreit, sich von Psycholog*innen, Ärzt*innen oder anderen Autoritäten einreden zu lassen, dass nur eine bestimmte Persönlichkeit glücklich werden kann. Dadurch wird die Urteilsperspektive von strengen Vorgaben, wer oder was negativ zu bewerten ist und wie Glück am besten erreicht werden sollte, befreit. Jede Person ist emanzipiert genug, dies selbst zu beurteilen und zu gestalten. Das stellt auch die Ausgangsperspektive der Sozialpsychologie dar: Förderung des Wohlbefindens, Ätiologie und Erforschung von Einflussvariablen und nicht allein die Reduktion des Leidensdrucks. Trotzdem steuern die Massenmedien durch die Globalisierung diesem Prozess entgegen, da ein Bild der glücklichen Person nach der nordamerikanischen *Happy-People*-Vorstellung unterstützt wird.

Wohlbefinden kulturvergleichend zu untersuchen, ist verstärkt mit konzeptuellen und methodischen Problemen verbunden. Von den kulturspezifischen Auffassungen des Wohlbefindens über die Vergleichbarkeit ist diese Problematik noch nicht richtig erforscht. Die Paradiesvorstellung hängt sowohl von objektiven Indikatoren einer Kultur als auch von den subjektiven Theorien der Menschen ab. Die kulturellen Unterschiede im Wohlbefinden werden häufig nur durch Mittelwertvergleiche vollzogen. Falls die Kultur selbst operationalisiert wird, wird häufig nicht die subjektive Kultur und der wahrgenommene Einfluss auf das individuelle Wohlbefinden untersucht. Die Wahrnehmung der Menschen unterscheidet die kulturellen Muster, die für das Wohlbefinden relevant sind. Ob relevante Muster in einer Untersuchung berücksichtigt werden, ist meistens unklar, wenn die subjektive Kultur ignoriert wird. Die subjektive Kultur stellt zwar eine Art Adaptation zur eigenen Kultur mit ihren Normen und Regeln dar, trotzdem sind diese die letzten Indikatoren in der individuellen Wahrnehmung dafür, ob eine Kultur die Menschen glücklich oder unglücklich macht.

Dass eine Gesellschaft dann erfolgreich ist, wenn sie glückliche Menschen hat, ist unumstritten, unabhängig davon, ob das an objektiven oder subjektiven Indikatoren festzumachen ist. Welche aber sind diese Normen und Muster, die verifizierbar sind und die für die Menschen sowohl im positiven als auch negativen Sinne wichtig sind? Welche sind die subjektiven Indikatoren, die eine Paradiesvorstellung, die jedoch selten mit der eigenen Kultur übereinstimmt, determinieren? Dieser Zusammenhang ist bisher wenig erforscht und stellt den Forschungsgegenstand dieser Arbeit dar. Gibt es solche universellen, kulturellen *Patterns*, die auch anhand der subjektiven Kultur zu ermitteln sind und die das Wohlbefinden der Menschen fördern? Wie werden diese Wechselwirkungen in den subjektiven Theorien der Menschen zum Ausdruck gebracht?

Literatur

Aknin, L., Broesch, T., Hamlin, J., & Van de Vondervoort, J. (2015). Prosocial behavior leads to happiness in a small-scale rural society. *Journal of Experimental Psychology: General, 144*(4), 788–795.

Alloy, L. B., & Abramson, L. Y. (1979). Judgments of contingency in depressed and non-depressed students. Sadder but wiser? *Journal of Experimental Psychology: General, 108*, 441–485.

Argyle, M. (1987). *The psychology of happiness.* London: Routledge.

Argyle, M., & Martin, M. (1991). The psychological causes of happiness. In F. Strack, M. Argyle & N. Schwarz (Hrsg.), *Subjective well-being: An interdisciplinary perspective* (S. 77–100). Oxford: Pergamon Press.

Balatsky, G., & Diener, E. (1993). Subjective well-being among Russian students. *Social Indicators Research, 28*, 225–243.

Becker, P. (1991). Theoretische Grundlagen. In A. Abele & P. Becker (Hrsg.), *Wohlbefinden. Theorie – Empirie – Diagnostik* (S. 13–49). Weinheim: Juventa.

Becker, P. (1994). Theoretische Grundlagen. In A. Abele & P. Becker (Hrsg.), *Wohlbefinden. Theorie – Empirie – Diagnostik* (2. Aufl., S. 13–49). Weinheim: Juventa.

Bohner, G., Bless, H., Schwarz, N., & Strack, F. (1988). What triggers causal attributions? The impact of valence and subjective probability. *European Journal of Social Psychology, 18*, 335–345.

Bongartz, N. (2000). *Wohlbefinden als Gesundheitsparameter. Theorie und treatmentorientierte Diagnostik.* Landau: Verlag Empirische Pädagogik.

Brickman, P., Coates, D., & Janoff-Bulman, R. (1978). Lottery winners and accident victims: Is happiness relative? *Journal of Personality and Social Psychology, 36*, 917–927.

Bruggemann, A., Groskurth, P., & Ulich, E. (1975). *Arbeitszufriedenheit.* Bern: Huber.

Campbell, A. (1981). *The sense of well-being in America: Recent patterns and trends.* New York: McGraw-Hill.

Cantor, N., & Sanderson, C. A. (1999). Life task participation and well-being: The importance of taking part in daily life. In D. Kahnemann, E. Diener & N. Schwartz (Hrsg.), *Well-being: The foundation of hedonic psychology.* New York: Russell-Sage.

Carstensen, L. L. (1995). Evidence for a life-span theory of socioemotional selectivity. *Current Directions in Psychological Science, 4*, 151–155.

Csikszentmihalyi, M. (1985). *Das Flow-Erlebnis: Jenseits von Angst und Langeweile: im Tun aufgehen.* Stuttgart: Klett-Cotta.

Dann, H.-D. (1991). Subjektive Theorien zum Wohlbefinden. In A. Abele & P. Becker (Hrsg.), *Wohlbefinden. Theorie – Empirie – Diagnostik* (S. 97–117). Weinheim: Juventa.

Dann, H.-D. (1994). Subjektive Theorien zum Wohlbefinden. In A. Abele & P. Becker (Hrsg.), *Wohlbefinden. Theorie – Empirie – Diagnostik* (2. Aufl., S. 97–117). Weinheim: Juventa.

De Vos, E. S. (2000). Biocultural and experiential bases of cultural continuity and change. In A. L. Comunian & U. Gielen (Hrsg.), *International perspectives on human development* (S. 177–194). Lengerich: Pabst Science Publishers.

Diener, E. (1984). Subjective well-being. *Psychological Bulletin, 95*, 542–575.

Diener, E. (1994). Assessing subjective well-being: Progress and opportunities. *Social Indicators Research, 31*, 103–157.

Diener, E. (1995). A value based index for measuring national quality of life. *Social Indicators Research, 36*, 107–127.

Diener, E. (2000). Subjective well-being: The science of happiness and a proposal für a national index. *American Psychologist, 55*, 34–43.

Diener, E., & Diener, C. (1996). Most people are happy. *Psychological Science, 7*, 181–185.

Diener, E., & Diener, M. (1995a). The wealth of nations revisited: Income and quality of life. *Social Indicators Research, 36*, 275–286.

Diener, E., & Diener, M. (1995b). Cross-cultural correlates of life satisfaction and self-esteem. *Journal of Personality and Social Psychology, 68*, 653–663.

Diener, E., & Fujita, F. (1997). Social comparisons and subjective well-being. In B. P. Buunk & F. X. Gibbons (Hrsg.), *Health, coping and well-being* (S. 329–357). Mahwah: Lawrence Erlbaum.

Diener, E., & Oishi, S. (2000). Money and happiness: Income and subjective well-being across nations. In E. Diener & E. M. Suh (Hrsg.), *Culture and subjective well-being* (S. 185–218). Cambridge: Bradford Book.

Diener, E., & Suh, E. M. (1997). Measuring quality of life: Economic, social, and subjective indicators. *Social Indicators Research, 40,* 189–216.

Diener, E., & Suh, E. M. (Hrsg.). (2000a). *Culture and subjective well-being.* Cambridge: Bradford Book.

Diener, E., & Suh, E. M. (2000b). Measuring subjective well-being to compare the quality of life of cultures. In E. Diener & E. M. Suh (Hrsg.), *Culture and subjective well-being* (S. 3–12). Cambridge: Bradford Book.

Diener, E., Diener, M., & Diener, C. (1995a). Factors predicting the subjective well being of nations. *Journal of Personality and Social Psychology, 69,* 851–864.

Diener, E., Suh, E. M., Smith, H., & Shao, L. (1995b). National differences in reported subjective well-being: Why do they occur? *Social Indicators Research, 34,* 7–32.

Diener, E., Sapyta, J., & Suh, E. M. (1998). Subjective well-being is essential to well-being. *Psychological Inquiry, 9,* 33–37.

Disabato, D. J., Goodman, F. R., Kashdan, T. B., Short, J. L., & Jarden, A. (2016). Different types of well-being? A cross-cultural examination of hedonic and eudaimonic well-being. *Psychological Assessment, 28*(5), 471.

Eid, M., & Diener, E. (1999) *The derivation of latent class analysis for comparisons across cultures: The case of subjective well-being.* Manuscript, University of Trier, Trier.

Ferring, D., & Filipp, S.-H. (1997). Subjektives Wohlbefinden im Alter: Struktur- und Stabilitätsanalysen. *Psychologische Beiträge, 39,* 236–258.

Ferring, D., Filipp, S.-H., & Schmidt, K. (1996). Die „Skala zur Lebensbewertung": Empirische Skalenkonstruktion und erste Befunde zu Reliabilität, Stabilität und Validität. *Zeitschrift für Differentielle und Diagnostische Psychologie, 17*(3), 141–153.

Filipp, S.-H., & Klauer, T. (1991). Subjective well-being in the face of critical life events: The case of successful copers. In F. Strack, M. Argyle & N. Schwarz (Hrsg.), *Subjective well-being: An interdisciplinary perspective* (S. 213–234). Oxford: Pergamon Press.

Fiske, A. P. (1992). The four elementary forms of sociality: A framework for unified theory of human relations. *Psychological Review, 99,* 689–723.

Ford, B., Dmitrieva, J., Heller, D., Chentsova-Dutton, Y., Grossmann, I., & Tamir, M. (2015). Culture shapes whether the pursuit of happiness predicts higher or lower well-being. *Journal of Experimental Psychology: General, 144*(6), 1053–1062.

Fordyce, M. W. (1972). *Happiness, its daily variation and its relation to values.* San Diego: United States International University.

Freedman, J. L. (1978). *Happy people.* New York: Harcourt Brace Jovanovich.

Frey, D., & Gaska, A. (1993). Die Theorie der kognitiven Dissonanz. In D. Frey & M. Irle (Hrsg.), *Theorien der Sozialpsychologie* (Bd. 1, 2. Aufl., S. 275–325). Bern: Huber.

Frey, D., Dauenheimer, D., Parge, O., & Haisch, J. (1993). Die Theorie sozialer Vergleichsprozesse. In D. Frey & M. Irle (Hrsg.), *Theorien der Sozialpsychologie* (Bd.1, 2. Aufl., S. 81–121). Bern: Huber.

Glatzer, W., & Zapf, W. (Hrsg.). (1984). *Lebensqualität in der Bundesrepublik: Objektive Lebensbedingungen und subjektives Wohlbefinden.* Frankfurt a. M.: Campus.

Grob, A. (2000). Perceived control and subjective well-being across nations and across the life span. In E. Diener & E. M. Suh (Hrsg.), *Culture and subjective well-being* (S. 319–340). Cambridge: Bradford Book.

Grob, A., Lüthi, R., Kaiser, F. G., Flammer, A., Mackinnon, A., & Wearing, A. J. (1991). Berner Fragebogen zum Wohlbefinden Jugendlicher (BFW). *Diagnostica, 37,* 66–75.

Grob, A., Little, T. D., Wanner, B., Wearing, A. J., & Euronet (1996). Adolescents' well-being and perceived controll across 14 sociocultural contexts. *Journal of Personality and Social Psychology, 71,* 785–795.

Grob, A., Stetsenko, A., Sabatier, C., Botcheva, L., & Macek, P. (1997). A model of adolescents' well-being in different social contexts. In F. D. Alsaker & A. Flammer (Hrsg.), *European and American adolescents in the nineties*. New York: Lawrence Erlbaum.

Hayo, B., & Seifert, W. (2003). Subjective economic well-being in Eastern Europe. *Journal of Economic Psychology, 24*, 329–348.

Headey, B., & Wearing, A. (1992). *Understanding happiness: A theory of subjective well-being*. Melbourne: Longman Cheshire.

Heine, S. J., Lehman, D. R., Markus, H. R., & Kitayama, S. (1999). Culture and the need for positive self-regard. *Psychological Review, 106*, 766–794.

Herzog, A. R., Franks, M. M., Markus, H. R., & Holmberg, D. (1998). Activities and well-being in older age: Effects of self-concept and educational attainment. *Psychology and Aging, 13*, 179–185.

Hofstätter, P. R. (1986). *Bedingungen der Zufriedenheit*. Zürich: Edition Interform.

Hori, M., & Kamo, Y. (2017). Gender differences in happiness: The effects of marriage, social roles, and social support in East Asia. *Applied Research in Quality of Life, 13*(4), 839–857.

Iwao, S. (1993). *Japanese women: Traditional image and changing reality*. New York: Free Press.

Kammann, R., & Campbell, K. (1982). Illusory correlation in popular beliefs about the causes of happiness. *New Zealand Psychologist, 11*, 52–63.

Kanagawa, C., Cross, S., & Markus, H. R. (2001). Who I am?: The psychology of the conceptual self. *Personality and Social Psychology Bulletin, 27*, 90–103.

Kitayama, S., & Karasawa, M. (1995). Self: A cultural psychological perspective (in Japanese). *Japanese Journal of Experimental Social Psychology, 35*, 133–162.

Kitayama, S., & Markus, H. R. (1999). Yin and yang of the Japanese self: The cultural psychology of personality coherence. In D. Cervone & Y. Shoda (Hrsg.), *The coherence of personality: Social cognitive bases of personality consitency, variability, and organisation*. New York: Guilford Press.

Kitayama, S., & Markus, H. R. (2000). The pursuit of happiness and the realization of sympathy: Cultural patterns of self, social relations, and well-being. In E. Diener & E. M. Suh (Hrsg.), *Culture and subjective well-being* (S. 113–162). Cambridge: Bradford Book.

Kitayama, S., Markus, H. R., Matsumoto, H., & Norasakkunkit, V. (1997). Individual and collective processes in the construction of the self: Self-enhancement in the United States and self-criticism in Japan. *Journal of Personality and Social Psychology, 72*, 1245–1267.

Kitayama, S., Markus, H. R., & Kurokawa, M. (2000). Culture, emotion, and well-being: Good feelings in Japan and the United States. *Cognition and Emotion, 14*, 93–124.

Kwan, V. S. Y., Bond, M. H., & Singelis, T. M. (1997). Pancultural explanations of life satisfaction: Adding relationsship harmony to self-esteem. *Journal of Personality and Social Psychology, 73*, 1038–1051.

Lawton, M. P. (1996). Quality of life and affect in later life. In C. Magai & S. H. McFadden (Hrsg.), *Handbook of emotion, adult development and aging* (S. 327–348). San Diego: Academic.

Lewinsohn, P., Redner, J., & Seeley, J. (1991). The relationship between life satisfaction and psychosocial variables: New perspectives. In F. Strack, M. Argyle & N. Schwarz (Hrsg.), *Subjective well-being: An interdisciplinary perspective* (S. 141–169). Oxford: Pergamon Press.

Lewis, C. C. (1995). *Educating hearts and minds*. Cambridge: Cambridge University Press.

Linville, P. W. (1987). Self-complexity as a cognitive buffer against stress-related illness and depression. *Journal of Personality and Social Psychology, 52*, 663–676.

Liu, B., Floud, S., Pirie, K., Green, J., Peto, R., & Beral, V. (2016). Does happiness itself directly affect mortality? The prospective UK Million Women Study. *The Lancet, 387*(10021), 874–881.

Lolle, H. L., & Andersen, J. G. (2016). Measuring happiness and overall life satisfaction: A Danish survey experiment on the impact of language and translation problems. *Journal of Happiness Studies, 17*, 1337–1350.

Lucas, R. E., & Gohm, C. L. (2000). Age and sex differences in subjective well-being across cultures. In E. Diener & E. M. Suh (Hrsg.), *Culture and subjective well-being* (S. 291–318). Cambridge: Bradford Book.

Maslow, A. H. (1981). *Motivation and personality.* Prabhat Prakashan.

Mayring, P. (1991). *Psychologie des Glücks.* Stuttgart: Kohlhammer.

Menon, U., & Shweder, R. A. (1998). The return of the „white man's burden": The moral discourse of anthropology and the domestic life of Hindu women. In R. A. Shweder (Hrsg.), *Welcome to the middle age! (and other cultural fictions)* (S. 139–188). Chicago: University of Chicago Press.

Michalos, A. C. (1980). Satisfaction and happiness. *Social Indicators Research, 8,* 347–413.

Michalos, A. C. (1985). Multiple discrepancies theory (MDT). *Social Indicators Research, 16,* 347–413.

Miller, C. (1984). Culture and the develoment of everyday social explanation. *Journal of Personality and Social Psychology, 46,* 961–978.

Mogilner, C., Kamvar, S. D., & Aaker, J. (2011). The shifting meaning of happiness. *Social Psychological and Personality Science, 2*(4), 395–402.

Mosler, H. J. (1992). *Bedürfnisse und Wohlbefinden. Eine empirische Analyse von Daten des Fragebogens zu Lebenszielen und zur Lebenszufriedenheit (FLL).* Frankfurt a. M.: Deutsches Institut für Internationale Pädagogische Forschung.

Myers, D. G. (1992). *The pursuit of happiness: Who is happy – and why?* New York: William Morrow.

Oishi, S. (2000). Goals as cornerstones of subjective well-being: Linking individuals and cultures. In E. Diener & E. M. Suh (Hrsg.), *Culture and subjective well-being* (S. 87–112). Cambridge: Bradford Book.

Oishi, S., Diener, E., Lucas, R. E., & Suh, E. (1999a). Cross-cultural variations in predictors of life satisfaction: A goal based approach. *Personality and Social Psychology Bulletin, 25,* 980–990.

Oishi, S., Diener, E., Suh, E. M., & Lucas, R. E. (1999b). Value as a moderator in subjective well-being. *Journal of Personality, 67,* 157–184.

Omodei, M. M., & Wearing, A. J. (1990). Need satisfaction and involvement in personal projects: Toward an integrative model of subjective well-being. *Journal of Personality and Social Psychology, 59,* 762–769.

Ouweenel, P., & Veenhoven, R. (1991). Cross-national differences in happiness: Cultural bias or societal quality? In N. Bleichrodt & P. J. D. Drenth (Hrsg.), *Contemporary issues in cross-cultural psychology* (S. 168–184). Amsterdam: Swets and Zeitlinger.

Park, K. B., Upshaw, H. S., & Koh, S. D. (1988). East Asian's responses to western health items. *Journal of Cross-Cultural Psychology, 19,* 51–64.

Perrig-Chiello, P. (1997). *Wohlbefinden im Alter: Körperliche, psychische und soziale Determinanten und Ressourcen.* Juventa: Weinheim.

Robinson, M.D. (1999) *Short-duration valences primes can influence life satisfaction: Normative and personality influences on judgment.* Manuscript, University of Illinois, Urbana-Champaign.

Ross, C. E., & Wu, C. U. (1995). The links between education and health. *American Sociological Review, 60,* 719–745.

Sandvik, E., Diener, E., & Seidlitz, L. (1993). Subjective well-being: The convergence and stability of self-report and non-self-report measures. *Journal of Personality, 61,* 317–342.

Schwartz, S. (1992). Universals in the content and structure of values: Theoretical advances and empirical tests in 20 countries. *Advances in Experimental Social Psychology, 25,* 1–65.

Schwarz, N., & Strack, F. (1991). Evaluating one's life: A judgment model of subjective well-being. In F. Strack, M. Argyle & N. Schwarz (Hrsg.), *Subjective well-being: An interdisciplinary perspective* (S. 27–48). Oxford: Pergamon Press.

Schwarz, N., & Strack, F. (1999). Reports of subjective well-being: Judgmental processes and their methodological implications. In D. Kahneman, E. Diener & N. Schwarz (Hrsg.), *Well-being: The foundations of hedonic psychology* (S. 61–84). New York: Russell Sage Foundation.

Semmer, N., & Udris, I. (1995). Bedeutung und Wirkung von Arbeit. In H. Schuler (Hrsg.), *Lehrbuch Organisationspsychologie* (2. Aufl., S. 133–165). Bern: Huber.

Shao, L. (1991) *Multilanguage comparability of life satisfaction and happiness measures in mainland Chinese and American students.* Unpublished master's thesis, University of Illinios, Urbana-Champaign.

Sperber, D. (1996). *Explaining culture: A naturalistic approach*. Oxford: Blackwell.

Strack, F., Argyle, M., & Schwarz, N. (Hrsg.). (1991). *Subjective well-being. An interdisciplinary perspective*. Oxford: Pergamon Press.

Stricker, O. (1999). *Wohlbefinden. Begriff & interpersonelle Vergleichbarkeit*. Köln: Copy Star.

Suh, E., Diener, E., Oishi, S., & Triandis, H. (1998). The shifting basis of life satisfaction judgements across cultures : Emotions versus norms. *Journal of Personality and Social Psychology, 74*(2), 482–493.

Suh, E.M (1999) *Culture, identity consistency, and subjective well-being*. Manuscript, University of California, Irvine.

Suh, E. M. (2000). Self, the hyphen between culture and subjective well-being. In E. Diener & E. M. Suh (Hrsg.), *Culture and subjective well-being* (S. 63–86). Cambridge: Bradford Book.

Suh, E. M., & Diener, E. (1997) *Paper presented to the annual meeting of the American Psychological Society*, Washington, DC.

Suh, E.M., & Diener, E. (1999) *The use of emotion and social appraisal information in life satisfaction judgments: Joining culture, personality, and situational influences*. Manuscript, University of Illinois, Urbana-Champaign.

Summer, L. W. (1996). *Welfare*. Oxford: Happiness and Ethies.

Tatarkiewicz, W. (1984). *Über das Glück*. Stuttgart: Klett-Cotta.

Taylor, S. E. (1991). Asymmetrical effects of positive and negative events: The mobilization minimization hypothesis. *Psychological Bulletin, 110*, 67–85.

Taylor, S. E., & Brown, J. D. (1988). Illusion and well-being: A social psychological perspective on mental health. *Psychological Bulletin, 103*, 193–210.

Triandis, H. C. (1995). *Individualism and collectivism*. Boulder: Westview.

Triandis, H. C. (2000). Cultural syndromes and subjective well-being. In E. Diener & E. M. Suh (Hrsg.), *Culture and subjective well-being* (S. 13–36). Cambridge: Bradford Book.

Triandis, H. C., Bontempo, R., Villareal, M. J., Asai, M., & Lucca, N. (1988). Individualism and collectivism: Cross-cultural perspectivies on self-ingroup relationshipss. *Journal of Personality and Social Psychology, 54*, 323–338.

Triandis, H. C., McCusker, C., & Hui, C. (1990). Multimethod probes of individualism and collectivism. *Journal of Personality and Social Psychology, 59*(5), 1006–1020.

Twenge, J. M., Martin, G. N., & Campbell, W. K. (2018). Decreases in psycho-logical well-being among American adolescents after 2012 and links to screen time during the rise of smartphone technology. *Emotion, 18*(6), 765–780.

Uchida, Y., & Kitayama, S. (2009). Happiness and unhappiness in east and west: Themes and variations. *Emotion (Washington, D.C.), 9*, 441–456.

Uysal, M., Sirgy, M. J., Woo, E., & Kim, H. L. (2016). Quality of life (QOL) and well-being research in tourism. *Tourism Management, 53*, 244–261.

Valente, R. R., & Berry, B. J. L. (2016). Working hours and life satisfaction: A cross-cultural comparison of Latin America and the United States. *Journal of Happiness Studies, 17*(3), 1173–1204.

Veenhoven, R. (1984). *Conditions of happiness*. Dordrecht: Kluwer.

Veenhoven, R. (1991a). Ist Glück relativ? Überlegungen zu Glück, Stimmung und Zufriedenheit aus psychologischer Sicht. *Report Psychologie, 16*, 14–20.

Veenhoven, R. (1991b). Questions on happiness: Classical topics, modern answers, blind spots. In F. Strack, M. Argyle & N. Schwarz (Hrsg.), *Subjective well-being: An interdisciplinary perspective* (S. 7–26). Oxford: Pergamon Press.

Veenhoven, R. (2019). *World database of happiness*, Erasmus University Rotterdam, Rotterdam. http://worlddatabaseofhappiness.eur.nl. Zugegriffen am 19.02.2019.

Verkuyten, M. (1995). Self-esteem, self-concept stability, and aspects of ethnic identity among minority and majority youth in the Netherlands. *Journal of Youth and Adolescence, 24*, 155–175.

Verkuyten, M., & Lay, C. (1997). *Ethnic minority identity andn psychological well-being: The mediating role of collective self-esteem*. Paper from Department of General Social Studies. Utrecht: Utrecht University.

Wakefield, J. R. H., Sani, F., Madhok, V., Norbury, M., Dugard, P., Gabbanelli, C., et al. (2017). The relationship between group identification and satisfaction with life in a cross-cultural community sample. *Journal of Happiness Studies, 18*(3), 785–807.

Warr, P. (2018). Self-employment, personal values, and varieties of happiness – unhappiness. *Journal of Occupational Health Psychology, 23*(3), 388–401.

Weber, H. (1994). Veränderung gesundheitsbezogener Kognitionen. In P. Schwenkmezger & L. R. Schmidt (Hrsg.), *Lehrbuch der Gesundheitspsychologie* (S. 188–206). Stuttgart: Enke.

Wilson, W. (1967). Correlates of avowed happiness. *Psychological Bulletin, 67*, 294–306.

Yik, M. S. M., Bond, M. H., & Paulhus, D. L. (1998). Do Chinese self-enhance or self-efface? It's matter of domain. *Personality and Social Psychology Bulletin, 24*, 399–406.

Prüfungsängstlichkeit im Kulturvergleich

Ana Nanette Tibubos, Lina Krakau, Sonja Rohrmann und
Tobias Ringeisen

Inhalt

Zusammenfassung

Lernende weltweit stehen vor der Aufgabe, ihr Wissen in Prüfungen zu demons-
trieren, was als herausfordernd oder bedrohlich erlebt werden kann. Infolgedessen kommt der Erforschung des zugehörigen Angsterlebens international viel
Aufmerksamkeit zu und Prüfungsängstlichkeit konnte als kulturübergreifendes
Phänomen identifiziert werden. Entsprechende Messinstrumente wurden in zahlreiche Sprachen adaptiert. Ebenfalls von Interesse ist, inwiefern Kultur einen
Einfluss auf die Manifestationsformen von Prüfungsängstlichkeit nimmt. Um
kulturspezifische Einflüsse auf individueller, interindividueller und gesellschaft-

A. N. Tibubos (✉)
Institut für Pflegewissenschaft, Universität Trier, Trier, Deutschland
E-Mail: tibubos@uni-trier.de

L. Krakau
Klinik und Poliklinik für Psychosomatische Medizin und Psychotherapie, Universitätsmedizin der
Johannes Gutenberg-Universität Mainz, Mainz, Deutschland
E-Mail: lina.krakau@unimedizin-mainz.de

S. Rohrmann
Institut für Psychologie, Goethe-Universität Frankfurt, Frankfurt am Main, Deutschland
E-Mail: rohrmann@psych.uni-frankfurt.de

T. Ringeisen
Department of General Administration, Berlin School of Economics and Law, Berlin, Deutschland
E-Mail: tobias.ringeisen@hwr-berlin.de

© Springer Fachmedien Wiesbaden GmbH, ein Teil von Springer Nature 2021   351
T. Ringeisen et al. (Hrsg.), *Handbuch Stress und Kultur*,
https://doi.org/10.1007/978-3-658-27789-5_19

licher Ebene adäquat abzubilden, scheint für künftige Prüfungsängstlichkeitsforschung eine emische Perspektive auf Kultur entscheidend.

Schlüsselwörter

Prüfungsangst · Prüfungsängstlichkeit · Kultur · Prüfungsangstinventar ·
Kulturvergleich

1   Einführung

Kulturvergleiche sind in der Prüfungsängstlichkeitsforschung seit Jahren weit verbreitet und gut untersucht (z. B. Bodas und Ollendick 2005). Ein besonderer Fokus
liegt auf Untersuchungen der Häufigkeit, Intensität aber auch Manifestationsformen
von Prüfungsängstlichkeit in verschiedenen Ländern oder Kulturen.

Kultur lässt sich dabei aus zwei Perspektiven betrachten, aus einer *etischen* und
einer *emischen* Perspektive (Berry 1999). Die etische Betrachtungsweise entspricht
einer kulturübergreifenden Außensicht. Kultur wird hierbei meist anhand von kulturellen Merkmalen, wie beispielsweise sozialen Normen oder Werten, operationalisiert und demnach als eine den Menschen beeinflussende Variable aufgefasst. Die
emische Perspektive stellt demgegenüber eine kulturangepasste Innensicht dar. Die
Kultur wird als integraler Bestandteil des menschlichen Handelns und Denkens
erachtet, die nicht außerhalb des Individuums lokalisiert wird (Shweder und Sullivan
1990). Bisher dominiert in der kulturvergleichenden Prüfungsängstlichkeitsforschung eine etische Perspektive, was in hohem Maße die Vorgehensweise und die
Methodenauswahl der Forschenden beeinflusst. Von entscheidender Bedeutung ist
hierbei der psychometrische Ansatz, bei dem Individuen aus verschiedenen Kulturen
hinsichtlich interessierender Merkmale mit Hilfe von Testverfahren verglichen werden. Durch die Betrachtung und den Vergleich verschiedener Kulturen erhoffen sich
Forschende, einen genaueren Einblick in die Spezifität und Generalisierbarkeit ihrer
Studienbefunde zu erhalten. So können sich systematische Ähnlichkeiten oder
Unterschiede in den Antezedenzien, der Manifestation oder den Konsequenzen
von Prüfungsängstlichkeit ergeben (von der Embse et al. 2018).

Um den Einfluss von kulturellen Faktoren auf das Konstrukt der Prüfungsängstlichkeit bestimmen zu können, bedarf es in der Forschungsgemeinschaft eines
einheitlichen Verständnisses von Kultur. Hierzu wurden zahlreiche theoretische
Ansätze vorgeschlagen, wobei das Konzept von Individualism vs. Collectivism
(IC) zu den populärsten zählt (Hofstede 1980; Minkov et al. 2017; Triandis 1995a,
b, 1999). Zur Charakterisierung des IC-Ansatzes schlug Triandis vier bipolare
Dimensionen vor: (1) die Priorität von persönlichen Zielen vs. Zielen der Gemeinschaft, (2) die Schwerpunktsetzung auf persönliche Einstellungen vs. soziale Normen, (3) die Betonung von Rationalität vs. Verbundenheit mit dem Kollektiv und (4)
ein independentes vs. interdependentes Selbstkonzept. Der IC-Ansatz ermöglicht es
somit, die Ausprägung von sozialer Verbundenheit eines Individuums zu einem
Kollektiv zu ermitteln. Demnach stehen in individualistischen Gesellschaften eher
persönliche Ziele im Vordergrund, das Verhalten dient der Selbstverwirklichung. Als

individualistische Länder werden hauptsächlich westlich orientierte Nationen in Nord- und Westeuropa, Australien sowie Nordamerika, z. B. die USA, betrachtet. Im Vergleich dazu spielen in kollektivistischen Ländern die Einpassung in soziale Netzwerke und die Verbundenheit mit dem eigenen Kollektiv eine wichtige Rolle. Individuelle Wünsche treten zugunsten von Gruppenzielen in den Hintergrund. Zu den eher kollektivistisch orientierten Ländern zählen die Mehrzahl der (ost-) asiatischen, afrikanischen sowie südamerikanischen Länder (Hofstede 1980).

Als Ergänzung zu den o. g. Studien, die Häufigkeit und Qualität der Manifestation von Prüfungsangst in individualistischen vs. kollektivistischen Gesellschaften untersuchten, gewinnen in der kulturvergleichenden Prüfungsängstlichkeitsforschung zunehmend Fragen nach der Relevanz von Umwelt- und Kontextvariablen an Bedeutung. Durch Reformen im Schulwesen haben sich einhergehend mit der Digitalisierung weltweit neue Formen von Prüfungen wie computerbasierte Tests, adaptive Testungen, oder das praktische Abprüfen von erworbenen Handlungskompetenzen wie Präsentieren oder Moderieren etabliert. Mit diesen Prüfungsvarianten einhergehende Emotionen wurden in der Folge erstmalig näher beleuchtet (z. B. von der Embse et al. 2018; Lu et al. 2016; Ringeisen et al. 2019). So fand beispielsweise in den letzten Jahren die Auswirkung von Zentralprüfungen, sogenannten *high stakes tests,* deren Bestehen die Eintrittskarte zu weiterführender Bildung darstellt, viel Aufmerksamkeit (Segool et al. 2013).

Das vorliegende Kapitel vermittelt einen Überblick über die Möglichkeiten der psychometrischen Erfassung von Prüfungsängstlichkeit und zeigt auf, in welcher Weise sich Forschende weltweit mit diesem Konstrukt befassen. Befunde zu potenziellen kulturellen Einflüssen werden angeführt und diskutiert. Eine wichtige Fragestellung ist dabei, inwiefern sich Gesellschaften hinsichtlich der interpersonellen Orientierung ihrer Mitglieder unterscheiden und ob damit einhergehende Unterschiede in der Selbstwirksamkeitserwartung oder des öffentlichen Identitätsbewusstseins einen Einfluss auf die Ausprägung der Prüfungsängstlichkeit nehmen. Auch Kontextvariablen, z. B. wie eine Prüfung gestaltet wird, können auf institutioneller Ebene kulturell geprägt sein und einen Einfluss auf das Angsterleben der Lernenden nehmen. Ein Aspekt, welcher auch vor dem Hintergrund zunehmender internationaler Mobilität an Bedeutung gewinnt.

2   Das psychologische Konstrukt der Prüfungsängstlichkeit

Seit den 1950er-Jahren beschäftigen sich Psycholog*innen und Pädagog*innen mit den Erscheinungsformen, Determinanten sowie Konsequenzen und Behandlungsformen der Prüfungsängstlichkeit. Sie verfolgen dabei das Ziel, prüfungsängstlichen Personen einen effektiveren Umgang mit Bewertungssituationen zu ermöglichen (z. B. Mandler und Sarason 1952; Sarason 1980; Spielberger und Vagg 1995; Zeidner 1998).

Die Raten der von Prüfungsangst betroffenen Personen sind beträchtlich, variieren jedoch je nach Untersuchung. Eine weltweite Prävalenzschätzung kommt zu dem Schluss, dass etwa 15 % bis 20 % der Schüler*innen und Studierenden an erhöhter Prüfungsängstlichkeit leiden (Hill und Wigfield 1984). Dies deckt sich mit neueren Ergebnissen: So berichteten durchschnittlich

16 % britischer Sekundarschüler*innen hohe Prüfungsängstlichkeit (Putwain und Daly 2014). In anderen Stichproben zeigten sich zum Teil deutlich höhere Prävalenzraten. An einer kanadischen Universität konnte eine Prävalenzrate von ca. 39 % (Gerwing et al. 2015) ermittelt werden, während in einer türkischen Stichprobe 48 % der Oberstufenschüler*innen erhöhte Prüfungsangst berichteten (Kavakci et al. 2014). Ein ähnliches Bild zeichnet auch der internationale Vergleich durch PISA (2017).

Nach Spielbergers Trait-State-Angstmodell (Spielberger 1972) lässt sich Angst als Eigenschaft (Trait) und Angst als Zustand (State) unterscheiden. Dabei charakterisiert Angst als Eigenschaft (Trait-Angst) bzw. Ängstlichkeit relativ stabile interindividuelle Unterschiede in der Tendenz, Situationen als bedrohlich zu bewerten und in der Folge mit einer erhöhten Zustandsangst zu reagieren.

Das Konstrukt der Prüfungsängstlichkeit lässt sich ebenfalls in Prüfungsangst als Zustand und Prüfungsängstlichkeit als Persönlichkeitseigenschaft differenzieren. Prüfungsangst stellt demnach ein störendes bis qualvolles Gefühl vor bzw. während einer Prüfungssituation dar. Im Vergleich dazu wird Prüfungsängstlichkeit definiert als überdauernde Tendenz, auf selbstwertbedrohlich wahrgenommene Leistungsanforderungen mit Angst zu reagieren (Spielberger 1980).

Im Rahmen der Trait-State-Theorie der Angst wird das Konstrukt der Prüfungsängstlichkeit als eine situationsspezifische Persönlichkeitseigenschaft postuliert (Spielberger et al. 1978), was bis heute von vielen Autor*innen vertreten wird (Hodapp et al. 2011). Für die Messung wird angenommen, dass eine situationsspezifische Trait-Angstskala besser zur Vorhersage des aktuellen Befindens und Verhaltens in eigenschaftskongruenten Situationen geeignet ist als eine allgemeine Trait-Angstskala. Eine Prüfungsängstlichkeitsskala, die spezifisch für Prüfungssituationen konzipiert ist, stellt demnach einen besseren Prädiktor für die Ausprägung der Zustandsangst und der Leistungsfähigkeit in der Testsituation dar als ein allgemeines Ängstlichkeitsinventar (Spielberger 1980).

Den Ausgangspunkt für die empirische Prüfungsangstforschung bildet die Habit-Interferenz-Theorie von Mandler und Sarason (1952), die von verschiedenen aktivierten Antrieben (Aufgabenantrieben und einem Angstantrieb) mit unterschiedlichen Konsequenzen in Prüfungssituationen ausgeht. Neuere Ansätze der Theorieentwicklung wurden entscheidend durch die von Liebert und Morris (1967) eingeführte Differenzierung einer Besorgnis- und einer Aufgeregtheitskomponente der Prüfungsangst beeinflusst. Die Autor*innen unterscheiden zwischen einer kognitiven Komponente (Besorgnis bzw. engl. worry), die Kognitionen um Leistung und ihre Konsequenzen, Zweifel und Misserfolgsbefürchtungen beinhaltet, und einer emotionalen Komponente (Aufgeregtheit bzw. engl. emotionality), welche unspezifische emotionale Reaktionen, die Wahrnehmung und Mitteilung autonomer Erregungsvorgänge umfasst. Eine Vielzahl von Untersuchungen konnte die differenzielle Wirkung beider Komponenten auf Leistung nachweisen. Während die Besorgniskomponente eine konsistente, negative Beziehung zur Leistung aufweist, lassen sich inkonsistente Befunde in der Beziehung zwischen Aufgeregtheit und Leistung finden. So wurden entweder gar keine, schwache oder lediglich bei hohen Besorgtheitswerten Korrelationen mit Leistung gefunden, wobei letztere sich sogar leistungsfördernd auswirken können (Deffenbacher 1980; Hembree 1988; Hodapp 1982; Morris und Liebert 1970; Seipp und Schwarzer 1991; Spielberger et al. 1978).

Offensichtlich repräsentieren Besorgnis und Aufgeregtheit nicht nur zwei verschiedene Erscheinungsformen, sondern auch unterschiedliche Systeme und Wirkmechanismen von Prüfungsangst. Als entscheidende Determinante wird die Facette der Besorgnis angesehen. Die Selbstfokussierung von prüfungsängstlichen Personen beeinträchtigt eine effektive Informationsverarbeitung in Leistungssituationen, da selbstzentrierte Kognitionen die Aufmerksamkeit zur Aufgabenlösung einschränken (Richardson et al. 2012; von der Embse et al. 2018).

2.1 Messung von Prüfungsängstlichkeit

Die Unterscheidung zwischen den Prüfungsangstkomponenten Besorgnis und Aufgeregtheit auf der Zustandsangstebene (Liebert und Morris 1967) wurde später von Spielberger (1980) auf die Konzeption der Trait-Angst übertragen. Er entwickelte das zweifaktorielle Test Anxiety Inventory (TAI), welches bis heute das am häufigsten eingesetzte englischsprachige Instrument zur Erfassung von Prüfungsängstlichkeit darstellt. Für das TAI existieren eine Vielzahl von validierten Übersetzungen, welche die Besorgnis- und Aufgeregtheitskomponente an unterschiedlichen Länderstichproben replizieren konnten (Überblick, siehe Zeidner 1998). Allerdings zeigten sich für die verschiedenen Sprachversionen des TAI in vielen Studien unerwartet hohe Interkorrelationen zwischen beiden Facetten (Seipp und Schwarzer 1996).

Um eine differenziertere Erfassung der Prüfungsängstlichkeit zu ermöglichen, entwickelte Sarason (1984) die Reactions to Tests Scale (RTT). Angeregt durch Befunde zur kognitiven Interferenz in Leistungssituationen (z. B. Wine 1982) weist dieses Verfahren eine vierdimensionale Struktur auf, in der die kognitive Komponente in den Skalen Besorgtheit und test-irrelevante Gedanken aufgeteilt wurde. Die Aufgeregtheitskomponente besteht aus den Skalen Anspannung und körperliche Symptome. Auch dieses Verfahren wies psychometrische Schwächen auf, wie z. B. eine instabile Faktorenstruktur und mäßige Reliabilitätswerte der Subskalen (Zimmer et al. 1992).

Im deutschsprachigen Raum widmeten sich Hodapp (1991, 1996) und Kollegen (1995) einer verbesserten Erfassung von Prüfungsängstlichkeit. Sie entwickelten eine erweiterte und modifizierte Version des englischsprachigen TAI, die als TAI-G bezeichnet wurde. Neben Besorgnis und Aufgeregtheit wurden zwei Subskalen ergänzt, um weitere relevante kognitive Facetten der Prüfungsangst zu erheben. In Anlehnung an Sarason (1984) kam die Skala kognitive Interferenz zur Erfassung störender Gedanken hinzu. Als vierte eigenständige Skala wurde Mangel an Zuversicht aufgenommen, da fehlende Zuversicht und mangelnder Selbstwert mit Prüfungsängstlichkeit substanziell korreliert. Nach einer Übersetzung des TAI-G ins Englische und umfangreichen Validierungsstudien (z. B. Musch und Bröder 1999; Ringeisen et al. 2010) liegt nun mit dem Prüfungsangstfragebogen (PAF, Hodapp et al. 2011) eine verkürzte Version des Verfahrens mit sehr guten psychometrischen Eigenschaften vor. Sowohl für die deutsche Sprachversion (Raufelder und Ringeisen

2016; Ringeisen et al. 2015) als auch für die englische Adaptation des PAF (Hoferichter et al. 2016; Mowbray et al. 2014) konnten eine hohe faktorielle Validität,
Konstrukt- und Kriteriumsvalidität nachgewiesen werden.

Für die kulturvergleichende Prüfungsängstlichkeitsforschung sind Adaptionen
eines Messinstruments in verschiedenen Sprachversionen unerlässlich, die hinsichtlich Faktorstruktur und psychometrischen Eigenschaften äquivalent sind. Prüfungsängstliche lassen sich durch mehrere Merkmale charakterisieren (z. B. Rost und
Schermer 1987), sodass eine größere Zahl von Untergruppen prüfungsängstlicher
Personen gebildet werden kann. Bisher wurden meist zweidimensionale Instrumente
zur Messung von Prüfungsängstlichkeit auf ihre transkulturelle Validität hin untersucht (Zeidner 1998). Um Prüfungsängstlichkeit auch mehrdimensional zu erfassen,
bedarf es kulturübergreifend anwendbarer mehrdimensionaler Instrumente, deren
Validität anhand repräsentativer nationaler Stichproben oder anhand der jeweiligen
Zielgruppe belegt wurde (Hagtvet und Sipos 2004).

Im Rahmen der kulturvergleichenden Forschung stellt die Mehrebenenanalyse
einen wichtigen methodischen Aspekt dar, der in bisherigen Forschungsarbeiten
kaum Anwendung fand (van de Vijver und Leung 2000). Studien auf der Kulturebene (z. B. Hofstede 1980) fassen Kultur als Analyseeinheit auf, wobei hier die
Gefahr besteht, auf der Kulturebene gefundene Merkmale unreflektiert auf Individuen zu übertragen. Mit Hilfe von Mehrebenenanalysen lassen sich interessierende
Variablen auf unterschiedlichen Ebenen, sowohl auf der Individualebene als auch
auf aggregierten Ebenen (Gruppen- oder Länderebene), simultan untersuchen (z. B.
van de Vijver und Leung 1997; Wallbott 1996). Auf diese Weise wird eine differenzierte Untersuchung der Auswirkungen von prüfungsangstbezogenen Variablen, die
auf verschiedenen Ebenen auftreten können, ermöglicht.

2.2   Kontextvariablen in Prüfungssituationen

Prüfungsbezogene Emotionen, wie die Prüfungsangst, entstehen im Sinne eines
kognitiv-motivationalen Modells (Lazarus 1990, 1991; Zeidner 1995) und sind als
Ergebnis einer gegenseitigen Beeinflussung von Individuum und Umwelt zu verstehen. Dementsprechend sollten sowohl dispositionelle als auch situationale Variablen
einen Einfluss auf das Ausmaß von Prüfungsangst ausüben. Während die Relevanz
von dispositionellen Variablen in zahlreichen Studien belegt werden konnte, fand
eine systematische Untersuchung von Umwelt- und Situationsvariablen lange Zeit
kaum Beachtung in der Prüfungsangstforschung (z. B. Bodas und Ollendick 2005;
Zeidner 1998). Hierzu gehören zum Beispiel Faktoren wie Arbeitsbeanspruchung
oder auch Zeitdruck, welche potenziell Einfluss auf Emotionen und Coping in
verschiedenen Prüfungsphasen ausüben.

Viele Umweltvariablen finden sich auf der institutionellen Ebene im Bildungswesen. Sie umfassen vorgegebene Strukturen des Schulsystems oder der univer-
sitären Ausbildung, wie beispielsweise die Voraussetzungen für den Schuleintritt
oder die Erlangung eines Schulabschlusses, die Anzahl verschiedener Schulformen
in der jeweiligen Gesellschaft oder die Bedeutung von Prüfungen für den schuli-

schen und beruflichen Werdegang (Ringeisen 2008). Von besonderer Bedeutung sind in diesem Zusammenhang die Struktur und die Art der Prüfung, da sie sowohl Copingmöglichkeiten als auch emotionale Manifestationen determinieren (Green 1981; Zeidner 1998).

In den letzten Jahren führten Bildungsreformen zu einer Zunahme zentralisierter Abschlussprüfungen und standardisierter Eignungstests. Diese Art von Tests, bei denen die Ergebnisse innerhalb einer großen Bevölkerungsgruppe verglichen werden, werden in der Literatur als *high stakes testing* bezeichnet. Hierbei lässt sich feststellen, dass Schüler*innen bei solchen Tests, im Vergleich zu üblichen Klassenarbeiten, höhere Prüfungsängstlichkeit verspüren (Segool et al. 2013). Eine aktuellere metaanalytische Arbeit (von der Embse et al. 2018) konnte, von allen einbezogenen Variablen, die möglicherweise einen Einfluss auf Prüfungsangst und Leistung nehmen, wie z. B. das Klassenraumsetting oder der individuelle Notendurchschnitt, für high stakes testing die stärksten Zusammenhänge zwischen Prüfungsangst und reduzierter Testperformance finden. Hierbei scheinen insbesondere Eignungstests einen aversiven Einfluss auszuüben.

Im Zuge einer wachsenden Bedeutung von Sprachkenntnissen als Folge der Globalisierung absolvieren Lernende zunehmend Tests in einer Fremdsprache, wodurch sie eine weitere Herausforderung bewältigen müssen, die über den reinen Testinhalt hinausgeht. Forschung, die sich explizit mit der Analyse von Prüfungen in einer Fremdsprache befasst, hat zumeist Englisch als Fremdsprache untersucht. Die Studien stammen häufig aus dem türkischen (z. B. Cakici 2016; Elaldi 2016) oder weiteren asiatischen (z. B. Salehi und Marefat 2014; Tsai und Li 2012; Yang 2017) Raum, wo die Sprachdifferenz zum Englischen größer ist als zum Beispiel zur deutschen Sprache. Es konnte ein hoher Zusammenhang zwischen Fremdsprachen- und Prüfungsangst identifiziert werden, wobei beide Konstrukte negativ mit der Leistung in dem zu absolvierenden Test zusammenhängen (Salehi und Marefat 2014; Tsai und Li 2012).

Auch computerbasierte Tests haben international an Bedeutung gewonnen, da sie mit zahlreichen Vorteilen wie zum Beispiel mit einer vereinfachten Auswertung oder einer vergrößerten Reichweite verbunden sind. Aufgrund der zunehmenden Digitalisierung des Bildungswesens beschäftigt sich die Prüfungsangstforschung mit den Auswirkungen dieser Testmodalität. Zusammenfassend lässt sich feststellen, dass diese allein keinen wesentlichen Einfluss auf die Prüfungsangst der zumeist jungen Stichproben zu nehmen scheint (Cassady und Gridley 2005; Deloatch et al. 2016; Stowell und Bennett 2010). Allerdings berichten Individuen, die ihre computerbezogenen Kompetenzen als schlechter einschätzen, eine höhere Angst bei computerbasierten Tests (Balogun und Olanrewaju 2016; Lu et al. 2016; Heckel und Ringeisen 2019). Können Prüfungsängstliche einen computerbasierten Test allerdings zu Hause absolvieren, wirkt sich dies häufig angstreduzierend aus, während die Prüfungsangstwerte im normalen Klassenraumsetting erhöht bleiben (Stowell und Bennett 2010).

Einen weiteren Aspekt stellt das *computer-adaptive-testing* (CAT) dar. Die Testschwierigkeit wird dabei durch eine iterative Schätzung der Fähigkeiten der Testperson angepasst: Beantwortet die Testperson ein Item korrekt, folgt ein schwereres

Item; wird ein Item falsch beantwortet, folgt ein leichteres. Dementsprechend wird jede Testperson etwa mit 50 % für sie lösbaren und 50 % für sie nicht lösbaren Items konfrontiert. Es hat sich gezeigt, dass Personengruppen mit hoher Prüfungsängstlichkeit hierbei, im Vergleich zum herkömmlichen Testen, weiter benachteiligt werden (Colwell 2013; Lu et al. 2016; Ortner und Caspers 2011). Ein möglicher Grund hierfür ist, dass die Eigenschaften des CAT mit einer Abnahme der subjektiven Erfolgserwartung einhergehen, wodurch Prüfungsängstliche besonders beeinflusst werden (Ortner und Caspers 2011).

Eine besondere Prüfungsmodalität findet sich ebenfalls in Situationen, in denen über den Testinhalt hinaus interpersonelle Kommunikation erforderlich ist. Dazu gehören beispielsweise mündliche Prüfungen und andere Situationen, in denen eine hohe Moderations- oder Präsentationskompetenz erwartet wird. Die Rolle von Prüfungsängstlichkeit im Zusammenhang mit Prüfungssituationen, die interpersonelle Kommunikation erfordern, wurde insbesondere in Bezug auf mündliche Prüfungen untersucht (Zeidner 1998; Sparfeldt et al. 2016). Eine aktuelle Studie von Ringeisen et al. (2019) stellt die Rolle der Selbstwirksamkeitserwartung heraus: Eine hohe Selbstwirksamkeitserwartung beeinflusst die Bedrohlichkeitseinschätzung der Prüfung, was wiederum mit einer Abnahme von Angstindikatoren am Prüfungstag in Zusammenhang steht. Allgemein hat das Training interpersoneller Kommunikationskompetenzen in schulischer wie universitärer Lehre an Bedeutung gewonnen. Neben Angst spielen jedoch auch andere Emotionen beim Erwerb und der Performanz solcher Kompetenzen eine Rolle. So scheint insbesondere Langeweile beim Lernen einen negativen Einfluss auf die Leistungen der Studierenden in einer praktischen Prüfung ihrer Moderationskompetenzen auszuüben (Ringeisen und Schickel 2019). Eine Steigerung der selbstwahrgenommenen Moderationskompetenz wird vor allem durch Freude am Lernprozess erreicht, welche wiederum durch ein Kompetenz-, Beziehungs- und Autonomieunterstützendes Lehrkonzept gefördert werden kann (Tibubos et al. 2019). Explizit wurden Moderationskompetenzen in Bezug auf Prüfungsangst bisher nicht untersucht, vermutlich spielt jedoch auch hier die selbstwahrgenommene Moderationskompetenz eine entscheidende Rolle, da Selbstwirksamkeits- und Kompetenzerwartungen in starkem Zusammenhang mit Ängstlichkeit in Lern- und Leistungssituationen stehen (Balogun und Olanrewaju 2016; Lu et al. 2016; Raufelder und Ringeisen 2016; Schnell et al. 2015; Ringeisen et al. 2019).

3 Prüfungsängstlichkeit in verschiedenen Kulturen

Die Erforschung von Prüfungsängstlichkeit aus kulturvergleichender Perspektive liefert nicht nur einen Einblick in die Universalität bzw. Spezifität ihrer kognitiven und affektiven Komponenten, sondern differenziert ebenso ihre makrosoziokulturellen Vorläufer und Konsequenzen. Im Stressprozess können kulturelle Faktoren einen entscheidenden Einfluss auf etliche Parameter ausüben, wie z. B. die Wahrnehmung, die kognitive Bewertung oder die Attribuierung von Bewertungssituationen (Zeidner 1998). Möglicherweise spielt die Kultur auch eine wichtige Rolle, wenn man die

Auftretenshäufigkeit sowie die Ausdrucksform von Angst bestimmen möchte (Öner und Kaymak 1987). So erscheint es fast zwingend, in aktuellen kognitiv-motivationalen Modellen für Stress und Emotionen kulturelle Faktoren bei der Konzeptualisierung von Ängstlichkeit, Stress und Coping zu berücksichtigen (Seipp und Schwarzer 1996; Zeidner 1998; Bodas und Ollendick 2005). Kulturübergreifend wurden bisher in der Aus- und Weiterbildung zahlreiche dispositionelle Ressourcen und gesundheitsbezogene Prozesse untersucht, die auf Triandis' IC-Paradigma (1995a, b) basieren. Von besonderem Interesse sind bis heute akademische Stressoren, die mit kognitiven und emotionalen Prozessen im Zusammenhang stehen.

In vielen Ländern der Welt wurde das Konstrukt der Prüfungsängstlichkeit untersucht, um den Einfluss kultureller Faktoren auf das Erleben und die Manifestation von Prüfungsängstlichkeit bestimmen zu können (Bodas und Ollendick 2005; Seipp und Schwarzer 1996; Zeidner 1998). Weltweit beschäftigen sich Wissenschaftler*innen auf verschiedene Art und Weise mit Prüfungsängstlichkeit. Beispielhaft soll ein Überblick über Studien aus verschiedenen Ländern (Tab. 1) und zu interkulturellen Vergleichen (Tab. 2) gegeben werden.

Wie bereits zu Beginn dieses Kapitels erläutert, setzen kulturvergleichende Studien zur Prüfungsängstlichkeit die sprachlich-kulturelle Adaptation eines Messinstruments (siehe z. B. das Test Anxiety Inventory, TAI) voraus. Für das TAI steht eine Reihe von deskriptiven Daten verschiedener Nationen zur Verfügung, die einen Einblick in den Ausprägungen von Prüfungsängstlichkeit in unterschiedlichen Ländern auf nationaler Ebene gewähren.

Basierend auf TAI-Daten von 14 Nationen, welche die Aufgeregtheits- und Besorgniskomponente der Prüfungsängstlichkeit erfassen, führten Seipp und Schwarzer (1991, 1996) Metaanalysen durch. Dabei wurden die höchsten Mittelwerte der Prüfungsängstlichkeit in Ägypten, Jordanien und Ungarn gefunden. Im oberen Mittelfeld befinden sich Länder wie Deutschland, Korea und Puerto Rico, gefolgt von den USA, Indien, Tschechoslowakei und Türkei. Die geringsten Ausprägungen in Prüfungsängstlichkeit waren bei den Stichproben aus den Niederlanden, Italien, China und Japan zu verzeichnen. Zusammenfassend wurden die höchsten Prüfungsängstlichkeitswerte in islamischen Ländern gefunden, während in westeuropäischen sowie asiatischen Ländern niedrigere Werte registriert wurden.

Ähnliche Ergebnisse fanden Seipp und Schwarzer (1996) in einer weiteren Metaanalyse, in der sie Studien, die mindestens zwei Länder bezüglich Prüfungsängstlichkeitsausprägungen miteinander verglichen, untersuchten. Die höchsten Prüfungsängstlichkeitswerte wurden in islamischen Ländern (Ägypten, Jordanien, Iran und Türkei) gefunden. Ihnen folgten südamerikanische (Brasilien und Puerto Rico) sowie osteuropäische Länder (Ungarn und Tschechoslowakei). Geringere Prüfungsängstlichkeitswerte sind in den Stichproben aus Nordamerika (USA und Kanada) und Asien (Indien, Korea, China und Japan) zu beobachten, wobei in westeuropäischen Ländern (die Niederlande, Deutschland und Italien) die niedrigsten Gesamtwerte zu finden waren.

Auf Basis dieser kulturvergleichenden Forschungsarbeiten ließe sich die Annahme aufstellen, dass Schüler*innen und Studierende in vielen kollektivisti-

Tab. 1 Beispiele für Untersuchungen des Prüfungsängstlichkeitskonstrukts

Afrika	
Ägypten (Hocevar und El-Zahhar 1988)	Untersuchung der psychometrischen Eigenschaften des TAI in Ägypten, Brasilien und den USA bei Oberstufenschüler*innen
Nigeria (Oladipo et al. 2015)	Untersuchung von Alters -und Geschlechtseffekten auf Prüfungsängstlichkeit bei Bachelorstudierenden (Suinn Test Anxiety Behavior Scale)
Südafrika (Mwamwenda 1994)	Untersuchung von Alters- und Geschlechtseffekten auf Prüfungsängstlichkeit bei Masterstudierenden (Test Anxiety Achievement Test)
Asien	
China (Cheng et al. 2014)	Prüfungsängstlichkeit, Motivation und Leistung in verschiedenen Kontexten von high stakes Sprachtests [CAEL(Candadian Academic English Language Assessment), CET (College English Test in China), GEPT (General English Proficiency Test in Taiwan)]
Indien (Alam 2013)	Auswirkungen von Prüfungsängstlichkeit (TAI) und Selbstwert auf durchschnittliche Leistung von Oberstufenschüler*innen unter Berücksichtigung demografischer Aspekte wie Geschlecht und Urbanität
Iran (Abdollahi und Abu Talib 2015)	Einflüsse von Emotionaler Intelligenz und Perfektionismus auf Prüfungsängstlichkeit (TAS) bei Oberstufenschüler*innen aus urbanem Umfeld
Israel (Peleg-Popko und Klingman 2002)	Einflüsse des familiären Klimas und der Diskrepanzen zwischen gewünschtem und erlebtem familiären Klima auf Ängstlichkeit und Prüfungsängstlichkeit (TAI) bei Schüler*innen der 6. Klasse
Japan (Araki et al. 1992)	Untersuchung psychometrischer Eigenschaften des TAI an zwei Stichproben (Studierende, Oberstufenschüler*innen)
Jordanien (Ahlawat 1989)	Entwicklung und Validierung einer jordanisch-arabischen Version der TAI bei Oberstufenschüler*innen und Studierenden vor bedeutsamen Abschlussprüfungen
Südkorea (Kim 2016)	Der Einfluss von Faktoren leistungsbezogener Emotionen, Motivation und der Einstellung gegenüber Patient*innen auf die Prüfungsängstlichkeit (AEQ) bei Medizinstudierenden in einem Verfahren zur Einschätzung ihrer klinischen Kompetenz (OSCE)
Malaysia (Rajiah und Saravanan 2014)	RCT zur systematischen Desensibilisierung bei Pharmaziestudierenden mit Prüfungsängstlichkeit (WTAS)
Pakistan (Ali und Mohsin 2013)	Psychometrische Eigenschaften des TAI bei Sekundarschüler*innen aus ruralen und urbanen Regionen
Türkei (Aydın 2019)	Geschlechtsunterschiede und kognitive, behaviorale und physiologische Facetten der Prüfungsängstlichkeit (CTAS) von Grundschüler*innen
Australien	
Australien (Mowbray et al. 2014)	Untersuchung der psychometrischen Eigenschaften des TAI-G/PAF bei Studierenden
Europa	
Deutschland (Ringeisen et al. 2015)	Empirische Validierung der Struktur der durch die Control-Value Theorie postulierten Prädiktoren von Prüfungsängstlichkeit (TAI-G/PAF)

(Fortsetzung)

Tab. 1 (Fortsetzung)

Großbritannien (Putwain und Daly 2014)	Prävalenzraten und Geschlechtsunterschiede der Prüfungsängstlichkeit (worry und tension mit dem Revised Test Anxiety Questionnaire; social derogation durch Friedben Test Anxiety Scale) bei Sekundarschüler*innen
Italien (Comunian 1985)	Entwicklung und faktorielle Validierung einer italienischen TAI-Version bei Schüler*innen und Studierenden, interkultureller Vergleich mit US-amerikanischer Stichprobe und Korrelationen mit dem State- und Trait-Angst (STAI) und Selbstwirksamkeit (SEFF)
Niederlande (van der Ploeg 1983)	Psychometrische Eigenschaften und faktorielle Validierung des TAI an Schüler*innen und Studierende, Korrelationen mit dem Stait und Trait-Angst und Ärger, Persönlichkeit (NPV), Leistungsmotivation (PMT)
Norwegen (Hagtvet 1984)	Psychometrische Eigenschaften des TAI an zwei Stichproben (Sekundarschüler*innen, Pädagogikstudierende)
Spanien (Núñez-Peña et al. 2016)	Geschlechtseffekte bei Trait-, Mathematik- und Prüfungsängstlichkeit (CAEX) und Prüfungsangst bei Studierenden
Tschechoslowakei (Man et al. 1989)	Entwicklung und Validierung einer tschechischen TAI-Version der Zusammenhang mit Schulleistungen bei Schüler*innen und Studierenden
Ungarn (Sipos et al. 1985)	Entwicklung und Validierung einer ungarischen TAI-Version bei Schüler*innen aus Stadt und Land, externe Kriterien waren Schulleistung, STAI und Eysencks Persönlichkeitsfragebogen
Amerika	
Argentinien (Arana und Furlan 2016)	Facetten von Perfektionismus im Zusammenhang mit Prüfungsängstlichkeit (TAI-G/PAF)
Kanada (Lowe 2018)	Psychometrische Eigenschaften des TAM-C bei Studierenden
USA (Wood et al. 2016)	Zwillingsstudie zu verschiedenen Facetten von Prüfungsängstlichkeit (CTAS) und Leistung bei high stakes Lesetest

schen Gesellschaften einem höheren Risiko ausgesetzt sind, unter Prüfungsangst zu leiden als Kohorten in individualistischen Ländern (z. B. Diaz-Guerrero 1976; Schwarzer und Kim 1984). Die im vorigen Abschnitt beschriebenen Befunde beinhalten jedoch Inkonsistenzen im Zusammenhang zwischen Prüfungsängstlichkeit und dem Grad an individualistischer Ausrichtung. Beispielsweise würde man in kollektivistischen asiatischen Ländern wie Japan und China eine höhere dispositionelle Ausprägung von Prüfungsangst erwarten als in individualistischen Ländern wie Deutschland, den Niederlanden oder Italien. Betrachtet man jedoch Studien, welche die allgemeine Ängstlichkeit von Jugendlichen in ostasiatischen Ländern untersuchen (z. B. Liu et al. 1997; Yao et al. 2007), so lassen sich extrem hohe Angstwerte feststellen, die bis in den pathologischen Bereich reichen. Es scheint demnach unerlässlich zu sein, zusätzliche Kontrollvariablen wie die allgemeine Ausprägung von Ängstlichkeit zu berücksichtigen, wenn Prüfungsängstlichkeit kulturvergleichend untersucht wird.

Tab. 2 Beispiele kulturvergleichender Studien mit als gegensätzlich oder äquivalent beschriebenen IC-Dimensionen

Ägypten, Brasilien und USA (El-Zahhar und Hocevar 1991)	Interkulturelle und Geschlechtsunterschiede von Prüfungsängstlichkeit (TAI), Trait-Ängstlichkeit und Erregbarkeit bei Oberstufenschüler*innen
China, Finnland und Schweden (Nyroos et al. 2015)	Interkultureller Vergleich der Manifestation von Prüfungsängstlichkeit (CTAS) und Geschlechtsunterschiede bei Grundschüler*innen
Indien und Iran (Sharma et al. 1983)	Interkultureller Vergleich der Prüfungsängstlichkeitsmanifestation (TAI) bei Mittelstufenschüler*innen sowie Studierenden
die USA und Australien (Kavanagh et al. 2016)	Interkultureller Vergleich von Prüfungsängstlichkeit (TAI) und assoziierten Charaktereigenschaften (Perfektionismus, Copingstrategien) bei Studierenden
die USA und Kanada (Lowe 2019)	Interkulturelle und Geschlechtsunterschiede und Messinvarianzanalyse des TAM-C
die USA und Kuwait (Cassady et al. 2004)	Interkultureller vergleich weiblicher Studierender anhand verschiedener Prüfungsängstlichkeitsinventar (CTAS, RTT) und Zusammenhang mit Leistung
die USA und Mexiko (Diaz-Guerrero 1976)	Interkulturelle und Geschlechtsunterschiee von Prüfungsängstlichkeit (TASC) bei drei Kohorten (Grund- und Mittelstufe)
Südafrika und Deutschland (Ringeisen et al. 2010)	Kreuzvalidierung des TAI-G/PAF in Englisch und Deutsch bei Psychologie und Pädagogikstudierenden

3.1 Kulturelle Faktoren, die Prüfungsängstlichkeit beeinflussen

Um kulturelle Unterschiede in der Ausprägung von Prüfungsängstlichkeit erklären zu können, kommt verschiedenen Umweltfaktoren sowie schulbezogenen Variablen eine bedeutende Rolle zu. Eine Reihe von Studien testeten spezifische Hypothesen, die sich auf Effekte von kulturspezifischen Faktoren auf die Entstehung und Manifestation von Prüfungsängstlichkeit beziehen (z. B. Diaz-Guerrero 1976; El-Zahhar und Hocevar 1991; Seipp und Schwarzer 1996). Beispiele umfassen kulturelle und elterliche Werte, Normen, Sozialisationspraktiken sowie besondere Merkmale des jeweiligen Bildungssystems und dessen Organisation (für einen Überblick, siehe Bodas und Ollendick 2005; Zeidner 1998).

Wie bereits eingangs beschrieben, unterscheiden sich kollektivistische von individualistischen Ländern insbesondere in ihren interpersonellen Strukturen. Diaz-Guerrero (1976) postulierte, dass sich eine individualistische Ausrichtung relativ günstig auf den Umgang mit Bewertungssituationen auswirkt, da sich hierdurch verstärkt selbstwirksamkeitsbezogene Einstellungen, Fertigkeiten und Copingstrategien entwickeln. In kollektivistischen Ländern hingegen finden sich häufiger hierarchisch organisierte interpersonelle und interdependente Strukturen. Auf den Schüler*innen bzw. Studierenden lastet in der Folge ein weit größerer Druck, Autoritätspersonen wie beispielsweise Lehrer*innen, Eltern oder ältere Familienmitglieder nicht zu enttäuschen. Schulischer und beruflicher Erfolg geht nicht nur mit positiven Assoziationen für die jeweilige Person einher (höheres Einkommen, Karriereperspektive), sondern auch für das gesamte zugehörige Kollektiv. Die persönliche Leistungsmotivation ist demnach in Bezug auf die Loyalität zum Kollektiv zu verstehen (Bodas und Ollendick 2005). Rein auf persönliche Selbstverwirklichung ausgerichtetes Verhalten ohne Berücksichtigung des Kollektivs ist in vielen kollektivistischen Ländern mit Schuld- und Schamgefühlen assoziiert (Wang und Ollendick 2001). Im Falle von Misserfolg wird oft gar die Familienreputation tangiert. Daraus entwickelt sich bei Kindern möglicherweise eine erhöhte Ausprägung von Ängstlichkeit und öffentlichem Identitätsbewusstsein (Zeidner 2007). Die genannten Annahmen werden durch mehrere Befunde gestützt, unter anderem durch eine Längsschnittstudie von Diaz-Guerrero (1976) oder die Metaanalyse von Seipp und Schwarzer (1996).

Als weiteres Merkmal existiert in vielen kollektivistisch ausgerichteten Ländern ein extrem kompetitives und selektives Bildungssystem (z. B. in Jordanien, Ägypten, Saudi-Arabien, der Türkei, Japan und China). Das Bildungssystem determiniert viele Umweltvariablen sowie schulbezogene Faktoren, die für die Manifestation von Prüfungsängstlichkeit von entscheidender Bedeutung sein können (Bodas und Ollendick 2005). Besonders in islamisch-arabischen Ländern wird von einer einzigen bundesweiten Prüfung sowohl der Schulabschluss als auch die Hochschulzugangsberechtigung abhängig gemacht. Prüfungsergebnisse haben somit weitreichende Konsequenzen und werden als höchst bedrohlich empfunden (El-Zahhar und Hocevar 1991). Darüber hinaus investieren in kollektivistisch orientierten ostasiatischen Ländern Schüler*innen und Studierende mehr Zeit in Schulaktivitäten als in individualistischen Ländern wie beispielsweise den USA (Larson und Seepersad 2003), was mit erhöhtem Schulstress einhergeht (Verma et al. 2002). In vielen dieser Länder wie z. B. Indien, China oder Korea wird der Fokus vorwiegend auf den Erwerb von Wissen gelegt, sodass nicht selten die Freizeit oder Ferienzeit hauptsächlich für Schulvorbereitung genutzt werden (Bodas und Ollendick 2005; Kim et al. 1997; Schwarzer und Kim 1984). Der wahrgenommene Aufforderungscharakter einer Prüfung sowie extreme Prüfungsbedingungen könnten demnach für kulturelle Unterschiede verantwortlich sein (Bodas und Ollendick 2005; Seipp und Schwarzer 1996; Zeidner 1998). Allerdings existieren gegensätzliche Forschungsergebnisse, die vergleichsweise geringe Prüfungsängstlichkeitswerte in Ländern wie Japan (Araki et al. 1992) oder der Türkei (Öner und Kaymak 1987) ermittelten. Möglicherweise spielt neben den Erwartungen des Kollektivs und den Prüfungsbedingungen auch die Vertrautheit mit Testsituationen in diesem Zusammenhang eine wichtige Rolle, die je nach Bildungssystem unterschiedlich ausfällt.

Weiterhin unterscheiden sich Länder hinsichtlich konkreter schulbezogener Variablen, die durch die Struktur des Bildungssystems bestimmt werden. Dazu zählen organisationale Variablen wie die Anzahl vorgegebener Schulformen und ihrer jeweiligen Konzeption sowie Einzelvariablen wie der Unterrichtsform. Es findet sich eine große Variation, was die Klassengröße und damit verbunden die Art der Unterrichtsform (z. B. frontal oder interaktiv) betrifft.

3.2 Kulturübergreifende übergeordnete Struktur von Prüfungsängstlichkeit

Die Erforschung von Prüfungsängstlichkeit in verschiedenen Ländern lässt, wie in den vorangegangenen Abschnitten beschrieben, kulturelle Unterschiede in der Manifestation von Prüfungsängstlichkeit erkennen. Nichtsdestotrotz konnten Forschende für das Konstrukt der Prüfungsängstlichkeit kulturübergreifend ähnliche Strukturen finden, die sich vor allem bei der gemeinsamen Betrachtung verschiedener nationaler Stichproben zeigten.

Trotz bedeutsamer Mittelwertsdifferenzen in den Prüfungsängstlichkeitswerten verschiedener Länderstichproben lassen sich nach Einschätzung von Seipp und Schwarzer (1996) unterschiedliche Kulturkreise nur in geringem Ausmaß anhand von Intensitätswerten differenzieren. So deuten die metaanalytischen Befunde der Autor*innen darauf hin, dass es sich bei der Prüfungsängstlichkeit um ein relativ homogenes kulturübergreifendes Phänomen handelt. Die Ergebnisse weisen auf einen *durchschnittlichen* Prüfungsängstlichkeitswert über verschiedene Nationen von ungefähr 40 TAI-Punkten mit einer Standardabweichung von ca. zehn TAI-Punkten bei einem Range von 20 bis 80 Punkten hin.

Unabhängig von den IC-Dimensionen fand man in verschiedenen nationalen Stichproben eine ähnliche Beziehung zwischen Prüfungsängstlichkeit und State-Angst über die verschiedenen Phasen einer Prüfung hinweg (Bodas und Ollendick 2005; Ringeisen 2008; Seipp und Schwarzer 1996; Zeidner 1998). Mit zeitlicher Nähe zur Prüfung nimmt die Korrelation zwischen Prüfungsängstlichkeit und State-Angstwerten ab, während der Einfluss kontextueller Faktoren zunimmt.

Darüber hinaus lassen sich auf psychometrischer Ebene keine kulturellen Unterschiede in der Struktur der Prüfungsängstlichkeitsfacetten beobachten. In zahlreichen, voneinander unabhängigen Forschungsarbeiten konnte beispielsweise den USA (Spielberger 1980; Szafranski et al. 2012), Ägypten, Brasilien (Hocevar und El-Zahhar 1985, 1988) und Deutschland (Schwarzer 1984) die zweidimensionale Struktur des TAI mit den Facetten Besorgtheit und Aufgeregtheit anhand sprachlicher Adaptionen des Verfahrens immer wieder repliziert werden.

Die Identifikation von Geschlechtsunterschieden als interpersoneller Faktor hat viel Aufmerksamkeit erfahren, wobei auch hier kulturübergreifend ähnliche Befunde vorliegen: Länder- und kulturübergreifend berichten Mädchen durchschnittlich höhere Prüfungsangstwerte als Jungen (für einen Überblick siehe von der Embse et al. 2018). In den USA konnte bei Mädchen im Vergleich zu Jungen ein Anstieg der Prüfungsangstwerte seit den 1980er-Jahren verzeichnet werden (Szafranski et al. 2012).

Insgesamt scheinen individualistische und kollektivistische Gesellschaften vergleichbare Verlaufsmuster der Zustandsemotionen in verschiedenen Prüfungsphasen aufzuweisen (z. B. Vishwanathan et al. 1997; Wang und Ollendick 2001). Gleichzeitig deuten Forschungsergebnisse darauf hin, dass der Zusammenhang zwischen kulturellen Einflüssen und Prüfungsängstlichkeit durch langfristig überdauernde kontextuelle und interpersonelle Faktoren moderiert wird (Spielberger und Vagg 1995; Zeidner 1998). So verdeutlichen zum Beispiel Ergebnisse der PISA-Studie

(2017), dass der sozioökonomische Status in zahlreichenden Ländern mit Prüfungs-ängstlichkeit assoziiert ist. Die Art des Zusammenhangs ist jedoch kulturell beein-flusst: Während in Ländern wie Dänemark, Luxemburg und Schweden vor allem sozioökonomisch benachteiligte Schüler*innen erhöhte Prüfungsängstlichkeitswerte aufweisen, ist das Bild in Kolumbien, der Dominikanischen Republik, Korea, Peru und Spanien umgekehrt. Hier berichten vor allem Schüler*innen aus statushohem Hintergrund vermehrt Prüfungsängstlichkeit.

Das Gegenüberstellen der teils inkonsistenten Befunde lässt vermuten, dass kulturelle Unterschiede in der Prüfungsängstlichkeit nicht hinreichend durch das recht breite IC-Konzept erklärt werden können. Dies gilt vor allem dann, wenn vornehmlich die durchschnittliche Ausprägung von Prüfungsängstlichkeit zwischen verschiedenen Länderstichproben verglichen wird. Um aus methodischer Perspek-tive eine differenziertere Erfassung von kulturellen Faktoren zu ermöglichen, schla-gen Autoren*innen (z. B. van de Vijver und Leung 2000) eine Betrachtung von kontextuellen und interpersonellen Faktoren auf verschiedenen Ebenen vor. Zusätz-lich bedarf es einer emischen Vorgehensweise, um kulturspezifische Variablen konkretisieren zu können.

4   Fazit und Ausblick

Die Erforschung von Prüfungsängstlichkeit in verschiedenen Ländern wurde durch zahlreiche Adaptationen von Prüfungsängstlichkeitsfragebögen in den jeweiligen Sprachen ermöglicht. Viele Studien stützten sich auf Triandis' IC-Paradigma (1995a, b, 1999), um eventuelle kulturelle Variabilität zu untersuchen. Darüber hinaus stellten interpersonelle Variablen (kulturelle Normen, Erwartungen der Eltern, So-zialisationspraktiken) sowie Umweltvariablen (Strukturen des Bildungssystems, schul- und prüfungsbezogene Variablen) wichtige Anhaltspunkte dar. In Abhängig-keit von diesen Faktoren ließen sich kulturelle Unterschiede bezüglich der disposi-tionellen Prüfungsangst ermitteln. Allerdings erweist sich die bisherige Befundlage als inkonsistent. Für die transkulturelle Validität der postulierten kognitiven und emotionalen Facetten der Prüfungsängstlichkeit konnten hingegen zahlreiche Belege gefunden werden. Ebenso scheint über die einzelnen Phasen einer Prüfung hinweg ein kulturübergreifendes Beziehungsmuster zwischen der dispositionellen Prüfungs-angst und der jeweiligen State-Angst zu existieren (Bodas und Ollendick 2005; Ringeisen 2008; Seipp und Schwarzer 1996; Zeidner 1998). In Anbetracht der vielfältigen Befunde wird deutlich, dass ein kulturübergreifender Blick auf Prü-fungsängstlichkeit zu einem tieferen Verständnis dieses psychologischen Konstrukts beiträgt. Nichtsdestotrotz gibt es einige Punkte in der kulturvergleichenden Prü-fungsängstlichkeitsforschung, die von vielen Autor*innen als verbesserungswürdig erachtet werden.

Obwohl unzählige Studien zu Prüfungsängstlichkeit durchgeführt und zahlreiche kulturelle Faktoren als potenzielle Determinanten in Betracht gezogen wurden, existiert bis heute kein fundierter theoretischer Rahmen, der kulturelle Faktoren explizit einbezieht. Bisherige Forschungsergebnisse basieren meist auf Stichprobenvergleichen auf der Länderebene, die post-hoc interpretiert wurden. Auf diese Weise erlauben sie keine Rückschlüsse auf mögliche systematische Einflüsse von kulturellen Variablen auf die Manifestation und Entstehung von Prüfungsängstlichkeit. Erst eine theoriegeleitete Vorgehensweise würde die Formulierung von gezielten Hypothesen ermöglichen und die Interpretation der Forschungsergebnisse sowie deren Einbettung in die bisherige Befundlage erleichtern (Zeidner 1998).

Die meisten Erkenntnisse der kulturvergleichenden Forschung stammen aus Untersuchungen, in denen Forschende vergleichbare Indizes zum Konstrukt der Prüfungsängstlichkeit gegenüberstellten. Obwohl für die Messung von Prüfungsängstlichkeit transkulturell valide Instrumente wie das TAI existieren, lassen sich länderspezifische Studien nur bedingt miteinander vergleichen. So unterscheiden sich die betreffenden Studien laut Zeidner (1998) durch eine Reihe von Merkmalen, wie z. B. die Erhebungsmethode, den Messzeitpunkt oder die demografischen Merkmale der Untersuchungspersonen (z. B. Alter, Gruppenzugehörigkeit, Bildungsniveau oder sozioökonomischer Hintergrund). Auch subjektive situative Faktoren auf der Individualebene, wie wahrgenommener Zeitdruck oder subjektive Arbeitsbeanspruchung, wurden bisher aus praktischen Gründen vernachlässigt. Um die Vergleichbarkeit und somit auch die Interpretierbarkeit zukünftiger Studien zu verbessern, schlugen El-Zahhar und Hocevar (1991) vor, Daten in mindestens zwei Ländern parallelisiert zu erheben. Dabei sollten die Operationalisierung, die verwendeten Erhebungsinstrumente sowie die Stichproben hinsichtlich bestimmter Schlüsselparameter möglichst identisch sein. Ferner stellt die Repräsentativität der beobachteten Stichproben einen weiteren kritischen Punkt dar, da nicht selten Kulturvergleiche ohne vorherige Erhebung von normativen Daten vollzogen werden (Zeidner 1998).

Die Prüfungsängstlichkeitsforschung hat ihre Wurzeln in den USA (Mandler und Sarason 1952), was gemäß Bodas und Ollendick (2005) nachfolgende Forschungsarbeiten hinsichtlich verwendeter Methoden und Vorgehensweisen aufgrund der etischen Betrachtungsweise von Kultur prägte. Sie stellen eine individualistisch orientierte Ausrichtung der Prüfungsängstlichkeitsforschung fest und bemängeln den fehlenden Bezug zu kulturspezifischen kontextuellen Variablen, die interpersonelle und Umweltvariablen umfassen (siehe z. B. Metaanalysen von Hembree 1988; Seipp und Schwarzer 1991, 1996). Als Lösung schlagen Bodas und Ollendick (2005), in Anlehnung an Poortinga und van de Vijver (1987) sowie an Berry et al. (2002), vor, kulturspezifische Kontextvariablen nach adäquaten Voruntersuchungen und theoretischer Fundierung sowohl auf der individuellen als auch auf der interindividuellen und der gesellschaftlichen Ebene zu operationalisieren. Auf diese Weise lässt sich die emische Perspektive, welche den Fokus auf kulturelle Besonderheiten legt, in psychometrische Ansätze einbetten.

Aus anwendungsbezogener klinischer Perspektive bedarf es schließlich multidimensionaler Instrumente, die eine differenzierte Erfassung der Facetten habitueller Prüfungsängstlichkeit in verschiedenen Kulturen ermöglicht. Für den deutschsprachigen Raum existiert beispielsweise der Prüfungsängstlichkeitsfragebogen (PAF, Hodapp et al. 2011), auf dessen Basis differenziert Interventionsmaßnahmen zur Reduktion von Prüfungsangst ableitbar sind. Ferner gibt es Hinweise (siehe Bodas und Ollendick 2005), dass sich Prüfungsängstlichkeit in asiatischen Ländern verstärkt auf der somatischen Ebene manifestiert. Um die Qualität der Somatisierung jedoch stärker für die Diagnostik und Behandlung nutzbar machen zu können, fehlen multidimensionale Instrumente, die neben den kognitiven Facetten auch die affektiv-körperlichen Aspekte von Prüfungsängstlichkeit differenziert erfassen. Vor diesem Hintergrund wäre es sinnvoll, auch physiologische Korrelate in Prüfungssituationen zu analysieren (z. B. Conley und Lehman 2012; Raufelder et al. 2016), um fundierte Aussagen hinsichtlich eventueller kultureller Unterschiede in der emotionalen Komponente treffen zu können.

Vor dem Hintergrund der recht hohen Prävalenzzahlen wurden international ebenfalls mögliche Interventionsformen zur Reduktion von Prüfungsangst beforscht. In einer von Huntley (2019) durchgeführten Metaanalyse stammte die Mehrzahl der eingeschlossenen Studien aus den USA. Dabei zeigten sich verhaltenstherapeutische Interventionen als geeignet, um Prüfungsangst zu reduzieren.

Auch der Einfluss situationsspezifischer Variablen, zum Beispiel der Prüfungsmodalität, erfährt in der Prüfungsangstforschung vermehrt Aufmerksamkeit. Hierbei schlagen sich Veränderungen im Bildungswesen und die damit einhergehenden Veränderungen der Prüfungsmodalitäten nieder (z. B. Lu et al. 2016; Tibubos et al. 2019; Yang 2017). Für mündliche Prüfungen wie auch für computerbasiertes Testen konnte gezeigt werden, dass insbesondere die selbstwahrgenommene Kompetenz die Ausprägung der Prüfungsangst beeinflusst (Lu et al. 2016; Ringeisen et al. 2019), wohingegen high stakes testing das Potenzial aufweist, insgesamt angsterhöhend auf Lernende zu wirken (von der Embse et al. 2018).

Mit zunehmender internationaler Vernetzung werden mehr und mehr Prüfungen in einer Fremdsprache absolviert und Bildungskontexte werden internationaler. Eine Studie im deutschen Sprachraum konnte aufzeigen, dass Nichtmuttersprachler*innen unter Studierenden verstärkte Angstreaktionen und ein größeres Risiko für Leistungshemmung aufweisen (Ringeisen et al. 2019). Die Internationalisierung des Bildungswesens und damit einhergehende interkulturelle Settings bei Prüfungen stellen neue Rahmenbedingungen dar, welche es – auch im Sinne der Chancengleichheit- aus kultursensibler Perspektive weiter zu beforschen gilt.

Literatur

Abdollahi, A., & Abu Talib, M. (2015). Emotional intelligence moderates perfectionism and test anxiety among Iranian students. *School Psychology International, 36*(5), 498–512.

Ahlawat, K. (1989). Psychometric properties of the Yarmouk Test Anxiety Inventory (Y-TAI). In R. Schwarzer, H. M. van der Ploeg & C. D. Spielberger (Hrsg.), *Advances in test anxiety research* (6. Aufl., S. 263–278). Lisse: Swets & Zeitlinger.

Alam, M. M. (2013). A study of test anxiety, self-esteem and academic performance among adolescents. *IUP Journal of Organizational Behavior, 12*(4), 33–43.

Ali, M. S., & Mohsin, M. N. (2013). Test Anxiety Inventory (TAI): Factor analysis and psychometric properties. *Journal of Humanities and Social Science, 8*(1), 73–81.

Araki, N., Iwawaki, S., & Spielberger, C. D. (1992). Construction and validation of a Japanese adaptation of the Test Anxiety Inventory. *Anxiety, Stress, and Coping, 5,* 217–224.

Arana, F. G., & Furlan, L. (2016). Groups of perfectionists, test anxiety, and pre-exam coping in Argentine students. *Personality and Individual Differences, 90*, 169–173.

Aydın, U. (2019). Grade level differences in the cognitive, behavioral, and physiological components of test anxiety. *International Journal of Educational Psychology, 8*(1), 27–50.

Balogun, A. G., & Olanrewaju, A. S. (2016). Role of computer self-efficacy and gender in computer-based test anxiety among undergraduates in Nigeria. *Psychological Thought, 9*(1), 58–66.

Berry, J. W. (1999). Emics and etics: A symbiotic conception. *Culture & Psychology, 5*, 165–171.

Berry, J. W., Poortinga, Y. H., Segall, M. H., & Dasen, P. R. (2002). *Cross-cultural psychology: Research and applications* (2. Aufl.). New York: Cambridge University Press.

Bodas, J., & Ollendick, T. H. (2005). Test anxiety: A cross-cultural perspective. *Clinical Child and Family Psychology Review, 8*(1), 65–88.

Buchwald, P. (2002). *Dyadisches Coping in mündlichen Prüfungen.* Göttingen: Hogrefe.

Cakici, D. (2016). The correlation among EFL learners' test anxiety, foreign language anxiety and language achievement. *English Language Teaching, 9*(8), 190–203.

Cassady, J. C., & Gridley, B. E. (2005). The effects of online formative and summative assessment on test anxiety and performance. *The Journal of Technology, Learning and Assessment, 4*(1), 3–31.

Cassady, J. C., Mohammed, A., & Mathieu, L. (2004). Cross-cultural differences in test perceptions: Women in Kuwait and the United States. *Journal of Cross-Cultural Psychology, 35*(6), 713–718.

Cheng, L., Klinger, D., Fox, J., Doe, C., Jin, Y., & Wu, J. (2014). Motivation and test anxiety in test performance across three testing contexts: The CAEL, CET, and GEPT. *TESOL Quarterly, 48*(2), 300–330.

Colwell, N. M. (2013). Test anxiety, computer-adaptive testing, and the common core. *Journal of Education and Training Studies, 1*(2), 50–60.

Comunian, A. L. (1985). The development and validation of the Italian form of Test Anxiety Inventory. In H. M. van der Ploeg, R. Schwarzer & C. D. Spielberger (Hrsg.), *Advances in test anxiety research* (4. Aufl., S. 215–220). Lisse: Swets & Zeitlinger.

Conley, K. M., & Lehman, B. J. (2012). Test anxiety and cardiovascular responses to daily academic stressors. *Stress and Health, 28*(1), 41–50.

Deffenbacher, J. L. (1980). Worry and emotionality in test anxiety. In I. G. Sarason (Hrsg.), *Test anxiety: Theory, research, and applications* (S. 111–128). Hillsdale: Erlbaum.

Deloatch, R., Bailey, B. P., & Kirlik, A. (2016). Measuring effects of modality on perceived test anxiety for computer programming exams. In *Proceedings of the 47th ACM technical symposium on computing science education* (S. 291–296). Memphis: ACM.

Diaz-Guerrero, R. (1976). Test and general anxiety in Mexican-American school children. In C. D. Spielberger & R. Diaz-Guerrero (Hrsg.), *Cross-cultural anxiety* (1. Aufl., S. 135–142). New York: Wiley.

Elaldi, S. (2016). Foreign language anxiety of students studying english language and literature: A sample from Turkey. *Educational Research Review, 11*(6), 219–228.

El-Zahhar, N. E., & Hocevar, D. (1991). Cultural and sexual differences in test anxiety, trait anxiety and arousability. *Journal of Cross-Cultural Psychology, 22*, 238–249.

Embse, N. von der, Jester, D., Roy, D., & Post, J. (2018). Test anxiety effects, predictors, and correlates: A 30-year meta-analytic review. *Journal of Affective Disorders, 227*, 483–493.

Emmite, P. L., & Diaz-Guerrero, R. (1983). Cross-cultural differences and similarities in coping style, anxiety, and success-failure on examinations. *Series in Clinical & Community Psychology: Stress & Anxiety, 2*, 191–206.

Gerwing, T. G., Rash, J. A., Allen Gerwing, A. M., Bramble, B., & Landine, J. (2015). Perceptions and incidence of test anxiety. *Canadian Journal for the Scholarship of Teaching and Learning, 6*(3), 3.

Green, K. E. (1981). Test anxiety level and test format preference. *Psychological Reports, 48*(2), 537–538.

Hagtvet, K. A. (1984). A Norwegian adaptation of the Test Anxiety Inventory: A first tryout. *International Review of Applied Psychology, 33*(2), 257–265.

Hagtvet, K. A., & Sipos, K. (2004). Measuring anxiety by ordered categorical items in data with subgroup structure: The case of the Hungarian version of the trait anxiety scale of the state-trait anxiety inventory for children (STAIC-H). *Anxiety, Stress and Coping, 17*(1), 49–67.

Heckel, C., & Ringeisen, T. (2019). Pride and anxiety in online learning environments: Achievement emotions as mediators between learners' characteristics and learning outcomes. *Journal of Computer Assisted Learning, 35*, 667–677.

Hembree, R. (1988). Correlates, causes, effects, and treatment of test anxiety. *Review of Educational Research, 58*, 47–77.

Hill, K. T., & Wigfield, A. (1984). Test anxiety: A major educational problem and what can be done about it. *Elementary School Journal, 85*(1), 105–126.

Hocevar, D., & El-Zahhar, N. (1985). Test anxiety in the USA and Egypt: A paradigm for investigating psychometric characteristics across cultures. In H. M. van der Ploeg, R. Schwarzer & C. D. Spielberger (Hrsg.), *Advances in test anxiety research* (4. Aufl., S. 203–213). Lisse: Swets & Zeitlinger.

Hocevar, D., & El-Zahhar, N. (1988). Arousability, trait anxiety and the worry and emotionality components of test anxiety. *Anxiety Research, 1*, 99–113.

Hodapp, V. (1982). Causal interference from non-experimental research on anxiety and educational achievement. In H. W. Krohne & L. Laux (Hrsg.), *Achievement, stress, and anxiety* (S. 355–372). Washington, DC: Hemisphere.

Hodapp, V. (1991). Das Prüfungsängstlichkeitsinventar TAI-G: Eine erweiterte und modifizierte Version mit vier Komponenten. *Zeitschrift für Pädagogische Psychologie, 5*, 121–130.

Hodapp, V. (1996). The TAI-G: A multidimensional approach to the assessment of test anxiety. In C. Schwarzer & M. Zeidner (Hrsg.), *Stress, anxiety, and coping in academic settings* (S. 95–130). Tübingen: Francke.

Hodapp, V., Glanzmann, P. G., & Laux, L. (1995). Theory and measurement of test anxiety as a situation-specific trait. In C. D. Spielberger & P. Vagg (Hrsg.), *Test anxiety: Theory, assessment, and treatment* (S. 47–58). Washington, DC: Taylor & Francis.

Hodapp, V., Rohrmann, S., & Ringeisen, T. (2011). *PAF: Prüfungsangstfragebogen.* Göttingen: Hogrefe.

Hoferichter, F., Raufelder, D., Ringeisen, T., Rohrmann, S., & Bukowski, W. M. (2016). Assessing the multi-faceted nature of test anxiety among secondary school students: An English version of the German test anxiety questionnaire: PAF-E. *The Journal of Psychology, 150*, 450–468.

Hofstede, G. (1980). *Culture's consequences: International differences in work-related values.* Beverly Hills: Sage.

Huntley, C. (2019). The efficacy of interventions for test-anxious university students: A meta-analysis of randomized controlled trials. *Journal of Anxiety Disorders, 63*, 36–50.

Kavakci, O., Semiz, M., Kartal, A., Dikici, A., & Kugu, N. (2014). Test anxiety prevalance and related variables in the students who are going to take the university entrance examination. *The Journal of Psychiatry and Neurological Sciences, 27*, 301–307.

Kavanagh, B. E., Ziino, S. A., & Mesagno, C. (2016). A comparative investigation of test anxiety, coping strategies and perfectionism between Australian and United States students. *North American Journal of Psychology, 18*(3), 555–570.

Kim, K., Won, H., Liu, X., Liu, P., & Kitanishi, K. (1997). Students' stress in China, Japan and Korea: A transcultural study. *International Journal of Social Psychiatry, 43*, 87–94.

Kim, K. J. (2016). Factors associated with medical student test anxiety in objective structured clinical examinations: A preliminary study. *International Journal of Medical Education, 7*, 424–427.

Larson, R., & Seepersad, S. (2003). Adolescents' leisure time in the United States: Partying, sports, and the American experiment. *New Directions for Child and Adolescent Development, 99*, 53–64.

Lazarus, R. S. (1990). Theory-based stress measurement: Response. *Psychological Inquiry, 1*(1), 41–51.

Lazarus, R. S. (1991). *Emotion and adaptation.* New York: Oxford University Press.

Liebert, R. M., & Morris, L. W. (1967). Cognitive and emotional components of test anxiety: A distinction and some initial data. *Psychological Reports, 20,* 975–978.

Liu, X. C., Oda, S., Peng, X., & Asai, K. (1997). Life events and anxiety in Chinese medical students. *Social Psychiatry and Psychiatric Epidemiology, 32*(2), 63–67.

Lowe, P. A. (2018). The test anxiety measure for college students: Examination of its psychometric properties using an online survey with a Canadian sample. *Canadian Journal of School Psychology, 33*(4), 279–296.

Lowe, P. A. (2019). Exploring cross-cultural and gender differences in test anxiety among US and Canadian College Students. *Journal of Psychoeducational Assessment, 37*(1), 112–118.

Lu, H., Hu, Y. P., & Gao, J. J. (2016). The effects of computer self-efficacy, training satisfaction and test anxiety on attitude and performance in computerized adaptive testing. *Computers & Education, 100,* 45–55.

Man, F., Budejovice, C., & Hosek, V. (1989). The development and validation of the Czech form of the Test Anxiety Inventory. In R. Schwarzer, H. M. van der Ploeg & C. D. Spielberger (Hrsg.), *Advances in Test Anxiety Research* (6. Aufl., S. 233–243). Lisse: Swets & Zeitlinger.

Mandler, G., & Sarason, S. B. (1952). A study of anxiety and learning. *Journal of Abnormal and Social Psychology, 47,* 166–173.

Minkov, M., Dutt, P., Schachner, M., Morales, O., Sanchez, C., Jandosova, J., Mudd, B., et al. (2017). A revision of Hofstede's individualism-collectivism dimension: A new national index from a 56-country study. *Cross Cultural & Strategic Management, 24*(3), 386–404.

Morris, L. W., & Liebert, R. M. (1970). Relationship of cognitive and emotional components of test anxiety to physiological arousal and academic performance. *Journal of Consulting and Clinical Psychology, 35,* 332–337.

Mowbray, T., Jacobs, K., & Boyle, C. (2014). Validity of the German Test Anxiety Inventory in an Australian sample. *Australian Journal of Psychology, 67,* 121–129.

Musch, J., & Bröder, A. (1999). Psychometrische Eigenschaften und Validität des multidimensionalen Prüfungsängstlichkeitsinventars TAI-G. *Zeitschrift für Pädagogische Psychologie, 13,* 100–105.

Mwamwenda, T. S. (1994). Gender differences in scores on test anxiety and academic achievement among South African university graduate students. *South Africa Journal of Psychology, 24*(4), 228–230.

Núñez-Peña, M. I., Suárez-Pellicioni, M., & Bono, R. (2016). Gender differences in test anxiety and their impact on higher education students' academic achievement. *Procedia-Social and Behavioral Sciences, 228,* 154–160.

Nyroos, M., Korhonen, J., Peng, A., Linnanmäki, K., Svens-Liavåg, C., Bagger, A., & Sjöberg, G. (2015). Cultural and gender differences in experiences and expression of test anxiety among Chinese, Finnish, and Swedish grade 3 pupils. *International Journal of School and Educational Psychology, 3*(1), 37–48.

OECD (Organisation for Economic Cooperation and Development). (2017). *Programme for International Student Assessment 2015 results (Volume III): Students' well-being.* Paris: OECD.

Oladipo, S. E., Ogungbamila, A. B., & Idemudia, E. S. (2015). Age and gender factors of test anxiety among undergraduate students in two South-western Nigerian universities. *Gender and Behaviour, 13*(2), 6737–6741.

Öner, N., & Kaymak, D. A. (1987). The transliteral equivalence and the reliability of the Turkish TAI. In H. M. van der Ploeg, R. Schwarzer & C. D. Spielberger (Hrsg.), *Advances in test anxiety research* (5. Aufl., S. 227–239). Lisse: Swets & Zeitlinger.

Ortner, T. M., & Caspers, J. (2011). Consequences of test anxiety on adaptive versus fixed item testing. *European Journal of Psychological Assessment, 27*(3), 157–163.

Peleg-Popko, O., & Klingman, A. (2002). Family environment, discrepancies between perceived actual and desirable environment, and children's test and trait anxiety. *British Journal of Guidance and Counselling, 30,* 451–466.

Ploeg, H. M. van der. (1983). The validation of the Dutch form of Test Anxiety Inventory. In H. M. van der Ploeg, R. Schwarzer & C. D. Spielberger (Hrsg.), *Advances in test anxiety research* (2. Aufl., S. 191–202). Lisse: Swets & Zeitlinger.

Poortinga, Y. H., & Van de Vijver, F. J. (1987). Explaining crosscultural differences: Bias analysis and beyond. *Journal of Cross-Cultural Psychology, 18,* 259–282.

Putwain, D., & Daly, A. L. (2014). Test anxiety prevalence and gender differences in a sample of English secondary school students. *Educational Studies, 40*(5), 554–570.

Rajiah, K., & Saravanan, C. (2014). The effectiveness of psychoeducation and systematic desensitization to reduce test anxiety among first-year pharmacy students. *American Journal of Pharmaceutical Education, 78*(9), 163.

Raufelder, D., & Ringeisen, T. (2016). Self-perceived competence and test anxiety. *Journal of Individual Differences, 37*(3), 159–167.

Raufelder, D., Hoferichter, F., Romund, L., Golde, S., Lorenz, R. C., & Beck, A. (2016). Adolescents' socio-motivational relationships with teachers, amygdala response to teacher's negative facial expressions, and test anxiety. *Journal of Research on Adolescence, 26*(4), 706–722.

Richardson, M., Abraham, C., & Bond, R. (2012). Psychological correlates of university students' academic performance: A systematic review and meta-analysis. *Psychological Bulletin, 138,* 353–387.

Ringeisen, T. (2008). *Emotions and coping during exams: A dissection of cultural variability by means of the tripartite self-construal model.* Münster: Waxmann.

Ringeisen, T., & Schickel, M. (2019). *What predicts students' presentation performance? Boredom and competence beliefs during presentation trainings.* Leipzig: DGPS Fachgruppentagung Pädagogische Psychologie.

Ringeisen, T., Buchwald, P., & Hodapp, V. (2010). Capturing the multidimensionality of test anxiety in cross-cultural research: An English adaptation of the German Test Anxiety Inventory. *Cognition, Brain, Behavior, 14*(4), 347.

Ringeisen, T., Raufelder, D., Schnell, K., & Rohrmann, S. (2015). Validating the proposed structure of the relationships among test anxiety and its predictors based on control-value theory: Evidence for gender-specific patterns. *Educational Psychology, 36*(10), 1826–1844.

Ringeisen, T., Lichtenfeld, S., Becker, S., & Minkley, N. (2019). Stress experience and performance during an oral exam: The role of self-efficacy, threat appraisals, anxiety, and cortisol. *Anxiety, Stress, and Coping, 32*(1), 50–66.

Rost, D. H., & Schermer, F. J. (1987). Emotion and cognition in coping with test anxiety. *Communication and Cognition, 20,* 225–244.

Salehi, M., & Marefat, F. (2014). The effects of foreign language anxiety and test anxiety on foreign language test performance. *Theory & Practice in Language Studies, 4*(5), 3–31.

Sarason, I. G. (Hrsg.). (1980). *Test anxiety: Theory, research, and applications.* Hillsdale: Erlbaum.

Sarason, I. G. (1984). Stress, anxiety and cognitive interference: Reaction to tests. *Journal of Personality and Social Psychology, 46,* 929–938.

Schnell, K., Ringeisen, T., Raufelder, D., & Rohrmann, S. (2015). The impact of adolescents' self-efficacy and self-regulated goal attainment processes on school performance-Do gender and test anxiety matter? *Learning and Individual Differences, 38,* 90–98.

Schwarzer, C., & Kim, M. J. (1984). Adaptation of the Korean form of the Test Anxiety Inventory: A research note. In H. M. van der Ploeg, R. Schwarzer & C. D. Spielberger (Hrsg.), *Advances in test anxiety research* (3. Aufl., S. 277–285). Lisse: Swets & Zeitlinger.

Schwarzer, R. (1984). Worry and emotionality as separate components in test anxiety. *International Review of Applied Psychology, 33,* 205–220.

Segool, N. K., Carlson, J. S., Goforth, A. N., Von Der Embse, N., & Barterian, J. A. (2013). Heightened test anxiety among young children: Elementary school students' anxious responses to high-stakes testing. *Psychology in the Schools, 50*(5), 489–499.

Seipp, B., & Schwarzer, C. (1991). Angst und Leistung – Eine Metaanalyse empirischer Befunde. *Zeitschrift für Pädagogische Psychologie, 5,* 85–97.

Seipp, B., & Schwarzer, C. (1996). Cross-cultural anxiety research: A review. In C. Schwarzer & M. Zeidner (Hrsg.), *Stress, anxiety, and coping in academic settings* (S. 13–68). Tübingen: Francke.

Sharma, S., Parnian, S., & Spielberger, C. D. (1983). A cross-cultural study of test anxiety levels in Iranian and Indian students. *Personality and Individual Differences, 4*(1), 117–120.

Shweder, R. A., & Sullivan, M. (1990). The semiotic person of cultural psychology. In L. Pervin (Hrsg.), *Handbook of personality* (S. 399–416). New York: Guilford.

Sipos, K., Sipos, M., & Spielberger (1985). The development and validation of the Hungarian form of the Test Anxiety Inventory. In H. M. van der Ploeg, R. Schwarzer & C. D. Spielberger (Hrsg.), *Advances in test anxiety research* (4. Aufl., S. 221–228). Lisse: Swets & Zeitlinger.

Sparfeldt, J. R., Schneider, R., & Rost, D. H. (2016). „Mehr Angst in Mathematik als in Deutsch?" – Leistungsängstlichkeit in verschiedenen Schulfächern und Prüfungssituationsklassen. *Zeitschrift für Pädagogische Psychologie, 30*(4), 263–269.

Spielberger, C. D. (1972). Anxiety as an emotional state. In C. D. Spielberger (Hrsg.), *Anxiety: Current trends in theory and research* (S. 23–49). New York: Academic Press.

Spielberger, C. D. (1980). *Test Anxiety Inventory: Preliminary professional manual.* Palo Alto: Consulting Psychologist Press.

Spielberger, C. D., & Vagg, P. R. (1995). *Test anxiety: Theory, assessment, and treatment.* Philadelphia: Taylor & Francis.

Spielberger, C. D., Gonzales, H. P., Taylor, C. J., Algaze, B., & Anton, W. D. (1978). Examination stress and test anxiety. In C. D. Spielberger & I. G. Sarason (Hrsg.), *Stress and anxiety* (5. Aufl., S. 167–191). New York: Hemisphere/Wiley.

Stowell, J. R., & Bennett, D. (2010). Effects of online testing on student exam performance and test anxiety. *Journal of Educational Computing Research, 42*(2), 161–171.

Szafranski, D. D., Barrera, T. L., & Norton, P. J. (2012). Test Anxiety Inventory: 30 years later. *Anxiety, Stress, and Coping, 25*(6), 667–677.

Tibubos, A. N., Rohrmann, S., & Ringeisen, T. (2019). How students learn to moderate group work: The role of enjoyment and boredom. *The Journal of Psychology, 153*(6), 628–648.

Triandis, H. C. (1995a). *Individualism and collectivism.* Boulder: Westview Press.

Triandis, H. C. (1995b). The self and social behavior in differing cultural contexts. In N. R. Goldberger & J. B. Veroff (Hrsg.), *The culture and psychology reader* (S. 326–365). New York: New York University Press.

Triandis, H. C. (1999). Cross-cultural psychology. *Asian Journal of Social Psychology, 2*(1), 127–143.

Tsai, Y. C., & Li, Y. C. (2012). Test anxiety and foreign language reading anxiety in a reading-proficiency test. *Journal of Social Sciences, 8*(1), 95.

Verma, S., Sharma, D., & Larson, R. W. (2002). School stress in India: Effects on time and daily emotions. *International Journal of Behavioral Development, 26*, 500–508.

Vijver, F. J. R. van de, & Leung, K. (1997). *Methods and data analysis for cross-cultural research. Cross-cultural psychology series.* Thousand Oaks: Sage.

Vijver, F. J. R. van de, & Leung, K. (2000). Methodological issues in psychological research on culture. *Journal of Cross-Cultural Psychology, 31*, 33–51.

Vishwanathan, R., Shah, M. R., & Ahad, A. (1997). Asian-Indian Americans. In S. Friedman (Hrsg.), *Cultural issues in the treatment of anxiety* (S. 175–195). New York: Guilford Press.

Wallbott, H. G. (1996). Überlegungen zu interkulturellen Untersuchungen in der Psychologie – dargestellt an Beispielen aus der Emotionsforschung. In E. H. Witte (Hrsg.), *Sozialpsychologie der Motivation und Emotion* (S. 152–170). Lengerich: Pabst.

Wang, Y., & Ollendick, T. H. (2001). A cross-cultural and developmental analysis of self-esteem in Chinese and Western children. *Clinical Child and Family Psychology Review, 4*(3), 253–271.

Wine, J. D. (1982). Evaluation anxiety: A cognitive-attentional construct. In H. W. Krohne & L. Laux (Hrsg.), *Achievement, stress, and anxiety* (S. 207–209). Washington, DC: Hemisphere.

Wood, S. G., Hart, S. A., Little, C. W., & Phillips, B. M. (2016). Test anxiety and a high-stakes standardized reading comprehension test: A behavioral genetics perspective. *Merrill-Palmer Quarterly, 62*(3), 233–251.

Yang, Y. X. (2017). Test anxiety analysis of Chinese college students in computer-based spoken English test. *Educational Technology & Society, 20*(2), 63–73.

Yao, S., Zou, T., Zhu, X., Abela, J. R. Z., Auerbach, R. P., & Tong, X. (2007). Reliability and validity of the Chinese version of the multidimensional anxiety scale for children among Chinese secondary school students. *Child Psychiatry and Human Development, 38,* 1–16.

Zeidner, M. (1995). Adaptive coping with test situations: A review of literature. *Educational Psychologist, 30,* 123–133.

Zeidner, M. (1998). *Test anxiety: The state of the art.* New York: Plenum Press.

Zeidner, M. (2007). Test anxiety in educational contexts: Concepts, findings, and future directions. In P. A. Schutz & R. Pekrun (Hrsg.), *Educational psychology series. Emotion in education* (S. 165–184). Boston: Elsevier Academic Press.

Zimmer, J., Hocevar, D., Bachelor, P., & Meinke, D. (1992). An analysis of the Sarason (1984) four-factor conceptualization of test anxiety. In K. A. Hagtvet & T. B. Johnsen (Hrsg.), *Advances in test anxiety research* (7. Aufl., S. 103–113). Amsterdam: Swets & Zeitlinger.

Stressbewältigung im Kulturvergleich

Saskia Schubert und Tobias Ringeisen

Inhalt

Zusammenfassung

Das vorliegende Kapitel vermittelt einen Überblick zum theoretischen und empirischen Stand der Stressbewältigungsforschung im Kulturvergleich. Zunächst werden mit Absolutismus, Universalismus und Relativismus drei Forschungsperspektiven vorgestellt, anhand derer sich vorhandene Studien klassifizieren lassen. Anschließend differenziert das Kapitel mit der Länder-, Gruppen- und Individualebene mögliche Varianten des Kulturvergleichs und führt ausgewählte theoretisch-konzeptionelle Ansätze zur Stressbewältigung ein. Die absolutistische Perspektive hat sich empirisch als unhaltbar erwiesen, womit der universalistische Ansatz die Forschung über Jahrzehnte dominiert hat. Studien in der Tradition des relativistischen Ansatzes nehmen in der jüngeren Vergangenheit einen größeren Raum ein, wobei das vorliegende Kapitel die Bewältigungsstrategien ausgewählter Gruppen exemplarisch näher vorstellt.

S. Schubert (✉) · T. Ringeisen (✉)
Department of General Administration, Berlin School of Economics and Law, Berlin, Deutschland
E-Mail: SaskiaJudith.Schubert@hwr-berlin.de; tobias.ringeisen@hwr-berlin.de

© Springer Fachmedien Wiesbaden GmbH, ein Teil von Springer Nature 2021
T. Ringeisen et al. (Hrsg.), *Handbuch Stress und Kultur*,
https://doi.org/10.1007/978-3-658-27789-5_20

Schlüsselwörter

Stressbewältigung · Kulturvergleich · Ländervergleich · Gruppenvergleich ·
Universalismus · Relativismus aufnehmen

1   Einführung

Ausgehend vom transaktionalen Stressansatz (Lazarus und Folkman 1984) bildet die
Untersuchung von Bewältigungsmustern (im Englischen als „Coping" bezeichnet)
seit mehreren Jahrzehnten einen Schwerpunkt der Stressforschung. Trotz der Vielzahl an verfügbaren Publikationen fehlt der kulturbezogenen Stressbewältigungsforschung bisher ein übergeordneter konzeptioneller Rahmen (Chun et al. 2006;
Hobfoll 1998; Kuo 2011). Hinzu kommt, dass die zugrunde liegenden Theorien zur
Stressbewältigung oftmals eine monokulturelle, vornehmlich westliche Perspektive
einnehmen, die eine kulturvergleichende Betrachtung erschweren (Hobfoll 2002;
Heppner 2008).

Vor diesem Hintergrund stellt das vorliegende Kapitel mit Absolutismus, Universalismus und Relativismus zunächst drei Perspektiven der kulturvergleichenden
Stressbewältigungsforschung vor und leitet mögliche Untersuchungsebenen für deren empirische Überprüfung ab. Anschließend werden ausgewählte Theorien zur
Klassifizierung von Stressbewältigungsstrategien eingeführt, die die Bedeutung
kultureller Faktoren in unterschiedlichem Ausmaß berücksichtigen. Für eine ausführliche Darstellung des wechselseitigen Zusammenspiels von Kultur und Coping,
beispielsweise zur Rolle kultureller Faktoren für die Ausformung von Bewältigungsmustern, sei auf ausführliche Reviews anderer Autor*innen verwiesen (z. B. Aldwin
2007; Hobfoll 1998; Wong und Wong 2006).

Anschließend werden ausgewählte Forschungsergebnisse zur universalistischen
und relativistischen Perspektive zusammengefasst und kritisch beleuchtet. Aufgrund
der Fülle an Studien beschränkt sich die Darstellung der relativistischen Perspektive
exemplarisch auf ausgewählte Gruppen in Südostasien, auf Asian Americans und
Hispanic Americans in den USA sowie auf Türk*innen in Deutschland. Ein Schwerpunkt liegt dabei auf der Betrachtung von Religiosität für das Stressempfinden. Zum
Ende des Kapitels wird ein Fazit zu den behandelten Perspektiven der kulturvergleichenden Stressbewältigungsforschung gezogen und vorhandener Forschungsbedarf
abgeleitet.

2   Perspektiven der kulturvergleichenden
    Stressbewältigungsforschung

Es lassen sich drei verschiedene Forschungsperspektiven unterscheiden, der *Absolutismus*, der *Relativismus* und der *Universalismus* (Berry et al. 2002). Vertreter*innen der absolutistischen Perspektive gehen davon aus, dass der Umgang mit Stress
kulturübergreifend in qualitativ ähnlicher Form erfolgt und nur marginal durch

kulturelle Faktoren beeinflusst wird. Im Gegensatz dazu nehmen dem Relativismus verpflichtete Forscher*innen an, dass jede Gesellschaft kulturspezifische Formen der Stressbewältigung ausbildet. Bewältigungsmuster können nach diesem Verständnis nur vor dem Hintergrund der vorliegenden – und vermutlich kontextspezifisch einzigartigen – Konstellation kultureller Einflüsse analysiert, interpretiert und verstanden werden. Ein Kulturvergleich der psychometrischen Eigenschaften eines Messinstruments zur Stressbewältigung erscheint somit wenig sinnvoll und methodisch nur schwer realisierbar. Stattdessen kommen verstärkt qualitative Verfahren in der Forschung zum Einsatz. Der Universalismus schließlich nimmt eine Mittelposition zwischen beiden Extremen an. Aus universalistischer Sicht zeigen Menschen beim Umgang mit Belastungen weltweit dieselben Grundmuster im Erleben, Denken und Handeln, wobei Qualität, Häufigkeit und Ausprägungsstärke dieser Muster durch kulturelle Faktoren geprägt werden. Kulturvergleiche sind explizit erwünscht, um Unterschiede aber auch Gemeinsamkeiten im Auftreten von Bewältigungsstrategien zu identifizieren. Besonders in der englischsprachigen Literatur findet sich häufig eine Einteilung der Perspektiven in *etic und emic*. Dabei bezeichnet *etic* eine Außensicht auf die Dynamiken und Abläufe, während *emic* die Perspektive der zu untersuchenden Gruppe bzw. des Individuums einnimmt. Die Einteilung ist vergleichbar mit den Forschungsperspektiven des Universalismus (etic) und des Relativismus (emic) (Berry 1989; van Oudenhoven 2017).

Im Bereich der Copingforschung haben sich die Annahmen des absolutistischen Ansatzes als nicht haltbar erwiesen. Stattdessen hat der universalistische Ansatz die Forschung lange Zeit dominiert. Seit einigen Jahren nimmt der relativistische Ansatz einen größeren und weiterhin wachsenden Raum ein (Chun et al. 2006; Heppner 2008; Kuo 2011, 2014; Wong und Wong 2006). Das vorliegende Kapitel konzentriert sich daher auf die beiden letztgenannten Ansätze. Für beide Perspektiven lässt sich Kultur definieren als „a coalescence of discrete behavioral norms and cognitions shared by individuals within some definable population that are distinct from those shared within other populations" (Lehman et al. 2004, S. 690). Aus relativistischer Sicht besitzt jede Gesellschaft nach dieser Definition ein einzigartiges Normen- und Werteprofil, dessen Bedeutung von ihren Mitgliedern geteilt und akzeptiert wird. Aus universalistischer Sicht bestehen kulturübergreifend dieselben Normen und Werte, doch variiert ihre relative Wichtigkeit und spezifische Ausformung. Diese Wertekonstellationen nehmen Einfluss auf die Bewertung eines Stressors und die Auswahl und Qualität der eingesetzten Bewältigungsstrategien (Aldwin 2007).

Das in der kulturvergleichenden Psychologie am weitesten verbreitete Kulturkonzept entstammt dem universalistischen Ansatz und wurde als *Individualismus-Kollektivismus* von Hofstede (1980) und Triandis (1995a, b) in die Forschungsgemeinschaft eingeführt. Dieses mehrdimensionale Konstrukt bildet das Ausmaß und die Qualität von wechselseitiger sozialer Abhängigkeit („social relatedness") in verschiedenen Lebensbereichen ab. Triandis unterscheidet vier Facetten, die sich in verschiedenen Aspekten des psychologischen Funktionierens widerspiegeln: (1) die Priorität von persönlichen vs. gemeinschaftlichen Zielen, (2) die Bedeutsamkeit von persönlichen Einstellungen vs. sozialen Normen, (3) die Betonung von Rationalität vs. Verbundenheit mit dem Kollektiv und (4) die Art der Selbstkonstruktion, wobei mit dem independenten, dem kollektiven und dem relationalen Selbst drei Facetten der Selbstkonstruktion unterschieden werden (für einen Überblick siehe Cross et al. 2000; Sedikides und Brewer 2001).

3   Ebenen des Kulturvergleichs

Ein Kulturvergleich kann auf verschiedenen Analyseebenen erfolgen, der Länderebene, der Gruppenebene oder der Individualebene (Aldwin 2007; Berry et al. 2002; van de Vijver und Leung 1997). Die Mehrzahl der kulturvergleichenden Coping-Studien kontrastiert zwei oder mehr Stichproben auf der Länderebene, zumeist aus anglo-amerikanischen (z. B. den USA, Kanada oder Australien), europäischen (z. B. Deutschland oder Frankreich) oder ostasiatischen Staaten (z. B. Japan, Korea, Taiwan oder China). Stichproben aus Süd- und Mittelamerika wurden in geringerem Umfang, aus Afrika, dem Nahen Osten und den restlichen Teilen Asiens nur selten berücksichtigt (Braun-Lewensohn 2013; Frydenberg et al. 2003; Heppner et al. 2006; Kuo 2011).

Eine Reihe weiterer Studien verglich ethnische Gruppen innerhalb eines Landes (z. B. Caucasian Americans, Latin Americans und Black Americans in den USA bzw. verschiedene Immigrant*innengruppen) oder untersuchte die kulturspezifischen Bewältigungsmuster innerhalb einer bestimmten kulturellen bzw. ethnischen Gruppe (z. B. Türk*innen in Deutschland). Die Individualebene wird im Rahmen des personenzentrierten Ansatzes betrachtet. Die Mehrzahl der verfügbaren kulturvergleichenden Studien basieren auf dem Konzept des *Individualismus-Kollektivismus*, wobei die Ausprägungen je nach Studiendesign vernachlässigt, geschätzt oder im Selbstbericht erhoben wurden. Auch der soziokulturelle Kontext wurde in der Mehrzahl der Studien vernachlässigt (Aldwin 2007; Chun et al. 2006; Kuo 2011; Yakushko 2010).

4   Das Konzept der Stressbewältigung

In den letzten Jahrzehnten wurde die Forschung zur Stressbewältigung vom transaktionalen Stress- und Copingmodell nach Lazarus und Folkman (1984) dominiert. Nach diesem Modell umfasst Bewältigung alle Gedanken und Verhaltensweisen, die ein Mensch nutzt, um mit als bedrohlich wahrgenommenen inneren wie äußeren Stressoren, und den parallel auftretenden negativen Emotionen, umzugehen. Stressbewältigung ist dabei als Transaktion aus den Persönlichkeitseigenschaften einer Person und den situativen Gegebenheiten konzeptionalisiert (Lazarus 1991; Lazarus und Folkman 1984). Eigenschaften beziehen sich sowohl auf stabile Erlebens- und Bewertungstendenzen wie z. B. Ängstlichkeit als auch auf dispositionale Handlungstendenzen wie Copingstile (z. B. Carver und Scheier 1994). Letztere beschreiben eine überdauernde Tendenz, auf eine bestimmte Konstellation von Stimuli (z. B. Prüfungssituationen) mit einem bestimmten Verhaltensmuster zu reagieren (z. B. Flucht). Copingverhalten hingegen charakterisiert eine Bewältigungsreaktion, die in einer gegebenen Belastungssituation entsteht und in ihrer Qualität durch die Merkmale des Stressors beeinflusst ist (für ein Review siehe z. B. Parker und Endler 1992).

Nach Lazarus und Folkman (1984) existieren mit *emotionsorientiertem* und *problemorientiertem Coping* zwei übergeordnete Grundstrategien, unter denen sich jeweils mehrere Substrategien zusammenfassen lassen: *Emotionsorientiertes Coping* beschreibt die Bemühungen einer Person, mit (negativen) Emotionen umzugehen, die sich aus der Konfrontation mit einem Stressor ergeben. Als Beispiele sind *Positive Reframing, Humor* oder *Acceptance* zu nennen. *Problemorientiertes Coping* bezeichnet Strategien, die eine Person anwendet, um einen aufgetretenen Stressor sowie seine Auswirkungen zu beseitigen. Zu diesen Strategien zählen beispielsweise *Planning* oder *Initiation of Action*. Als dritte Strategie differenzierten Endler und Parker (1990) das vermeidende Coping („avoidance") als Variante des emotionsbezogenen Copings, bei der negative Emotionen durch eine Umgehung der Stress auslösenden Situation und ihrer Konsequenzen reguliert werden. Beispiele für vermeidendes Coping sind *Denial, Disengagement* oder *Self-Blame*.

Bisher ist sich die Forschungsgemeinschaft uneinig darüber, ob das transaktionale Copingmodell universalistische Gültigkeit besitzt oder ob es lediglich ein westliches Verständnis von Coping abbildet (z. B. Chun et al. 2006; Gnilka et al. 2015). Es bietet ausreichend Ansatzpunkte, um die Bedeutung kultureller Einflüsse – z. B. bei der Einschätzung einer Situation oder der differenziellen Ausgestaltung von Copingstrategien – zu spezifizieren. Eine solch explizite Erweiterung des Modells war jedoch von den Autor*innen nicht vorgesehen und fand bei der konzeptionellen Weiterentwicklung des Ansatzes lange Zeit keine angemessene Berücksichtigung (Chun et al. 2006). Heppner (2008) stellte dazu fest, dass das Thema Coping bisher oftmals in einer „kulturblinden" Art und Weise betrachtet wurde, die den kulturellen Kontext, in dem Stress und Bewältigung auftreten, weitgehend übersah. Aus diesem Blickwinkel bildet das transaktionale Modell ein westliches Verständnis von Stressbewältigung ab, bei dem ein Mensch darauf bedacht ist, persönliche Ziele zu erreichen und seine Unabhängigkeit von anderen zu erhalten (Hobfoll 2002). Als Antwort versuchten Chun et al. (2006), die Bedeutung kultureller Faktoren im transaktionalen Stress- und Copingmodell unter Berücksichtigung des Konzeptes *Individualismus-Kollektivismus* zu spezifizieren.

In kollektivistisch ausgerichteten Gesellschaften beispielsweise stört das bedingungslose Verfolgen eigener Ziele oder die ständige Mobilisierung von Hilfe das Gleichgewicht innerhalb eines sozialen Gefüges, da Konkurrenz das gemeinschaftliche Arbeitsergebnis gefährdet und einzelne Mitglieder überproportional beansprucht werden (Hobfoll 1998; Triandis 1995a). Ein eher indirektes, zurücknehmendes oder vermeidendes Vorgehen, wie z. B. in Japan üblich, fördert in einer solchen Situation dagegen Zufriedenheit und Harmonie innerhalb einer Gruppe (Fiske et al. 1998; Taylor et al. 2004). Kollektivistisch geprägte Menschen zeigen im Schnitt häufiger sozial adaptives und indirektes Bewältigungsverhalten. Anstelle nur auf die eigene Zielerreichung zu fokussieren, achten sie stärker auf einen wechselseitigen Vorteil und tauschen Unterstützung bedürfnisabhängig aus. Dies fördert in wettbewerbsorientierten Settings wie beispielsweise an der Universität die individuelle

Leistungsfähigkeit und reduziert soziale Konflikte mit Kommiliton*innen. Aus der individualistischen Perspektive hingegen stellt eine Unterstützung von Konkurrent*innen einen Nachteil dar, da eigene Ressourcen an andere ‚verschwendet' werden, was die eigene Position schwächt. Indirekte und prosoziale Formen der Bewältigung bringen aus dieser Perspektive keinen Mehrwert für das Individuum (Cross und Vick 2001; Connor-Smith et al. 2000); Morling und Fiske 1999; O'Connor und Shimizu 2002).

Um kulturell geprägte ökologische, situative und soziale Faktoren stärker zu berücksichtigen, führte Hobfoll (1998) seine Theorie der Ressourcenerhaltung (COR = conservation of resources) ein. Das zugehörige multiaxiale Copingmodell bildet unterschiedliche Bewältigungsvarianten in einem dreidimensionalen Achsensystem ab. In diesem Modell beschreibt die Achse *aktiv – passiv* das individuelle Agieren einer Person und bildet das Ausmaß ihrer Aktivität bzw. Passivität ab. Aktives Bewältigen setzt beispielsweise kontrolliertes und selbstbehauptendes Handeln voraus. Passives Coping hingegen äußert sich durch Vermeidungsverhalten. Die soziale Dimension der Bewältigung wird durch die Achse *prosozial – antisozial* charakterisiert. Sie repräsentiert, auf welche Weise Menschen Stress in der sozialen Interaktion gemeinsam miteinander bewältigen. Die dritte Achse *direkt -indirekt* schließlich bildet Variabilität im Bewältigungsverhalten über Kulturgrenzen hinweg ab. Um einen Gesichtsverlust des Gegenübers zu vermeiden, werden in kollektiven Kulturen eher indirekte Strategien angewandt. Mitglieder individualistischer Kulturen hingegen sprechen und/oder gehen Probleme eher direkt an. Im Modell werden neun Bewältigungsstrategien differenziert, die jeweils durch ein spezifisches Ausprägungsmuster auf den drei Dimensionen charakterisiert sind (für einen Überblick, siehe Hobfoll 1998).

5   Stressbewältigung im Kulturvergleich: die universalistische Perspektive

Wie bereits dargestellt gehen Vertreter*innen der universalistischen Perspektive davon aus, dass Menschen beim Umgang mit Belastungen weltweit ähnliche Grundmuster der Stressbewältigung nutzen, wobei Qualität, Häufigkeit und Ausprägungsstärke dieser Muster durch kulturelle Faktoren geprägt werden. Eine Überprüfung dieser Annahme setzt voraus, dass die interessierenden Copingstrategien kulturübergreifend eine vergleichbare psychologisch-funktionale Bedeutung aufweisen und transkulturell valide erfasst werden können, also Messäquivalenz besitzen (Leong et al. 2010).

5.1   Bewältigungsmuster auf der Länderebene

Zur Überprüfung der transkulturellen Validität von basalen Bewältigungsstrategien wurde die faktorielle Struktur von zugehörigen Fragebogenverfahren an individualistischen und kollektivistischen Stichproben auf der Länderebene untersucht. Die

Instrumente, die zur Erfassung von emotionsorientiertem, problemorientiertem und vermeidendem Coping in kulturvergleichender Forschung am häufigsten untersucht wurden, sind der COPE (Carver et al. 1989) bzw. seine Kurzfassung *Brief COPE* (Carver 1997) sowie die *Ways of Coping Checklist-Revised* (WCCL-R; Folkman und Lazarus 1985; Folkman et al. 1986). Einige Studien konnten für den COPE als auch die WCCL-R kulturübergreifend strukturell-funktionale Äquivalenz ausgewählter Copingstrategien nachweisen, während andere Untersuchungen abweichende Muster hinsichtlich Faktorstruktur, Itemzuordnungen und/oder Interkorrelationen mit Validierungskriterien identifizierten (z. B. Baumstarck et al. 2017; Crasovan und Sava 2019; Tweed et al. 2004; Yu et al. 2019).

Auch beim Vergleich der Ausprägungsmuster zeigten sich eine Reihe von Unterschieden zwischen den Länderstichproben. Beim Vergleich von Studierenden aus individualistischen und kollektivistischen Ländern berichteten letztere eine geringere Nutzung von problemorientiertem Coping sowie eine verstärkte Nutzung von emotionsorientiertem und vermeidendem Handeln. Beispielstudien umfassen binationale Vergleiche zwischen mehrheitlich individualistisch geprägten anglo-amerikanischen Staaten wie den USA, Kanada oder Großbritannien und eher kollektivistisch geprägten Ländern wie Ägypten (Ali et al. 1993), China (Chataway und Berry 1989) oder Pakistan (Zahid 2019) sowie multinationale Vergleiche zwischen Stichproben aus verschiedenen ostasiatischen Staaten (O'Connor und Shimizu 2002; Taylor et al. 2004). Frydenberg et al. (2001) hingegen berichten gegensätzliche Ergebnisse. Sie untersuchten, wie nordirische, kolumbianische und australische Jugendliche mit Stressoren von hoher sozio-politischer Relevanz (z. B. Umweltverschmutzung, schulische Gewalt, Kriegsgefahr) umgehen. Nordirische Jugendliche berichteten eine erhöhte Nutzung von *Avoidance* und *Seeking Social Support* von Freunden. Kolumbianer*innen hingegen nutzen mehr problemorientierte Strategien und suchten vermehrt professionelle Hilfe.

Andere Studien wiederum fanden auch bei kulturell stark unterschiedlichen Länderstichproben ähnliche Ausprägungsmuster. Beispielsweise konnte eine Studie von Gnilka und Kolleg*innen (2015) keine Unterschiede zwischen taiwanesischen und US-amerikanischen Studierenden bezüglich der Nutzung von problemorientiertem noch emotionsorientiertem Coping und dem wahrgenommenen Stresserleben finden. Ebenfalls unerwartet fanden Sinha und Watson (2007) bei einem Vergleich von indischen und kanadischen Studierenden keine Ausprägungsunterschiede für Vermeidung oder problemorientierte Bewältigung. Für emotionsorientierte Copingstile gaben indische Studierende eine stärkere Nutzung von *Distancing, Seeking Social Support* und *Positive Reappraisal* an. Anhand einer Tagebuchstudie konnte Ringeisen (2008) zeigen, dass deutsche und südafrikanische Studierende über die Phasen einer Prüfung hinweg ähnliche Nutzungsmuster von *Avoidance* und der *Seeking Social Support* zeigten, während *Assertive Action* und *Instinctive Action* unter den Südafrikaner*innen stärker ausgeprägt war. In vergleichbarer Weise berichteten Geflüchtete kulturübergreifend, dass Religion und Spiritualität in Verbindung mit sozialer Unterstützung wichtige Strategien zur Stressbewältigung darstellen, vor allem bei multiplen Stressoren, mit denen sich Geflüchtete im Kontext ihrer Flucht konfrontiert sahen (Huijts et al. 2012; Sulaiman-Hill und Thompson 2012; Theodoratou 2015).

Unabhängig von der individualistischen oder kollektivistischen Orientierung einer Stichprobe zeigte sich kulturübergreifend, dass ein Copingstil das jeweils kongruente Bewältigungsverhalten im Längsschnitt vorhersagen konnte. Beispiele umfassen individualistische Stichproben aus Kanada (Bouchard et al. 2004), Deutschland (Buchwald 2002; Ringeisen 2008) oder den USA (Carver und Scheier 1994; Monnier et al. 1998) sowie kollektivistische Stichproben aus Japan (Sasaki und Yamasaki 2005) oder der Türkei (Eksi 2004). Besonders starke Zusammenhänge zeigten sich für aktive (z. B. *Assertive Action*), passive (z. B. *Avoidance*), aktiv-prosoziale (z. B. *Seeking Social Support*) und intuitive Strategien, während die Zusammenhangsmuster für passiv-prosoziales, antisoziales und indirektes Handeln inkonsistent waren. Beim Vergleich unterschiedlicher Länderstichproben, die mittels des COPE befragt wurden, zeigte sich außerdem eine unterschiedlich starke Bedeutung von Religiosität als Bewältigungsstrategie. Während Religiosität beispielsweise in Indien und Kenia eine große Rolle zukam, war deren Bedeutung in China, Rumänien oder Frankreich weniger stark ausgeprägt (Baumstarck et al. 2017; Crasovan und Sava 2019; Mohanraj et al. 2014; Kimemia und Asner-Self 2011; Yu et al. 2019).

5.2 Bewältigungsmuster auf der Gruppenebene

Eine Reihe weiterer Studien untersuchte die Äquivalenz von Bewältigungsmustern beim Vergleich ethnischer Gruppen innerhalb eines Landes. Beispielsweise konnte lediglich einige Subskalen des COPE und der WCCL-R funktionale Äquivalenz für African Americans, Hispanic Americans und/oder Asian Americans in den USA bestätigt werden, wobei die Ergebnismuster über die Studien hinweg variierten (z. B. Connor-Smith und Flachsbart 2007; Prelow et al. 2000).

Vergleicht man die Häufigkeit/Intensität, mit der bestimmte Bewältigungsstrategien von den genannten Gruppen genutzt werden, so zeigten sich ebenfalls Inkonsistenzen (Lee und Liu 2001; Lee et al. 2005; Noh et al. 1999; Noh und Kaspar 2003; Su et al. 2005). Einige Autor*innen berichteten, dass Menschen ostasiatischer Herkunft kontextübergreifend emotional-vermeidende Bewältigungsmethoden wie Aufgabe und Nachsicht nutzten, während andere Studien eine verstärkte Nutzung vergleichbarer Strategien vor allem im Umgang mit sozialen Stressoren wie Diskriminierung fanden. Ähnliche Muster zeigten sich für Religiosität. Während sich Belege für eine vergleichbar hohe Nutzung von spiritueller, religiöser und ritualgestützter Bewältigung unter Afroamerikaner*innen/-kanadier*innen und Hispanic Americans fanden (Lee und Liu 2001), berichteten andere Autor*innen (Chiang et al. 2004; Constantine et al. 2005), dass die Erstgenannten Religiosität häufiger nutzen als Hispanic Americans. Andere Studien ermittelten ein gegenteiliges Muster (Plummer und Slane 1996; Unger et al. 1998). Diese widersprüchlichen Ergebnisse lassen sich teilweise auflösen, wenn Glaubensrichtung und Stressorqualität berücksichtigt werden. So konnten Alferi et al. (1999) in einer Längsschnittstudie zeigen, dass ausgeprägte Religiosität unter katholischen Latinas hohen Stress nach einer Brust-Operation vorhersagt, während sich unter evangelischen Latinas das gegenteilige Muster zeigte. Beim Vergleich der ethnischen Gruppen zeigte sich über die verschiedenen Studien hinweg übereinstimmend, dass Caucasian Americans am wenigsten Religiosität zur Bewältigung nutzen, Asian Americans Stressoren am ehesten akzeptieren und für Hispanic Americans die familiäre Unterstützung die größte Bedeutung besitzt (Constantine et al. 2005).

Mögliche Inkonsistenzen in den Ergebnismustern der Studien reduzierten sich ebenfalls, wenn das Ausmaß an Individualismus bzw. Kollektivismus für die einzelnen ethnischen Gruppen bei der Varianzaufklärung berücksichtigt wurde. So zeigte sich, dass eine hohe kollektivistische Orientierung mit einer verstärkten Nutzung von adaptiven, intuitiven, indirekten oder passiven Copingstilen einherging. Eine hohe Individualismus-Ausprägung dagegen sagte eine konfrontative, direkte und aktive Bewältigung vorher, ohne jedoch eine aggressive oder antisoziale Form anzunehmen (z. B. Hobfoll 2002; Plummer und Slane 1996; Unger et al. 1998; Zaff et al. 2002). Beispielsweise konnten Sheu und Sedlacek (2004) aufzeigen, dass Caucasian Americans weniger Vermeidung nutzen als Asian Americans. Als Erklärung vermuteten die Autor*innen, dass Vermeidung unter asiatischen Einwandernden positiv konnotiert ist: Während Caucasian Americans Vermeidung als Selbstschutz vor einem Eingeständnis des eigenen Scheiterns nutzen, hilft die Strategie Asian Americans, anderen einen Gesichtsverlust zu ersparen. Bei der Differenzierung des Einflusses von Individualismus-Kollektivismus spielt es offensichtlich eine Rolle, inwieweit andere Personen von den Auswirkungen des eigenen Copingverhaltens betroffen sind.

Vor diesem Hintergrund hat die dispositionale Strategie *Seeking Social Support* von allen Copingstilen beim Vergleich ethnischer Gruppen eine besondere Aufmerksamkeit erfahren (z. B. Braun-Lewensohn 2013; Kaniasty und Norris 2000; Yeh und Inose 2002). Theoretische Annahmen und empirische Belege über den Zusammenhang zwischen Individualismus-Kollektivismus und der Suche nach sozialer Unterstützung werden jedoch bis heute kontrovers diskutiert. Einige Forscher*innen sind der Auffassung, dass hoch kollektivistische Menschen bei independenten Stressoren eher auf die Unterstützung ihres sozialen Netzwerks zurückgreifen als individualistisch geprägte. Letztere weisen ausgeprägtere intrapersonale Ressourcen wie Selbstwirksamkeit auf, die einen erfolgreichen Umgang mit independenten Stressoren begünstigen (Nadler 1998; Triandis 1995a, b).

Taylor et al. (2004) kritisieren, dass soziale Unterstützung aus dieser Perspektive auf eine aktive Mobilisierung von Hilfe reduziert wird. Dies spiegelt nach Ansicht der Autor*innen eine individualistische Weltsicht wider, während soziale Unterstützung aus kollektivistischer Sicht eine passive Konnotation im Sinn einer sozialen Verbundenheit beinhaltet, die (a) einer Förderung der Gruppenharmonie durch Konsens und Kompromissbereitschaft, (b) einer Anpassung des Individuums an soziale Normen und (c) einer Definition des Selbst anhand sozialer Beziehungen dient. Kollektivistisch geprägte Menschen sollten nach diesem Verständnis bei independenten Stressoren eine geringere dispositionale Suche nach Unterstützung berichten als individualistisch geprägte (Fiske et al. 1998; Triandis 1995a). Als

Unterstützung dieser Hypothese konnten Taylor et al. (2004) zeigen, dass individualistische Caucasian Americans mehr Unterstützung in einem wettbewerbsorientierten Setting suchten als kollektivistische Asian Americans.

Betrachtet man situatives Copingverhalten im Längsschnitt, so variiert die Intensität von *Seeking Social Support* mit dem Ausmaß an Individualismus-Kollektivismus. Mit zunehmendem Individualismus zeigte sich eine verstärkte Mobilisierung von Unterstützung, vor allem kurz nach Auftreten eines Stressors. Offensichtlich führt der zunehmende Druck z. B. vor einer Prüfung dazu, dass auch individualistische Studierende sich nicht mehr ausschließlich auf ihre eigenen Bewältigungsressourcen verlassen, sondern soziale Unterstützung in Form von Lerngruppen suchen. Kollektivistische Stichproben hingegen zeigten eine konsistent höhere Mobilisierung, die jedoch eine wechselseitige Unterstützung beinhaltete und deren Intensität sich über die Zeit kaum veränderte (z. B. Arthur 2001; Braun-Lewensohn 2013).

5.3 Bewältigungsmuster und Selbstkonstruktion

Kulturelle Variabilität im Bewältigungsverhalten kann mit Hilfe des dreiteiligen Modells der Selbstkonstruktion auf verschiedenen Analyseebenen untersucht werden (Kashima et al. 2002; Sedikides und Brewer 2001). Beispiele umfassen einen Vergleich von (ethnischen) Gruppen innerhalb eines Landes (für Deutschland z. B. Hannover 2002; für die USA z. B. Burleson und Mortenson 2003; Lam und Zane 2004), eine Analyse von kultureller Varianz innerhalb einer nationalen Stichprobe (z. B. Burleson und Mortenson 2003; Ringeisen und Buchwald 2006) oder einen Vergleich von Stichproben auf der Länderebene (z. B. Abe 2004; Bresnahan et al. 2004; Oishi und Diener 2001; Ringeisen 2008). Für dispositionale Variablen wie Copingstile wurden deutliche Zusammenhänge mit den drei Facetten der Selbstkonstruktion gefunden, deren Ausprägungsmuster nur wenig zwischen Kulturen variieren (z. B. Moscovitch et al. 2005). Für situatives Copingverhalten dagegen variierte die Vorhersagekraft der Selbstkonstruktion in Abhängigkeit der vorherrschenden situativen Merkmale, da die Konstellation der Umweltbedingungen das Selbstkonstruktionsprofil einer Person differenziell aktiviert (für einen Überblick, siehe Buchwald et al. 2007).

Für die unterschiedlichen Copingstile wurden über die drei Analyseebene hinweg relativ konsistente Zusammenhangsmuster mit den drei Facetten der Selbstkonstruktion gemessen. Zeigten sich für die verschiedenen ethnischen Gruppen innerhalb einer Länderstichprobe unterschiedliche Muster, so konnten die Facetten der Selbstkonstruktion anstelle der Ethnizität einen Großteil der Varianz aufklären (z. B. Lam und Zane 2004). Menschen mit einem hohen independenten Selbst zeigen verstärkt aktives und konfrontatives Handeln sowie geringere Vermeidung. Um anderen einen Gesichtsverlust zu ersparen, nutzen Personen mit hohem kollektivem Selbst verstärkt passive und sozial adaptive Strategien, die anderen Unterstützung ermöglichen und Harmonie innerhalb des beruflichen Netzwerks erhalten (e. g., Cross 1995; Morling und Fiske 1999). Typische Copingstrategien umfassen vorsichtiges, indirektes oder vermeidendes Handeln. Menschen mit einem hoch relationalen Selbst bedienen sich ebenfalls sozialer Copingstile, doch verfolgen sie damit andere Ziele: Anstelle lediglich Unterstützung anzubieten, tauschen Relationale aktiv Unterstützung mit nahestehenden Menschen aus, um z. B. in hoch wettbewerbsorientierten individualistischen Settings einen gegenseitigen Vorteil zu ermöglichen (Cross und Vick 2001; Ringeisen und Buchwald 2006).

Betrachtet man die Assoziation zwischen Copingreaktionen und Selbstkonstruktion, so hängt Richtung und Stärke des Zusammenhangs von den kontextuellen Merkmalen und dem kulturellen Hintergrund der jeweiligen Stichprobe ab. Um diese Muster systematisch abbilden zu können, schlugen Hardie, Kashima und Pridmore (2005) vor, Stressoren als independent (I), kollektiv (K) oder relational (R) zu kategorisieren, um dann den Link zwischen den drei Facetten der Selbstkonstruktion und den korrespondierenden Stressorkategorien zu untersuchen. Die bisherigen Studien erbrachten inkonsistente Ergebnisse, wobei entweder ein *Self-Stress Incongruence Model* (eine stark ausgeprägte Facette des Selbst begünstigt Stresserleben in einer nicht kongruenten Stressorkategorie; z. B. Hardie et al. 2005) oder ein *Self-Stress Congruence Model* (eine stark ausgeprägte Facette des Selbst begünstigt Stresserleben in einer kongruenten Stressorkategorie; z. B. Bacon 2001; Uskul 2005) bestätigt werden konnte.

6 Stressbewältigung im Kulturvergleich: die relativistische Perspektive

Die inkonsistenten Studienergebnisse der universalistischen Perspektive haben in den letzten Jahren einer relativistischen Forschung Auftrieb gegeben, die kulturspezifische Formen der Stressbewältigung für ausgewählte, primär kollektivistisch geprägte (ethnische) Gruppen bzw. Gesellschaften untersucht (für einen Überblick siehe Kuo 2012; Yeh et al. 2006). Zur Erforschung dieser Copingvarianten kommen verstärkt qualitative Verfahren zum Einsatz (Berry et al. 2002; Chun et al. 2006; Yakushko 2010). Besonders kulturelle Gruppen aus Ostasien sind in den letzten Jahren in den Fokus der Forschung gerückt (z. B. Gnilka et al. 2015; Kwong und Mak 2009; Zahid 2019). Im nordamerikanischen Raum wurden Asian-Americans, African-Americans und Hispanic Americans beforscht (z. B. Chiang et al. 2004; Constantine et al. 2005; Joseph und Kuo 2009; Salas-Wright und Schwartz 2018) Verhältnismäßig wenig Forschung aus relativistischer Perspektive liegt für den Nahen Osten und Afrika vor (Braun-Lewensohn 2013). Im Folgenden werden Befunde zu ausgewählten Gruppen näher vorgestellt.

6.1 Bewältigungsmuster von Südostasiaten und Asian Americans

Eine Reihe von Studien konnten zeigen, dass Bewohner*innen und Migrant*innen aus stark kollektivistisch geprägten Ländern des ostasiatischen Raumes wie China, Taiwan, Korea, Japan oder Vietnam häufig passive, erduldende und leidende Formen von Bewältigung nutzen, deren Einsatz das Erleben von Stress und negativen Emotionen wie Depression deutlich reduziert. Qualität, Einsatz und Bezeichnungen dieser Strategien variieren zwischen den einzelnen Kulturen (z. B. Noh et al. 1999; Sinha und Watson 2007) sowie zwischen einzelnen asiatischen Migrant*innengruppen in den USA (Chang et al. 2006).

Ein Beispiel stellt das koreanische Konzept von *Haan* dar, welches einen reduzierten Ausdruck negativer Emotionen bei gleichzeitigem Erleben von Unmut und Auflehnung charakterisiert. Es ist zu einer Zeit entstanden, als Korea eine dauerhafte Besatzung durch mächtigere Nachbarstaaten erdulden musste (Kim et al. 2006). Ein anderes Beispiel stellt das buddhistische Konzept des *Dukkha* dar, welches ein Leiden als Folge von innerer Ablehnung und/oder heftigem Verlangen repräsentiert. Resultierende Spannung und negative Gefühle können durch Meditation oder Kontemplation bewältigt werden (Chen 2006). Nach chinesischem Verständnis ermöglicht ein erduldendes Unterlassen das Erreichen einer höheren Bewusstseinsstufe (Yue 2001).

6.2   Bewältigungsmuster von Hispanic Americans

Gut untersucht sind die Bewältigungsmuster von Hispanic Americans in den USA, die allerdings eine kulturell heterogene Gruppe bilden. Trotz geteilter Merkmale (gemeinsame Sprache, enges familiäres Netzwerk als Quelle sozialer Unterstützung bei persönlichen Problemen) unterscheiden sich die einzelnen Untergruppen im Hinblick auf ihre Geschichte, ihre national-ethnische Identität und ihre kulturellen Praktiken. Als Folge dieser Unterschiede kommen in ausgewählten Stressorsituationen abweichende Bewältigungsmuster zum Einsatz (z. B. Padilla und Borrero 2006).

Betrachtet man beispielsweise, in welcher Form sich Netzwerkunterstützung und Akkulturationsorientierung auf den Umgang mit einer HIV-Infektion bzw. gesundheitsförderliches Verhalten auswirken, so zeigten sich folgende Muster (z. B. Caetano et al. 2008; Sánchez et al. 2010): Im Gegensatz zu Asian Americans oder African Americans begünstigte eine geringe Akkulturationsorientierung gesundheitsförderliches Verhalten wie eine gesunde Ernährung, geringen Drogenkonsum, wenig riskantes Sexualverhalten oder eine regelmäßige Einnahme überlebenswichtiger Medikamente bei Immigrant*innen aus Mexiko, während für Hispanics aus Puerto Rico oder Kuba keine vergleichbaren Zusammenhänge gefunden wurden. Wie lässt sich diese uneinheitliche Befundlage erklären? Die Unterschiede zwischen den Subgruppen resultieren aus Bedeutungsunterschieden des familiären Netzwerks (Padilla und Borrero 2006). Mit wachsender Akkulturation geben Hispanics in den USA den Schutz eines engen familiären Netzwerks zugunsten eines individualistischen Copingrahmens auf. Fällt in der Folge die Familie als gesundheitliche Kontroll- und Unterstützungsinstanz weg, so tritt vermehrt selbstschädigendes Verhalten auf.

6.3   Bewältigungsmuster von Türk*innen in Deutschland

Türk*innen stellen in Deutschland die größte Migrant*innengruppe, weshalb im Folgenden ein Überblick zu kulturspezifischen Bewältigungsmustern dieser Gruppe gegeben wird. Dabei wird auf moderierende Faktoren wie Stressorqualität, Bedeutung von Religion, Akkulturationsorientierung, Geschlecht und Alter eingegangen.

Mehrere Studien haben festgestellt, dass deutsche Türk*innen im Umgang mit Erkrankungen andere Bewältigungsstrategien nutzen als deutsche Vergleichsgruppen. Je älter, religiöser, kollektivistischer und weniger akkulturiert türkische Patient*innen sind, desto häufiger neigen sie bei einer bedrohlichen Krankheitsdiagnose zu *Verharmlosung* und *Bagatellisierung* (Brzoska und Razum 2009; Özelsel 1990). Diese aus individualistischer Sicht maladaptiven Strategien reduzieren nach kollektivistischem Verständnis eine Stressweitergabe an das familiäre Unterstützungsnetzwerk (Hobfoll 1998) und stellen somit eine sozial-adaptive Strategie dar. Eine hohe Gläubigkeit hilft den Betroffenen zudem, durch religiöse Praktiken wie Beten die mit der Krankheit verbundenen Befürchtungen und Gesundheitssorgen abzuschwächen. Tagay et al. (2009) konnten bei türkischen Patient*innen, die im Schnitt schon 25 Jahre in Deutschland gelebt hatte, feststellen, dass das Ausmaß religiösen Copings hoch negativ mit Akkulturation im Sinne von Integration korrelierte. Akkulturation steht in diesem Zusammenhang für eine Akzeptanz von deutschen und türkischen Werten als Ausdruck einer bi-ethnischen Identität, die neben einer starken Einbindung in die türkische Herkunftsfamilie durch enge Kontakte zu Deutschen in Ausbildung, Beruf und Privatleben gekennzeichnet ist (Uslucan 2009). Durch den Glauben an übernatürliche Ursachen von psychischen Erkrankungen verstärkte sich jedoch auch die Stigmatisierung von betroffenen türkischen Migrant*innen (von Lersner et al. 2019).

Jäkel und Leyendecker (2009) konnten zeigen, dass die Dauer, mit der türkischstämmige Mütter eine deutsche Schule besucht hatten, positiv mit ihrer Akkulturationsorientierung, ihrer Lebenszufriedenheit und negativ mit psychosozialer Belastung gekoppelt war. Schönpflug (2002) berichtete für eine Stichprobe von jugendlichen Deutsch-Türk*innen, dass eine hohe integrative Akkulturationsorientierung mit einer verstärkten Nutzung von problemorientierten Strategien und konstruktiv-emotionsorientierten Strategien einherging. Eine Akkulturationsorientierung im Sinne von Separation begünstigte dagegen vermeidende Strategien wie Verleugnung, Zerstreuung suchen, Aufgeben, Substanzgebrauch (z. B. Medikamente, Alkohol) oder Delinquenz.

Umgekehrt konnten andere Studien zeigen, dass wenig akkulturierte türkische im Vergleich zu deutschen Jugendlichen stärkere emotionale Belastungen und mehr negative Gefühle berichten, erhöhten Akkulturationsstress erleben und mehr emotionsorientierte Bewältigungstrategien nutzen. Diese Effekte waren bei Mädchen besonders stark ausgeprägt (Mansel und Hurrelmann 1993). Bei einer unsicheren Bindung an ihr familiäres Umfeld zeigten türkische Jugendliche zudem weniger Ich-Flexibilität, ein negativeres Selbstkonzept, stärkere Hilflosigkeit und erhöhte Feindseligkeit (Seiffge-Krenke und Becker-Stoll 2004). Mayer et al. (2005) sowie Mansel und Hurrelmann (1993) konnten eine geringe Akkulturationsorientierung und männliches Geschlecht als Prädiktoren für eine erhöhte Bereitschaft zu aggressivem bzw. antisozialem Handeln unter türkischen Jugendlichen identifizieren. Bei der tatsächlichen Ausübung von gewalttätigen Handlungen hingegen bestanden keine Unterschiede zwischen Türken und Deutschen (Mayer et al. 2005; Pfeiffer und Wetzels 2000). Um die Genese und qualitative Ausbildung von kulturspezifischen Mustern in der Stressbewältigung besser zu verstehen, empfiehlt sich somit eine genaue Analyse der zugrunde liegenden Sozialisations- und Akkulturationserfahrungen (Seiffge-Krenke 2006).

7   Fazit und Ausblick

Aus Ermangelung eines einheitlichen konzeptionellen Rahmens haben sich mit dem Absolutismus, dem Relativismus und dem Universalismus drei verschiedene Traditionen entwickelt, um Stressbewältigung im Kulturvergleich zu erforschen. Die Annahme von kulturübergreifend invarianten Bewältigungsstrategien im Sinne der absolutistischen Perspektive hat sich dabei nicht bestätigen lassen (Chun et al. 2006; Kuo 2011; Wong und Wong 2006). Vielmehr konnten einige allgemeingültige Coping-Grundmuster im Sinne der universalistischen Perspektive identifiziert werden, deren konkrete Erscheinungsform, situative Einsatzmöglichkeiten und Häufigkeit/Intensität der Nutzung durch kulturelle Einflüsse geprägt sind.

Parallel haben sich im Sinne der relativistischen Perspektive kulturspezifische Formen der Bewältigung entwickelt, die vor allem bei kollektivistisch geprägten Gesellschaften bzw. Gruppen auftreten (Yeh et al. 2006). Die Qualität dieser Bewältigungsformen lässt sich sowohl auf der Länder- (z. B. das Konzept *Haan* in Korea) als auch auf der Gruppenebene nachweisen (z. B. familiäre Unterstützungsnetzwerke bei Hispanic Americans in den USA). Oft sind diese kulturspezifischen Bewältigungsformen auch bei Migrant*innen der zweiten oder dritten Generation noch nachweisbar (z. B. vermeidende Bewältigung bei Deutsch-Türk*innen im Umgang mit Krankheiten, um besorgte Verwandte zu entlasten). Die funktional-psychologische Bedeutung dieser Strategien lässt sich vor dem Hintergrund des jeweiligen kulturellen Kontextes erschließen und interpretieren.

Qualität, Nutzung und intergenerationale Weitergabe der kulturspezifischen Bewältigungsformen hängen u. a. von der Stressorqualität, kulturspezifischen Werten, der Bedeutung von Religion sowie von demografischen Faktoren wie Geschlecht und Alter der Betroffenen ab. Bei Migrant*innen spielen zusätzlich Ausmaß und Qualität der individuellen Akkulturationsorientierung (Berry et al. 2002) sowie die Passung zur aufnehmenden Zielkultur (Fung 2005; Sam und Berry 2010) eine zentrale Rolle.

Uneinheitliche Befunde im Hinblick auf die Struktur und/oder die Nutzungshäufigkeit von ausgewählten Strategien ließen sich z. T. auflösen, wenn bei der Auswertung das Ausmaß an Individualismus-Kollektivismus und/oder das dreiteilige Modell der Selbstkonstruktion sowie die funktional-psychologische Bedeutung einer Strategie auf verschiedenen Analyseebenen explizit berücksichtigt wurde (z. B. Buchwald et al. 2007; Sedikides und Brewer 2001; Sheu und Sedlacek 2004; Zaff et al. 2002). Dies zeigte sich besonders deutlich an Studien, welche die Bedeutung sozialer Unterstützung untersuchen.

Die identifizierten kulturspezifischen und kulturübergreifenden Muster in der Bewältigung haben Implikationen für die Gestaltung von Unterstützungsangeboten in multikulturellen Gesellschaften (Kuo 2014). Als Konsequenz zunehmender Migration und Globalisierung – u. a. im Kontext von Flucht – sollte zukünftige Forschung daher u. a. kulturvergleichende Ansätze mit interkulturellen Fragestellungen kombinieren. Auf diese Weise lässt sich beispielsweise untersuchen, ob sich etablierte Copingmodelle eignen, um den Umgang mit Stressoren in einem interkulturellen Setting abzubilden. Erste vielversprechende Hinweise konnten mit Hilfe des multiaxionalen Copingmodells (Hobfoll 1998) gewonnen werden. Im Kontext von Lernsettings eignet sich dieses Copingmodell beispielsweise, um kulturelle Unterschiede in der Bewältigung von Prüfungen (z. B. Ringeisen 2008) oder den Umgang von Lehrkräften mit interkulturellen Konflikten in der Schule abzubilden (Buchwald und Ringeisen 2007). Im Interesse einer theoretisch fundierten, multikulturellen Perspektive auf Coping ist es zudem wünschenswert, dass sich das zugehörige Forschungsfeld hin zu einem einheitlicheren Paradigma der kulturvergleichenden Stressbewältigungsforschung bewegt (Heppner 2008; Kuo 2012; Wong und Wong 2006). Einen Ansatzpunkt, um Stressbewältigung in interkulturellen Settings besser zu verstehen, bietet beispielsweise das Prozessmodell zu Bewältigung und Akkulturation von Migrant*innen (Yakushko 2010).

Literatur

Abe, J.-A. A. (2004). Self-esteem, perception of relationships, and emotional distress: A crosscultural study. *Personal Relationships, 11*(2), 231–247.

Aldwin, C. M. (2007). *Stress, coping, & development: An integrative perspective.* New York: Guildford Press.

Alferi, S. M., Culver, J. L., Carver, C. S., Arena, P. L., & Antoni, M. H. (1999). Religiosity, religious coping, and distress: A prospective study of catholic and evangelical Hispanic Women in Treatment for Early-stage Breast Cancer. *Journal of Health Psychology, 4*(3), 343–356.

Ali, N., Khalil, H., & Yousef, W. (1993). A comparison of American and Egyptian cancer patients' attitudes and unmet needs. *Cancer Nursing, 16*, 193–203.

Arthur, N. (2001). Using critical incidents to investigate cross-cultural transitions. *International Journal of Intercultural Relations, 25*(1), 41–53.

Bacon, P. L. (2001). Defending the self: The role of the relational-interdependent self-construal. *Dissertation Abstracts International: Section B: The Sciences and Engineering, 62*(2-B), 1138.

Baumstarck, K., Alessandrini, M., Hamidou, Z., Auquier, P., Leroy, T., & Boyer, L. (2017). Assessment of coping: A new French four-factor structure of the brief COPE inventory. *Health and Quality of Life Outcomes, 15*(1), 1–9.

Berry, J. W. (1989). Imposed etics-emics-derived etics: The operationalization of a compelling idea. *International Journal of Psychology, 24*(6), 721–735.

Berry, J. W., Poortinga, Y. H., Segall, M. H., & Dasen, P. R. (2002). *Cross-cultural psychology: Research and applications.* New York: Cambridge University Press.

Bouchard, G., Guillemette, A., & Landry-Léger, N. (2004). Situational and dispositional coping: An examination of their relation to personality, cognitive appraisals, and psychological distress. *European Journal of Personality, 18*(3), 221–238.

Braun-Lewensohn, O. (2013). Coping resources and stress reactions among three cultural groups one year after a natural disaster. *Clinical Social Work Journal, 42*(4), 366–374.

Bresnahan, M. J., Chiu, H. C., & Levine, T. R. (2004). Self-construal as a predictor of communal and exchange orientation in Taiwan and the USA. *Asian Journal of Social Psychology, 7*(2), 187–203.

Brzoska, P., & Razum, O. (2009). Krankheitsbewältigung bei Menschen mit Migrationshintergrund im Kontext von Kultur und Religion. *Zeitschrift für Medizinische Psychologie, 18*, 151–161.

Buchwald, P. (2002). *Dyadisches Coping in mündlichen Prüfungen.* Göttingen: Hogrefe.

Buchwald, P., & Ringeisen, T. (2007). Wie bewältigen Lehrer interkulturelle Konflikte in der Schule? Eine Wirksamkeitsanalyse im Kontext des multiaxialen Coping-Modells. *Interculture Journal, 5*, 71–98.

Buchwald, P., Ringeisen, T., & Trautner, H. M. (2007). Self-construals, coping and well-being: A paradigm to dissect cultural variability in stress-related variables? *Stress and Anxiety Biannuals, 15*, 8–16.

Burleson, B. R., & Mortenson, S. R. (2003). Explaining cultural differences in evaluations of emotional support behaviors: Exploring the mediating influences of value systems and interaction goals. *Communication Research, 30*(2), 113–146.

Caetano, R., Ramisetty-Mikler, S., Wallisch, L. S., McGrath, C., & Spence, R. T. (2008). Acculturation, drinking, and alcohol abuse and dependence among Hispanics in the Texas-Mexico border. *Alcoholism: Clinical and Experimental Research, 32*(2), 314–321.

Carver, C. S. (1997). You want to measure coping but your protocol's too long: Consider the Brief COPE. *International Journal of Behavioural Medicine, 4*, 92–100.

Carver, C. S., & Scheier, M. F. (1994). Situational coping and coping dispositions in a stressful transaction. *Journal of Personality and Social Psychology, 66*, 184–195.

Carver, C. S., Scheier, M. F., & Weintraub, J. K. (1989). Assessing coping strategies: A theoretically based approach. *Journal of Personality and Social Psychology, 58*, 844–854.

Chang, E. C., Tugade, M. M., & Asakawa, K. (2006). Stress, appraisals, and coping among Asian Americans: Lazarus and Folkman's model and beyond. In P. T. P. Wong & L. C. J. Wong (Hrsg.), *Handbook of multicultural perspectives on stress and coping* (S. 439–455). New York: Springer.

Chataway, C. J., & Berry, J. W. (1989). Acculturation experiences, appraisal, coping, and adaptation: A comparison of Hong Kong Chinese, French, and English students in Canada. *Canadian Journal of Behavioural Science, 21*(3), 295–309.

Chen, Y.-S. (2006). Coping with suffering: The buddhist perspective. In P. T. P. Wong & L. C. J. Wong (Hrsg.), *Handbook of multicultural perspectives on stress and coping* (S. 73–91). New York: Springer.

Chiang, L., Hunter, C. D., & Yeh, C. J. (2004). Coping attitudes, sources, and practices among Black and Latino college students. *Adolescence, 39*, 793–815.

Chun, C., Moos, R. H., & Cronkite, R. C. (2006). Culture: A fundamental contest for the stress and coping paradigm. In P. T. P. Wong & L. C. J. Wong (Hrsg.), *Handbook of multicultural perspectives on stress and coping* (S. 29–53). New York: Springer.

Connor-Smith, J. K., & Flachsbart, C. (2007). Relations between Personality and Coping: A Meta-Analysis. *Journal of Personality and Social Psychology, 93*(6), 1080–1107.

Connor-Smith, J. K., Compas, B. E., Wadsworth, M. E., Thomsen, A. H., & Saltzman, H. (2000). Responses to stress in adolescence: Measurement of coping and involuntary stress responses. *Journal of Consulting and Clinical Psychology, 68*(6), 976–992.

Constantine, M., Alleyne, V., Caldwell, L., McRae, M., & Suzuki, L. (2005). Coping responses of Asian, Black, and Latino/Latina New York City residents following the September 11, 2001 terrorist attacks against the United States. *Cultural Diversity and Ethnic Minority Psychology, 11*(4), 293–308.

Crasovan, D. I., & Sava, F. (2019). Translation, adaption and validation on Romanian population of COPE questionnaire for coping mechanisms analysis. *Cognition, Brain, Behavior. An Interdisciplinary Journal, XVII*(1), 61–76.

Cross, S. E. (1995). Self-construals, coping, and stress in cultural adaptation. *Journal of Cross-Cultural Psychology, 26*, 673–697.

Cross, S. E., & Vick, N. V. (2001). The interdependent self-construal and social support: The case of persistence in engineering. *Personality and Social Psychology Bulletin, 27*, 820–832.

Cross, S. E., Bacon, P. L., & Morris, M. L. (2000). The relational-interdependent self-construal and relationships. *Journal of Personality and Social Psychology, 78*(4), 791–808.

Eksi, H. (2004). Personality and coping: A multidimensional research on situational and dispositional coping. *EDAM Egitim Danismanligi Ve Arastirmalari Merkezi, 4*(1), 94–98.

Endler, N. S., & Parker, J. D. A. (1990). Multidimensional assessment of coping: A critical evaluation. *Journal of Personality and Social Psychology, 58*, 844–854.

Fiske, A. P., Kitayama, S., Markus, H. R., & Nisbett, R. E. (1998). The cultural matrix of social psychology. In D. T. Gilbert, S. T. Fiske & L. Gardner (Hrsg.), *The handbook of social psychology* (Bd. 2, S. 915–981). New York: McGraw-Hill.

Folkman, S., & Lazarus, R. S. (1985). If it changes it must be a process: Study of emotion and coping during three stages of a college examination. *Journal of Personality and Social Psychology, 48*, 150–170.

Folkman, S., Lazarus, R. S., Dunkel-Schetter, C., DeLongis, A., & Gruen, R. (1986). The dynamics of a stressful encounter: Cognitive appraisal, coping and encounter outcomes. *Journal of Personality and Social Psychology, 50*, 992–1003.

Frydenberg, E., Lewis, R., Ardila, R., Cairns, E., & Kennedy, G. (2001). Adolescent concern with social issues: An exploratory comparison between Australian, Colombian, and Northern Irish students. *Journal of Peace Psychology, 7*(1), 59–76.

Frydenberg, E., Lewis, R., Kennedy, G., Ardila, R., Frindte, W., & Hannoun, R. (2003). Coping with concerns: An exploratory comparison of Australian, Colombian, German, and Palestinian adolescents. *Journal of Youth and Adolescence, 32*, 59–66.

Fung, W.-W. (2005). *A study of acculturation, coping and psychological well-being of new immigrant women from Mainland China.* Hong Kong: University of Hong Kong Press.

Gnilka, P. B., Ashby, J. S., Matheny, K. B., Chung, Y. B., & Chang, Y. (*2015*). Comparison of coping, stress, and life satisfaction between Taiwanese and U.S. college students. *Journal of Mental Health Counseling, 37*(3), 234–249.

Hannover, B. (2002). One man's poison ivy is another man's spinach: What self-clarity is in independent self-construal, a lack of context-dependency is in interdependent self-construal. *Revue Internationale de Psychologie Sociale, 15*(3–4), 65–88.

Hardie, E., Kashima, E. S., & Pridmore, P. (2005). The influence of relational, individual and collective self-aspects on stress, uplifts and health. *Self and Identity, 4*(1), 1–24.

Heppner, P. P. (2008). Expanding the conceptualization and measurement of applied problem solving and coping: From stages to dimensions to the almost forgotten cultural context. *American Psychologist, 68*, 805–816.

Heppner, P. P., Heppner, M. J., Lee, D. G., Wang, Y.-W., Park, H.-J., & Wang, L.-F. (2006). Development and validation of a collectivist coping styles inventory. *Journal of Counseling Psychology, 53*, 107–125.

Hobfoll, S. E. (1998). *Stress, culture and community. The psychology and philosophy of stress.* New York: Plenum.

Hobfoll, S. E. (2002). Alone together: comparing communal versus individualistic resiliency. In E. Frydenberg (Hrsg.), *Beyond coping: meeting goals, visions, and challenges* (S. 63–128). Oxford: Oxford University Press.

Hofstede, G. (1980). *Culture's consequences: International differences in work-related values.* Beverly Hills: Sage.

Huijts, I., Kleijn, W., van Emmerik, A., Noordhof, A., & Smith, A. (2012). Dealing with man-made trauma: The relationship between coping style, posttraumatic stress, and quality of life in resettled, traumatized refugees in the Netherlands. *Journal of Traumatic Stress, 25*, 71–78.

Jäkel, J., & Leyendecker, B. (2009). Tägliche Stressfaktoren und Lebenszufriedenheit türkischstämmiger Mütter in Deutschland. *Zeitschrift für Gesundheitspsychologie, 16*(1), 12–21.

Joseph, J., & Kuo, B. (2009). Black Canadians' coping responses to racial discrimination. *Journal of Black Psychology, 35*, 78–101.

Kaniasty, K., & Norris, F. H. (2000). Help-seeking comfort and receiving social support: The role of ethnicity and context of need. *American Journal of Community Psychology, 28*(4), 545–581.

Kashima, Y., Foddy, M., & Platow, M. J. (2002). *Self and identity: Personal, social, and symbolic.* Mahwah: Lawrence Erlbaum Associates Publishers.

Kim, I., Kim, L. I. C., & Kelly, J. G. (2006). Developing cultural competence in working with Korean immigrant families. *Journal of Community Psychology, 34*(2), 149–165.

Kimemia, M., Asner-Self, K., & Daire, A. (2011). An Exploratory Factor Analysis of the Brief COPE with a Sample of Kenyan Caregivers. International *Journal for the Advancement of Counselling, 33*, 149–160.

Kuo, B. C. H. (2011). Culture's consequences on coping: Theories, evidences, and dimensionalities. *Journal of Cross-Cultural Psychology, 42*(6), 1084–1100.

Kuo, B. C. H. (2012). Collectivism and coping: Current theories, evidence, and measurements of collective coping. *International Journal of Psychology, 48*(3), 374–388.

Kuo, B. C. H. (2014). Coping, acculturation, and psychological adaptation among migrants: a theoretical and empirical review and synthesis of the literature. *Health Psychology and Behavioral Medicine, 2*(1), 16–33.

Kwong, K., & Mak, A. (2009). Health Care and cancer screening experience of Chinese immigrants in New York City: A qualitative study. *Social work in Health Care, 48*(3), 321–347.

Lam, A. G., & Zane, N. W. S. (2004). Ethnic differences in coping with interpersonal stressors: A test of self-construals as cultural mediators. *Journal of Cross-Cultural Psychology, 35*(4), 446–459.

Lazarus, R. S. (1991). *Emotion and adaptation.* New York: Oxford University Press.

Lazarus, R. S., & Folkman, S. (1984). *Stress, appraisal, and coping.* New York: Springer.

Lee, R. M., & Liu, H. T. T. (2001). Coping with intergenerational family conflict: Comparison of Asian American, Hispanic, and European American college students. *Journal of Counseling Psychology, 48*, 410–419.

Lee, R. M., Su, J., & Yoshida, E. (2005). Coping with intergenerational family conflict among Asian American college students. *Journal of Counseling Psychology, 52*, 389–399.

Lehman, D. R., Chiu, C.-Y., & Schaller, M. (2004). Psychology and culture. *Annual Review of Psychology, 55*, 689–714.

Leong, F. T. L., Leung, K., & Cheung, F. M. (2010). Integrating cross-cultural psychology research methods into ethnic minority psychology. *Cultural Diversity and Ethnic Minority Psychology, 16*(4), 590–597.

Lersner, U. von, Gerb, J., Hizli, S., Waldhuber, D., Wallerand, A., Bajbouj, M., Schomerus, G., Angermeyer, M., & Hahn, E. (2019). Stigma of Mental Illness in Germans and Turkish Immigrants in Germany: The Effect of Causal Beliefs. *Frontiers in Psychiatry, 10*(46), 1–16.

Mansel, J., & Hurrelmann, K. (1993). Psychosoziale Befindlichkeit junger Ausländer in der Bundesrepublik Deutschland. *Soziale Probleme, 2*, 167–192.

Mayer, S., Fuhrer, U., & Uslucan, H. (2005). Akkulturation und intergenerationale Transmission von Gewalt in Familien türkischer Herkunft. *Psychologie in Erziehung und Unterricht, 52*, 168–185.

Mohanraj, R., Jeyaseelan, V., Kumar, S., Mani, T., Rao, D., Murray, K., et al. (2014). Cultural adaptation of the Brief COPE for persons living with HIV/AIDS in southern India. *AIDS and Behavior, 19*(2), 341–351.

Monnier, J., Hobfoll, S. E., Dunahoo, C. L., Hulsizer, M., & Johnson, R. (1998). There's more than rugged individualism in coping: Construct and validity and further model testing. Part II. *Anxiety, Stress, and Coping, 11*, 247–272.

Morling, B., & Fiske, S. T. (1999). Defining and measuring harmony control. *Journal of Research in Personality, 33*(4), 379–414.

Moscovitch, D. A., Hofmann, S. G., & Litz, B. T. (2005). The impact of self-construals on social anxiety: A gender-specific interaction. *Personality and Individual Differences, 38*(3), 659–672.

Nadler, A. (1998). Relationship, esteem, and achievement perspectives on autonomous and dependent help seeking. In S. A. Karabenick (Hrsg.), *Strategic help seeking: Implications for learning and teaching* (S. 61–93). Mahwah: Lawrence Erlbaum Associates.

Noh, S., & Kaspar, V. (2003). Perceived discrimination & depression: Moderating effects of coping, acculturation, and ethnic support. *American Journal of Public Health, 93*, 232–238.

Noh, S., Beiser, M., Kaspar, V., Hou, F., & Rummens, J. (1999). Perceived racial discrimination, depression, and coping: A study of Southeast Asian refugees in Canada. *Journal of Health and Social Behavior, 40*(3), 193–207.

O'Connor, D. B., & Shimizu, M. (2002). Sense of personal control, stress and coping style: A cross-cultural study. *Stress and Health, 18*, 173–183.

Oishi, S., & Diener, E. (2001). Goals, culture and subjective well-being. *Personality and Social Psychology Bulletin, 27*, 1674–1682.

Oudenhoven, J. P. van (2017). Emic and etic research. In Y. Y. Kim (Hrsg.), *The International Encyclopedia of Intercultural Communication* (S. 1–7). New York: Wiley.

Özelsel, M. (1990). *Gesundheit und Migration.* München: Profil-Verlag.

Padilla, A. M., & Borrero, N. E. (2006). The effects of acculturative stress on the Hispanic family. In P. T. P. Wong & L. C. J. Wong (Hrsg.), *Handbook of multicultural perspectives on stress and coping* (S. 299–317). New York: Springer.

Parker, J. D., & Endler, N. S. (1992). Coping with coping assessment: A critical review. *European Journal of Personality, 6*(5), 321–344.

Pfeiffer, C., & Wetzels, P. (2000). Junge Türken als Täter und Opfer von Gewalt. *DVJJ-Journal, 11*(2), 107–113.

Plummer, D. L., & Slane, S. (1996). Patterns of coping in racially stressful situations. *Journal of Black Psychology, 22*(3), 302–315.

Prelow, H. M., Tein, J.-Y., Roosa, M. W., & Wood, J. (2000). Do coping styles differ across sociocultural groups? The role of measurement equivalence in making this judgment. *American Journal of Community Psychology, 28*, 225–244.

Ringeisen, T. (2008). *Emotions and coping during exams: A dissection of cultural variance by means of the tripartite self-construal model.* Münster: Waxmann.

Ringeisen, T., & Buchwald, P. (2006). Better take three than two: The tripartite model of self-construal and exam-related coping. In P. Buchwald (Hrsg.), *Stress and anxiety – Application to health, community, work place and education* (S. 367–387). Cambridge: Cambridge Scholar Press.

Salas-Wright, C., & Schwartz, S. (2018). The study and prevention of alcohol and other drug misuse among migrants: Toward a transnational theory of cultural stress. *International Journal of Mental Health and Addiction, 17*(2), 346–369.

Sam, D. L., & Berry, J. W. (2010). Acculturation: When individuals and groups of different cultural backgrounds meet. *Perspectives on Psychological Science, 5*(4), 472–481.

Sánchez, M., Rice, E., Stein, J., Milburn, N., & Rotheram-Borus, M. (2010). Acculturation, coping styles, and health risk behaviors among HIV positive Latinas. *AIDS and Behavior, 14*(2), 401–409.

Sasaki, M., & Yamasaki, K. (2005). Dispositional and situational coping and mental health status of University Students. *Psychological Reports, 97*(3), 797–809.

Schönpflug, U. (2002). Acculturation, ethnic identity, and coping. In W. J. Lonner, D. L. Dinnel, S. A. Hayes & D. N. Sattler (Hrsg.), *Readings in psychology and culture.* Washington: Western Washington University Press.

Sedikides, C., & Brewer, M. B. (2001). *Individual self, relational self, collective self.* Philadelphia: Psychology Press.

Seiffge-Krenke, I. (2006). *Nach Pisa: Stress in der Schule und mit den Eltern-Bewältigungskompetenz deutscher Jugendlicher im internationalen Vergleich.* Göttingen: Vandenhoek & Ruprecht.

Seiffge-Krenke, I., & Becker-Stoll, F. (2004). Bindungsrepräsentation und Coping im Jugend-und Erwachsenenalter. *Kindheit und Entwicklung, 13*(4), 235–247.

Sheu, H. B., & Sedlacek, W. E. (2004). An exploratory study of help-seeking attitudes and coping strategies among college students by race and gender. *Measurement and Evaluation in Counseling and Development, 37*, 130–143.

Sinha, B. K., & Watson, D. C. (2007). Stress, coping and psychological illness: A cross-cultural study. *International Journal of Stress Management, 14*, 386–397.

Su, J., Lee, R. M., & Vang, S. (2005). Intergenerational family conflict and coping among Hmong American College students. *Journal of Counseling Psychology, 52*, 482–289.

Sulaiman-Hill, C., & Thompson, S. (2012). ‚Thinking too much' – Psychological distress, sources of stress and coping strategies of resettled Afghan and Kurdish refugees. *Journal of Muslim Mental Health, 6*(2), 63–86.

Tagay, S., Düllmann, S., Brähler, E., Stecker, A., & Senf, W. (2009). Wie hängen Religiosität, psychische Symptombelastung und Integration zusammen? *Psychiatrische Praxis, 36*(6), 286–292.

Taylor, S. E., Sherman, D. K., Kim, H. S., Jarcho, J., Takagi, K., & Dunagan, M. S. (2004). Culture and social support: Who seeks it and why? *Journal of Personality and Social Psychology, 87*(3), 354–362.

Theodoratou, M. (2015). Refugees' coping strategies towards stressful life events. *Journal of Psychology & Clinical Psychiatry, 4*(4), 227–228.

Triandis, H. C. (1995a). *Individualism and collectivism*. Boulder: Westview Press.

Triandis, H. C. (1995b). The self and social behavior in differing cultural contexts. In N. R. Goldberger & J. B. Veroff (Hrsg.), *The culture and psychology reader* (S. 326–365). New York: New York University Press.

Tweed, R. G., White, K., & Lehman, D. R. (*2004*). Culture, stress, and coping: internally- and externally- targeted control strategies of European-Canadians, East Asian-Canadians, and Japanese. *Journal of Cross-Cultural Psychology, 35*, 652–658.

Unger, J. B., Kipke, M. D., Simon, T. R., Johnson, et al. (1998). Stress, coping, and social support among homeless youth. *Journal of Adolescent Research, 13*(2), 134–157.

Uskul, A. K. (2005). The role of self-construal in illness-related cognitions, emotions, and behaviour. *Dissertation Abstracts International: Section B: The Sciences and Engineering, 66*(1-B), 622.

Uslucan, H.-H. (2009). Erziehung und psychisches Wohlbefinden von jungen Migrant/innen. *Zeitschrift für Kinderpsychologie und Kinderpsychiatrie, 58*, 278–296.

Vijver, F. J. R. van de, & Leung, K. (1997). *Methods and data analysis for cross-cultural research. Cross-cultural psychology series*. Thousand Oaks: Sage.

Wong, P. T. P., & Wong, L. C. J. (Hrsg.). (2006). *Handbook of multicultural perspectives on stress and coping*. New York: Springer.

Yakushko, O. (2010). Stress and coping strategies in the lives of recent immigrants: A grounded theory model. *International Journal for the Advancement of Counselling, 32*, 256–273.

Yeh, C. J., & Inose, M. (2002). Difficulties and coping strategies of Chinese, Japanese, and Korean immigrant students. *Adolescence, 37*, 69–82.

Yeh, C. J., Arora, A. K., & Wu, K. (2006). A new theoretical model of collectivistic coping. In P. T. P. Wong & L. C. J. Wong (Hrsg.), *Handbook of multicultural perspectives on stress and coping* (S. 55–72). New York: Springer.

Yu, P., Yuan, L., Wang, D., Lew, B., Ping, F., & Jia, C. (2019). Reliability and validity of Brief COPE Scale in medical college students. *Journal of Shandong University (Health Sciences), 57*(1), 101–106.

Yue, X. D. (2001). Culturally constructed coping among university students in Beijing. *Journal of Psychology in Chinese Societies, 2*(1), 119–138.

Zaff, J. F., Blount, R. L., Philips, L., & Cohen, L. (2002). The role of ethnic identity and self-construal in coping among African American and Caucasian American seventh graders: An exploratory analysis of within-group variance. *Adolescence, 37*(148), 751–773.

Zahid, H. (2019). *Cultural influences in representation, management and prevention of illness*. Unpublished doctoral dissertation. Essex: University of Essex.

Occupational Stress Across the Globe: A Review of Multicultural Research

Jenna A. Van Fossen and Chu-Hsiang (Daisy) Chang

Contents

Abstract

This chapter provides an updated review of cross-cultural research on stressor-strain relationships in the workplace. We organize studies with samples from a variety of nations around six common stressors: role stressors, workload, situational constraints, job control, social characteristics, and career concerns. We present conclusions on relationships between cultural values and stressors and offer suggestions for future multicultural research on employee stress and well-being.

Keywords

Occupational stress · Cross-cultural comparison · Cultural values · Stressor-strain relationships · GLOBE

Occupational stress is a prevalent phenomenon for workers all over the world. Yet a key consideration is that relationships between stressful work elements and harmful outcomes may meaningfully differ between cultures. Scholars in this area typically conceptualize of occupational stress as a process through which workers respond to demanding situational characteristics (Jex 1998). From this perspective, stressors

J. A. Van Fossen (✉) · C.-H. D. Chang
Department of Psychology, Michigan State University, East Lansing, MI, USA
e-mail: vanfos10@msu.edu; cchang@msu.edu

© Springer Fachmedien Wiesbaden GmbH, ein Teil von Springer Nature 2021   395
T. Ringeisen et al. (Hrsg.), *Handbuch Stress und Kultur*,
https://doi.org/10.1007/978-3-658-27789-5_21

refer to these environmental demands, whereas the negative outcomes resulting from ineffective responses to them are known as strains (Jex 1998).

Unsurprisingly, culture may play an instrumental role within the stress process. The country in which workers are employed can affect the stressors that they experience (e.g., salary to cost of living ratios: Glazer and Gyurak 2008). Due to differing cultural values, workers in different societies may find the same objective work characteristics and events more or less stressful (Liu et al. 2007). Culture may also affect the relationships between stressors and strains. The transactional model of stress suggests that employees experience strains as a result of ongoing cycles of cognitive interpretation, wherein individuals compare work demands against their capabilities to surmount them (Folkman et al. 1986; Lazarus and Folkman 1984). Cultural values can shape how stressors are interpreted, and thus moderate the stressor-strain links.

Project GLOBE (Global Leadership and Organizational Behavior Effectiveness; House et al. 2002; House et al. 2004) highlighted nine cultural values based on data from over 60 countries. Given the increasing rate of globalization (Raab et al. 2008) and immigration (Organisation for Economic Co-operation and Development [OECD] 2018), understanding how cultural values may contribute to employees' reactions to stressors is critical for sustaining a healthy workforce.

Below, we will briefly review major theories of occupation stress and cultural values. We then summarize findings on the stressor-strain relationships across various theoretical orientations and different nations. We draw upon the national cultural value indices provided the GLOBE project (House et al. 2004) to interpret the result patterns across different nations. Our review is organized around the key occupational stressors established by a prior review (Rosen et al. 2010). This chapter concludes with a summary of the main themes and research gaps in the literature on cross-cultural occupational stress, with recommendations for future research.

1   Theoretical Models of Occupational Stress

Research on occupational stress has been grounded in several theoretical perspectives. Below we review the key tenets of three influential perspectives and discuss how cultural values may be incorporated into each model.

Transactional model. The transactional model argues that the stress cycle consists of an individual's internal reactions to demanding features of the workplace (Lazarus and Folkman 1984). Specifically, in the primary appraisal, individuals assess the environmental demand to determine whether it is threatening. In the secondary appraisal, they evaluate their coping capacity and compare it against the perceived threat posed by the stressor. Strains result from the appraisal process when individuals view the demand as threatening and feel as though they have inadequate capabilities to respond to it (Lazarus and Folkman 1984). Cultural values may influence the appraisal process and the stressor-strain relationships by altering the extent to which individuals perceive a situational demand as threatening, and/or by changing their assessment of their coping capacities (Slavin et al. 1991). Strains may manifest as psychological (e.g., negative affect; emotional exhaustion), physical (e. g., poor health), and behavioral outcomes (e.g., smoking; drinking; Rosen et al. 2010). Moreover, work-specific outcomes, such as job attitudes and dysfunctional work behaviors (e.g., poor job performance, withdrawal), may also serve as indicators of strain (Rosen et al. 2010; Spector and Jex 1998).

Job Demands-Resources Model. The Job Demands-Resources (JD-R) model classifies work elements as job demands, or the physical, emotional, and organizational aspects of work that necessitate worker energy to respond effectively (Demerouti et al. 2001; Bakker and Demerouti 2007). Job demands are contrasted with job resources, aspects of work within these same categories that can reduce demands, aid in accomplishing work, and bolster well-being. Job demands can lead to diminished organizational outcomes (e.g., performance) via increased strain reactions, whereas resources are posited to be related to improved organizational effectiveness via increased engagement and motivation (Bakker and Demerouti 2007). Cultural values may alter how individuals perceive the demands and resources in their environment and may even change what individuals consider to be demands and resources.

Conservation of Resources (COR) Model. The COR model highlights the importance of resource-based dynamics and changes in predicting individuals' stress process. According to COR, resources include valued objects, conditions, personal features, and energies (Hobfoll 1989). The COR model emphasizes the primacy of loss principle, and suggests that stress arises when people are confronted with the possibility of losing resources, when they lose resources, or when they fail to gain desired resources (Hobfoll et al. 2000; Hobfoll et al. 2018). Individuals are motivated to protect their resources, and often must invest other resources in order to do so. When individuals' resources are depleted or exhausted, they may experience high levels of strains (Hobfoll et al. 2018). Cultural values may alter individuals' sensitivity towards loss, thereby affecting how they perceive the resource exchange dynamics and the stress reactions.

2 Cultural Values: What's Important Where

Culture is a shared system of meaning, such as for terms, values, and history; as well as practices, such as for family, school, and political institutions (House et al. 2004). Occupational health has been examined through a multicultural lens by researching how cultural values influence the impact of stressors. Project GLOBE (House et al. 2002) highlighted nine cultural values across different nations. Several of these values have received significant attention in research on occupational health. Power distance refers to the degree to which those with a lesser amount of power willingly accept a power imbalance. Uncertainty avoidance is the degree to which people dislike uncertainty or ambiguity. Individualism represents the degree to which people prioritize their individual concerns, whereas collectivism represents greater care for group concerns and acceptance of interdependence. Individualism and collectivism have also been divided to horizontal and vertical levels, representing relative equality (Singelis et al. 1995), and project GLOBE differentiates between societal collectivism, the degree to which a society values group effort and resource allocation, and in-group collectivism, the degree to which people value and strive to serve their particular groups. Gender egalitarianism represents the level at which societies deemphasize gender roles and prioritize eradicating gender discrimination. Based on national samples, project GLOBE created indices for nations along continuums of cultural values (House et al. 2004). These indices have been widely used for grounding and interpreting multicultural research.

There are additional values and cultural expectations that are specific to given societies. For example, familism, which is defined as how much emphasis is placed upon familial relationships and concerns of the family, is prevalent in Latin American countries (Steidel and Contreras 2003). This value may affect occupational health in that employees with higher levels of familism might perceive work as encroaching upon the home sphere more readily, and they may be more adversely affected by this perception.

3   Review of Multicultural Research in Occupational Stress

This review covers original research published between 2009 and 2019. We conducted searches of electronic databases (e.g., PsycInfo) using the keywords *culture stress and strain*, with separate searches for each cultural value and prevalent stressors catalogued by previous research (Rosen et al. 2010). However, a recurring limitation in the multicultural occupational health literature is the dearth of research examining work conditions and acute stressors in a cross-cultural context (Chang and Baard 2012). Thus, we excluded these stressors from this review. We included articles for review that addressed worker health and (a) at least one cultural value, and/or (b) compared samples of workers from more than one country. This search resulted in 43 articles with samples from over 30 nations. Our sample includes studies that were grounded within a variety of theoretical orientations, including the three models of occupational stress reviewed above. Five (described above) of the nine GLOBE values were explored by the research in this sample. China (14 studies), the U.S. (12 studies), and Japan (6 studies) were the most common settings, but nations such as Columbia, Brazil, Thailand, Fiji, and Australia, among others, were also represented. The majority of research utilized survey designs with multicultural/multinational samples.

For each stressor, when applicable, we first review findings from research that measured cultural values directly (that is, research in which participants completed scales assessing their levels of a value, or "true" cross-cultural methodology). We then review findings from cross-national (rather than cross-cultural) studies, which used participants' nationalities as proxies of their levels of a given cultural value dimension based on the project GLOBE indices (House et al. 2004).

We orient our review around six common stressors categorized by prior work (Rosen et al. 2010) that were present in our sample of studies. The first category is the *role stressors*. Role ambiguity arises when people lack information necessary to operate in their work; that is, it is unclear what exactly their job entails, or what the exact scope of their work role is (Orpen 1982). Role conflict occurs when workers perceive that they are given work orders that are contradictory, and role overload is likely to occur when employees are saddled with an overwhelming array of job duties. Next, *workload* refers to qualitative (representing difficulty) and quantitative (representing the amount of work) demands from the job (Spector and Jex 1998). *Situational constraints* are obstacles within organizations that interfere with employees' abilities to successfully perform their job roles (Jex et al. 2003), and *job control* refers to the degree to which employees feel as though they are able to shape their work situation (Wall et al. 1996). *Social characteristics* capture social interactions in the workplace, and include conflict between peers and with supervisors, mistreatment (e.g., incivility, abusive supervision) as well as perceptions of organizational politics (Rosen et al. 2010). Lastly, *career concerns*, such as job insecurity, under- and unemployment, and interference between the work and family domains, can also have implications for employee health and well-being (Rosen et al. 2010).

Role stressors. Cross-cultural studies generally affirmed the deleterious effects of role stressors on employee health. Ralston et al. (2010) surveyed managers in the U. S., Brazil, China, Fiji, France, Germany, and Hong Kong. Their results indicated that role ambiguity was associated with greater generalized strain. Role conflict was also related to strain, but only in countries with a lower gross national income (China, Brazil, and Fiji), and for workers with higher levels of collectivism. In a sample of Chinese airline employees, Tourigny et al. (2010) found that all three role stressors were positively related to job stress, and decision latitude only buffered the negative effect of role overload.

Singh et al. (2016) found that collectivism interacted with role stressors, such that the positive association between stressors and depression was stronger for Indian executives with higher levels of collectivism. Gelder (2012) demonstrated that when combined with work pressure and low control, role ambiguity was positively related to work-family conflict for working Latina mothers. Familism, but not collectivism, moderated the relationships between job stressors and both work-family and family-work conflict, such that these relationships were stronger for workers with higher familism. This suggests the importance of considering the unique values salient to the study population to better capture the interplay between stressors and cultural values on individual strain reactions.

Cross-national research provided similar findings regarding the impact of role stressors. In a study conducted by Bhagat and peers (2010), role ambiguity was related to psychological strain in the U.S., New Zealand, Germany, Spain, South Africa, and Japan (and most strongly in Japan). Conversely, role overload was only related to strain in Japan and New Zealand. Tourigny et al. (2010) similarly found that both role overload and conflict were related to symptoms of job stress (e.g., anxiety) for another sample of Chinese airline employees. Finally, for Zimbabwean insurance company employees, Oosthuizen et al. (2014) found that role overload was positively associated with a bureaucratic culture.

Workload. Steverson (2009) found that in Australia and South Korea, work overload had a stronger impact on psychological strain for participants with higher levels of individualism. However, the interaction between individualism and work overload did not emerge in the U.S., India, and Indonesia. Györkös et al. (2018) studied natives and foreigners in Switzerland and South Africa, and their results showed that employees' individualism and collectivism differentially interacted with their national origin in predicting the effects of workload. For example, a positive workload-strain relationship was found among South African non-Whites and Swiss foreigners who had high levels of vertical collectivism. There results suggested that workers were more susceptible to stress when their own values deviated from the values of their environment.

In a study of Colombian and American firefighters, job demands were positively related to psychological distress, and individualism strengthened this positive relationship (Cendales and Gomez 2018). Interestingly, in a study based on knowledge workers in the U.S. and Taiwan, Wu (2013) found that job demands predicted both greater work engagement and job performance, but individualism did not moderate these positive associations.

Among the cross-national studies, Yang et al. (2012) revealed that workload was negatively related to job satisfaction in most of 24 nations. The associations between workload with job satisfaction and turnover intentions were stronger for those from individualistic nations. These findings suggested that people with higher individualism may respond more negatively to a high workload.

Although Yang et al. (2012) showed that the detrimental effects of workload were stronger in individualist countries, workload may have a negative impact on employee satisfaction for those in collectivist nations. Yeh (2015) found that workload was negatively associated with job satisfaction for employees in Japan, Taiwan, and South Korea. Fiksenbaum et al. (2010) also found that work intensity was positively related to job stress, exhaustion, and psychosomatic symptoms for Chinese employees. Work pressure and physical demands were positively related to Italian nurses' burnout and psychosomatic symptoms (Pisanti et al. 2011). Finally, in a sample of Malaysian workers, those who had high job demands and low control reported low job satisfaction (Panatik et al. 2011). Taken together, these findings suggested that individuals with a high collectivism value also responded negatively towards high workload.

These conflicting results may be explained by additional moderators. For example, in a sample of Colombian workers, workload was positively associated with strains (Cendales and Gomez 2018). Decision latitude served as a protective buffer against workload's negative effects, but only for workers with high individualistic values. For those with high collectivistic values, decision latitude exacerbated the negative effects of workload. Additionally, Hsiao (2013) found that across 24 countries, working hours had a positive effect on work-family conflict for men, and for women living in collectivist nations. However, working hours were unrelated to work-family conflict for women in individualistic nations.

Situational constraints. Research has shown that cultural values may affect how employees appraise various situational constraints. For example, Admi and

Eilon-Moshe (2016) found that nurses in the U.S., Israel, and Thailand all considered the lack of organizational resources to be a stressful constraint. However, only those from the U.S. found that "chaos in the unit" was a major source of stress.

Steverson (2009) found that individualism differentially moderated the relationship between constraints and strain across different countries. The positive relationship between constraints and strain was weaker for those with higher individualism in South Korea, and for those with higher collectivism in the U.S. Yang et al. (2012) compared 24 countries and found that the relationships between organizational constraints and job satisfaction and turnover intentions were stronger in individualistic countries than in collectivist countries. These studies suggest that the cultural values of individualism and collectivism play an important role in workers' appraisals and responses to organizational constraints.

Job control. A cross-cultural study showed that high job control may have negative effects for those with higher collectivism. Greater decision latitude, when combined with high workload, led to more strains among Colombian workers who reported high levels of collectivism (Cendales and Gomez 2018). However, decision latitude buffered the negative effects of workload for those with high individualism. This suggested that cultural values may moderate the joint effect of workload and control on employees' strain reactions.

The majority of research on job control across countries has been cross-national. Hsiao (2013) found that control was negatively related to work stress and turnover intentions for employees in individualist nations but was unrelated to strains for those in collectivist countries. Similarly, Yeh (2015) found that control had no effect on job satisfaction in three collectivist nations (Japan, Taiwan, and South Korea). Jang et al. (2018) found that the negative relationship between job control and turnover intentions was stronger in more individualistic societies. Finally, job control buffered the positive relationship between role overload and psychological strain for employees in individualistic countries (U.S. and New Zealand, Bhagat et al. 2010). Taken together, job control had more positive implications for employees in more individualistic countries.

Finally, studies concerning job control have focused not only on individualism-collectivism, but also on other cultural values and their moderating effects on the stressor-strain relationship. Meta-analytic results indicated that job control was negatively associated with burnout, and this negative relationship was stronger for those from low power distance countries (Park et al. 2014). Another meta-analysis revealed that control was more strongly related to job satisfaction for those in low power distance countries (Hauff and Richter 2015). Jang et al. (2018) found that relationships between job control and job satisfaction and turnover intentions were stronger in countries with high levels of uncertainty avoidance.

Social Characteristics. In a cross-cultural study, Steverson (2009) found that collectivism moderated the relationship between interpersonal conflict and strain in the U.S. sample, such that conflict had a stronger positive relationship with strain for those with higher collectivism. Welbourne et al. (2015) found that incivility was related to increased burnout and reduced job satisfaction for U.S. workers with higher horizontal collectivism.

Other studies supported the moderating effect of power distance on the relationship between supervisor-subordinate interactions and outcomes. Qian et al. (2014) demonstrated that receiving informal mentoring from supervisors was related to lower burnout for Chinese workers with lower power distance. However, Lin et al. (2013) found that the negative effect of abusive supervision on follower well-being was stronger for Chinese employees with low power distance. Procedural injustice was related to followers' conflict with supervisors and subsequent anxiety for Chinese employees with low levels of power distance (Liu et al. 2013). Among Japanese employees, those with higher power distance were more likely to avoid interacting with an abusive supervisor, thereby lowering their emotional exhaustion (Peltokorpi 2019). Thus, employees with high power distance may cope with the negative social interactions with their supervisors more effectively.

Extant cross-national research suggests that the social features that may induce stress vary across cultures. For example, mistreatment from patients' family was found to be stressful for Israeli nurses, but not for American or Thai nurses (Admi and Eilon-Moshe 2016). However, Lin et al. (2013) found that incivility was more strongly related to job satisfaction for American than for Chinese workers. These seemingly conflicting results suggest the importance of additional research to clarify how various types of mistreatment from different perpetrators may have different effects on employee well-being.

Career Concerns. In a cross-cultural study, Billing et al. (2014) found that in the U.S., Australia, and Japan, vertical individualism had a positive effect on work-family conflict; and this effect was stronger in the U.S. compared to Japan. In turn, conflict was associated with turnover intentions in the U.S., Australia, and South Korea (but not Japan). Ng and Feldman (2012) found that organizational embeddedness was positively related to work-family conflict for Chinese, but not American managers. This relationship was stronger for those with higher individualism. Gelder (2012) found that horizontal collectivism strengthened the positive relationship between family stressors and family-work conflict among Latina mothers.

A number of cross-national studies have also examined work-family conflict. A meta-analysis found that the negative links between work-family conflict and job, family, and life satisfaction were stronger for employees in individualistic countries. However, the positive effect of work-family enrichment on job, family, and life satisfaction was stronger for those in collectivist nations (Xu et al. 2018). Hsiao (2013) found that workers in the individualistic countries not only had the highest levels of work-family conflict, but their work-family conflict also had a negative effect on job satisfaction. In a Taiwanese sample, work-family conflict had a negative effect on job satisfaction, and family-work conflict lowered organizational commitment (Lu et al. 2011). Hassan et al. (2010) found that Malaysian workers reported higher family interference with work compared to their Western counterparts. Moreover, family interference with work was negatively related to satisfaction.

In addition to work-family intersection, research has indicated that other career concerns also had different effects on well-being across nations. For example, Hauff and Richter (2015) found that the positive association between advancement opportunities and job satisfaction was stronger for employees in high power distance countries. Debus et al. (2012) also found that relationships between job insecurity with job satisfaction and affective commitment were stronger in countries with stronger social security safety nets.

4   Conclusions and Recommendations for Future Research

Our review showed that the associations between many stressors and strains varied across societies of different cultural values. Role stressors had stronger relationships with strains for collectivist employees. However, situational constraints and low job control were more damaging for individualistic employees. High individualism was also related to an increased risk of work-family conflict. Employees with low power distance cope less effectively with abusive supervision. Finally, workload may have different effects on various strains depending on additional moderators.

These results, while informative, point to additional opportunities to incorporate cultural values with the stress literature. Below we make several theoretical and methodological recommendations to enhance cross-cultural/cross-national occupational stress research. First, the job-demands resources model has been the dominant theoretical approach for cross-cultural/cross-national stress research (e.g., Jang et al. 2018; Pisanti et al. 2011). Future work should integrate cultural values with more recent theorizing on occupational stress. For example, it may be beneficial to understand how individuals' cultural values may affect the resource loss or gain spiral as specified by the COR model (Hobfoll et al. 2018). Certain cultural values (e. g., tolerance for ambiguity) may serve as a personal resource that can help individuals protect their resources. Other cultural values (e.g., power distance) may serve as a protective factor when individuals face social stressors from a powerful other (e.g., abusive supervisor). Research on these topics can advance theoretical integration between occupational stress and cross-cultural psychology.

Next, our review showed a proliferation of research on individualism-collectivism, and to a lesser extent, power distance, when it comes to examining specific cultural values and their implications for occupational stress. Far less attention has been devoted to understanding how other values specified by the GLOBE project (House et al. 2002) may affect employees' stress process. For example, levels of gender egalitarianism may have implications for understanding the effects of career concerns and work-family intersection on employee effectiveness and well-being. This value may also affect how individuals respond to interpersonal conflict and mistreatment such as sexual harassment. Unique cultural values, such as familism, may also help provide greater insights into cross-cultural occupational health for employees in the corresponding cultural settings. Future research should expand in scope and incorporate additional values to better understand cross-cultural/cross-national occupational stress processes.

Third, our review uncovered a noticeable lack of research on job conditions and acute stressors from a cross-cultural/cross-national perspective. This trend was noted in a previous review (Chang and Baard 2012) and seemed to have persisted. These stressors are poised for further study across cultures. Fourth, we observed that meaningful within-nation variability exists in workers' cultural values (e.g., Györkös et al. 2018; Lin et al. 2013). This further supports that the average national cultural values, while informative, may not have the fine granularity needed to understand how individual employees may appraise and respond to a specific stressor. True cross-cultural research, which assesses participants' cultural values directly, lends itself to greater clarity of interpretation when outcomes are at the individual level. Country-level indices of cultural values may be appropriate when the outcomes are at the nation-level (e.g., mortality rate). Future research should better incorporate the levels of analysis consideration when examining cultural values' implications on occupational stress.

Fifth, we found that the extant research on cross-cultural stress is dominated by cross-sectional, self-reported surveys. The stress response is a dynamic process, and cultural values will also likely predict how employees respond to and are harmed by stressors over time (Ng and Feldman 2012). In addition to considering the temporal dynamics, more research should incorporate physiological measures of strain. This is currently a rarity in the cross-cultural studies on occupational health (see Cendales and Gomez 2018, for a sole example). Employing longitudinal research designs and incorporating objective, physiological measures of strain can help further elucidate the cultural implications for employee stress and well-being.

Finally, given the continued rate of globalization and immigration (OECD 2018), a relevant future direction is to consider occupational health and biculturalism. Future research should investigate the role of culture in occupational health for immigrants, their descendants, and other foreign workers, as well as their subordinates and teammates. Social interactions have the potential to generate greater stress when one's coworkers or managers have different cultural values from oneself. Health outcomes may also vary meaningfully for individuals who are confronted with stressors associated with working in a foreign country.

References

Admi, H., & Eilon-Moshe, Y. (2016). Do hospital shift charge nurses from different cultures experience similar stress? An international cross-sectional study. *International Journal of Nursing Studies, 63*, 48–57.

Bakker, A. B., & Demerouti, E. (2007). The job demands-resources model: State of the art. *Journal of Managerial Psychology, 22*(3), 309–328.

Bhagat, R. S., Krishnan, B., Nelson, T. A., Moustafa Leonard, K., Ford, D. L., Jr., & Billing, T. K. (2010). Organizational stress, psychological strain, and work outcomes in six national contexts: A closer look at the moderating influences of coping styles and decision latitude. *Cross Cultural Management: An International Journal, 17*(1), 10–29.

Billing, T. K., Bhagat, R., Babakus, E., Srivastava, B. N., Shin, M., & Brew, F. (2014). Work–family conflict in four national contexts: A closer look at the role of individualism–collectivism. *International Journal of Cross Cultural Management, 14*(2), 139–159.

Cendales, B. E., & Gómez Ortiz, V. (2018). Cultural values and the job demands–control model of stress: A moderation analysis. *International Journal of Stress Management, 26*(3), 223.

Chang, C.-H., & Baard, S. K. (2012). Occupational stress in cross-cultural settings: A comparison between North America and East Asia. In P. Genkova, T. Ringeisen, & F. T. L. Leong (Hrsg.), *Handbuch stress und kultur: Interkulturelle und kulturvergleichende perspektiven* (S. 293–314). Wiesbaden: VS Publishers, Springer Group.

Debus, M. E., Probst, T. M., König, C. J., & Kleinmann, M. (2012). Catch me if I fall! Enacted uncertainty avoidance and the social safety net as country-level moderators in the job insecurity – job attitudes link. *Journal of Applied Psychology, 97*(3), 690.

Demerouti, E., Bakker, A. B., Nachreiner, F., & Schaufeli, W. B. (2001). The job demands-resources model of burnout. *Journal of Applied Psychology, 86*(3), 499.

Fiksenbaum, L., Jeng, W., Koyuncu, M., & Burke, R. J. (2010). Work hours, work intensity, satisfactions and psychological well-being among hotel managers in China. *Cross Cultural Management: An International Journal, 17*(1), 79–93.

Folkman, S., Lazarus, R. S., Gruen, R. J., & DeLongis, A. (1986). Appraisal, coping, health status, and psychological symptoms. *Journal of Personality and Social Psychology, 50*(3), 571.

Gelder, K. M. (2012). *Understanding the role of cultural values in the experience of work-family conflict among professional Latinas.* Unpublished doctoral dissertation. Teachers College, Columbia University, New York.

Glazer, S., & Gyurak, A. (2008). Sources of occupational stress among nurses in five countries. *International Journal of Intercultural Relations, 32*(1), 49–66.

Györkös, C., Antonietti, J. P., Massoudi, K., Becker, J., de Bruin, G. P., & Rossier, J. (2018). The moderating effects of culture-driven individual differences in the stress-strain relationships: Comparison between Switzerland and South Africa. *International Journal of Culture and Mental Health, 11*(4), 536–552.

Hassan, Z., Dollard, M. F., & Winefield, A. H. (2010). Work-family conflict in East vs Western countries. *Cross Cultural Management: An International Journal, 17*(1), 30–49.

Hauff, S., & Richter, N. (2015). Power distance and its moderating role in the relationship between situational job characteristics and job satisfaction: An empirical analysis using different cultural measures. *Cross Cultural Management, 22*(1), 68–89.

Hobfoll, S. E. (1989). Conservation of resources: A new attempt at conceptualizing stress. *American Psychologist, 44*(3), 513.

Hobfoll, S. E., Shirom, A., & Golembiewski, R. (2000). Conservation of resources theory. In R. T. Golembiewski (Hrsg.), *Handbook of organizational behavior* (S. 57–80). New York: Marcel Dekker.

Hobfoll, S. E., Halbesleben, J., Neveu, J. P., & Westman, M. (2018). Conservation of resources in the organizational context: The reality of resources and their consequences. *Annual Review of Organizational Psychology and Organizational Behavior, 5*, 103–128.

House, R., Javidan, M., Hanges, P., & Dorfman, P. (2002). Understanding cultures and implicit leadership theories across the globe: An introduction to project GLOBE. *Journal of World Business, 37*(1), 3–10.

House, R. J., Hanges, P. J., Javidan, M., Dorfman, P. W., & Gupta, V. (Hrsg.). (2004). *Culture, leadership, and organizations: The GLOBE study of 62 societies.* Thousand Oaks: Sage publications.

Hsiao, H. Y. (2013). *A multilevel model of work-family conflict in a global context: A comparative study across 24 countries.* Unpublished doctoral dissertation. University of Southern California, Los Angeles, CA.

Jang, S., Shen, W., Allen, T. D., & Zhang, H. (2018). Societal individualism–collectivism and uncertainty avoidance as cultural moderators of relationships between job resources and strain. *Journal of Organizational Behavior, 39*(4), 507–524.

Jex, S. M. (1998). *Stress and job performance: Theory, research, and implications for managerial practice.* Thousand Oaks: Sage Publications.

Jex, S. M., Adams, G. A., Bachrach, D. G., & Sorenson, S. (2003). The impact of situational constraints, role stressors, and commitment on employee altruism. *Journal of Occupational Health Psychology, 8*(3), 171.

Lazarus, R. S., & Folkman, S. (1984). *Stress, appraisal, and coping.* New York: Springer.

Lin, W., Wang, L., & Chen, S. (2013). Abusive supervision and employee well-being: The moderating effect of power distance orientation. *Applied Psychology, 62*(2), 308–329.

Liu, C., Spector, P. E., & Shi, L. (2007). Cross-national job stress: A quantitative and qualitative study. *Journal of Organizational Behavior: The International Journal of Industrial, Occupational and Organizational Psychology and Behavior, 28*(2), 209–239.

Liu, C., Yang, L. Q., & Nauta, M. M. (2013). Examining the mediating effect of supervisor conflict on procedural injustice–job strain relations: The function of power distance. *Journal of Occupational Health Psychology, 18*(1), 64.

Lu, L., Kao, S. F., Chang, T. T., Wu, H. P., & Cooper, C. L. (2011). Work/family demands, work flexibility, work/family conflict, and their consequences at work: A national probability sample in Taiwan. *International Perspectives in Psychology: Research, Practice, Consultation, 15*(1), 1–21.

Ng, T. W., & Feldman, D. C. (2012). The effects of organizational and community embeddedness on work-to-family and family-to-work conflict. *Journal of Applied Psychology, 97*(6), 1233.

OECD. (2018). *International migration outlook 2018*. Paris: OECD Publishing. https://doi.org/10.1787/migr_outlook-2018-en.

Oosthuizen, R. M., Visser, D., & Mudzimu, P. T. (2014). Work stress, work–home interference and perceptions of organisational culture amongst insurance employees in Zimbabwe. *Journal of Psychology in Africa, 24*(2), 144–153.

Orpen, C. (1982). Type A personality as a moderator of the effects of role conflict, role ambiguity and role overload on individual strain. *Journal of Human Stress, 8*(2), 8–14.

Panatik, S. A., O'Driscoll, M. P., & Anderson, M. H. (2011). Job demands and work-related psychological responses among Malaysian technical workers: The moderating effects of self-efficacy. *Work and Stress, 25*(4), 355–370.

Park, H. I., Jacob, A. C., Wagner, S. H., & Baiden, M. (2014). Job control and burnout: A meta-analytic test of the conservation of resources model. *Applied Psychology, 63*(4), 607–642.

Peltokorpi, V. (2019). Abusive supervision and emotional exhaustion: The moderating role of power distance orientation and the mediating role of interaction avoidance. *Asia Pacific Journal of Human Resources, 57*(3), 251–275.

Pisanti, R., van der Doef, M., Maes, S., Lazzari, D., & Bertini, M. (2011). Job characteristics, organizational conditions, and distress/well-being among Italian and Dutch nurses: A cross-national comparison. *International Journal of Nursing Studies, 48*(7), 829–837.

Qian, J., Han, Z., Wang, H., Li, X., & Wang, Q. (2014). Power distance and mentor-protégé relationship quality as moderators of the relationship between informal mentoring and burnout: Evidence from China. *International Journal of Mental Health Systems, 8*(1), 51.

Raab, M., Ruland, M., Schönberger, B., Blossfeld, H. P., Hofäcker, D., Buchholz, S., & Schmelzer, P. (2008). GlobalIndex: A sociological approach to globalization measurement. *International Sociology, 23*(4), 596–631.

Ralston, D. A., Lee, C. H., Perrewé, P. L., Van Deusen, C., Vollmer, G. R., Maignan, I., et al. (2010). A multi-society examination of the impact of psychological resources on stressor–strain relationships. *Journal of International Business Studies, 41*(4), 652–670.

Rosen, C. C., Chang, C.-H., Djurdjevic, E., & Eatough, E. M. (2010). Occupational stressors and performance: An updated review and recommendations. In P. L. Perrewé & D. D. Ganster (Eds.), *Research in occupational stress and well-being* (Vol. 8: New developments in theoretical and conceptual approaches to job stress; pp. 1–60). Bingley: Emerald Group Publishing.

Singelis, T. M., Triandis, H. C., Bhawuk, D. P., & Gelfand, M. J. (1995). Horizontal and vertical dimensions of individualism and collectivism: A theoretical and measurement refinement. *Cross-Cultural Research, 29*(3), 240–275.

Singh, A. P., Gupta, V. K., Dubey, A. P., & Singh, A. K. (2016). Role of collectivism as a moderator between the relationship of organizational role stress and depressive symptoms among executives in private sector organizations. *Journal of Psychosocial Research, 11*(1), 55.

Slavin, L. A., Rainer, K. L., McCreary, M. L., & Gowda, K. K. (1991). Toward a multicultural model of the stress process. *Journal of Counseling & Development, 70*(1), 156–163.

Spector, P. E., & Jex, S. M. (1998). Development of four self-report measures of job stressors and strain: Interpersonal conflict at work scale, organizational constraints scale, quantitative workload inventory, and physical symptoms inventory. *Journal of Occupational Health Psychology, 3*(4), 356.

Steidel, A. G. L., & Contreras, J. M. (2003). A new familism scale for use with Latino populations. *Hispanic Journal of Behavioral Sciences, 25*(3), 312–330.

Steverson, P. K. (2009). *Organizational stress, psychological strain, and organizationally valued outcomes: An investigation into the moderating roles of individualism-collectivism and work locus of control in five national contexts.* Unpublished doctoral dissertation. University of Memphis, Memphis, TN.

Tourigny, L., Baba, V. V., & Wang, X. (2010). Stress episode in aviation: The case of China. *Cross Cultural Management: An International Journal, 17*(1), 62–78.

Wall, T. D., Jackson, P. R., Mullarkey, S., & Parker, S. K. (1996). The demands – control model of job strain: A more specific test. *Journal of Occupational and Organizational Psychology, 69*(2), 153–166.

Welbourne, J. L., Gangadharan, A., & Sariol, A. M. (2015). Ethnicity and cultural values as predictors of the occurrence and impact of experienced workplace incivility. *Journal of Occupational Health Psychology, 20*(2), 205.

Wu, D. L. (2013). *Examining the antecedents and consequences of work engagement in a cross-cultural context.* Unpublished doctoral dissertation. Hofstra University, Hempstead

Xu, S., Wang, Y., Mu, R., Jin, J., & Gao, F. (2018). The effects of work – family interface on domain-specific satisfaction and well-being across nations: The moderating effects of individualistic culture and economic development. *PsyCh Journal, 7*(4), 248–267.

Yang, L. Q., Spector, P. E., Sanchez, J. I., Allen, T. D., Poelmans, S., Cooper, C. L., et al. (2012). Individualism–collectivism as a moderator of the work demands–strains relationship: A cross-level and cross-national examination. *Journal of International Business Studies, 43*(4), 424–443.

Yeh, H. J. (2015). Job demands, job resources, and job satisfaction in East Asia. *Social Indicators Research, 121*(1), 47–60.

Willentliche Selbstkontrolle als kultureller Anpassungsmechanismus

Erkenntnisse aus der Arbeits- und Organisationspsychologie

Stefan Diestel und Klaus-Helmut Schmidt

Inhalt

Zusammenfassung

Menschen in modernen Arbeitswelten sind verstärkt gefordert, sich flexibel an wechselnde Umstände anzupassen und ihr Verhalten sowie ihre Emotionen willentlich zu kontrollieren. Prozesse der willentlichen Handlungs- und Emotionssteuerung werden gemeinhin als Selbstkontrolle bezeichnet, die seit einigen Jahrzehnten Gegenstand von zahlreichen psychologischen Untersuchungen ist. Das vorliegende Buchkapitel ist den Wirkungen von Selbstkontrolle auf Erleben und Verhalten in kulturellen und Arbeitskontexten gewidmet. Hierbei basieren die Darstellungen auf der kulturanthropologischen These, dass moderne Kulturen sich durch stresserzeugende Mechanismen, die sich bspw. über Medien, Politik und Wirtschaft materialisieren, stabilisieren und soziale Kohärenz sicherstellen. Die auf diese Weise erzeugten manifestierenden Stressimpulse stellen hohe

S. Diestel (✉)
Bergische Universität Wuppertal, Wuppertal, Deutschland
E-Mail: diestel@wiwi.uni-wuppertal.de

K.-H. Schmidt
Bochum, Deutschland
E-Mail: schmidtkh@ifado.de

© Springer Fachmedien Wiesbaden GmbH, ein Teil von Springer Nature 2021   409
T. Ringeisen et al. (Hrsg.), *Handbuch Stress und Kultur*,
https://doi.org/10.1007/978-3-658-27789-5_10

Anforderungen an die Selbstkontrolle von Individuen. Insofern liegt der thematische Fokus des vorliegenden Kapitels auf Selbst- und Emotionskontrollanforderungen sowie auf individuellen Unterschieden in der Selbstkontrollfähigkeit. Die von Kotabe und Hofmann (2015) entwickelte Selbstkontrolltheorie bildet den konzeptuellen Rahmen für die im Folgenden dargestellten Befunde zu den Wirkungen von Selbstkontrolle. Schließlich werden religiöse sowie spirituelle Einflüsse auf Selbstkontrolle und aktuelle Herausforderungen der Digitalisierung reflektiert.

Schlüsselwörter

Gesellschaft als „stressintegrierte Kraftfelder" · Integrative Theorie der Selbstkontrolle · Emotionsarbeit · Selbstkontrollanforderungen und – fähigkeit

1 Einleitung und Überblick

In nahezu allen modernen anthropologischen Vorstellungen von menschlichem Verhalten und Erleben gilt der Wille als ein primärer Steuerungsmechanismus, der es uns ermöglicht, Ziele zu erreichen, die nicht unmittelbar mit der Erfüllung unserer Bedürfnisse im Einklang stehen (Kuhl 2001). Eigene Verhaltensweisen und Emotionen zu regulieren, zu unterdrücken oder in anderer Weise zu verändern, Pläne zu schmieden und langfristig auch gegen innere und äußere Widerstände eigene Ziele zu verfolgen sowie Versuchungen zu widerstehen, gehören zu den beeindruckendsten psychischen Funktionen des menschlichen Willens (Carver und Scheier 2002). Diese Funktionen lassen sich unter dem, auch außerhalb der Psychologie inzwischen weit verbreiteten Begriff *Selbstkontrolle* zusammenfassen, die dann als Prozess der flexiblen Verhaltenssteuerung wirksam wird, „. . . when a person (or other organism) attempts to change the way he or she would otherwise think, feel, or behave" (Muraven und Baumeister 2000, S. 247). In den letzten 20 Jahren hat die Auseinandersetzung mit den Effekten der Selbstkontrolle auf kognitive Leistung, zielbezogenes Verhalten, aber auch auf psychisches Wohlbefinden und Beanspruchung die psychologische Grundlagen- und Anwendungsforschung stark geprägt (Baumeister und Vohs 2016; Kotabe und Hofmann 2015; Lian et al. 2017; Schmidt und Diestel 2015). Die bisweilen in integrativen Theorien eingebetteten Erkenntnisse dieser Forschungstradition bilden den konzeptuellen Rahmen für zahlreiche Untersuchungen, die zu unserem Verständnis von umfassenden kulturellen Phänomenen beitragen sollen. Das vorliegende Kapitel ist den Wirkungen von Selbstkontrolle auf das Arbeitsverhalten und -erleben unter kulturanthropologischen Perspektiven gewidmet und soll einen Überblick darüber verschaffen, auf welche Weise der menschliche Wille über Selbstkontrollprozesse in zwischenmenschlichen Interaktionen und in der Aufgabenbearbeitung zielbezogene Handlungen steuert. Hierbei liegt der Fokus auf Tätigkeiten und Wohlbefinden in realen Arbeitssettings. Zunächst werden kulturanthropologische Thesen dargestellt, die eine verstärkte Zunahme von Anforderungen an die willentliche Selbstkontrolle erklären dürften.

Auf der Grundlage integrativer Theorien zur Selbstkontrolle werden zunächst experimentelle Befunde beschrieben. Im Anschluss werden Erkenntnisse zur Wirkung von Selbstkontrollanforderungen und -fähigkeit in realen Arbeitssettings thematisiert. Der letzte Abschnitt befasst sich schließlich mit erst in jüngster Zeit entdeckten Zusammenhängen zwischen spirituellen Lebenssystemen und Selbstkontrolle.

2   Gesellschaften als stresserzeugende Großkörper

Bereits Sigmund Freud (Freud et al. 2012) hat in seiner Abhandlung über das Unbehagen in der Kultur auf das psychodynamische Paradoxon des unerfüllbaren Lustprinzips hingewiesen, das darin besteht, dass kulturelle Zwänge, soziale Werte und moralische Normen Menschen zur Unterdrückung ihrer nach unmittelbarer Befriedigung strebenden Bedürfnisse veranlassen – obschon Menschen zunächst und zumeist in der Erfüllung ihrer *Lust* ihren primären Lebenszweck zu realisieren versuchen. Kultureller Fortschritt im Angesicht gesellschaftlicher Anforderungen und den hiermit einhergehenden zunehmend ausdifferenzierten Verhaltensmustern habe seiner Ansicht zufolge seinen Preis, der Erschöpfungszustände und Leistungsverluste zeitigen kann (Baumeister et al. 1994). Erst kürzlich hat der Philosoph Peter Sloterdijk (2011) diese These aufgegriffen, um das für ihn erstaunliche Phänomen von *großen Gesellschaften* (nationalen Kulturen) zu erklären, die sich durch das kohärenzerzeugende sowie -stabilisierende Merkmal auszeichnen, dass sie Millionen von Individuen zu integrieren vermögen und mit der Vorstellung eines einheitlichen, identitätsstiftenden *Kollektivs* versorgen.

Sloterdijk (2011, S. 11) betrachtet moderne Gesellschaften mit einem mehr oder weniger kohärenten kulturellen sowie medial vermittelten Überbau als *stressintegrierte Kraftfelder*, die ihre Existenz über einen kontinuierlichen *Stressthemenfluss* sicherstellen, um eine *Synchronisierung der Bewusstseine* zu bewirken. Insofern knüpft seine Argumentation an die von Freud bereits entwickelte Vorstellung an, dass *Kultur* als Großgebilde über Anforderungen, Zielsetzungen und Stresserzeugung unmittelbar Einfluss auf die bewusste (d. h. intentionale) Steuerung und Regulation von individuellen Verhaltens- und Erlebensmustern nimmt. Moderne Kulturen gewährleisten sozialen Zusammenhalt über synchronisierte, chronische und durch Medien sowie Politik, aber auch durch Institutionen und Unternehmen erzeugte Erregungen, die eine stressbedingte Konvergenz im Verhalten und Erleben von Individuen zur Folge haben. Ein augenfälliges Beispiel für eine solche Dynamik dürfte die im Jahre 2020 beginnende weltweite Verbreitung des Coronavirus SARS-cov-2 bieten: Um die gesundheitliche Versorgung für die von COVID-19 stark betroffenen Bevölkerungsschichten sicherzustellen, haben Regierungen erhebliche Einschränkungen des öffentlichen Lebens per Gesetz veranlasst und auf diese Weise über Mechanismen der gesellschaftlichen sowie individuellen (Selbst-)Kontrolle zu Gunsten eines übergreifenden Ziels (Verlangsamung der Pandemie) das zwischenmenschliche Kontaktverhalten (social distancing) erheblich beeinflusst. Sloterdijks Schlussfolgerungen korrespondieren mit der bereits mehrfach dokumentierten Beobachtung, dass seit etwa 15 Jahren die durch psychische sowie verhaltensbezogene Störungen verursachten Fehl- und Krankheitstage in nahezu allen Branchen sowie Arbeitssettings überproportional stark ansteigen (Techniker Krankenkasse 2019). Eine psychologische Antwort auf die Frage nach der Weise der Beeinflussung von Individuen durch derartige kulturell vermittelte *Stress- und Erregungsange-bote* liefern möglicherweise Erkenntnisse zur Selbstkontrolle, die es den Individuen eines sich als *Stresskommune* materialisierenden *politischen Großkörpers* ermöglichen, die gesellschaftlichen Anforderungen unter Einsatz ihrer Willenskraft zu bewältigen. Selbstkontrolle ist dann erforderlich, wenn Handlungsziele nicht im Einklang mit persönlichen Bedürfnissen oder Motiven stehen und dieser sogenannte Ziel-Bedürf-nis-Konflikt zu Gunsten der Erreichung der Handlungsziele überwunden werden soll. Demzufolge stellt die willentliche Selbstkontrolle einen Mechanismus dar, der das von Freud konzeptualisierte Paradoxon der „Lustkontrolle" und das von Sloter-dijk thematisierte Phänomen der Verhaltenskonvergenz von Individuen einer Kultur unter dem Vorzeichen einer stressbedingten gesellschaftlichen Integration erklären dürfte.

3   Empirische und theoretische Grundlagen der willentlichen Selbstkontrolle: Die Integrative Theorie der Selbstkontrolle

Die von Peter Sloterdijk in den Fokus seiner philosophischen Argumentation ge-rückten stresserzeugenden gesellschaftlichen Großbilde verlangen ein hohes Maß an verhaltensbezogener Anpassung. Diese Anpassung ist durch intrapsychische Kon-flikte bedingt, die aus der Unvereinbarkeit von kulturellen, sozialen oder beruflichen Anforderungen einerseits und persönlichen Bedürfnissen sowie Motiven anderer-seits resultieren. Solche Konflikte können Stress erzeugen und lassen sich nurmehr durch Selbstkontrolle mit dem Ziel der Erfüllung dieser Anforderungen bewältigen. Dieser Umstand hat weitreichende Implikationen für nahezu alle Lebensbereiche. (Mangelnde) Selbstkontrolle wird z. B. mit Kriminalität und kriminellem Verhalten (Gottfredson und Hirschi 1990) oder ungesunden Gewohnheiten wie z. B. dem Rauchen in Verbindung gebracht. Menschen mit hoher Selbstkontrolle weisen geringere Scheidungsraten und Beziehungsprobleme auf (Kelly und Conley 1987). Kinder, die über längere Zeiträume Belohnungen aufschieben können, sind in der Regel ruhiger, besser in der Lage, Frustrationen zu widerstehen, sind weniger gereizt und aggressiv und erzielen bessere Schulnoten als Kinder, die Belohnungen weniger lang aufschieben können (Funder und Block 1989). Umgekehrt hat ein Mangel an Selbstkontrolle beträchtliche persönliche und gesellschaftliche Auswirkungen, die den kulturell bedingten und individuell erlebten Stress verstärken. Selbstkontroll-defizite können mit Depressionen einhergehen (Wenzlaff et al. 1988), sind mit der Neigung zu obsessiven oder grüblerischen Gedanken assoziiert (Martin und Tesser 1989) und treten verstärkt im Zusammenhang mit aggressivem Verhalten auf. Im Einklang mit Freud und Sloterdijk vertreten Baumeister et al. (1994) die Auffassung, dass viele individuelle Probleme der heutigen Gesellschaften mit mangelnder Selbstkontrolle verbunden sind, seien es Suchtprobleme, schulische und berufliche Probleme oder auch Beziehungsprobleme.

Zahlreiche experimentelle Studien, die zwischen hohen und niedrigen Anforderungen an die Selbstkontrolle differenzieren, zeigen infolge von Selbstkontrollausübung eine beeinträchtigte Leistung in nachfolgenden Aufgaben. So erbrachten Personen, die ihr Verhalten bzw. ihre Emotionen entsprechend vorgegebener Standards kontrollieren sollten, bei nachfolgenden Selbstkontrollaufgaben, schlechtere Leistungen und waren früher erschöpft als Personen, die zuvor keine Selbstkontrolle ausübten. Beispielsweise schlug sich das erfolgreiche Bemühen, bestimmten Versuchungen zu widerstehen, in einer verminderten Ausdauer bei der nachfolgenden Bearbeitung einer unlösbaren Nachzeichnen-Aufgabe nieder. Das Unterdrücken sowie das Verstärken von filminduzierten Emotionen gingen (unabhängig von den Emotionsinhalten) mit verminderten Leistungen bei einer Anagramm-Aufgabe einher. Schließlich waren Personen nach Unterdrückung bestimmter Gedankeninhalte weniger gut in der Lage, anschließend ihre Emotionen zu kontrollieren (Muraven et al. 1998; Baumeister et al. 1998). Vergleichbare Wirkungen resultierten aus der Bewältigung von zahlreichen anderen Selbstkontrollanforderungen wie dem Eindrucksmanagement (Vohs et al. 2005), dem Unterdrücken von sozialen Stereotypen und Vorurteilen (Richeson und Trawalter 2005; Richeson et al. 2005), dem Unterdrücken von Aggressionen (Stucke und Baumeister 2006) oder der Kontrolle des Konsums von Alkohol und des Essverhaltens (Muraven et al. 2005; Vohs und Heatherton 2000).

Für die aus der Selbstkontrollausübung unmittelbar resultierenden Selbstkontrolldefizite und Erschöpfungszustände wurde in der Sozialpsychologie in Anlehnung an Freuds Konzeptualisierung vom *Ich* als rational steuernde Instanz der Begriff *Ich-Erschöpfung* („ego-depletion") eingeführt, der den Zustand von verbrauchten und nur im begrenzten Umfang verfügbaren „Selbstkontroll"-Ressourcen („Willensstärke") umschreibt (Muraven und Baumeister 2000). Inzwischen dokumentieren mehrfach wiederholte und unter Einsatz verschiedener statistischer Korrekturmethoden durchgeführte Metaanalysen relativ schwache (bis allenfalls moderate), jedoch inkonsistente Effektstärken für die sogenannte „Ego-depletion"-Wirkung von experimentellen Selbstkontrollanforderungen (Carter et al. 2015; für eine aktuelle Diskussion siehe Friese et al. 2019). In Anbetracht zahlreicher Moderatoreinflüsse (wie etwa von positiven Affektzuständen, meditativen Übungen, Selbstkontrollfähigkeit oder impliziten Überzeugungen etc.; für einen Überblick siehe Loschelder und Friese 2016) auf die Wirkung von Selbstkontrolle auf Verhalten und Erleben stellt sich die Frage nach dem Zusammenspiel von unterschiedlichen Prozessen und Mechanismen der willentlichen Selbstkontrolle. Trotz theoretischer Kritik (Inzlicht und Schmeichel 2012) und empirischer Skepsis (Carter et al. 2015) an der Vorstellung einer begrenzten Selbstkontrollressource, deren Verfügbarkeit für das Gelingen oder Misslingen von Selbstkontrolle primär verantwortlich ist, bleibt die Annahme weitgehend unangefochten, dass die Ausübung von Selbstkontrolle durch (exekutive) Arbeitsgedächtnisfunktionen gesteuert wird, die wiederum durch eine limitierte energetische, erschöpfbare (Aufmerksamkeits-)Ressource versorgt werden (Hofmann et al. 2012). Unter Berücksichtigung von neurowissenschaftlichen Erkenntnissen haben Kotabe und Hofmann (2015) eine integrative Prozesstheorie zur Selbstkontrolle entwickelt. Hierbei konzeptualisieren Kotabe und Hofmann (2015) Selbstkontrolle als Mechanismus der flexiblen und zielbezogenen Verhaltenssteuerung, die sich über drei aufeinanderfolgende Phasen beschreiben lässt (vgl. Abb. 1):

1. Phase: Aktivierung der Selbstkontrolle
   Prozesse der Selbstkontrolle werden immer dann aktiviert, wenn Personen Konflikte zwischen höheren Zielen und eigenen Bedürfnissen wahrnehmen. Ziele beschreiben Vorstellungen über gewünschte Zustände, die Referenzpunkte für das eigene Verhalten darstellen (kognitive Funktion) und zugleich psychische Aktivitäten motivieren (motivationale Funktion). Bedürfnisse hingegen umfassen alle verhaltenswirksame Antriebstendenzen, deren Realisierung positive Affekte erwarten lassen. Unter Bedürfnisse fallen implizite Motive, spontanes oder gewohnheitsmäßiges *Verlangen* und andere Formen des Begehrens, die sich in dominanten Reaktionsimpulsen oder inneren Widerständen manifestieren können. Im Falle eines *Ziel-Bedürfnis-Konflikts* determinieren in nachfolgenden Phasen unterschiedliche externe und interne Faktoren den Einfluss der beiden *Kräfte* auf das Verhalten. Das heißt, ein solcher Konflikt wird nicht immer zu Gunsten des höheren Ziels durch Selbstkontrolle aufgelöst, sondern bei sehr starken Bedürfnissen oder einer schwachen Zielbindung sind Erstere verhaltenswirksam.
2. Phase: Einsatz der Selbstkontrolle
   Mit zunehmender Bedeutsamkeit der höheren Ziele wird die Motivation zur Kontrolle der potenziell verhaltenswirksamen Bedürfnisse stärker. Ebenso kann ein stärker werdendes Bedürfnis, das die Erreichung eines höheren Ziels gefährdet, die eigene *Kontrollmotivation* fördern. Eine solche Motivation ist im allgemeinen menschlichen Bestreben begründet, durch zielgerichtetes Handeln die eigene Leis-

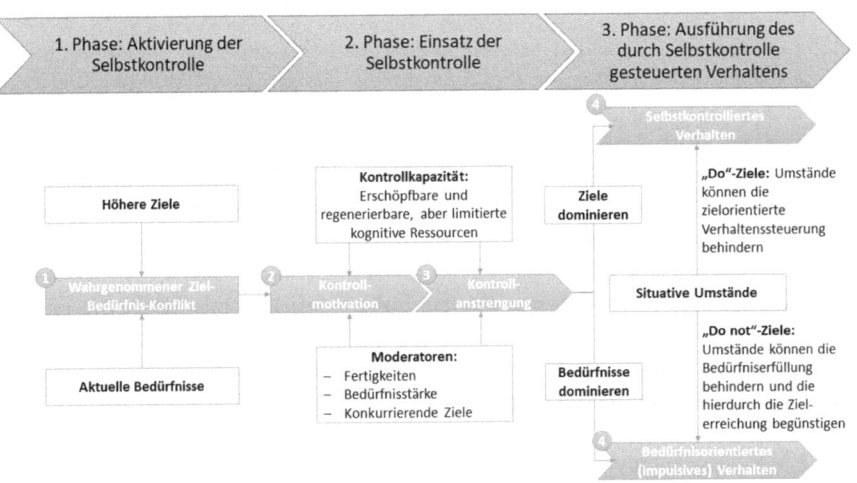

Abb. 1 Integrative Selbstkontrolltheorie

tungsfähigkeit unter Beweis zu stellen (Deci und Ryan 1985): Die persönliche Einschätzung, zur Ausübung einer spezifischen Handlung fähig zu sein und sein zu wollen, zählt zu den primären Motivationsfaktoren (bspw. Selbstwirksamkeit, Bandura 1977), die die willentliche Umsetzung der eigenen Handlungsabsichten begünstigen. Inwiefern sich durch eine solche Motivation bedingte Intentionen über gezielte Handlungssteuerung realisieren lässt, ist abhängig von einer *Kontrollkapazität*, die die aktuelle Verfügbarkeit von kognitiven Ressourcen zur willentlichen Selbstkontrolle beschreibt. Diese Ressourcen bilden die energetische Grundlage für unterschiedliche, miteinander interagierende (exekutive) Arbeitsgedächtnisfunktionen, die die Umsetzung von Handlungsintentionen überwachen und sicherstellen. Einerseits kann die Ressourcenkapazität durch Ausübung von Selbstkontrolle erschöpft sowie wiederum über kurze Erholungsphasen regeneriert werden: Demzufolge können bei hohen Selbstkontrollanforderungen oder fehlenden Regenerationsmöglichkeiten Erschöpfungszustände auftreten und willentliche Handlungssteuerungen versagen. Andererseits unterscheiden sich Menschen stark im Einsatz der begrenzten Ressourcen: Personen mit hoher Arbeitsgedächtnisleistung sind eher in der Lage, ihr Verhalten und Erleben zu Gunsten höherer Ziele willentlich zu kontrollieren, während im Falle einer schwachen Arbeitsgedächtnisleistung Menschen sich stärker durch ihre Bedürfnisse und Emotionen beeinflussen lassen. Die tatsächliche Anstrengung (Ressourcen) zur Selbstkontrollausübung ist eine (multiplikative) Funktion aus Motivation sowie der aktuell verfügbaren Kapazität. Die tatsächliche Ressourceninvestition in die Zielverfolgung (*Kontrollanstrengung*) wird basierend auf dem Prinzip der Ressourcenkonservierung ferner durch Fertigkeiten, durch die Bedürfnisstärke sowie andere Ziele beeinflusst. Je höher die erlebten Fertigkeiten in der Selbstkontrolle, je stärker das Bedürfnis ist sowie je mehr konkurrierende oder simultane Ziele bestehen, umso geringer ist die Kontrollanstrengung.

3. Phase: Ausführung des durch Selbstkontrolle gesteuerten Verhaltens
In der letzten Phase entscheiden *situative Umstände*, die Bedürfnisstärke, das Ausmaß der Kontrollanstrengung sowie die Art der Ziele über den Erfolg des durch Selbstkontrolle gesteuerten Verhaltens. Wenn es sich um Ziele handelt, die lediglich eine Unterdrückung von Reaktionsimpulsen implizieren („do not"-Ziele), dann gelingt Selbstkontrolle im Falle einer die Bedürfnisstärke übertreffenden Kontrollanstrengung unabhängig von situativen Bedingungen. Umgekehrt können „do not"-Ziele auch erreicht werden, wenn trotz starker Bedürfnisse situative Umstände deren unmittelbare Befriedigung verhindern, während Bedürfnisse, die die Kontrollanstrengung übersteigen, in solchen Situationen verhaltenswirksam werden, die spontanes oder gewohnheitsmäßiges Verhalten zulassen. Wenn hingegen die Zielerreichung die Ausführung von Handlungen verlangt („do"-Ziele), die im Konflikt mit aktuellen Bedürfnissen stehen (Überwinden innerer Widerstände), dann ist der durch Selbstkontrolle gebahnte Zugang der auf Zielerreichung gerichteten Intention zu Verhaltensprozessen nicht nur von einer die Bedürfnisstärke (innere motivationale Blockaden) übertreffenden Kontrollanstrengung abhängig, sondern auch von situativen Bedingungen, die selbstkontrollierte Handlungen nicht behindern. Kurzum: Während die

Erreichung von „do not"-Zielen auch durch situative Umstände bei gleichzeitig geringer Kontrollanstrengung gelingen kann, müssen zur Realisierung von „do" -Zielen sowohl situative Rahmenbedingungen als auch eine starke Kontrollan-strengung simultan die Ausübung von willentlicher Selbstkontrolle sicherstellen.

Zusammenfassend lässt sich der Prozess der Selbstkontrollausübung über drei Phasen beschreiben: Sobald Ziel-Bedürfnis-Konflikte auftreten (1. Phase), nimmt die Motivation zur zielbezogenen Verhaltenssteuerung unmittelbar Einfluss auf die Bereitschaft zur Selbstkontrollausübung (2. Phase). Diese als Kontrollanstrengung bezeichnete Bereitschaft ist ferner von einer begrenzten kognitiven Ressource abhängig, die durch Selbstkontrolle erschöpft wird, sich aber regenerieren kann. Wenn die Kontrollanstrengung die Bedürfnisstärke übersteigt, stellen Selbstkontroll-prozesse die Zielerreichung durch flexible Verhaltenssteuerung sicher (3. Phase), während die Selbstkontrolle im Falle einer die Kontrollanstrengung übersteigenden Bedürfnisstärke versagen kann. Situative Umstände können jedoch einerseits die Zielerreichung selbst bei hoher Stärke des Bedürfnisses fördern, indem bspw. eine spezifische Situation bedürfnisorientiertes Verhalten nicht zulässt. Andererseits kön-nen Umstände die Selbstkontrollausübung erschweren, wenn bspw. Ziele bestimmte Handlungen verlangen, die durch die jeweilige Situation nicht begünstigt werden.

4   Berufliche Anforderungen an die Selbst- und Emotionskontrolle: Ergebnisse zur Beanspruchungswirkung und protektiven Ressourcen aus realen Arbeitssettings

Seit etwa 20 Jahren genießen die in der Grundlagenforschung ermittelten Erkennt-nisse zur Selbstkontrolle verstärktes Interesse in der angewandten Psychologie (Lian et al. 2017). Dieses Interesse ist der zunehmenden Verbreitung des teilweise gesell-schaftlich verursachten Stresserlebens geschuldet, das sich in einem starken Fehl-zeitenanstieg manifestiert. Hierbei haben Anforderungen an die Emotionsarbeit und Selbstkontrolle als Belastungsquellen am Arbeitsplatz besondere Beachtung gefun-den (Hülsheger und Schewe 2011; Schmidt und Diestel 2015). Unter der Perspektive der integrativen Selbstkontrolltheorie werden im Folgenden verschiedene Ergeb-nisse dargestellt.

Emotionsarbeit beschreibt die intentionale Steuerung der eigenen Gefühle zu Gunsten von Emotionen, die durch die eigene Arbeitsrolle gefordert werden. Hierbei modulieren Beschäftigte Gestik sowie Mimik, passen ihr eigenes Befinden an und achten gezielt auf ihre Wortwahl. Wenn Beschäftigte gegenüber anderen Personen bei der Arbeit Emotionen zeigen müssen, die sie nicht empfinden, müssen sie willentliche Selbstkontrolle über ihr Verhalten und Erleben ausüben, indem sie eigene Emotionen unterdrücken und erwartete Emotionen ausdrücken (Robinson und Demaree 2007). Diese als emotionale Dissonanz bezeichnete wahrgenommene Diskrepanz zwischen erlebten und geforderten Emotionen lässt sich als ein Ziel-Bedürfnis-Konflikt verstehen. Experimentelle sowie metaanalytische Studien dokumentieren, dass emotionale Dissonanz beanspruchungswirksam sein und in Erschöpfungszuständen resultieren kann (Hülsheger und Schewe 2011; Robinson und Demaree 2007). Im Falle von emotionalen Arbeitsanforderungen (wie etwa explizite oder implizite Verhaltensregeln) können zwei Strategien eingesetzt werden, um diese Anforderungen und die hiermit möglicherweise einhergehende emotionale Dissonanz zu bewältigen: *Deep Acting* beschreibt die Beeinflussung der eigenen Emotionen, um geforderte Emotionen tatsächlich zu erleben, während *Surface Acting* sich auf die oberflächliche (häufig nicht als authentisch wahrgenommene) Darstellung von geforderten Emotionen unabhängig von den tatsächlich erlebten Emotionen bezieht. Der integrativen Selbstkontrolltheorie zufolge dürfte Deep Acting als Strategie in der 1. Phase wirksam sein, die auf ein Herunterregulieren von mit geforderten Emotionen interferierenden Affekten im Vorfeld oder während einer emotional relevanten Situation abzielt. Hierdurch werden regulatorische Prozesse in der 2. und 3. Phase entlastet. Surface Acting hingegen impliziert die Kontrolle der tatsächlich erlebten Emotionen und verlangt eine deutlich größere Kontrollanstrengung in der 2. Phase.

Im Einklang mit dieser Differenzierung beider Strategien und dem Verständnis von emotionaler Dissonanz als Ziel-Bedürfnis-Konflikt berichten Hülsheger und Schewe (2011) in ihrer Metaanalyse von einer Korrelation zwischen Dissonanz und Burnout in Höhe von $r = 0{,}40$ bis $0{,}44$, während Surface Acting mit Burnout etwas stärker zusammenhängt ($r = 0{,}44$ bis $0{,}49$). Ferner können die Autorinnen Mediatoreffekte von Surface Acting im positiven Zusammenhang zwischen Dissonanz und Indikatoren der Beanspruchung nachweisen. Diese Mediatoreffekte lassen sich über die in der integrativen Selbstkontrolltheorie begründeten Vorstellung erklären, dass emotionale Dissonanz als aktivierender Konflikt willentliche Prozesse anregt, die auf Kontrolle der erlebten Emotionen abzielen. Die schwächeren Korrelationen zwischen Deep Acting und Burnout ($r_s < 0{,}10$) lassen vermuten, dass Deep Acting weniger die Kontrollkapazität beansprucht als Surface Acting. Der größere Erfolg von Deep Acting zeigt sich auch in einem positiven Zusammenhang dieser Strategie mit Kundenzufriedenheit ($r = 0{,}37$).

Die Bedeutsamkeit der Kontrollmotivation und von Fertigkeiten in der Emotionsregulation (2. Phase) wird in einer Studie von Pugh et al. (2011) hervorgehoben, die abschwächende Moderatoreffekte der erlebten Selbstwirksamkeit in Bezug auf Surface Acting auf negative Effekte von dieser Regulationsstrategie auf psychisches Wohlbefinden berichten. Personen mit hoher Selbstwirksamkeit sind besser in der Lage, ihr Wohlbefinden durch eine situationsspezifisch angepasste Kontrollanstrengung zu stabilisieren (Arbeitszufriedenheit und geringes Burnouterleben) als bei niedriger Selbstwirksamkeit. In Übereinstimmung mit diesem Argument haben Konze et al. (2019) zeigen können, dass die implizite Annahme einer sich schnell regenerierenden Kontrollkapazität die unmittelbare Beanspruchungswirkung von emotionaler Dissonanz abschwächt. Das heißt, Personen, die glauben, dass sich ihre Ressourcenkapazität nach Selbstkontrollausübung schnell regeneriert, können besser Konflikte zwischen geforderten und erlebten Emotionen durch die aus ihrer Annahme resultierende höhere Kontrollmotivation und -anstrengung (2. Phase) bewältigen als Personen, die ihre Kontrollkapazität aufgrund ihrer impliziten Annahme einer begrenzten und nicht schnell regenerierbaren Ressource im Falle von Selbst- oder Emotionskontrollanforderungen stärker bedroht sehen und folglich eher Erschöpfungszustände erleben. Vor dem Hintergrund der potenziellen Beanspruchungswirkung von häufigen regulatorisch anspruchsvollen Ziel- und Strategiewechseln haben Scott et al. (2012) Effekte der Variabilität in Surface Acting über einen Zeitraum von zwei Wochen auf Arbeitszufriedenheit und Abwesenheitsverhalten untersucht. Wenn Beschäftigte eine hohe Selbstaufmerksamkeit aufweisen, die sich durch eine Anpassung des eigenen Verhaltens an internalisierte Standards und soziale Normen auszeichnet, dann sind sie in ihrer Arbeitszufriedenheit nicht durch hohe Variabilität im Surface Acting beeinträchtigt und neigen weniger zu Absentismus. Einer Studie von Hülsheger et al. (2013) zufolge kann Achtsamkeit, die eine wertneutrale, klare Wahrnehmung von inneren Erlebenszuständen und äußeren Umständen impliziert, über den reduzierten Einsatz von Surface Acting Arbeitszufriedenheit fördern und Erschöpfungszustände verhindern. In Ergänzung zu diesem Befund dokumentieren Grover et al. (2017) abschwächende Moderatoreffekte von Achtsamkeit auf positive Zusammenhänge zwischen emotionalen Arbeitsanforderungen und Beanspruchungserleben. Schließlich haben Chi und Grandey (2019) erst kürzlich den Nachweis erbracht, dass Persönlichkeitseigenschaften den Einfluss von Surface und Deep Acting auf Sabotageverhalten und empathische Kund*innenbehandlung moderieren. So schwächt Gewissenhaftigkeit (strukturiertes, sorgfältiges und planvolles Handeln, starke Zielorientierung), die unmittelbar Einfluss auf die Kontrollmotivation durch einen starken Zielfokus (2. Phase) nehmen dürfte, den positiven Zusammenhang zwischen Surface Acting und Sabotageverhalten ab, während Extraversion (gesellige, sozial orientierte sowie expressive Verhaltenstendenzen) die günstige Wirkung von Deep Acting auf empathische Kund*innenbehandlung verstärkt.

Die Befunde zu den Moderatoreinflüssen von wahrgenommenen Fertigkeiten (Selbstwirksamkeit), regulatorischen Strategien der Selbstüberwachung (Self-Monitoring), Achtsamkeit, impliziten Theorien (Mindsets) und Persönlichkeitseigenschaften in der Emotionsregulation akzentuieren die Bedeutung von Prozessen in der 2. Phase der Selbstkontrollausübung, deren Gelingen nicht ausschließlich von der Ressourcenverfügbarkeit, sondern im erheblichen Ausmaß auch von dispositionellen, motivationalen und regulatorischen Faktoren in der Kontrollmotivation und in der Verwendung der Kontrollkapazität abhängig ist.

Unter dem Eindruck von zunehmend komplexer und dynamischer werdenden Arbeitswelten haben Neubach und Schmidt (2007) einen Fragebogen entwickelt, der zwischen drei beruflichen Anforderungen an die willentliche Selbstkontrolle differenziert. Die erste Form beinhaltet die Kontrolle spontaner, impulsiver Reaktionstendenzen und der hiermit assoziierten Emotionen, die sich z. B. in Zuständen der Gereiztheit, der Ungeduld oder in unbedachten affektgeladenen sprachlichen Äußerungen manifestieren (Impulskontrolle). Im Fokus der Iteminhalte steht die von der Arbeitsrolle geforderte Unterdrückung dieser impulsiven Reaktionstendenzen, mit der ein beherrschter und souveräner Verhaltenseindruck vermittelt werden soll. Die zweite Form von Selbstkontrolle bei der Arbeit bezieht sich auf die Notwendigkeit, Ablenkungen durch aufgabenirrelevante Reize zu ignorieren bzw. auszublenden, die im Falle ihrer Beachtung mit der erfolgreichen Aufgabenbearbeitung interferieren

(Ablenkungen widerstehen). Diese Ablenkungen können z. B. durch das soziale Umfeld oder technische Kommunikationsmedien vermittelt werden. Die dritte Form von Selbstkontrolle hat das Überwinden innerer Widerstände zum Gegenstand, um bestimmte Arbeitsaufgaben in Angriff nehmen zu können (Überwinden innerer Widerstände). Diese Widerstände können aus z. B. geringer Attraktivität der Aufgaben sowie inneren Blockaden oder Hemmungen resultieren, die die Aufgabenbearbeitung erschweren bzw. verzögern. Alle drei aufgabenbezogenen Selbstkontrollanforderungen bilden den von Kotabe und Hofmann (2015) konzeptualisierten Ziel-Bedürfnis-Konflikt auf unterschiedliche Weise ab: Während die geforderte Impulskontrolle und das Widerstehen von Ablenkungen sich auf „do not"-Ziele beziehen, lässt sich das Überwinden innerer Widerstände als eine Form von Selbstkontrolle verstehen, die im Falle von „do"-Zielen erforderlich ist. Im Einklang mit dieser Differenzierung dokumentieren Regressionsanalysen stärkere Zusammenhänge zwischen Überwinden innerer Widerstände und Indikatoren der psychischen Beanspruchung im Vergleich zur Impulskontrolle und dem Widerstehen von Ablenkungen – selbst nach statistischer Kontrolle anderer beanspruchungsrelevanter Arbeitsmerkmale (Schmidt und Neubach 2009). Die Bedeutung von Ziel-Konflikten in der Selbstkontrollausübung wird durch eine in Einrichtungen der stationären Altenpflege durchgeführte Studie akzentuiert, die zeigt, dass wahrgenommene Diskrepanzen zwischen persönlichen und organisationalen Zielen die Beanspruchungswirkung von Selbstkontrollanforderungen auf Burnout sowie Fehlzeiten verstärken (Schmidt 2010). Demzufolge ist die zur Bewältigung von Selbstkontrollanforderungen erforderliche Kontrollkapazität sowie -anstrengung in der 2. Phase bei gleichzeitig erlebten Ziel-Diskrepanzen sehr groß, die folglich in einer überproportionalen Beanspruchungszunahme ihren Niederschlag finden.

Inzwischen liegen Ergebnisse aus Längsschnittstudien vor, die in unterschiedlichen beruflichen sowie organisatorischen Settings (Alten- und Krankenpflege, Krankenkassen, bürgernahe Dienstleistungen, Banken etc.) mit dem Ziel der Analyse von erklärenden Prozessen und moderierenden Randbedingungen durchgeführt wurden. So konnten Prem et al. (2016; siehe auch Diestel und Schmidt 2009) Mediatoreffekte von Selbstkontrollanforderungen im Zusammenhang zwischen unterschiedlichen tagesspezifischen Stressoren (Zeitdruck, emotionale Dissonanz etc.) und Erschöpfung nachweisen. Dieses Ergebnismuster zeigt, dass Prozesse der willentlichen Kontrolle psychische Beanspruchung als Folge von starken Anforderungen an schnelle Aufgabenbearbeitung und Emotionsarbeit erklären. Hohe Selbstkontrollanforderungen begünstigen affektregulierende Prozesse, die wiederum das Essverhalten bei der Arbeit beeinflussen: Sonnentag et al. (2017) berichten von erhöhtem Konsum von Süßigkeiten aus Gründen der Affektregulation, wenn Personen bei der Arbeit häufig ihre Impulse kontrollieren müssen. Konkurrierende Ziele oder gleichzeitig auftretende Anforderungen an die Selbstkontrolle können die begrenzte Kontrollkapazität überstrapazieren und überproportionale Anstiege im Erschöpfungserleben hervorrufen. Dieser Interaktionseffekt lässt sich durch den in der experimentellen Psychologie mehrfach nachgewiesenen Umstand erklären, dass im Falle der simultanen Bewältigung von Aufgaben, die dieselbe kognitive Ressource beanspruchen, der Ressourcenverlust größer als die Summe der durch die Einzelaufgaben bedingten Verbrauche ist (Norman und Bobrow 1975; Wickens 1980, 1984). In arbeitspsychologischen Studien wurden sich wechselseitig verstärkende negative Wirkungen von Anforderungen an die Selbst- und Emotionskontrolle auf psychisches Wohlbefinden bereits mehrfach nachgewiesen: So werden positive Zusammenhänge zwischen Selbstkontrollanforderungen und Indikatoren der psychischen Beanspruchung durch andere Arbeitsbelastungen wie etwa Zeitdruck und Konzentrationsanforderungen (Diestel und Schmidt 2009), unterschiedliche Selbstkontrollanforderungen (Neubach und Schmidt 2008), emotionale Dissonanz (Diestel und Schmidt 2011) sowie abendliche berufsbezogene Smartphonenutzung (Gombert et al. 2018) verstärkt. Das stresserzeugende Zusammenspiel zwischen mehreren Anforderungen, die um dieselben Ressourcenanteile konkurrieren, verweist auf ein häufig nicht beachtetes Gefährdungspotenzial in Arbeitssettings, das den durch psychische Störungen bedingten enormen Fehlzeitenanstieg der letzten 15 Jahren erklären dürfte.

Diese und ähnliche Befunde (Hülsheger und Schewe 2011) haben Autor*innen veranlasst, protektive Resilienzfaktoren zu identifizieren, die über Prozesse der Widerstandsfähigkeit die Beanspruchungswirkung von Selbstkontrollanforderungen abschwächen. Beispielsweise haben Gombert et al. (2018) in der oben erwähnten Studie nachweisen können, dass Schlafqualität die kombinierten Wirkungen von Smartphonenutzung und Selbstkontrollanforderungen während des Arbeitstages auf Erschöpfungserleben neutralisiert. Schlafqualität stellt die metabolische Versorgung im Präfrontalkortex sicher, der nachweislich die für exekutive Funktionen und Selbstkontrolle verantwortlichen Strukturen umfasst. Ferner haben Rivkin et al. (2015; siehe auch Schmidt und Diestel 2012) Moderatoreinflüsse des affektiven Commitments dokumentieren können. Commitment beschreibt die emotionale Bindung von Beschäftigten zu ihrer Organisation und vermittelt Gefühle von Zugehörigkeit, Sicherheit sowie Stabilität. Personen mit hohem Commitment weisen unabhängig von dem tagesspezifischen Niveau der erlebten Selbstkontrollanforderungen ein hohes psychisches Wohlbefinden auf, während bei niedrigem Commitment Selbstkontrollanforderungen Erschöpfungszustände hervorrufen und die Vitalität beeinträchtigen. Auch profitieren Beschäftigte, die ihr Verhalten häufig in der zwischenmenschlichen Interaktion bei der Arbeit willentlich anpassen müssen, von einer allgemein großen erlebten psychischen Distanz zu ihren Arbeitsanforderungen (Rivkin et al. 2015). Die ungünstigen Wirkungen von tagesspezifischen Selbstkontrollanforderungen auf Wohlbefinden außerhalb der Arbeitszeit werden ebenfalls durch eine zunehmende psychische Distanz zur Arbeit (am Abend) unmittelbar abgeschwächt (Gombert et al. 2018). Nicht zuletzt konnten Rivkin et al. (2018) zeigen, dass Flow-Erleben (bei dem Personen sich vollständig auf ihre Aufgabe fokussieren, intrinsisch motiviert sind, in der Tätigkeit unter Verlust ihres Zeitgefühls aufgehen und hierdurch Leistungspotenziale entfalten) als ein Indikator für autonome Selbstregulation im Falle von während des Arbeitstages auftretender Selbstkontrollanforderungen die erlebte Vitalität stabilisiert und Erschöpfungserleben verhindert. Autonome Selbstregulation beeinflusst dann die flexible Verhaltenssteuerung, wenn persönliche Motive mit der aufgabenbezogenen Zielsetzung im Einklang stehen. Die beschriebenen Moderatorvariablen dürften relevante Ansatzpunkte für die Entwicklung von präventiven Maßnahmen liefern, die den Beanspruchungswirkungen von Anforderungen an die Selbstkontrolle vorbeugen.

5 Selbstkontrollfähigkeit als trainierbare Bewältigungsressource

Kotabe und Hofmann (2015) differenzieren in der Kontrollkapazität zwischen stabilen sowie variablen Komponenten und verweisen auf hohe interindividuelle Unterschiede in exekutiven Funktionen, die die mechanistische Grundlage für die Ausübung von Selbstkontrolle in der flexiblen Verhaltenssteuerung bilden. Anders ausgedrückt gehen Menschen auf ganz verschiedene Weise mit ihren begrenzten Ressourcen um und können Selbstkontrollanforderungen unterschiedlich gut bewältigen. Während einige ihre Gewohnheiten anpassen, ihre impulsiven Reaktionstendenzen kontrollieren sowie Versuchungen widerstehen können, neigen andere dazu, sich von ihren spontanen Emotionen stark beeinflussen sowie sich von ihren inneren Widerständen blockieren zu lassen und impulsiv zu reagieren. Die Fähigkeit zur Selbstkontrolle stellt eine weitgehend stabile, aber dennoch trainierbare Disposition dar, die positiven Einfluss auf Gesundheit, Leistungserfolge sowie Lebenszufriedenheit ausübt (de Ridder et al. 2012; Tangney et al. 2004). So zeigen Metaanalysen moderate Zusammenhänge zwischen Selbstkontrollfähigkeit und psychischem Wohlbefinden ($r = 0{,}33$) sowie Stabilität von zwischenmenschlichen Beziehungen ($r = 0{,}25$), während die Korrelationen mit Ernährung und Gewicht ($r = 0{,}17$) schwächer ausfallen. Ferner haben Stumm et al. (2010) nachweisen können, dass Selbstkontrollfähigkeit unter Berücksichtigung anderer Persönlichkeits- und Einstellungsmerkmale signifikante Varianzanteile in der Arbeitsleistung aufklärt. Ebenso berichtet Zettler (2011) von positiven Korrelationen zwischen Selbstkontrollfähigkeit und hoher Eigeninitiative sowie geringem kontraproduktiven Verhalten am Arbeitsplatz. In Ergänzung zu diesen Befunden liefern Converse et al. (2016) auf der Basis einer Längsschnittstudie, in der intellektuelle Fähigkeiten und physische Attraktivität berücksichtigt wurden, Hinweise auf positive Einflüsse von Selbstkontrollfähigkeit auf allgemeines Bildungsniveau und infolgedessen auf Karriereerfolg.

Die in der integrativen Selbstkontrolltheorie begründete Vorstellung, dass Selbstkontrollfähigkeit unter anderem die effiziente Nutzung begrenzter Ressourcen über effektive Verhaltenssteuerung impliziert, sind verschiedene Autor*innen der Frage nach Moderatoreinflüssen dieser Fähigkeit auf Bewältigungsprozesse im Falle von starken Belastungen oder von ungünstigen Umständen nachgegangen (Schmidt et al. 2012). So sind im Vergleich zu niedriger Selbstkontrolle Führungskräfte mit hoher Selbstkontrollfähigkeit besser in der Lage, sich vor den negativen Wirkungen von Surface Acting auf ihre erlebte Willenskraft zu schützen und sich nicht zu willkürlichen Verhaltensweisen gegenüber ihren Teammitgliedern verleiten zu lassen (Yam et al. 2016). In einer von starker Luftverschmutzung betroffenen Stadt haben Fehr et al. (2017) zeigen können, dass die tagesspezifischen Effekte der wahrgenommenen Luftverschmutzung auf Erschöpfungszustände, die Eigeninitiative sowie Hilfsbereitschaft am Arbeitsplatz verringern und kontraproduktives Verhalten begünstigen, durch Selbstkontrollfähigkeit abgeschwächt werden. Einer Studie zu problematischem Vorgesetztenverhalten zufolge sind im Vergleich zu geringer Selbstkontrolle Mitarbeiter*innen, die von willkürlichen Verhaltensweisen ihrer Führungskraft berichten, weniger feindselig und neigen weniger zu aggressivem Verhalten, wenn sie über hohe Selbstkontrollfähigkeit verfügen (Lian et al. 2014). In ganz ähnlicher Weise haben wahrgenommene Verletzungen von individuellen Vereinbarungen zwischen Organisation und Arbeitnehmer*innen keine Wirkung auf deviantes Verhalten von Arbeitnehmer*innen mit hoher Selbstkontrolle, selbst wenn Organisationskulturen aggressives Verhalten oder Vergeltungen nahelegen (Restubog et al. 2015).

Während Selbstkontrollfähigkeit einerseits problematisches Verhalten am Arbeitsplatz im Falle von ungünstigen Bedingungen verhindert, ermöglichen andererseits Ergebnisse aus der Stressforschung Einblicke in die Funktion der Selbstkontrollfähigkeit in der Bewältigung von Emotionsarbeit und Selbstkontrollanforderungen. In einer Tagebuchstudie haben Diestel et al. (2015) zeigen können, dass Selbstkontrollfähigkeit die abschwächende Moderatorwirkung von Schlafqualität auf tagesspezifische negative Einflüsse von emotionaler Dissonanz auf Indikatoren des psychischen Wohlbefindens begünstigt. Personen mit hoher Selbstkontrollfähigkeit profitieren in der Bewältigung von emotionaler Dissonanz mehr von hoher Schlafqualität und können besser ihr Wohlbefinden stabilisieren als Beschäftigte, die sich weniger gut in ihrem Verhalten und Erleben willentlich kontrollieren können. Allerdings versagt die protektive Wirkung von Selbstkontrollfähigkeit in der Bewältigung von mehreren gleichzeitig auftretenden Selbstkontrollanforderungen: So haben Externbrink et al. (2019) Belege dafür gefunden, dass Studierende, die von hohen beruflichen und akademischen Anforderungen an ihre Selbstkontrolle berichten, trotz ihrer hohen Selbstkontrollfähigkeit von überproportional starker psychischer Beanspruchung betroffen sind. Die Autor*innen erklären diese Wechselwirkung mit dem aus der integrativen Selbstkontrolltheorie hergeleiteten Argument, dass Ziel-Bedürfnis-Konflikte sich nur dann beanspruchungsfrei über hinreichende große Kontrollanstrengung zu Gunsten der Ziele lösen lassen, wenn genügend Ressourcen verfügbar sind und keine konkurrierenden Ziele auftreten. Bei mehreren Selbstkontrollanforderungen kann aufgrund des hohen Ressourcenverbrauchs nicht mehr genügend Kontrollanstrengung aufgebracht werden, selbst wenn die Personen über effiziente Strategien der flexiblen Verhaltenssteuerung verfügen.

Einige Autor*innen sind der Frage nachgegangen, ob und inwieweit die individuelle Selbstkontrollfähigkeit von Personen durch Übung gefördert werden kann. So konnten Oaten und Cheng (2006a) Hinweise dafür finden, dass ein zweimonatiges, individuell zugeschnittenes Trainingsprogramm zur Verbesserung der körperlichen Fitness positive Wirkungen in einem breiten Spektrum von alltäglichen Verhaltensbereichen entfaltet, wie gesundes Ernährungsverhalten, reduzierter Konsum von schädlichen Substanzen, Kaufverhalten, Emotionskontrolle und Gewissenhaftigkeit. Bei Teilnehmern einer Kontrollgruppe stellten sich während desselben Zeitraums dagegen keine Verhaltensänderungen ein. In einer weiteren Studie konnten Oaten und Cheng (2006b) diese Ergebnisse replizieren und erweitern. Hierbei wurde ein ebenfalls zweimonatiges Training erprobt, das das Ziel verfolgte, die Lerngewohnheiten von Studierenden zur Prüfungsvorbereitung zu optimieren. Es zeigte sich, dass die Teilnehmer einer Kontrollgruppe während der belastenden Prüfungsphase im Vergleich zum Beginn des Semesters mehr Nikotin und Koffein konsumierten, sich auch sonst ungesünder ernährten sowie andere Verhaltensweisen verstärkt zeigten, die auf Selbstkontrolldefizite schließen lassen (wie impulsives Verhalten oder Termine vergessen). Bei der Trainingsgruppe konnten dagegen gegenläufige Veränderungen beobachtet werden. In beiden Studien konnten die Autor*innen auch eine Leistungsverbesserung der Trainingsgruppen in kognitiven Laboraufgaben nachweisen, die exekutive (Selbst-) Kontrollprozesse erforderten, während die Kontrollgruppe deutlich schlechter abschnitt. Während der Prüfungsphase gaben die Trainingsteilnehmer*innen ferner abnehmende Belastungen an, die Kontrollgruppe dagegen steigende Belastungswerte. In einer anschließenden dritten Studie konnten Oaten und Cheng (2007) schließlich nachweisen, dass durch das gezielte Training von Selbstkontrolle auch längerfristige Wirkungen angeregt werden können. Diesmal setzten sie ein individuell auf jeden Teilnehmer*innen zugeschnittenes Training zur Kontrolle und Optimierung ihrer finanziellen Angelegenheiten ein, in dem die Teilnehmer*innen durch selbstkontrolliertes Verhalten Verschuldung und impulsives Geldausgeben vermeiden und stattdessen Geld ansparen sollten. Die angestrebten Wirkungen waren selbst nach vier Monaten noch beobachtbar. Diese Studien belegen, dass ein Training der Selbstkontrollfähigkeit bedeutsame und breit wirkende Verbesserung in der flexiblen Verhaltenssteuerung nach sich zieht, unabhängig vom konkreten Inhalt des Trainings.

6   Selbstkontrolle und Religiosität

In der Literatur lassen sich zunehmend mehr theoretische und empirische Hinweise darauf finden, dass religiöse Glaubens- und Lebenssysteme (gleich welcher Orientierung) die Entwicklung der Fähigkeit zur Selbstkontrolle begünstigen (siehe im Überblick McCullough und Willoughby 2009). Diese Hinweise knüpfen an ältere (mittlerweile auch metaanalytisch abgesicherte) Beobachtungen an, nach denen religiöse oder spirituelle Menschen im Vergleich zu nicht-religiösen Menschen

- eine höhere Lebenserwartung besitzen,
- weniger an psychischen Störungen (wie Depressivität und Ängstlichkeit) leiden,
- weniger zu kriminellen Verhaltensweisen tendieren,
- weniger drogenabhängig sind,
- höhere Leistungen in Schule, Ausbildung und Beruf erzielen,
- stabilere und zufriedenere Partnerschaften genießen sowie
- ein höheres Niveau des gesundheitlichen Wohlbefindens aufweisen.

Unter Religiosität werden in dieser Forschungstradition alle Gedanken, Gefühle und Verhaltensweisen verstanden, die auf der Annahme von und dem Dialog mit metaphysischen Wesen beruhen, denen ein bedeutsamer Einfluss auf das menschliche Leben unterstellt wird. Aus dem heute verfügbaren Datenmaterial leiten McCullough und Willoughby (2009) die Vorstellung ab, dass Religiosität vermittels der folgenden Mechanismen zur Stärkung der Selbstkontrollfähigkeit beiträgt:

1. Beeinflussung von Zielsetzungsprozessen
   Religiöse Glaubenssysteme vermitteln Zielhierarchien, die Grundlage jedweder Form von willentlicher Verhaltenssteuerung sind. Sie beinhalten neben übergeordneten Zielen (wie ein moralisch integrer Mensch sein) auch verhaltensnähere Prinzipien und Programme (wie Bescheidenheit). Schriften, Symbole und Rituale tragen schließlich zur starken Zielbindung bei und lassen alternative Zielinhalte in den Hintergrund treten.
2. Regelmäßige Selbstkontrollübungen
   Religiöse Glaubenssysteme binden Menschen häufig in bestimmte Rituale, regelmäßige Exerzitien und andere Selbstverpflichtungen ein. Diese erfordern häufig ein hohes Maß an Selbstdisziplin in Form von emotionaler Ausgeglichenheit, Abstinenz, mentaler Konzentration sowie Bewusstheit der Nahrungsaufnahme. Damit eng verknüpft sind die Regelmäßigkeit und Kontinuität der Kontrollausübung, die bereits im frühen Kindesalter einsetzten. Inzwischen liegen auch neurobiologische Befunde vor, die auf verbesserte Hirnfunktionen bei Personen hindeuten, die regelmäßig beten oder Meditation betreiben (McNamara 2002). Meditation und Beten gehen mit erhöhten Aktivitäten im Präfrontalkortex einher, der u. a. für Selbstkontrolle zuständig ist.
3. Verstärkte Selbstwahrnehmung
   Voraussetzung für den Erfolg zielorientierten Verhaltens ist neben Zielen eine ausgeprägte Selbstaufmerksamkeit (siehe oben). Sie stellt durch Ist-Soll-Vergleiche sicher, dass das eigene Verhalten auf die Zielerreichung ausgerichtet ist und Zielabweichungen möglichst gering ausfallen. Religiöse Menschen beobachten und beurteilen die Motive und Folgen ihres Verhaltens an Kriterien von Standards und Maßstäben, die ihnen ihre religiösen Glaubens- und Lebenssysteme vermitteln.

Wenngleich religiöse Glaubenssysteme Mechanismen der individuellen motivations- sowie gesundheitsförderlichen Selbstregulation begünstigen können (Kuhl et al. 2015), so können Gemeinschaften mit religiöser Ausrichtung auch sozialen Druck über wechselseitige Verhaltensbeobachtung ausüben und hierdurch ebenfalls starke Selbstkontrollanforderungen implizieren. Die hierbei wirksamen Einflussfaktoren werden häufig über angsterzeugende Ideologien vermittelt, die Sloterdijk und Macho (2014) zusammenfassend als Phobokratie bezeichnen – eine Herrschaft der und durch Angst. Folglich sind Glaubenssysteme nur dann förderlich für Prozesse der Selbstregulation, wenn sie keinen phobokratischen Charakter aufweisen und auf kohärenten sowie sinnstiftenden Werten basieren.

7 Fazit

Angesichts von sich rasant entwickelnden digitalen Technologien sowie den damit verbundenen neuartigen Anforderungen an effiziente Entscheidungsprozesse nimmt Selbstkontrolle im Zeitalter der globalen Vernetzung eine zunehmend große Rolle ein (Schmitt et al. 2013). Durch die gezielt wirkenden Anreizsysteme von Online-Anbietern sowie den breit gefächerten Kommunikationsmöglichkeiten, die teilweise ein größer werdendes Ablenkungspotenzial bergen, sind große Berufsgruppen, aber auch Privatanwender in ihrem Konsum- und Entscheidungsverhalten kontinuierlich Selbstkontrollanforderungen ausgesetzt, die eine häufige Beanspruchung begrenzter Ressourcen und infolge von Zielkonflikten Selbstkontrolldefizite verursachen. Auch die in vielen Unternehmen immer wieder geforderte Multi-Tasking-Kompetenz, die sich auf die simultane und kontrollierte Bearbeitung unterschiedlicher kognitiver Anforderungen bezieht, hat gravierende Folgen für menschliche Informationsverarbeitung und Handlungsabläufe. Entgegen dem weit verbreiteten Mythos, der Multi-Tasking als eine erfolgreiche Strategie darstellt, lässt eine Reihe von Befunden darauf schließen, dass häufiges Multi-Tasking die Fähigkeit zur Bewertung von Informationen verschlechtert, die Leistung bei Aufgabenwechsel rapide verlangsamt und chronische Gedächtnis- sowie Aufmerksamkeitsprobleme verursacht (Ophir et al. 2009).

Diese Befunde stimmen mit der traditionellen Unterscheidung zwischen (selbst-) kontrollierten, flexiblen und (reiz-)gesteuerten, automatisierten Verarbeitungsprozessen überein, die in den bekannten Arbeiten von Shiffrin und Schneider (1977) ihre Wurzeln hat. Demzufolge werden beim Multi-Tasking komplexe Anforderungen, die mit Entscheidungen verbunden sind (E-Mails lesen und adäquat beantworten, häufiges Telefonieren, Informationssuche im Internet), *parallel oder simultan* unter Einsatz von Selbstkontrolle verarbeitet, obwohl deren erfolgreiche Bewältigung eine *sequenzielle* Informationsverarbeitung erforderlich macht (Norman und Shallice 1986). Die simultane Bewältigung führt zu starken kognitiven Interferenzen, deren Auflösung mit enormen Verlusten der begrenzten Ressourcenkapazität verbunden ist. Langfristig kann diese Form von Selbstkontrolle zu einer chronischen Beeinträchtigung der Ressource und infolge dessen zu Defiziten in unterschiedlichen kognitiven Leistungsdomänen führen.

Inzwischen werden die psychischen Folgen dieser Entwicklungen in einer breiten Öffentlichkeit diskutiert. So hat Frank Schirrmacher (2009) in seinem aufsehenerregenden Buch „Payback" unter Bezugnahme auf die Erkenntnisse zur Selbstkontrolle die Vermutung geäußert, dass komplexe Anforderungen der Digitalisierung grundlegende menschliche Fähigkeiten nachhaltig verändern, mit der Folge, dass Menschen die Kontrolle über Denken und Handeln verlieren. Diese Vermutung stimmt mit der von Sloterdijk (2011) aus seinen kulturanthropologischen Überlegungen hergeleiteten These überein, dass in einer sich durch Stresserzeugung stabilisierenden Kultur Menschen ihre *Freiheit*, d. h. Fähigkeit zur autonomen Verhaltenssteuerung (Rivkin et al. 2018), zu Gunsten gesellschaftlicher Erwartungen aufgeben. Dieser *falsche und einseitige* Einsatz von Selbstkontrolle dürfte – wie die oben dargestellten Ergebnisse belegen – nachhaltige psychische Beanspruchung bspw. in Form von chronischem Stress zeitigen (McEwen 2000).

Aufgrund der noch anhaltenden umfassenden gesellschaftlichen Transformationen existieren zunehmend weniger sinnstiftende Wertesysteme, die die Förderung der Selbstkontrollfähigkeit über die oben genannten Mechanismen begünstigen und folglich den psychischen sowie gesellschaftlichen Folgen entgegenwirken (Sloterdijk 2019). Aus diesem Grunde besteht trotz der so zahlreich vorliegenden Befunde noch erheblicher Forschungsbedarf, der die Gestaltung von gesellschaftlich nützlichen Programmen unterstützt, um den effektiven, beeinträchtigungsfreien Umgang mit neuen digitalen Technologien zu fördern.

Literatur

Bandura, A. (1977). Self-efficacy: Toward a unifying theory of behavioral change. *Psychological Review, 84*(2), 191–215.

Baumeister, R. F., & Vohs, K. D. (2016). Strength model of self-regulation as limited resource. *Advances in Experimental Social Psychology, 54*, 67–127.

Baumeister, R. F., Heatherton, T. F., & Tice, D. M. (1994). *Losing control: How and why people fail at self-regulation*. San Diego: Academic.

Baumeister, R. F., Bratslavsky, E., Muraven, M., & Tice, D. M. (1998). Ego depletion: Is the active self a limited resource? *Journal of Personality and Social Psychology, 74*(5), 1252–1265.

Carter, E. C., Kofler, L. M., Forster, D. E., & McCullough, M. E. (2015). A series of meta-analytic tests of the depletion effect: Self-control does not seem to rely on a limited resource. *Journal of Experimental Psychology: General, 144*(4), 796–815.

Carver, C. S., & Scheier, M. F. (2002). Control processes and self-organization as complementary principles underlying behavior. *Personality and Social Psychology Review, 6*(4), 304–315.

Chi, N.-W., & Grandey, A. A. (2019). Emotional labor predicts service performance depending on activation and inhibition regulatory fit. *Journal of Management, 45*(2), 673–700.

Converse, P. D., Thackray, M., Piccone, K., Sudduth, M. M., Tocci, M. C., & Miloslavic, S. A. (2016). Integrating self-control with physical attractiveness and cognitive ability to examine pathways to career success. *Journal of Occupational and Organizational Psychology, 89*(1), 73–91.

Deci, E. L., & Ryan, R. M. (1985). The general causality orientations scale: Self-determination in personality. *Journal of Research in Personality, 19*(2), 109–134.

Diestel, S., & Schmidt, K.-H. (2009). Mediator and moderator effects of demands on self-control in the relationship between work load and indicators of job strain. *Work and Stress, 23*(1), 60–79.

Diestel, S., & Schmidt, K.-H. (2011). Costs of simultaneous coping with emotional dissonance and self-control demands: Results from two German samples. *Journal of Applied Psychology, 96*(3), 643–653.

Diestel, S., Rivkin, W., & Schmidt, K.-H. (2015). Sleep quality and self-control capacity as protective resources in the daily emotional labor process: Results from two diary studies. *The Journal of Applied Psychology, 100*(3), 809–827.

Externbrink, K., Diestel, S., & Krings, M. (2019). When do those high in trait self-control suffer from strain? The interplay of trait self-control and multiple stressors. *Journal of Personnel Psychology, 18*(1), 23–33.

Fehr, R., Yam, K. C., He, W., Chiang, J. T.-J., & Wei, W. (2017). Polluted work: A self-control perspective on air pollution appraisals, organizational citizenship, and counterproductive work behavior. *Organizational Behavior and Human Decision Processes, 143*, 98–110.

Freud, S., Bayer, L., & Krone-Bayer, K. (Hrsg.). (2012). *Das Unbehagen in der Kultur. Reclams Universal-Bibliothek: Vol. 18697*. Stuttgart: Reclam.

Friese, M., Loschelder, D. D., Gieseler, K., Frankenbach, J., & Inzlicht, M. (2019). Is ego depletion real? An analysis of arguments. *Personality and Social Psychology Review, 23*(2), 107–131.

Funder, D. C., & Block, J. (1989). The role of ego-control, ego-resiliency, and IQ in delay of gratification in adolescence. *Journal of Personality and Social Psychology, 57*(6), 1041–1050.

Gombert, L., Konze, A.-K., Rivkin, W., & Schmidt, K.-H. (2018). Protect your sleep when work is calling: How work-related smartphone use during non-work time and sleep quality impact next-day self-control processes at work. *International Journal of Environmental Research and Public Health, 15*(8), 1757.

Gottfredson, M. R., & Hirschi, T. (1990). *A general theory of crime.* Palo Alto: Stanford University Press.

Grover, S. L., Teo, S. T. T., Pick, D., & Roche, M. (2017). Mindfulness as a personal resource to reduce work stress in the job demands-resources model. *Stress and Health, 33*(4), 426–436.

Hofmann, W., Schmeichel, B. J., & Baddeley, A. D. (2012). Executive functions and self-regulation. *Trends in Cognitive Sciences, 16*(3), 174–180.

Hülsheger, U. R., & Schewe, A. F. (2011). On the costs and benefits of emotional labor: A meta-analysis of three decades of research. *Journal of Occupational Health Psychology, 16*(3), 361–389.

Hülsheger, U. R., Alberts, H. J. E. M., Feinholdt, A., & Lang, J. W. B. (2013). Benefits of mindfulness at work: The role of mindfulness in emotion regulation, emotional exhaustion, and job satisfaction. *Journal of Applied Psychology, 98*(2), 310–325.

Inzlicht, M., & Schmeichel, B. J. (2012). What is ego depletion? Toward a mechanistic revision of the resource model of self-control. *Perspectives on Psychological Science, 7*(5), 450–463.

Kelly, E. L., & Conley, J. J. (1987). Personality and compatibility: A prospective analysis of marital stability and marital satisfaction. *Journal of Personality and Social Psychology, 52*(1), 27–40.

Konze, A.-K., Rivkin, W., & Schmidt, K.-H. (2019). Can faith move mountains? How implicit theories about willpower moderate the adverse effect of daily emotional dissonance on ego-depletion at work and its spillover to the home-domain. *European Journal of Work and Organizational Psychology, 28*(2), 137–149.

Kotabe, H. P., & Hofmann, W. (2015). On integrating the components of self-control. *Perspectives on Psychological Science, 10*(5), 618–638.

Kuhl, J. (2001). *Motivation und Persönlichkeit: Interaktionen psychischer Systeme.* Göttingen: Hogrefe.

Kuhl, J., Quirin, M., & Koole, S. L. (2015). Being Someone: The Integrated Self as a Neuropsychological System. *Social and Personality Psychology Compass, 9*(3), 115–132.

Lian, H., Brown, D. J., Ferris, D. L., Liang, L. H., Keeping, L. M., & Morrison, R. (2014). Abusive Supervision and Retaliation: A Self-Control Framework. *Academy of Management Journal, 57*(1), 116–139.

Lian, H., Yam, K. C., Ferris, D. L., & Brown, D. (2017). Self-control at work. *The Academy of Management Annals, 11*(2), 703–732.

Loschelder, D. D., & Friese, M. (2016). Moderators of the ego depletion effect. In E. R. Hirt, J. J. Clarkson & L. Jia (Hrsg.), *Self-regulation and ego control* (S. 21–42). San Diego: Elsevier Academic Press.

Martin, L. L., & Tesser, A. (1989). Toward a motivational and structural theory of ruminative thought. In J. S. Uleman & J. A. Bargh (Hrsg.), *Unintended thought* (S. 306–326). New York: Guilford Press.

McCullough, M. E., & Willoughby, B. L. B. (2009). Religion, self-regulation and self-control: Association, explanations, and implications. *Psychological Bulletin, 135*(1), 69–93.

McEwen, B. (2000). Allostasis and Allostatic Load Implications for Neuropsychopharmacology. *Neuropsychopharmacology, 22*(2), 108–124.

McNamara, P. (2002). The motivational origins of religious practices. *Zygon, 37*(1), 143–160.

Muraven, M., & Baumeister, R. F. (2000). Self-regulation and depletion of limited resources: Does self-control resemble a muscle? *Psychological Bulletin, 126*(2), 247–259.

Muraven, M., Tice, D. M., & Baumeister, R. F. (1998). Self-control as limited resource: Regulatory depletion patterns. *Journal of Personality and Social Psychology, 74*(3), 774–789.

Muraven, M., Collins, R. L., Shiffman, S., & Paty, J. A. (2005). Daily fluctuations in self-control demands and alcohol intake. *Psychology of Addictive Behaviors, 19*(2), 140–147.

Neubach, B., & Schmidt, K.-H. (2007). Entwicklung und Validierung von Skalen zur Erfassung verschiedener Selbstkontrollanforderungen bei der Arbeit. *Zeitschrift für Arbeitswissenschaft, 61*(1), 35–45.

Neubach, B., & Schmidt, K.-H. (2008). Haupt- und Interaktionseffekte von Selbstkontrollanforderungen auf Indikatoren der Arbeitsbeanspruchung. *Zeitschrift für Arbeits- und Organisationspsychologie, 52*(1), 17–24.

Norman, D. A., & Bobrow, D. G. (1975). On data-limited and resource-limited processes. *Cognitive Psychology, 7*(1), 44–64.

Norman, D. A., & Shallice, T. (1986). Attention to action: Willed and automatic control of behavior. *Consciousness and Self-regulation, 4*(1), 1–18.

Oaten, M., & Cheng, K. (2006a). Longitudinal gains in self-regulation from regular physical exercise. *British Journal of Health Psychology, 11*(4), 717–733.

Oaten, M., & Cheng, K. (2006b). Improved self-control: The benefits of a regular program of academic study. *Basic and Applied Social Psychology, 28*(1), 1–16.

Oaten, M., & Cheng, K. (2007). Improvements in self-control from financial monitoring. *Journal of Economic Psychology, 28*(4), 487–501.

Ophir, E., Nass, C., & Wagner, A. D. (2009). Cognitive control in media multitaskers. *PNAS Proceedings of the National Academy of Sciences of the United States of America, 106*(37), 15583–15587.

Prem, R., Kubicek, B., Diestel, S., & Korunka, C. (2016). Regulatory job stressors and their within-person relationships with ego depletion: The roles of state anxiety, self-control effort, and job autonomy. *Journal of Vocational Behavior, 92*, 22–32.

Pugh, S. D., Groth, M., & Hennig-Thurau, T. (2011). Willing and able to fake emotions: A closer examination of the link between emotional dissonance and employee well-being. *The Journal of Applied Psychology, 96*(2), 377–390.

Restubog, S. L. D., Zagenczyk, T. J., Bordia, P., Bordia, S., & Chapman, G. J. (2015). If you wrong us, shall we not revenge? Moderating roles of self-control and perceived aggressive work culture in predicting responses to psychological contract breach. *Journal of Management, 41*(4), 1132–1154.

Richeson, J. A., & Trawalter, S. (2005). Why do interracial interactions impair executive function? A resource depletion account. *Journal of Personality and Social Psychology, 88*(6), 934–947.

Richeson, J. A., Trawalter, S., & Shelton, J. N. (2005). African Americans' racial attitudes and the depletion of executive function after interracial interactions. *Social Cognition, 23*(4), 336–352.

Ridder, D. T. D. de., Lensvelt-Mulders, G., Finkenauer, C., Stok, F. M., & Baumeister, R. F. (2012). Taking stock of self-control: A meta-analysis of how trait self-control relates to a wide range of behaviors. *Personality and Social Psychology Review, 16*(1), 76–99.

Rivkin, W., Diestel, S., & Schmidt, K.-H. (2015). Affective commitment as a moderator of the adverse relationships between day-specific self-control demands and psychological well-being. *Journal of Vocational Behavior, 88*, 185–194.

Rivkin, W., Diestel, S., & Schmidt, K.-H. (2018). Which daily experiences can foster well-being at work? A diary study on the interplay between flow experiences, affective commitment, and self-control demands. *Journal of Occupational Health Psychology, 23*(1), 99–111.

Robinson, J. L., & Demaree, H. A. (2007). Physiological and cognitive effects of expressive dissonance. *Brain and Cognition, 63*(1), 70–78.

Schirrmacher, F. (2009). *Payback: Warum wir im Informationszeitalter gezwungen sind zu tun, was wir nicht tun wollen, und wie wir die Kontrolle über unser Denken zurückgewinnen* (1. Aufl.). München: Blessing.

Schmidt, K.-H. (2010). The relation of goal incongruence and self-control demands to indicators of job strain among elderly care nursing staff: A cross-sectional survey study combined with longitudinally assessed absence measures. *International Journal of Nursing Studies, 47*(7), 855–863.

Schmidt, K.-H., & Diestel, S. (2012). The relation of self-control demands to job strain: The moderating role of organizational commitment. *Applied Psychology, 61*(3), 479–497.

Schmidt, K.-H., & Diestel, S. (2015). Self-control demands. *Journal of Personnel Psychology, 14*(1), 49–60.

Schmidt, K.-H., & Neubach, B. (2009). Selbstkontrollanforderungen als spezifische Belastungsquelle bei der Arbeit. *Zeitschrift für Personalpsychologie, 8* (4), 169–179.

Schmidt, K.-H., & Neubach, B. (2010). Selbstkontrollanforderungen bei der Arbeit – Fragebogen zur Erfassung eines bislang wenig beachteten Belastungsfaktors. *Diagnostica, 56*(3), 133–143.

Schmidt, K.-H., Hupke, M., & Diestel, S. (2012). Does dispositional self-control capacity attenuate the association of self-control demands with indicators of job strain? *Work and Stress, 26*(1), 21–38.

Schmitt, N. W., Highhouse, S., & Weiner, I. B. (2013). In N. W. Schmitt, S. Highhouse & I. B. Weiner (Hrsg.), *Handbook of psychology: Industrial and organizational psychology* (2. Aufl., Bd. 12). Hoboken: Wiley

Scott, B. A., Barnes, C. M., & Wagner, D. T. (2012). Chameleonic or consistent? A multilevel investigation of emotional labor variability and self-monitoring. *Academy of Management Journal, 55*(4), 905–926.

Shiffrin, R. M., & Schneider, W. (1977). Controlled and automatic human information processing: 2. Perceptual learning, automatic attending, and a general theory. *Psychological Review, 84*(1), 127–190.

Sloterdijk, P. (2011). *Stress und Freiheit.* Berlin: Suhrkamp.

Sloterdijk, P. (4. November 2019). *Von Napoleon bis 1989: Historische Umbrüche folgen konkreten Handlungen – erst Erinnerung macht gesellschaftliche Prozesse zu Geschichte. Notizen zum Mauerfall.* https://www.tagesspiegel.de/politik/philosoph-peter-sloterdijk-ueber-den-mauerfall-die-ddr-ein-weltkulturerbe-der-enttaeuschung/25185010.html. Zugegriffen am 04.11.2019.

Sloterdijk, P., & Macho, T. (2014). *Gespräche über Gott, Geist und Geld.* Freiburg i. Br.: Herder.

Sonnentag, S., Pundt, A., & Venz, L. (2017). Distal and proximal predictors of snacking at work: A daily-survey study. *Journal of Applied Psychology, 102*(2), 151–162.

Stucke, T. S., & Baumeister, R. F. (2006). Ego depletion and aggressive behavior: Is the inhibition of aggression a limited resource? *European Journal of Social Psychology, 36*(1), 1–13.

Stumm, S., Thomas, E., & Dormann, C. (2010). Selbstregulationsstärke und Leistung: Dualer prädiktor im dualen hochschulstudium. *Zeitschrift Für Arbeits- Und Organisationspsychologie, 54*(4), 171–181.

Tangney, J. P., Baumeister, R. F., & Boone, A. L. (2004). High self-control predicts good adjustment, less pathology, better grades, and interpersonal success. *Journal of Personality, 72*(2), 271–322.

Techniker Krankenkasse. (2019). *Gesundheitsreport: Arbeitsunfähigkeiten.* Hamburg: Techniker Krankenkasse.

Vohs, K. D., & Heatherton, T. F. (2000). Self-regulatory failure: A resource-depletion approach. *Psychological Science, 11*(3), 249–254.

Vohs, K. D., Baumeister, R. F., & Ciarocco, N. J. (2005). Self-regulation and self-presentation: Regulatory resource depletion impairs impression management and effortful self-presentation depletes regulatory resources. *Journal of Personality and Social Psychology, 88*(4), 632–657.

Wenzlaff, R., Wegner, D. M., & Roper, D. (1988). Depression and mental control: The resurgence of unwanted negative thoughts. *Journal of Personality and Social Psychology, 55*(6), 882–892.

Wickens, C. D. (1980). The structure of attentional resources. In R. S. Nickerson (Hrsg.), *Attention and performance VIII* (S. 239–257). Hillsdale, NJ: Lawrence Erlbaum Associates.

Wickens, C. D. (1984). *Engineering psychology and human performance.* London: C. E. Merrill Publishing Company.

Yam, K. C., Fehr, R., Keng-Highberger, F. T., Klotz, A. C., & Reynolds, S. J. (2016). Out of control: A self-control perspective on the link between surface acting and abusive supervision. *Journal of Applied Psychology, 101*(2), 292–301.

Zettler, I. (2011). Self-control and academic performance: Two field studies on university citizenship behavior and counterproductive academic behavior. *Learning and Individual Differences, 21*(1), 119–123.

Zeitdruck als kulturübergreifender Stressor

Stefan Immerfall

Inhalt

Zusammenfassung

Soziologische Stressforschung untersucht, in welcher Weise soziale Bedingungen Stressprozesse beeinflussen und hervorrufen. Ihr besonderes Augenmerk richtet sie auf die sozial unterschiedliche Verteilung von Stressoren, sozialen und psychischen Ressourcen und den jeweiligen Gelegenheiten und Strukturen. Diese Zusammenhänge werden skizzenhaft für Zeitstress als einem Stressfaktor der Gegenwart untersucht. Während für das Arbeitsleben das Gefühl von Zeitnot und Gehetztsein empirisch untermauert werden kann, widersprechen Zeitbudgetstudien der Beschleunigungsthese. Dabei müssen allerdings Genderaspekte berücksichtigt werden. Noch unklar sind die Auswirkungen der durch die Internetmedien geschürten Aufmerksamkeitskonkurrenz.

Schlüsselwörter

Soziologische Stressforschung · Zeitstress · Beschleunigung · Aufmerksamkeitsspanne · Freizeit

S. Immerfall (✉)
Soziologie, PH Schwäbisch Gmünd, Schwäbisch Gmünd, Deutschland
E-Mail: stefan.immerfall@ph-gmuend.de

© Springer Fachmedien Wiesbaden GmbH, ein Teil von Springer Nature 2021   431
T. Ringeisen et al. (Hrsg.), *Handbuch Stress und Kultur*,
https://doi.org/10.1007/978-3-658-27789-5_11

1 Einleitung

Soziologische Stressforschung untersucht, in welcher Weise soziale Bedingungen Stressprozesse determinieren. Dazu gehören die sozial unterschiedliche Verteilung von Stressoren, Stressmediatoren und Stressausprägungen. Dabei genügt es nicht, Zusammenhänge zwischen sozialen Merkmalen und Stressbelastung herzustellen, sondern es muss gezeigt werden, wie die soziodemografischen Merkmale dem Stressprozess vorgängige Ressourcen, Gelegenheiten oder Selbstbilder spiegeln. Mit anderen Worten: soziale Strukturen sind dem Stressprozess nicht äußerlich, sondern dessen fundamentaler Bestandteil (Pearlin 1989, S. 242, 1999).

Zur soziologischen Stressforschung gehört ferner die Analyse des Zusammenhangs von sozialem Wandel und Stress. In welcher Art und Weise bringen Wandlungsprozesse neue Stressphänomene hervor oder erleichtern den Umgang mit ihnen? Diese Frage soll hier für Zeitstress skizzenhaft beantwortet werden. Die Datenlage beschränkt sich auf die wohlhabenden OECD-Länder.

Zeitdruck gilt als einer der wichtigsten Stressfaktoren der Gegenwart. Das Gefühl, keine Zeit zu haben und – einhergehend damit – das der Überforderung und des Gehetztseins, ist weit verbreitet. Mehr als ein Drittel der erwachsenen Deutschen fühlt sich häufig oder ständig gestresst (forsa 2009; TK 2016). Bei der erwerbstätigen Bevölkerung sind die Anteile noch höher (SwissLife 2019; Paulus 2019). Ganz oben auf der Belastungsskala stehen Termindruck und Hetze bei der Arbeit. Eine unerfreuliche Atmosphäre am Arbeitsplatz spielt dabei für viele eine größere Rolle als Leistungsdruck und Aufgabenfülle.

Auch wenn es Unterschiede nach Alter, Lebenssituation und sozialem Status gibt, so berührt das Phänomen Zeitstress doch alle Bevölkerungsschichten. Es soll daher in diesem Kapitel weniger um individuelle, sondern um kollektive soziale Bedingungen gehen, die das in der Gegenwart so verbreitete Gefühl der Hektik und der Beschleunigung hervorrufen. Zwei Fragen sollen erörtert werden: Gibt es heute mehr Zeitstress als früher und – wenn ja – warum? Kann unter den gegenwärtigen Umständen die persönliche Freizeit noch einen Ausgleich zu den Anspannungen und Belastungen des Alltags bieten? Den sog. „sozialen Medien" (digitalen und Internetmedien) wird dabei aufgrund ihrer gestiegenen Bedeutung besondere Aufmerksamkeit gewidmet.

2 Wahrnehmung und Ursachen von Beschleunigungsprozessen

Die Zahl der berufstätigen Deutschen, die über Zeitmangel klagen und Zeitnot fühlen, hat zugenommen (Garhammer 1999, S. 450 ff.; Rosa 2005, S. 214–220; TK 2016). Der Eindruck zunehmender Hektik ist weit verbreitet. Doch auf welchen Fakten beruht dieser Eindruck? Tatsächlich gibt es einige Indizien, die auf eine Beschleunigung alltäglicher Lebensvollzüge in den letzten drei Jahrzehnten hinweisen: wir sprechen schneller, wir gehen schneller, die Länge einer als medientauglich eingeschätzten Aussage schrumpft. So schmolz in den USA der einer politischen Äußerung im Fernsehen zugestandene Zeitblock von 42,3 Sekunden im Jahr 1986 keine zwanzig Jahre später auf durchschnittlich 9 Sekunden zusammen (Scheuerman 2009, S. 294). Lorenz-Spreen et al. (2019) fanden (für die USA) für eine Vielzahl Offline- (wie Kino- und Buchhitlisten) wie Online-Datenreihen (Twitter, Google, oder Reddit), dass die Zeitspanne, in der die Gesellschaft ihre Aufmerksamkeit einem Thema widmet, deutlich kürzer wurde. Während beispielsweise auf Twitter 2013 ein Hashtag durchschnittlich 17,5 Stunden in der Top-50-Liste war, blieb er dort 2016 nur noch durchschnittlich 11,9 Stunden.

Lorenz-Spreen et al. (2019) versuchen die von ihnen dokumentierte Beschleunigung der öffentlichen Kommunikation mittels einem der Populationsdynamik übernommenen Modell (Lotka-Volterra Räuber-Beute-Gleichung) nachzuvollziehen. Die Themenmenge nimmt zu, während die öffentliche Aufmerksamkeit grundsätzlich begrenzt ist. Themen gewinnen rascher kollektive Beachtung, aber der Sättigungspunkt wird schneller erreicht. Somit werden die Phasen der gemeinsamen Aufmerksamkeit kürzer. Das Modell legt nahe, dass kürzere Aufmerksamkeitszyklen hauptsächlich durch steigende Informationsflüsse getrieben werden. Deshalb dürfte sich an der weiter sinkenden Spanne, in der ein Thema Beachtung findet, nichts ändern. Da die Studie aber nur kollektives Verhalten behandelt, kann sie nichts darüber sagen, ob auch die Aufmerksamkeitsspanne jedes Einzelnen verkleinert wurde und welche individuellen Auswirkungen die Medienflut hat.

Was das individuelle Lebenstempo betrifft, so sind die Befunde weniger eindeutig. Zunächst einmal lässt sich quantitativ ein Rückgang der Freizeit nicht nachweisen. Zwar gibt es einige Gruppen, die verstärkt unter Zeitarmut leiden (Immerfall und Wasner 2011: Kap. 3). Doch im Ganzen betrachtet wurde der Anteil der Freizeit an der gesamten Zeit in den letzten dreißig Jahren größer und nicht kleiner (Fisher und Robinson 2009; Robinson und Martin 2009). Aufschlussreich ist auch, dass in qualitativen Befragungen Zeitstress eine weitaus geringere Rolle spielt, als in quantitativen (Schöneck 2009). Offenbar gehört es zum guten Ton gestresst zu sein oder es zumindest zu glauben.

Technische Entwicklungen – schnellere Produktion von Gütern und Dienstleitung, Verkürzung der Produktlebenszyklen, Vervielfältigung elektronischer Kommunikationsmöglichkeiten, steigende Mobilität – können Verpassungsangst und Beschleunigungszwang ebenfalls nicht erklären. Denn technische Beschleunigungen sparen zunächst Zeit und könnten daher sogar Zeitressourcen freisetzen. Mit anderen Worten: sie ermöglichen zwar Beschleunigung, verursachen sie aber nicht (Rosa 2009); wir müssten nicht ein Vielfaches an E-Mails dessen schreiben, was früher an schriftlichen Nachrichten verfasst wurde.

Indikatoren zu Veränderung der Zeitstrukturen liefern somit ein widersprüchliches Bild. Es erscheint naheliegend, Dynamisierungsdruck zum einen als generelle Begleiterscheinung der Moderne und ihrer Wettbewerbslogik zu betrachten, die zum anderen aktuell durch sozio-ökonomische Entwicklungen zusätzlich befeuert wird. Gemäß dieser Überlegung seien vier mögliche Gründe für das Gefühl einer schneller vergehenden Zeit in der Gegenwartsgesellschaft kurz angesprochen: (a) der Erfolg neoklassischer Gesellschaftsmodelle, (b) die Zunahme von Handlungsoptionen und (c) komplexer werdende Zeitkoordination und (d) veränderte Aufmerksamkeitsökonomie dank medialer Informationsflut.

(a) Vermutlich hat der Druck zur effizienten Nutzung und produktiven Verwertung sämtlicher, bislang noch ungenutzter und nicht verwerteter menschlicher Ressourcen und Potenziale – seien es freie Zeit, schlummernde Talente oder brachliegende Arbeitskraft – mit dem Triumph neoklassischer Wirtschafts- und Gesellschaftspolitik zugenommen (Dörre et al. 2009; King und Gerisch 2009). Sozial geschützte Zeit wurde ausgedünnt, vormals der staatlichen Obhut überlassene Versorgungsbereiche dereguliert und privatisiert, transaktionshemmende Interventionsinstrumente nationalstaatlich und grenzüberschreitend beseitigt. Die immense Beschleunigung der wirtschaftlichen Sphäre, insbesondere der Finanzwirtschaft, bringt steigende Unsicherheit für die Wirtschaftssubjekte mit sich. Um nur ein Beispiel für Westdeutschland zu nennen (in Ostdeutschland war die Tarifbindung von vornherein schwach): in den letzten dreißig Jahren verdreifachte sich die Zahl befristeter Beschäftigungsverhältnisse, während sich in der Privatwirtschaft der Anteil der Beschäftigten mit einem Branchentarifvertrag fast halbierte.

(b) Der Zwang zur Wettbewerbsfähigkeit kann nur als ein Faktor der schnelleren Taktung von Handlungs- oder Erlebnisepisoden betrachtet werden. Georg Simmel (1983) hatte schon um die vorletzte Jahrhundertwende den großstädtischen, nervös kalkulierenden Geist als Signum der Moderne hervorgehoben: Die wechselseitige Abhängigkeit vervielfältige sich und werde gleichzeitig unpersönlicher. Dies mache zwar die Synchronisierung der einzelnen Menschen mit der Gesellschaft schwierig, bringe aber auch Freiheitsgewinn mit sich. Mit anderen Worten: die Dynamisierung der Lebensverhältnisse wird auch nachfrageseitig vorangetrieben, da sie neue Optionen, Gelegenheiten, Hoffnungen mit sich bringt.
Es darf in der Tat nicht übersehen werden, dass der hektische Berufsalltag mit seinen rasch wechselnden Herausforderungen oft als besonders befriedigend, ja geradezu rauschhaft erlebt wird (Schallberger und Pfister 2001; Wajcman 2015, S. 83). Die von Hochschild (2002) untersuchten Angestellten ziehen die Berufsarbeit sogar der mit der Familie verbrachten Zeit (und vor allem der Hausarbeit) vor. Den negativen Folgen der Beschleunigung müssen somit die als positiv empfundenen Folgen gegenübergestellt werden (Heuwinkel 2006).

(c) Die gestiegene Optionsvielfalt bringen Entscheidungszwänge mit sich. Das beginnt im Kleinen: die Deregulierung des Telefonsektors machte telefonieren um ein Vielfaches billiger, aber die Auswahl des passgenauen Handyvertrags erfordert Zeit. Und das gilt im Großen: da Lebensläufe instabiler werden (Hofmeister 2010) können Menschen heute weniger voraussehen, wie ihr Lebenslauf sein könnte. Deswegen ist es rational, sich möglichst viele Optionen offen zu halten und sich langfristig möglichst wenig zu binden. Da die Zeitgenossen (und Lebenspartner*innen) natürlich genauso verfahren, steigt der Aufwand der gesellschaftlichen Vertaktung. Dabei sind wir Opfer und Täter*in zugleich (Rosa 2005). Weil wir selbst gehetzt sind, bringen wir auch andere dazu, gehetzt zu sein, ob im Büroablauf, an der Ladenkasse oder auf der Autobahn.

(d) Weil es sich um Verflechtungsfolgen handelt, ist das Problem mit der neuen Ordnung der Zeit kein individuelles, oder individuell lösbares Problem. Eine individuelle Antwort mit diesem Problem umzugehen ist, mehr Tätigkeiten in eine Zeiteinheit hineinzupacken (Multitasking). Bessere Büroorganisation oder Zeitmanagement-Seminare stellen weitere Lösungsvorschläge dar. Die Zahl unterschiedlicher Aktivitäten, die in einen Tag gepackt werden können, ist jedoch endlich. Schon das Mengenwachstum zeigt, dass es sich um kein individuelles Problem handelt.

2018 wurden über 80 Billionen E-Mails versandt, von denen 5 Billionen mit einem Virus infiziert waren, so Daniel Schulman (2019). Jeden Tag würden 10 Milliarden Facebook-/WhatsApp-Nachrichten gesendet, 1 Milliarde Tweets abgesetzt und 1,4 Milliarden Mal Tinder gewischt. Das E-Mail-Aufkommen in Deutschland hat sich in den letzten zehn Jahren mehr als verdreifacht. Trotz neuer Kommunikationstools, welche die vernetzte Zusammenarbeit für Berufstätige erleichtern und E-Mails überflüssig machen sollen, wurde mit rund 848 Milliarden verschickter E-Mails 2018 ein neuer Rekord erzielt.[1] 24 Mails gehen durchschnittlich pro Tag im beruflichen Posteingang ein, jeder zehnte Berufstätige erhält sogar 40 und mehr Nachrichten.[2] Rein rechnerisch wandert der Blick eines jeden alle zweieinhalb Minuten in sein E-Mail-Programm und folglich würde ein Zehntel der Arbeitszeit dazu verschwendet, unnütze und gedankenlos gesendete E-Mails zu lesen und zu bearbeiten (Gillies 2010). Kein Wunder, dass die tägliche E-Mail-Flut, inklusive der vielen Spam-Mails, zu den zentralen Stress-Faktoren gehören (forsa 2009). Dabei sind erst 40 Jahre vergangen, seit die erste E-Mail Deutschland erreichte.

Der effektivere Umgang mit der Zeit löst das Zeitproblem nicht. Die Soziologie spricht hier von *Positionsgütern* (Hirsch 1980): Ziele können systematisch nicht erreicht werden, wenn alle sie erreichen wollen. Wenn alle sich in einem Konzert auf die Zehenspitzen stellen, sieht niemand besser. Wie auf einer übervollen Autobahn, können wir unsere Geschwindigkeit nicht nach Gutdünken wählen, auch wenn wir den zäh fließenden Verkehr selbst hervorgerufen haben. Die E-Mails sind nach der Entspannungsübung nicht weniger geworden. Die Wettbewerbslogik zwingt dazu, bei Strafe des Verlusts von Einkommen und Anerkennung im Hamsterrad mitzulaufen. Gemäß dieser Logik bedeutet Stillstand Rückschritt. Und notfalls gibt es ein *Wachstumsbeschleunigungsgesetz* obendrauf.

---

[1] ARD/ZDF Online-Studie, Radicati Group, WEB.DE und GMX.
[2] https://www.bitkom.org/Presse/Presseinformation/21-E-Mails-landen-durchschnittlich-pro-Tag-im-Posteingang.html.

3   Freizeit als Gegengift gegen Zeitstress?

Auch wenn sich seit der Jahrtausendwende möglicherweise ein Trendwechsel abzeichnet, so ist im Großen und Ganzen betrachtet der Freizeitanteil deutlich gewachsen (Immerfall und Wasner 2011: Kap. 3). Auch im Zehn-Jahres-Vergleich ist, zumindest bis 2002, bei insgesamt noch leicht gestiegener Bevölkerungszahl, sowohl die Summe der Erwerbsarbeit als auch die Summe der unbezahlten Arbeit gesunken (Pinl 2004, S. 20). Auch mit Blick auf die OECD-Länder ist Freizeit – gemessen als residuale Zeit – zwischen den 60er- und 80er-Jahren gewachsen, hat sich dann stabilisiert und ist nur in einigen wenigen Ländern geschrumpft (Gershuny et al. 2019, S. 61–74). Allerdings müssen die Durchschnittswerte für die verschiedenen Bevölkerungsgruppen differenziert werden. Auch Geschlechterunterschiede sind deutlich erkennbar: Frauen haben im Durchschnitt weniger Freizeit, da – zumindest in Deutschland – nach wie vor Frauen den größten Teil der unbezahlten Arbeit – Hausarbeit, Kinderbetreuung und Pflege – leisten (Hobler et al. 2017). Hinzu kommt, dass – in Umkehrung historischer Entwicklungen – heute Erwerbstätige mit einem niedrigeren Bildungsabschluss tendenziell mehr Freizeit haben als formal höher Gebildete (Gershuny 2000).

Eine weitere Besorgnis hat sich bis heute nicht, oder zumindest nicht zur Gänze erfüllt. Dabei geht es um die Frage, ob mobile Kommunikationsmedien den modernen Gesellschaftsmitgliedern helfen, die oben angesprochene Asynchronität ihrer Netzwerke zu synchronisieren (Wajcman et al. 2011) oder ob die potenziell permanente Erreichbarkeit Stress zusätzlich verstärkt (Hassan 2010). Befürchtet wird, dass die Grenzen zwischen Arbeit und Freizeit dank mobiler Kommunikationstechnologie verschwimmen oder gar ganz auflösen und es folglich kaum noch möglich sei, in der Freizeit abzuschalten. Vorliegende empirische Untersuchungen deuten darauf hin, dass die elektronische Kommunikation die Arbeit-Familien-Balance eher unterstützen denn untergraben kann. Für die Bevölkerungsmehrheit blieb der Anteil beruflich geführter oder veranlasster elektronischer Kommunikation in der Freizeit gering (Pfeiffer 2012; Mullan und Wajcman 2017; Thulin et al. 2019).

Die bisweilen befürchtete Kontraktion der Schlafenszeit hat ebenfalls nicht stattgefunden. Zu diesem Ergebnis kommt das britische Centre for Time Use Research auf der Basis von Zeitbudgetstudien aus 25 Ländern über zwei Jahrzehnten (Gershuny et al. 2019, S. 65, 294). Die Anzahl unterschiedlicher Aktivitäten, die in einen Tag gepackt werden ("Fragmentierung"), ist nur unwesentlich gestiegen. Ungeachtet einer festzustellenden Konvergenz zwischen den Geschlechtern müssen Frauen jedoch weiterhin mehr Aufgaben in einen Tag packen, bzw. mehr Arbeiten gleichzeitig erledigen. Erwartungswidrig ist, zumindest in Großbritannien, das Gefühl von Zeitnot und Gehetztsein, ("feeling rushed") kaum größer geworden (Gershuny et al. 2019, S. 289–305). Wiederum gibt es sozioökonomische Unterschiede, und zwar zu Lasten statushöherer Berufe und solcher Personen, die viel Zeit am Computer und mobilen Geräten verbringen.

Die Frage ist berechtigt, ob die (gestiegene) Freizeit nicht einen Ausgleich zum beruflich veranlassten Zeitstress darstellt. Freizeit kann nachweislich Stress reduzieren (Caldwell 2005; Haworth und Veal 2005). Über die Regenerationsfunktion hinaus wurden schützende und palliative Faktoren identifiziert, die mit Freizeit einhergehen können. Ferner ist bekannt, dass Freizeit ein grundlegender Bestandteil dessen ist, was Wohlbefinden und Lebensqualität ausmacht (Iwasaki 2007).

Diese Faktoren sind jedoch nicht immer und nicht für jede Art von Freizeit wirksam. Hyperaktive wie auch passive Freizeitgestaltung können sogar ausgesprochen schädlich für Gesundheit und Wohlbefinden sein (Stenseng et al. 2011). Joudrey und Wallace (2009) wiesen für eine extrem kompetitive und profitorientierte Berufsgruppe mit hohen Burnout-Raten – Rechtsanwälte in Nordamerika – nach, dass nur aktive und soziale, nicht aber passive Freizeitbeschäftigungen Stress und Depressionsgefährdung reduzieren konnten. Aber nicht nur die begrenzte Wirkung passiver Freizeitbeschäftigung für Stressreduktion wurde immer wieder bestätigt. Auch lässt sich nachweisen, dass Menschen mit einem überdurchschnittlichen Fernsehkonsum – die passive Freizeitbeschäftigung par excellence – ein unterdurchschnittliches Wohlbefinden aufweisen (Verduyn et al. 2015).

Viel Fernsehen macht offenbar unglücklich – und dies ist vielen Zuschauern auch bewusst, hält die Bevölkerungsmehrheit ihren Fernsehkonsum doch für zu hoch und möchte ihn eigentlich reduzieren (Csikszentmihalyi und Kubey 2002, S. 70). Dessen ungeachtet ist Fernsehen nach wie vor nicht nur die beliebteste Freizeitbeschäftigung, sondern weist immer noch steigende Minutenzahlen auf (Immerfall und Wasner 2011: Kap. 4). Nur zwei Erklärungen, die zu einem längeren Fernsehkonsum führen, als es den eigenen Nutzenerwägungen entspricht, seien erwähnt: Zeitinkonsistenzen und Kontrollprobleme (Frey 2008, S. 93–105). *Zeitinkonsistenzen* verweisen darauf, dass die negativen Auswirkungen des Fernsehens erst nach dem Konsum eintreten: Jetzt läuft der spannenden Nachtfilm – *wie gerädert* fühle ich mich erst morgen. *Kontrollproblem* verweist darauf, dass Menschen in gewisser Weise nicht vollständig Herr über ihr eigenes Handeln sind. Es fällt ihnen oft schwer, sich einer anderen Freizeitbeschäftigung zuzuwenden, die sie als produktiver empfinden, die aber mit mehr persönlicher Anstrengungen verbunden ist als das leicht zugängliche, vielfältig und billig Information, Unterhaltung und Entspannung bietende TV-Gerät.

Diese Zusammenhänge gelten womöglich verstärkt für den Konsum anderer, insbesondere internetbasierter Medien (Verduyn et al. 2015). Werbefinanzierte Netzwerke wollen die Aufmerksamkeit maximieren, die die Nutzer ihnen schenken, um sie immer besser kennenzulernen und ihnen mehr maßgeschneiderte Werbung nahebringen zu können (Demling 2019).[3] Dies gelingt offenbar am besten mit immer neuen Benachrichtigungen, mit Verkürzungen, Voyeurismus und Sensationen. Die Empfehlungsalgorithmen spülen besonders kontroverse Meinungen nach oben. Dieses Geschäftsmodell kostet dem/der Benutzer*in nicht nur Aufmerksamkeit (Lebenszeit), sondern wird auch mit der Verrohung der politischen Debatte in Verbindung gebracht (Humprecht 2019; Müller und Schwarz 2019). Allerdings sind

---

[3]Vgl. das vom ehemaligen Google-Informatiker Tristan Harris gegründete Center for Humane Technology (CHT) [https://humanetech.com/].

wir erst am Beginn der Debatte, was die beste Regulierung der Internetgiganten sein könnte.

Offenbar neigen Menschen nicht selten dazu, aus freien Stücken und wiederholt Dinge zu tun, die sie eigentlich wenig oder gar nicht befriedigen. Diese Eigenschaft scheint relativ dauerhaft zu sein. Sie lässt sich nur besonders im Freizeitbereich beobachten, weil hier der Entscheidungsspielraum größer als in anderen Lebensbereichen ist. Diese Überlegungen weisen zugleich darauf hin, dass man die Rolle der Freizeit bei der Bewältigung von Stress nicht überschätzen sollte.

4   Kulturelle Unterschiede und globalen Entwicklungen

Stress, insbesondere Zeitstress, ist ein Deutungs- und Handlungsangebot von Wettbewerbsgesellschaften (Haller et al. 2014). Es steht in engem Zusammenhang mit dem, was jeweils als Arbeit, Leistung und Erfolg akzeptiert und anerkannt ist (Verheyen 2018). Es liegt daher nahe, dass auch Stressoren kulturspezifisch wahrgenommen werden, wenngleich ein konzeptueller Rahmen für die wenigen, hierzu vorliegenden Untersuchungen zu fehlen scheint (Rohmer 2013).

Die wenigen, international vergleichenden Untersuchungen, die hierzu vorliegen, scheinen nahezulegen, dass die oben erwähnten Individualzusammenhänge weitgehend kulturunabhängig gelten (Siddiqi et al. 2018). Das gilt vor allem hinsichtlich des Genderaspekts. Etwas anders sieht es auf der Makroebene nationaler Gesellschaften aus. Gemäß Haller et al. (2013) empfinden Menschen (unabhängig von der eigenen Religionszugehörigkeit) in protestantischen Ländern häufiger Freizeitstress. Zum möglicherweise modifizierenden Einfluss von Werten und Verhaltensmustern auf der Makroebene, kommt das Gewicht institutioneller Strukturen hinzu. Insbesondere das jeweilige Wohlfahrtsregime hat einen Einfluss auf Zeitnutzung und damit auf möglichen Zeitstress (Lahat und Sened 2020).

Als dritte Dimension, neben der individuellen und gesellschaftlichen Ebene, wäre die zeitliche Ebene der gesellschaftlichen Wandlungsprozesse hinzuzufügen. Vielleicht ist das, durch die mediale Aufmerksamkeitskonkurrenz hervorgerufene, Gefühl der unaufhaltsamen Beschleunigung des Lebens nur ein Übergangsphänomen bis ein neues Gleichgewicht zwischen Digitalisierung, Arbeits- und Lebenswelt gefunden und durchgesetzt wird.

5   Abschließende Bemerkungen

Wenig spricht dafür, dass beruflicher Zeitstress in absehbarer Zeit deutlich abnehmen könnte, unabhängig davon, ob er das Ergebnis einer wachsenden Aufgabenlast ist oder der Angst geschuldet, etwas zu versäumen. Typische Stresssymptome wie Kopfschmerzen, Herzrasen, Schlafstörungen oder Durchfall dürften deshalb weiter zunehmen und zum überproportional wachsenden Anteil der psychischen Krankheiten an den Versorgungskosten beitragen.[4] Ein soziales Problem ruft jedoch erst dann gesell-schaftspolitische Reaktionen hervor, wenn einflussreiche und kollektiv handlungs-fähige Akteure betroffen sind. Angesichts deutlich steigender Fehlzeiten unter der – Stress einschließenden – Diagnose psychischer Störungen (DAK 2019) wird man auf die Wirtschaft hoffen dürfen, zumindest für die Berufstätigen stressdämpfende Maß-nahmen politisch zu fordern und in Unternehmen zu ergreifen.

Hingegen sprechen Zeitbudgetdaten keineswegs eindeutig für die These sozialer Beschleunigung außerhalb der Arbeitswelt und des ökonomischen Sektors. Es gibt keinen universalen Prozess der Beschleunigung, der alle Aspekte sozialen Lebens dominiert. Warum aber ist dann das Gefühl umfassender Beschleunigung des Lebens so verbreitet? Eine der Erklärungen für die den Befunden widersprechende öffent-liche Wahrnehmung könnte sein, dass diejenigen, die die öffentliche Diskussion prägen, tatsächlich von der Beschleunigung stärker betroffen sind (Gershuny et al. 2019, S. 300–302). Eine weitere Erklärung stellt die bereits angesprochene „tempo-rale Desorganisation" (Southerton und Tomlinson 2005) dar: mit dem Abschied vom Normalarbeitstag nimmt der Aufwand zu, Aktivitäten innerhalb der Familien und zwischen Freunden und Bekannten zu organisieren. Ferner haben sich normativer Erwartungen an Partnerschaft und Kindererziehung erhöht. Viele Eltern haben dauernd das Gefühl, dass ihre Anstrengungen nie ausreichen (Wajcman 2015, S. 65 ff.).

Es mag, wie July Wajcman (2015, S. 61) ausführt, sein, dass wir oft das Gefühl haben, weniger Zeit für die Dinge haben, die wir eigentlich tun wollen, als wir tatsächlich haben. Doch auch *falsche Gefühle* können Stress verursachen.

Literatur

Caldwell, L. L. (2005). Leisure and health: Why is leisure therapeutic? *British Journal of Guidance and Counselling, 33*, 7–26.

Csikszentmihalyi, M., & Kubey, R. (2002). Wenn Fernsehen zur Droge wird. *Spektrum der Wissenschaft, 5*, 70.

DAK. (2019). *Psychoreport 2019. Entwicklung der psychischen Erkrankungen im Job. Langzeit-analyse: 1997–2018.* Hamburg: DAK. https://www.dak.de/dak/download/190725-dak-psycho report-pdf-2125500.pdf. Zugegriffen am 04.11.2019.

Demling, A. (2019). Die Sklaven des Algorithmus. *Handelsblatt* vom 17. Juli 2019, Nr. 135.

Dörre, K., Lessenich, S., & Rosa, H. (Hrsg.). (2009). *Soziologie – Kapitalismus – Kritik. Eine Debatte.* Frankfurt a. M.: Suhrkamp.

Fisher, K., & Robinson, J. (2009). Average weekly time spent in 30 basic activities across 17 countries. *Social Indicators Research, 93*(1), 249–254.

forsa. (2009). Stressempfinden und Umgang mit Stress. Auftraggeber: F.A.Z.-Institut, Frankfurt a. M.: forsa, Gesellschaft für Sozialforschung und statistische Analysen mbH, Berlin.

Frey, B. S. (2008). *Happiness: A revolution in economics.* Cambridge: MIT Press.

---

[4]Siehe zuletzt: Statistisches Bundesamt: Broschüre – Gesundheit auf einen Blick 2009 und Gesundheitsrisiken am Arbeitsplatz 2009; TK-Gesundheitsreport 9 (2010), BKK Gesundheitsre-port 2019 (Psychische Gesundheit und Arbeit) und DAK (2019).

Garhammer, M. (1999). *Wie Europäer ihre Zeit nutzen. Zeitstrukturen und Zeitkulturen im Zeichen der Globalisierung.* Berlin: Edition Sigma.

Gershuny, J. (2000). *Changing time. Work and leisure in post-industrial society.* Oxford: Oxford University Press.

Gershuny, J., Sullivan, O., & Fisher, K. (2019). *What we really do all day. Insights from the centre for time use research.* London: Pelican.

Gillies, C. (2010). Zermürbt vor der E-Mail-Flut. Beschäftigte verschwenden ein Zehntel der Arbeitszeit mit unnützen E-Mails. Elektronische Post wird zum Bremsklotz. *Hamburger Abendblatt* online vom 18. Dezember 2010. https://www.abendblatt.de/wirtschaft/karriere/arti cle107902885/Zermuerbt-vor-der-E-Mail-Flut.html. Zugegriffen am 08.11.2011.

Haller, L., Höhler, S., & Stoff, S. (2014). Stress – Konjunkturen eines Konzepts. *Zeithistorische Forschungen, 11*(3), 359–381.

Haller, M., Hadler, M., & Kaup, G. (2013). Leisure time in modern societies: A new source of boredom and stress? *Social Indicators Research, 111*(2), 403–434.

Hassan, R. (2010). Social acceleration and the network effect: A defence of social ‚science fiction' and network determinism. *British Journal of Sociology, 61*, 356–374.

Haworth, J. T., & Veal A. J. (2005). *The future of work and leisure.* London: Routledge.

Heuwinkel, L. (2006). *Umgang mit Zeit in der Beschleunigungsgesellschaft.* Schwalbach/Ts.: Wochenschau Verlag.

Hirsch, F. (1980). *Soziale Grenzen des Wachstums: Eine ökonomische Analyse der Wachstumskrise.* Reinbek: Rowohlt.

Hobler, D. et al. (2017). Wer leistet unbezahlte Arbeit? Hausarbeit, Kindererziehung und Pflege im Geschlechtervergleich. Aktuelle Auswertungen aus dem WSI GenderdatenPortal, WSI Report Nr. 37, April 2017. https://www.boeckler.de/pdf/p_wsi_report_35_2017.pdf. Zugegriffen am 04.11.2019.

Hochschild, A. (2002). *Keine Zeit. Wenn die Firma zum Zuhause wird und zu Hause nur Arbeit wartet.* Opladen: Leske + Budrich.

Hofmeister, H. (2010). Life course. In S. Immerfall & G. Therborn (Hrsg.), *Handbook of European societies* (S. 385–344). New York: Springer.

Humprecht, E. (2019). Where ‚fake news' flourishes: A comparison across four Western democracies. *Information, Communication & Society, 22*(13), 1973–1988.

Immerfall, S., & Wasner, B. (2011). *Freizeit.* Stuttgart: UTB/Barbara Budrich.

Iwasaki, Y. (2007). Leisure and quality of life in an international and multicultural context: What are major pathways linking leisure to quality of life? *Social Indicators Research, 82*, 233–264.

Joudrey, A. D., & Wallace, J. E. (2009). Leisure as a coping resource: A test of the job demand-control-support model. *Human Relations, 62*, 195–217.

King, V., & Gerisch, B. (2009). *Zeitgewinn und Selbstverlust. Folgen und Grenzen der Beschleunigung.* Frankfurt a. M.: Campus.

Lahat, L., & Sened, I. (2020). Time and well-being, an institutional, comparative perspective: Is it time to explore the idea of a time policy? *Journal of European Social Policy.* https://doi.org/10.1177/0958928719891339.

Lorenz-Spreen, P., Mønsted, B. M., Hövel, P., & Lehmann, S. (2019). Accelerating dynamics of collective attention. *Nature Communications, 10*, 1759.

Mullan, K., & Wajcman, J. (2017). Have mobile devices changed working patterns in the 21st century? A time-diary analysis of work extension in the UK. *Work, Employment and Society, 33*(1), 3–20.

Müller, K., & Schwarz, C. (2019). Fanning the flames of hate: Social media and hate crime. *SSRN.* https://ssrn.com/abstract=3082972 or https://doi.org/10.2139/ssrn.3082972. Zugegriffen am 03.11.2019.

Paulus, S. (2019). Gefährdungsbeurteilungen von psychosozialen Risiken in der Arbeitswelt. Zum Stand der Forschung. *Zeitschrift für Arbeitswissenschaft, 73*(2), 141–152.

Pearlin, L. (1999). The stress process revisited. Reflections on concepts and their interrelationships. In C. S. Aneshensel & J. C. Phelan (Hrsg.), *Handbook of the sociology of mental health* (S. 395–415). New York: Kluwer.

Pearlin, L. I. (1989). The sociological study of stress. *Journal of Health and Social Behavior, 30,* 241–256.

Pfeiffer, S. (2012). Technologische Grundlagen der Entgrenzung: Chancen und Risiken. In B. Badura et al. (Hrsg.), *Fehlzeiten-Report 2012. Gesundheit in der flexiblen Arbeitswelt: Chancen nutzen – Risiken minimieren* (S. 15–21). Heidelberg: Springer.

Pinl, C. (2004). Wo bleibt die Zeit? Die Zeitbudgeterhebung 2001/02 des Statistischen Bundesamts. *Politik und Zeitgeschichte B, 31–32*(04), 19–25.

Robinson, J., & Martin, S. (2009). Changes in American daily life: 1965–2005. *Social Indicators Research, 93,* 47–56.

Rohmer, S. (2013). Stress. Die Geschichte eines westlichen Konzeptes. Dissertation an der Philosophischen Fakultät der Universität Heidelberg.

Rosa, H. (2005). *Beschleunigung. Die Veränderung der Zeitstruktur in der Moderne.* Frankfurt a. M.: Suhrkamp.

Rosa, H. (2009). Kapitalismus als Dynamisierungsspirale – Soziologie als Gesellschaftskritik. In K. Dörre, S. Lessenich & H. Rosa (Hrsg.), *Soziologie – Kapitalismus – Kritik. Eine Debatte* (S. 87–125). Frankfurt a. M.: Campus.

Schallberger, R., & Pfister, R. (2001). Flow-Erleben in Arbeit und Freizeit. Eine Untersuchung zum „Paradox der Arbeit" mit der Experience Sampling Method (ESM). *Zeitschrift für Arbeits- und Organisationspsychologie, 45*(4), 176–187.

Scheuerman, W. E. (2009). Citizenship and speed. In H. Rosa & W. E. Scheuerman (Hrsg.), *High-speed society. Social acceleration, power, and modernity* (S. 287–306). University Park: Penn State Press.

Schöneck, N. M. (2009). *Zeiterleben und Zeithandeln Erwerbstätiger. Eine methodenintegrative Studie.* Wiesbaden: VS Verlag für Sozialwissenschaften.

Schulman, D. (2019). CNBC's full interview with Dan Schulman [Fernsehinterview]. In Kernen, J., & Sorkin, A. R. (Moderatoren), Squawk Box vom 23.01.2019. Englewood Cliffs: CNBC.

Siddiqi, A., Hertzman, C., & Smith, B. T. (2018). The fundamental role of socioeconomic resources for health and health behaviors. In E. B. Fisher et al. (Hrsg.), *Principles and concepts of behavioral medicine* (S. 389–413). New York: Springer.

Simmel, G. (1983). *Schriften zur Soziologie.* Frankfurt a. M.: Suhrkamp.

Southerton, D., & Tomlinson, M. (2005). ‚Pressed for time'– the differential impacts of a ‚time squeeze'. *The Sociological Review, 53,* 215–239.

Stenseng, F., Rise, J., & Paring, K. (2011). The dark side of leisure: Obsessive passion and its covariates and outcomes. *Leisure Studies, 30*(1), 49–62.

Swiss Life Deutschland. (2019). Pressemitteilung, Stress-Statistik: Zwei von drei Deutschen im Job gestresst, 24.07.2019.

Thulin, E., Vilhelmson, B., & Johansson, M. (2019). New telework, time pressure, and time use control in everyday life. *Sustainability, 11*(11), 3067.

TK. (2016). Stressstudie 2016 „Entspann dich, Deutschland". Hamburg: Techniker Krankenkasse. https://www.tk.de/resource/blob/2026630/9154e4c71766c410dc859916aa798217/tk-stressstudie-2016-data.pdf. Zugegriffen am 04.11.2019.

Verduyn, P., David, S. L., Jiyoung, P., Shablack, H., Orvell, A., Bayer, J., Ybarra, O., Jonides, J., & Kross, E. (2015). Passive Facebook usage undermines affective well-being: Experimental and longitudinal evidence. *Journal of Experimental Psychology: General, 144*(2), 480–488.

Verheyen, N. (2018). *Die Erfindung der Leistung.* München: Hanser Berlin.

Wajcman, J. (2015). *Pressed for time. The acceleration of life in digital capitalism.* Chicago: The University of Chicago Press.

Wajcman, J., Rose, E., Brown, J. E., & Bittman, M. (2011). Enacting virtual connections between work and home. *Journal of Sociology, 46,* 257–375.

Printed by Printforce, the Netherlands

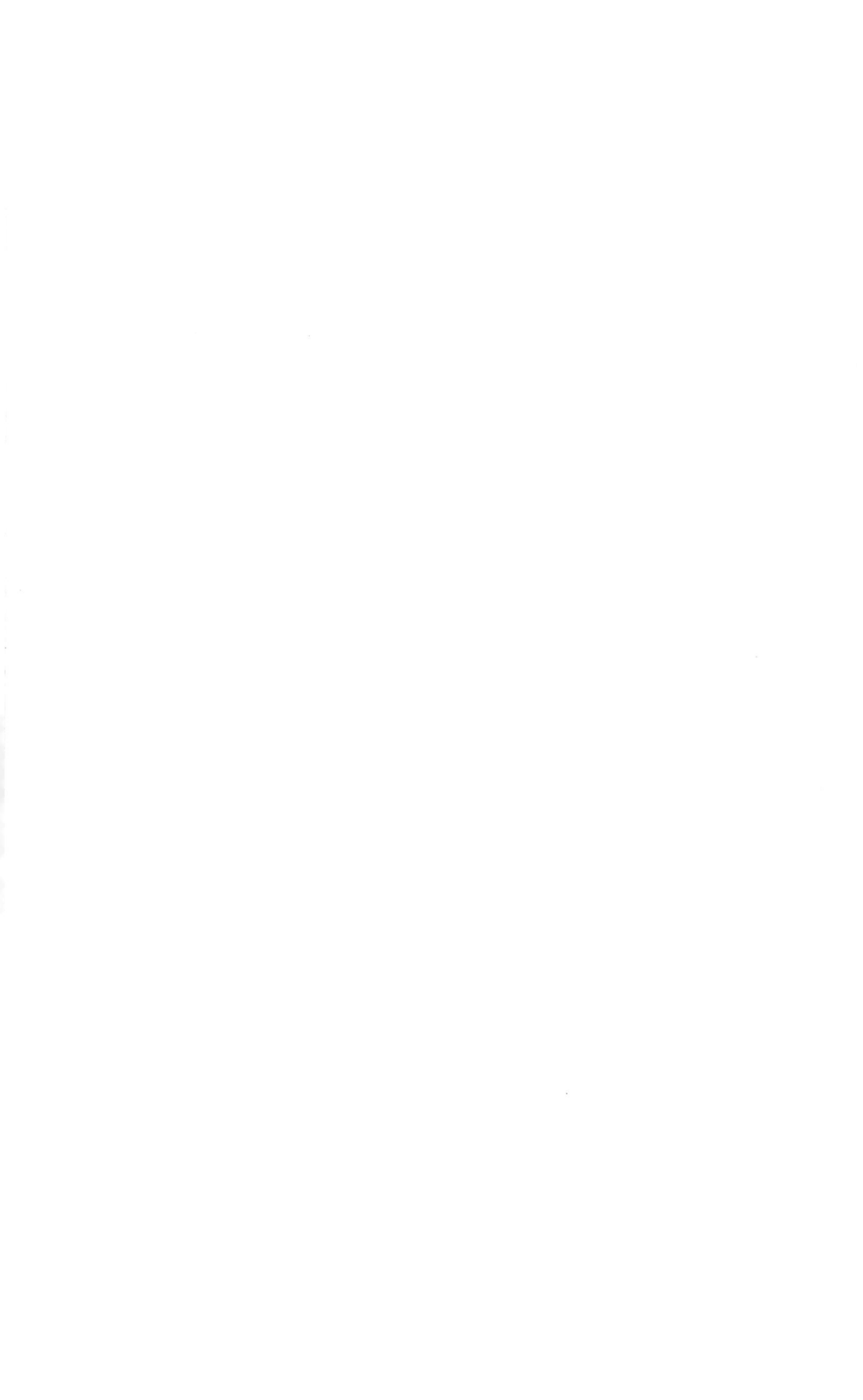